Klaus Schüle Gerhard Huber (Hrsg.)

# Grundlagen der Sporttherapie

W0203728

Klaus Schüle Gerhard Huber (Hrsg.)

# Grundlagen der Sporttherapie

## Prävention, ambulante und stationäre Rehabilitation

URBAN & FISCHER
München · Jena

**Zuschriften und Kritik an:**
Urban & Fischer, Lektorat Fachberufe, Karlstraße 45, 80333 München

**Herausgeber:**

Univ.-Prof. Dr. Klaus Schüle
Institut für Rehabilitation und Behindertensport
Deutsche Sporthochschule Köln

PD Dr. Gerhard Huber
Institut für Sport und Sportwissenschaft
der Universität Heidelberg

**Wichtiger Hinweis für den Benutzer**
Die Erkenntnisse in der Medizin unterliegen laufendem Wandel durch Forschung und klinische Erfahrungen. Herausgeber und Autoren dieses Werkes haben große Sorgfalt darauf verwendet, daß die in diesem Werk gemachten therapeutischen Angaben (insbesondere hinsichtlich Indikation, Dosierung und unerwünschten Wirkungen) dem derzeitigen Wissensstand entsprechen. Das entbindet den Nutzer dieses Werkes aber nicht von der Verpflichtung, anhand der Beipackzettel zu verschreibender Präparate zu überprüfen, ob die dort gemachten Angaben von denen in diesem Buch abweichen und seine Verordnung in eigener Verantwortung zu treffen.

Die Deutsche Bibliothek – CIP-Einheitsaufnahme
Ein Titeldatensatz für diese Publikation ist bei
Der Deutschen Bibliothek erhältlich

**Alle Rechte vorbehalten**
1. Auflage Juli 2000
© 2000 Urban & Fischer Verlag München · Jena

00 01 02 03 04 5 4 3 2 1

Das Werk einschließlich aller seiner Teile ist urheberrechtlich geschützt. Jede Verwertung außerhalb der engen Grenzen des Urheberrechtsgesetzes ist ohne Zustimmung des Verlages unzulässig und strafbar. Das gilt insbesondere für Vervielfältigungen, Übersetzungen, Mikroverfilmungen und die Einspeicherung und Verarbeitung in elektronischen Systemen.

Um den Textfluß nicht zu stören, wurde bei Patienten und Berufsbezeichnungen die grammatikalisch maskuline Form gewählt. Selbstverständlich sind in diesen Fällen immer Frauen und Männer gemeint.

Redaktion: Gitta Wilke, Ahrensburg
Herstellung: Detlef Mädje
Umschlaggestaltung: prepress ulm GmbH, Ulm
Satz: Bader · Damm · Kröner, Heidelberg
Druck und Bindung: Franz Spiegel Buch GmbH, Ulm

Printed in Germany

ISBN 3-437-46410-8

Aktuelle Informationen finden Sie im Internet unter der Adresse:
Urban & Fischer: www.urbanfischer.de

# Autoren

Dr. jur. Ernst Boxberg
Justitiar des Deutschen Verbandes für Gesundheitssport und Sporttherapie e.V. (DVGS) und Justitiar des Verbandes Physikalischer Therapie – Vereinigung für die physiotherapeutischen Berufe e.V. (VPT)
Müllerstr. 27
80469 München

Dr. Sportwiss. Hubertus Deimel
Institut für Rehabilitation und Behindertensport
Deutsche Sporthochschule Köln
Carl-Diem-Weg 6
50933 Köln

Univ.-Prof. Dr. Sportwiss. Ingo Froböse
Institut für Rehabilitation und Behindertensport
Deutsche Sporthochschule Köln
Carl-Diem-Weg 6
50933 Köln

Univ.-Prof. Dr. paed. Gerd Hölter
Fakultät für Rehabilitationswissenschaft der Universität Dortmund
Bewegungserziehung und Bewegungstherapie
E. Figgestr. 50
44221 Dortmund

Dr. rer. nat. Manfred Hoster
Berufsfachschule Waldenburg
Eichenstr. 11
74638 Waldenburg

PD Dr. phil. Gerhard Huber
Institut für Sport und Sportwissenschaft
Universität Heidelberg
Im Neuenheimer Feld 700
69120 Heidelberg

Univ.-Prof. (em.) Dr. med. Kurt-Alphons Jochheim
Sperberweg 10
50374 Erftstadt-Lechenich

Wolfgang Krell
Dipl.-Sportlehrer
Klinik Berus
Orannastr. 55
66802 Überherrn-Berus

Prof. Dr. paed. Gudrun Ludwig
Sportpädagogik
Fachbereich Sozial- und Kulturwissenschaften
Fachhochschule Fulda
Marquard-Str. 35
36039 Fulda

Hans-Ulrich Nepper
Sportphysiotherapeut
Berufsfachschule Waldenburg
Eichenstr. 11
74638 Waldenburg

Dr. rer. nat. Susanne Nowitzki-Grimm
Dr. rer. nat. Peter Grimm
Dipl.-Ernährungswissenschaftler
Schurwaldstr. 37
73614 Schorndorf

Roger Rauscher
Dipl.-Motologe
Ahornstr. 31
23701 Süsel/Röbel

Sandra Schnieders
Dipl.-Sportlehrerin
Institut für Rehabilitation und Behindertensport
Deutsche Sporthochschule Köln
Carl-Diem-Weg 6
50933 Köln

Univ.-Prof. Dr. Sportwiss. Klaus Schüle
Institut für Rehabilitation und Behindertensport
Deutsche Sporthochschule Köln
Carl-Diem-Weg 6
50933 Köln

Dr. Sportwiss. Martin Steinau
Reha-Klinik Schwertbad
Benediktinerstr. 23
52066 Aachen

Prof. Jacques Vanden-Abeele
Laboratorium für komplexe adaptative Systeme
Département de génie électrique et de génie informatique
Faculté de génie
Université de Sherbrooke
Sherbrooke, QC
Canada, J1K 2RI

Univ.-Prof. Dr. med. Klaus Völker
Institut für Sportmedizin
Westfälische Wilhelms-Universität Münster
Horstmarer Landweg 39
48149 Münster

Univ.-Prof. Dr. phil. Georg Wydra
Sportwissenschaftliches Institut
Universität des Saarlandes
66041 Saarbrücken

# Zum Geleit

Die im Gesundheitswesen therapeutisch wirkenden Akteure sind mit Aus- und Weiterbildung zunächst für einen umschriebenen Platz in diesem System vorgerüstet, müssen sich aber durch sich ausdehnende Ziele, veränderte Rahmenbedingungen und Ausweitungen des demographischen Spektrums auf Ergänzungen der eigenen Kompetenz und breitere interdisziplinäre Kooperation einstellen. Dies verlangt gute Kenntnisse über die Leistungsfähigkeit und Leistungsgrenzen der eigenen Berufsgruppe, aber auch Kenntnisse über die im Einzelfall vorausgegangenen Therapieabschnitte sowie sich vielfach anschließende Bemühungen um Dauerhaftigkeit und weiteren Ausbau von Therapieergebnissen.

Ob die zumeist gewünschte volle Wiederherstellung der Gesundheit das erklärte Ziel sein kann oder ob im Einzelfall bei chronischen Erkrankungen oder schweren Verletzungen mit einer Defektheilung zu rechnen ist, gewinnt bei der Festlegung von Therapiezielen entscheidende Bedeutung. Sobald nämlich auch Krankheitsfolgen hinsichtlich der Selbständigkeit und der sozialen Partizipation zu berücksichtigen sind, bestimmen diese Art und Umfang der zu treffenden Maßnahmen und ihre jeweilige Einordnung innerhalb der kurativ oder rehabilitativ orientierten Medizin. Unabhängig von einer solchen Zuordnung sollten therapeutische Maßnahmen stets auf eine möglichst weitgehende Wiedergewinnung einer selbständigen Lebensführung und der gewünschten und erreichbaren sozialen Integration ausgerichtet sein.

Für alle in diesem Zusammenhang auftretenden Fragen bietet das vorliegende Werk eine vorzügliche Orientierung und hilft damit nicht nur dem Studenten bei der Wahl der Studienrichtung, sondern auch dem werdenden Sportlehrer bei der Wahl des konkreten Berufsziels.

Behandelnde Ärzte unterschiedlicher Fachrichtungen werden durch dieses Buch mit einem Arbeitsfeld vertraut gemacht, das eine oft mehr symptomorientierte Einzelbehandlung in der Physiotherapie zu einer ganzheitlichen Bewegungstherapie entwickelt, und Leistungsträger und Leistungserbringer erhalten eine reichhaltige Information über die Berufsgruppe der Sporttherapeuten, die sie bei der Zusammensetzung des Behandlungs-Teams nutzen können.

K.-A. Jochheim, Erftstadt
im Mai 2000

# Vorwort

Vor dem Hintergrund eines veränderten Krankheitspanoramas hat die Sporttherapie als Form der Bewegungstherapie, die auf einer Verbindung von Sportwissenschaft, Medizin und Rehabilitationswissenschaften aufbaut, in den letzten Jahren stark an Bedeutung gewonnen. Der Ansatz ihrer ganzheitlichen Ausrichtung, der weit über ein reines Trainingskonzept hinausgeht, hat sich in allen Feldern der Rehabilitation, insbesondere in dem der medizinischen, fest etabliert. Damit einhergehend haben sich sowohl die Indikationsgebiete als auch die grundlegenden Konzeptionen und Methoden stark erweitert.

Mit dem vorliegenden Band sollen indikations- und krankheitsübergreifend die Grundlagen der Sporttherapie knapp, jedoch umfassend vorgestellt werden. Neben einer wissenschaftlichen Begründung, wie sie bisher noch nicht vorgelegt wurde, führen epidemiologische, rehabilitative und sozialrechtliche Rahmenbedingungen und eine Rehabilitationspropädeutik in das Thema ein. Es folgen Verfahren der Diagnostik und Methoden einer allgemeinen Sporttherapie sowie der Leistungs- und Trainingssteuerung. In einem Grundlagenbuch können zu den angewandten Therapieformen allerdings nur übergeordnete Gesichtspunkte aufgeführt werden. Das Gleiche gilt für die Aussagen zur Kommunikation, zur Ernährung und zu den räumlichen Ausstattungen der Therapiestätten. Für eine Vertiefung muß auf die geplanten Folgebände verwiesen werden. Der verstärkten Forderung nach einem Qualitätsmanagement auch in der Rehabilitation wurde mit speziellen Kapiteln zur Qualitätssicherung und sporttherapeutischen Evaluation Rechnung getragen.

Weiter Raum wurde den tarif- und sozialrechtlichen Bedingungen gegeben; dieses insbesondere vor dem Hintergrund vermehrter Selbständigkeitsbestrebungen (Existenzgründungen) von Sporttherapeuten.

Die Herausgeber danken allen Autoren, die spontan ihre Mitarbeit an diesem ersten Versuch einer umfassenden Grundlegung der Sporttherapie zugesagt haben. Alle können auf eine mitunter jahrzehntelange wissenschaftliche und eigene praktische Erfahrung in und mit der Sporttherapie und ihren Rahmenbedingungen zurückblicken.

Die derzeitige Anerkennung und Durchsetzung der Sporttherapie im deutschsprachigen und europäischen Raum wäre ohne eine berufsständische Vertretung wohl kaum gelungen. So fließen wesentliche Impulse vom *Deutschen Verband für Gesundheitssport und Sporttherapie* (DVGS) sowie seinen Arbeitsgruppen und Sektionen in ihre Konzeption ein. Fast alle Autoren waren oder sind Funktionsträger oder Referenten des Verbandes. Stellvertretend sei hier der Geschäftsführerin, *Angelika Baldus,* und dem Leiter des DVGS-Lehrinstitutes Waldenburg, *Hartmut Binkowski,* gedankt, die mit wichtigen und kritischen Anregungen zum Gelingen dieses Buches beigetragen haben. Für die vielfältigen Koordinierungsaufgaben, die für ein solches Buch mit 20 Autoren erforderlich sind, gebührt unser besonderer Dank Dipl.-Sportlehrerin *Sandra Schnieders.*

Dem Verlag *Urban & Fischer* mit seiner für dieses Projekt verantwortlichen Lektorin danken wir für das Vertrauen, durch das unsere Buchidee trotz mancher Hürden realisiert werden konnte.

Wir widmen dieses Buch Prof. Dr. med. *Kurt-Alfons Jochheim*, dem ersten Lehrstuhlinhaber für Rehabilitation an der Deutschen Sporthochschule und ehemaligen Leiter des Rehabilitationszentrums der Universitäts-Kliniken zu Köln, Nestor der deutschen Rehabilitation, unserem Lehrer und steten Förderer der Sporttherapie.

Klaus Schüle , Köln
Gerhard Huber, Heidelberg
im Mai 2000

# Inhaltsverzeichnis

# 1 Einleitung

G. Huber und K. Schüle

*„Übrigens ist mir alles verhaßt, was mich bloß belehrt, ohne meine Tätigkeit zu vermehren oder unmittelbar zu beleben."* (J. W. Goethe, Gespräche mit Eckermann)

**Gliederung**

- Sporttherapie – Bestandteil der Rehabilitation
- Strukturelle Elemente der Sporttherapie
- Arbeitsebenen
- Mehrdimensionalität
- Professionalisierung
- Einsatzfelder der Sporttherapie
- Aufbau des Buches

## 1.1 Sporttherapie – Bestandteil der Rehabilitation

In Deutschland gibt es derzeit ca. 1400 stationäre Rehabilitationseinrichtungen mit insgesamt 185 000 Betten[1] sowie unter der strategischen Leitlinie *ambulant vor stationär* eine zunehmend größere Zahl von ambulanten Rehabilitationseinrichtungen (ca. 400 überwiegend orthopädisch/traumatologisch orientierte Einrichtungen). Das gesamte System der Gesundheitsversorgung befindet sich in einem spürbaren Umbruch, der durch ein ganzes Bündel von gesellschaftlichen und gesundheitspolitischen Faktoren ausgelöst und beeinflußt wird. Die wichtigsten dieser Faktoren seien hier kurz skizziert:

- *demographischer Wandel durch Veränderung der Altersstruktur*
  Mit einer Erhöhung des Anteils älterer Menschen in der Bevölkerung wachsen auch der Bedarf und die Bedeutung der Rehabilitation.
- *Veränderung des Krankheitsspektrums*
  Im Zusammenhang damit wird das Krankheitsgeschehen in zunehmendem Maße von chronischen und degenerativen Erkrankungen bestimmt, bei denen die *„Grenzen rein biomedizinischer Modelle sowohl in der Ursachenfindung wie in der Behandlung"* (Ellgring 1990, 47) deutlich zutage treten.
- *Entwicklung einer salutogenetischen Perspektive*
  Neben den Faktoren, die zur Verursachung der Krankheiten beitragen, werden verstärkt auch die Faktoren und Ressourcen berücksichtigt, die *Gesundheit* als positiven Zustand entstehen lassen und aufrechterhalten. Als grundlegendes und gleichzeitig markantestes Modell für diese Entkoppelung von der medizinischen Dominanz kann der salutogenetische Ansatz von Antonovsky (1974) gesehen werden (vgl. dazu Kap. 2).
- *Ökonomische Bewertung des Systems der Gesundheitsversorgung*
  Die Gesamtausgaben für Gesundheit haben im Jahr 1998 die 500 Mrd. DM-Grenze deutlich überschritten. Vor diesem

1 Zahlenangaben aus dem Statistischen Jahrbuch 1998 (Stat. Bundesamt Wiesbaden 1999).

Hintergrund ist es verständlich, wenn Leistungen in diesem System verstärkt nach den Kriterien der *„Notwendigkeit und Wirtschaftlichkeit“* (§ 2 Abs. 1, SGB V) und ihrer Effektivität bewertet werden und sich der Begriff *Qualitätssicherung* zu einem der meist benutzten im Gesundheitssystem entwickelt hat.

- *Veränderungen des Angebotsspektrums im Gesundheitswesen*
  Unter der Vielzahl der aktuell und unter finanziellem Druck entstehenden Veränderungen im Gesundheitswesen ist für den rehabilitativen Sport insbesondere die Verlagerung therapeutisch-rehabilitativer Maßnahmen in den ambulanten Bereich mit einer direkten Anknüpfung an die Lebensbezüge der Betroffenen von Bedeutung. Gleiches gilt für die zunehmende Bedeutung von zukunftsorientierten Ansätzen wie *disease management* und *managed care.*

Vor diesem Hintergrund hat sich die Bedeutung des Sports und der körperlichen Aktivität insgesamt als therapeutisches und rehabilitatives Mittel beträchtlich erhöht. Dies bezieht sich nicht nur auf eine beständige Erweiterung des Indikationsspektrums, d. h. der Krankheiten, bei denen Sport nachweislich therapeutische Effekte erzielen kann, sondern auch auf eine damit verbundene Ausdifferenzierung und Optimierung der Methoden, die innerhalb der Therapie zum Einsatz kommen. Durch die Weiterentwicklung sportwissenschaftlich begründeter Ansätze in Verbindung mit medizinischen Ansätzen unter Einbeziehung psychologischer, pädagogischer und handlungsorientierter Elemente entsteht auch ein Bedarf nach einer optimierten Ausbildung für diesen Bereich. Da nicht in allen sportwissenschaftlichen Ausbildungen die notwendigen Grundlagen für dieses Arbeitsfeld vermittelt werden, müssen diese grundlegenden Kenntnisse zusammengefaßt und vorgestellt werden. Dies ist Sinn und Absicht des vorliegenden Buches. Es soll dazu beitragen, diese Grundlagen zu kennen, zu verstehen und sie in geeigneter Weise zu übertragen.

## 1.2 Strukturelle Elemente der Sporttherapie

Bei der Planung und Umsetzung des vorliegenden Bandes wurden übergeordnete strukturelle Elemente der Sporttherapie zugrunde gelegt, die für alle Formen des sporttherapeutischen Arbeitens prägend sind. Dieses Vorgehen bezieht sich zunächst auf die unterschiedlichen Arbeitsebenen, die Mehrdimensionalität der Sporttherapie und das Bestreben nach Professionalisierung dieses Arbeitsbereichs.

### 1.2.1 Arbeitsebenen

Sporttherapeutisches Arbeiten bezieht sich im allgemeinen auf drei übergeordnete Bereiche:

1. **Konzeption**: Damit ist der planerisch-entwickelnde Teil des sporttherapeutischen Arbeitens gemeint. Dies kann sich sowohl auf die Gesamtkonzeption einer sporttherapeutischen Abteilung beziehen als auch auf die Planung und Entwicklung einer Übungseinheit in Abhängigkeit von Institution, Indikation und Patient.
2. **Realisation**: Hiermit ist das Umsetzen, das eigentliche sporttherapeutische Arbeiten und Anleiten gemeint.
3. **Evaluation**: Erst die Überprüfung, ob die gesetzten Therapieziele erreicht wurden,

macht aus einer Intervention mit Sport eine Sporttherapie, deshalb gehört die explizite Zielformulierung auch als unverzichtbarer Bestandteil zum konzeptionellen Gestalten des Arbeitens (siehe auch Kap. 6).

Die dreifache Differenzierung macht auch deutlich, daß für ein solches Verständnis von Sporttherapie umfangreiche Kenntnisse, Fähigkeiten und Fertigkeiten erforderlich sind, die für den Arbeitsbereich grundlegend sind und trotzdem in den meisten grundständigen Sportstudiengängen noch zu wenig Beachtung finden.

### 1.2.2 Mehrdimensionalität

Sporttherapie wird auch als ein mehrdimensionales Vorgehen betrachtet, welches sowohl funktionelle als auch psychosoziale und pädagogische Ziele verwirklicht. Diese Mehrdimensionalität bezieht sich auf die Vorgehens- und die Wirkungsweise; das Zusammenspiel der drei Dimensionen (Abb. 1.1) ermöglicht therapeutische Wirksamkeit (vgl. Huber 1996). Dieser Differenzierung wird im Kapitel 7 ausführlich Rechnung getragen.

Die Mehrdimensionalität impliziert auch eine Abkehr von dem in der Vergangenheit dominierenden Trainingsparadigma, bei dem allein der körperlichen Aktivität (die idealtypischerweise im Sport realisiert wurde) gesundheitliche Wirkung im Sinne einer Therapie zugeschrieben wurde. Sporttherapie hat jedoch nicht nur trainingsbezogene Wirkungen, sondern erweist sich gerade angesichts des Panoramawandels der chronischen Erkrankungen als hervorragender Lernort, der geeignet ist, einen gesundheitsorientierten Lebensstil zu vermitteln. Daraus ergibt sich auch, daß eine ausschließlich trainingswissenschaftlich-sportmedizinische Begründung diesem Verständnis von Sporttherapie nicht angemessen wäre. Deshalb finden sich im Kapitel 7 drei unterschiedliche, aber in sich komplementäre Dimensionen der Sporttherapie, die alle vor einem handlungsorientierten Hintergrund zu sehen sind.

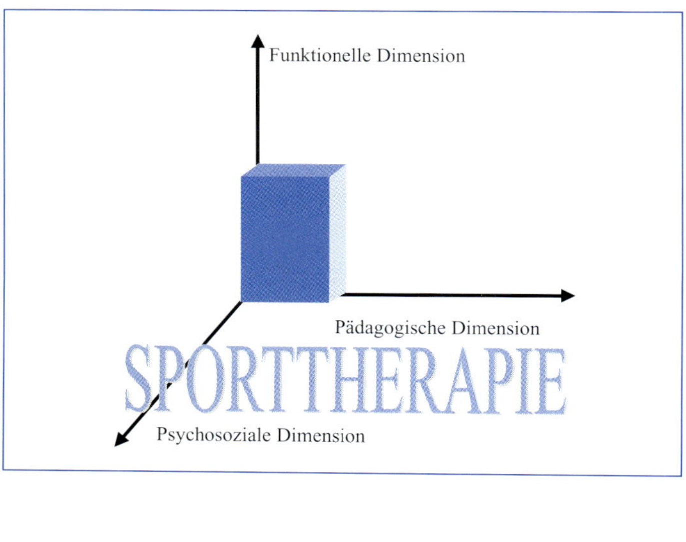


**Abb. 1.1**
Mehrdimensionalität in der Sporttherapie

### 1.2.3 Professionalisierung

Der Arbeitsbereich der Sporttherapie hat sich als gesellschaftspolitisch relevant herausgestellt. Eine notwendige Professionalisierung erfordert folgende Schritte:

- Definition von Tätigkeitsbereichen mit Monopolanspruch
- Schaffung eines Qualifikationssystems mit arbeitsmarktrelevanten Inhalten
- Entwicklung und Implementierung von Maßnahmen des Qualitätsmanagements (vgl. Huber & Baldus 1997)
- berufspolitische Organisation und Vertretung

Dieses Buch soll dazu einen Beitrag leisten.

## 1.3 Einsatzfelder der Sporttherapie

Da der Sporttherapie vermehrt eine Schlüssel- und Vermittlerfunktion zwischen der Therapie im klinischen und ambulanten Bereich einerseits, der Therapie und eigenverantwortlicher gesundheitsorientierter Lebensgestaltung andererseits zukommt, sind ihre Einsatzfelder äußerst vielfältig. Dieses wird noch dadurch unterstrichen, daß alle Therapeuten vor Erlangung ihrer sporttherapeutischen Zusatzqualifikation eine sportpädagogische Grundqualifikation mitbringen, die sie für allgemein- und breitensportliche und damit auch primär präventive Arbeitsfelder qualifiziert.

Orientierend lassen sich damit 5 Hauptbereiche identifizieren:

- der Bereich der klinischen und ambulanten Therapie
- der Bereich des Rehabilitationssports
- der Bereich der Gesundheits- und Fitneßcenter
- der Bereich der betrieblichen Gesundheitsförderung
- der Bereich der Kostenträger und Verbände

### 1.3.1 Klinische und ambulante Sporttherapie

Zweifelsohne hat sich die Entwicklung und Etablierung der Sporttherapie in den vergangenen 25 Jahren vor allem im klinischen Bereich vollzogen. Parallel zur wachsenden Zahl der ambulanten Herzgruppen (im Jahr 2000 mehr als 5000!) setzte sich die Idee durch, bereits in der Rehabilitationsklinik auf die erfolgreiche Bewegung des Rehabilitationssports vorzubereiten. Hier vereinigten sich das sport*pädagogische* und sport*therapeutische* Wissen in ihrer Umsetzung in lebensstilverändernde Handlungsfelder in idealer Weise. Jetzt wurden Ideen in flächendeckenden Aktionen verwirklicht, die bereits Oertel vor 100 Jahren mit seiner Terrainkur und Beckmann vor 50 Jahren mit der Ohlstädter Kur in kleinem Rahmen erfolgreich vorexerzierten (Beckmann 1987).

Der *orthopädische* und *neurologische Bereich* wird traditionell in Deutschland von den Physiotherapeuten mit ihren funktionell orientierten Methoden besetzt. Sehr zaghaft und zurückhaltend stand man hier der ganzheitlich orientierten Sporttherapie gegenüber. Erst allmählich setzten sich die komplexen und handlungsorientierten Auffassungen der Neurowissenschaften durch, die davon ausgehen, daß jede Bewegung in ihrem umweltlichen Kontext zu verstehen ist. Hier wird sich in den kommenden Jahren vermutlich der größte Wandel im

Grundlagenwissen und seiner therapeutischen Umsetzung vollziehen.

Obgleich man vermuten könnte, daß im *psychiatrischen* und *psychosomatischen Bereich* eine Aufgeschlossenheit gegenüber gruppentherapeutischen Maßnahmen, wie sie in der Sporttherapie üblich sind, bereits vorhanden ist, setzt sich die Erkenntnis nur langsam durch, daß die Wirkungen der Sporttherapie gerade für diese Rehabilitanden die Chance bieten, später am Wohnort an Aktivitäten teilzunehmen, die dem von der WHO geforderten Ziel der Teilhabe am gesellschaftlichen Leben (*participation*) besonders nahe kommen.

Im *ambulanten Bereich* ist die Sporttherapie in den mehr als 300 Einrichtungen der orthopädischen EAP/AOTR dagegen nicht mehr wegzudenken. Ihre Akzeptanz ist dort unbestritten. Dasselbe gilt für alle anderen sich gerade erst entwickelnden ambulanten und wohnortnahen internistischen und neurologischen Rehabilitationszentren.

### 1.3.2 Rehabilitationssport

Um den *Rehabilitationssport* als *ergänzende* und damit *Kann-Leistung* der Kostenträger beneiden uns andere Länder. Mit ihm sollen die Erfolge der Rehabilitation gefestigt bzw. noch verbessert werden. Er wird überwiegend von Vereinen der Landes- und Behindertensportverbände sowie der Deutschen Gesellschaft für Prävention und Rehabilitation (DGPR) angeboten und, wie im deutschen Sport üblich, von ehrenamtlichen Übungsleitern durchgeführt. Im therapeutisch orientierten Sport wird jedoch im Sinne der Qualitätssicherung vermehrt nach professionellen Sporttherapeuten gefragt. So gehört seit dem 1. Januar 2000 auch der Deutsche Verband für Gesundheitssport und Sporttherapie (DVGS) zu den Anbietern des Reha-Sports.

### 1.3.3 Gesundheitssport- und Fitneßcenter

Im Rahmen der WHO-Aktion „Das gesunde Krankenhaus" entwickeln zur Zeit eine Reihe von Akut- und Rehabilitationskliniken sog. *Gesundheitszentren.* Hier werden vielfältige Angebote vom selbstbezahlten Säuglingsschwimmen, Mutter- und Kindturnen über die von den Kostenträgern bezuschußten Rehabilitations-Sportangebote bis zum selbstbezahlten Seniorensport angeboten. Dieses ergibt einen breiten und vielfältigen Arbeitsbereich für Sporttherapeuten.

Ähnliches gilt für die gesundheitssportorientierten *Fitneßcenter,* in denen das Bodybuilding häufig nur noch von einer Minderheit betrieben wird, während gesundheitssportliche Angebote immer stärker nachgefragt werden.

### 1.3.4 Betriebliche Gesundheitsförderung

Die *Betriebliche Gesundheitsförderung* sowie eine ergonomische Arbeitsplatzgestaltung entsprechen den Forderungen der *Verhältnis- und Verhaltensprävention,* die ebenso eng mit dem Arbeitsschutz zusammenhängen. Daß hierin sporttherapeutisches Gedankengut zum Tragen kommen kann, wurde verschiedentlich nachgewiesen (vgl. Winkler 1996).

Ebenso soll an dieser Stelle die stufenweise berufliche Wiedereingliederung genannt werden. Dabei kann das Zusammenwirken von Arbeits- bzw. Betriebsarzt und Sporttherapeut sehr hilfreich sein.

### 1.3.5 Kostenträger und Verbände

Im Sinne des *disease-* und *caremanagements* werden künftig die Kostenträger vermehrt auf die Gesundheitspolitik Einfluß nehmen. Die Berücksichtigung lebensverändernder Maßnahmen wird bei der Behandlung chronisch Kranker (die „neuen Behinderten") im Sinne der *Hilfe zur Selbsthilfe* immer mehr an Bedeutung gewinnen. Inzwischen könnten sich hier neben den Abgängern der neu etablierten *Public-Health*-Studiengänge sportinteressierte und gesundheitspädagogisch versierte Sporttherapeuten einbringen. Das gleiche gilt für Beratungsstellen der Volkshochschulen sowie größerer Vereine und Verbände.

### 1.3.6 Sonstige Einsatzfelder

Im Zuge der Neuorientierung von Kurzentren, Hotels und sport- und behindertentouristischen Aktivitäten werden sich zukünftig ebenfalls sporttherapeutische und gesundheitssportliche Arbeitsfelder erschließen.

## 1.4 Aufbau des Buches

Bei der Etablierung „neuer" Therapieverfahren ist eine *wissenschaftliche Begründung* unumgänglich. Sie wird aus verschiedenen wissenschaftstheoretischen Blickwinkeln heraus dem Buch vorangestellt. Der Darstellung aus naturwissenschaftlicher Sicht wurde dabei ein breiter Raum gegeben, werden sich doch hier in den kommenden Jahren aller Voraussicht nach die größten Veränderungen ergeben, die schließlich auch zu unmittelbaren Konsequenzen in der Therapiegestaltung führen werden.

Die anschließende *Rehabilitations-Propädeutik* führt in das allgemeine und spezielle rehabilitative Handeln ein. Auf die Darstellung einzelner medizinischer Schadensbilder wurde hier bewußt verzichtet. Diese sollen in den geplanten Nachfolgebänden (Orthopädie/Rheumatologie. Innere Erkrankungen. Psychosomatik/Sucht. Neurologie) nach dem im *Anhang* tabellarisch aufgeführten Schema der Weltgesundheitsorganisation (WHO) ausführlich erfolgen.

Den Abschluß des theoretischen Teils bilden Aussagen zu *soziologischen* und *psychologischen* Begründungen der Sporttherapie, die es dem Sporttherapeuten ermöglichen sollen, sich in das gesundheitspolitische Geschehen einzubringen.

Der Hauptteil des Buches gliedert sich nach dem üblichen therapeutischen Vorgehen: *Diagnostik* (einschließlich Evaluation) und *Intervention* mit ihren jeweiligen spezifischen funktionellen, psychosozialen und pädagogischen Dimensionen, denen auch noch die drei übergeordneten Kapitel der *Leistungs- und Trainingssteuerung*, der *Gesprächsführung* und der *Ernährung* zuzurechnen sind.

Der heute ganz aktuellen Forderung zur Einführung eines *Qualitätsmanagements* auch im Gesundheitswesen wurde, bezogen auf die Sporttherapie, mit einem gesonderten Kapitel Rechnung getragen.

Für jeden Angestellten, insbesondere aber niederlassungswilligen Sporttherapeuten bilden die drei letzten Kapitel mit Überlegungen zur *räumlich-apparativen Ausstattung*, zum *Tarif- und Arbeitsrecht* sowie zu den *sozialrechtlichen Grundlagen* eine notwendige und sicherlich hilfreiche Handreichung zur Existenzgründung.

Mit der bereits angesprochenen exemplarischen Auflistung von 22 Schadensbildern im Anhang wird dem Leser in standardisierter und komprimierter Form erstmalig ein Indikationskatalog zur Sporttherapie gemäß der *Internationalen Klassifikation der Schädigungen, Fähigkeitsstörungen und Beeinträchtigungen* (ICIDH) vorgelegt, wobei bereits die in Entwicklung befindliche und für das Jahr 2001 von der WHO zur Verabschiedung bestimmte ICIDH-2 Version berücksichtigt wurde (vgl. Kap. 3).

Wir würden uns freuen, wenn diese erste Fassung der *Grundlagen der Sporttherapie* in den o. g. Buchprojekten noch Ergänzungen und Erweiterungen oder auch kritische Anmerkungen erfahren würde.

## Literatur

Antonovsky, A. (1974): Health, Stress and Coping. San Francisco: Jossey Bass

Beckmann, P. (1987): Das Portrait: Max Josef Oertel. Herz, Sport & Gesundheit. 4. Jg. 3/87, 4–5

Ellgring, H. (1990): Verhaltensmedizin. In: Schwarzer, R. (Hrsg.): Gesundheitspsychologie – ein Lehrbuch. Göttingen, 45–50

Huber, G. (1996): Bewegung, Sport und Gesundheit – mögliche Zusammenhänge. In: Rieder, H., Huber G., Werle, J. (Hrsg.) (1996): Sport mit Sondergruppen – Ein Handbuch. Schorndorf: Hofmann 91–111

Huber, G., Baldus, A. (1997): Qualitätssicherung in Bewegungsprogrammen. In: Gesundheitssport und Sporttherapie, 13, (1) 4–9

Winkler, J. (1996): Rückenschule für Angehörige im Pflegedienst. Neu-Isenburg: LinguaMed-Verlag.

# 2 Wissenschaftliche Begründung der Sporttherapie

## 2.1 Wissenschaftliche Begründung der Sporttherapie aus dynamischer und handlungsorientierter Sicht

J. Vanden-Abeele und K. Schüle

**Gliederung**

- Einleitung
- Neue Daten führen zu neuen Theorien und Modellen
- Aktuelle theoretische Grundlagen der menschlichen Motorik
- Zwei grundlegende und komplementäre Perspektiven zur Erklärung der menschlichen Motorik
- Die dynamische Annäherung der Rehabilitation
- Sporttherapie
- Begriffsbestimmung
- Die Sporttherapie im zeitlichen Verlauf der Rehabilitation
- Die Vorteile der Sporttherapie oder der „Mehrwert" der Sporttherapie
- Sporttherapeutische Begriffe und Konzepte außerhalb des deutschen Sprachraums
- Schlußbemerkungen

### 2.1.1 Einleitung

Wegen der Komplexität der Rehabilitation sind auch ihre Methoden außerordentlich vielfältig. Um die Rehabilitation voranzutreiben, müssen neue wissenschaftliche Erkenntnisse laufend integriert werden. In erster Linie geht es um Menschen mit Einschränkungen und Behinderungen. Dabei gilt es nicht, lediglich Kenntnisse über entsprechende Pathologien oder Traumata zu haben. Vielmehr geht es um ein Wissen des ganzen Menschen, der Organisation des menschlichen Organismus ebenso wie der Dynamik seiner Verhaltensweisen, besonders aber auch seiner Motorik. Für die Autonomie der Person stellt die Motorik tatsächlich einen wichtigen Faktor dar, zudem trägt sie wesentlich zur Lebensqualität bei.

Grundlagenkenntnisse sind heute deshalb so wichtig, weil sich während der letzten Jahrzehnte die wissenschaftliche Auffassung über die Organisation der Natur und ihrer Lebewesen radikal geändert hat.

### 2.1.2 Neue Daten führen zu neuen Theorien und Modellen

Alle Theorien und Modelle, die im Laufe der Jahrhunderte zur Erklärung der Lebewesen und ihres Verhaltens entstanden sind, wurden immer von dem zu jener Zeit verfügbaren Wissen in der Physik und in der Technologie abgeleitet.

Die klassische Denkweise hat ihren Ursprung im Altertum. Sie hat die westliche Wissenschaft bis in die Mitte des 20. Jahrhunderts dominiert. Hiernach sind Ordnung und Stabilität fundamentale Wesenszüge der Natur. Jede Unordnung gilt als abnorm. Die Maschine wird dabei als Prototyp des ordentlichen und stabilen Verhaltens betrachtet. Ihr liegt das *ordentliche, maschinistische, analytische und zentralistische Modell* der Natur und der Lebewesen zugrunde.

Bereits zum Ende des 19. Jahrhunderts wurden Zweifel an dieser klassischen Auffassung erhoben. Ernstlich in Frage gestellt wurde sie dann Anfang des 20. Jahrhunderts durch die bahnbrechenden Entwicklungen in der Physik (Relativitätstheorie, Quantenphysik). Schließlich enthüllten Forschungen auf dem Gebiet der Thermodynamik und ihrer vom Gleichgewicht entfernten Systeme in den 50er Jahren so merkwürdige Eigenschaften wie das *Ungleichgewicht* und die *Nichtlinearität* (Prigogine 1947, Nicolis 1995). Sie führten zu einer *radikalen Revision* der bisherigen Theorien und Modelle zur Organisation der Natur und ihrer Lebewesen (Kauffman 1993).

Die alte sog. klassische Denkweise wurde damit zugunsten neuerer, „besserer" Theorien und Modelle verlassen. Die wichtigsten Darstellungen der heutigen Denkweise werden in Tabelle 2.1 zusammengefaßt und den früheren Darstellungen entsprechend gegenübergestellt.

Die traditionellen wissenschaftlichen Disziplinen erweisen sich für die Problematik der *komplexen dynamischen Systeme* als unzureichend. Neue fachübergreifende Disziplinen – *Metadisziplinen* – sind hierfür notwendig geworden, wie z. B. die *Synergetik* (Haken 1977) und die *Theorie der komplexen dynamischen Systeme*. Neue Themen haben sich in den Vordergrund wissenschaftlicher Bemühungen geschoben: Selbstorganisation, emergierende Eigenschaften, chaotische Phänomene, *fuzzy logic*, usw.

### 2.1.3 Aktuelle theoretische Grundlagen der menschlichen Motorik

Auch in der Auffassung zur Organisation der Motorik, des Nervensystems und der Rolle des Nervensystems im Rahmen der Organisation des motorischen Verhaltens erfolgte eine radikale Revision der Theorien und Modelle (Bonnet, Guiard, Requin & Semjen 1994, Kelso 1995, Llinas & Paré 1996). Eine gute Übersicht zum heutigen Stand der Problematik der menschlichen Motorik in deutscher Sprache ist bei Hossner (1995) zu finden.

Die neue Auffassung und die neuesten Forschungsergebnisse brauchen und fordern einen neuen theoretischen Hintergrund. Manche Hypothesen der klassischen Auffassung wurden verworfen, da sie im Widerspruch zu neuen Daten stehen. Dies gilt insbesondere für ihre praktische und klinische Anwendung gerade im Hinblick auf die motorische Erziehung (Bewegungsschulung), das sportliche Training sowie die *Rehabilitation*.

**!** Die wichtigsten Aspekte der klassischen Denkweise in bezug auf die körperliche Bewegung sind folgende:

- Alle motorischen Tätigkeiten setzen sich aus *Elementarbewegungen* zusammen.
- Die Bewegung der einzelnen Körperteile stellt eine mechanische Aktion dar, die den Einsatz mechanischer Kräfte erfordert.
- Die Auswahl und die Zusammensetzung der Elementarbewegungen werden der *Koordination* zugeordnet. Diese Koordination entsteht im zentralen Nervensystem und wird durch

**Tab. 2.1** Die wichtigsten Darstellungen hinsichtlich der Organisation der Natur und des Lebendigen

| Die klassische Denkweise | Die neue Denkweise |
|---|---|
| Ordnung und Stabilität sind fundamentale Wesenszüge der Natur. Jede Unordnung ist abnorm. | Strukturierende Fluktuation. Chaotische Phänomene. Unbeständige und auch multistabile Zustände. Diskontinuitäten |
| *Das Grundprinzip des ordentlichen Verhaltens:* Ordnung durch Ordnung ⇩ Ordnung wird auferlegt | *Das Grundprinzip des ordentlichen Verhaltens:* Ordnung durch Fluktuation ⇩ In nichtlinearen dynamischen Systemen kann ordentliches Verhalten aus den Interaktionen entstehen. |
| *Das Grundmodell:* geordnet, maschinistisch, analytisch und zentralisiert *Prototypen*: Die Maschine, das reibungslose Pendel, die mechanische Uhr | *Das Grundmodell:* dynamisch und dezentralisiert *Prototypen:* Der Sturm, die Turbulenz |
| KAUSALITÄT Gewissheiten, vorhersagbar *Das Gesetz der klassischen Kausalität:* 1. Jede Wirkung hat eine Ursache. 2. Die Wirkung kann nur enthalten, was schon in der Ursache vorhanden ist. | PROBABILITÄT Ungewissheit, unvorhersagbar ⇩ Komplexe Systeme erzeugen unerwartetes, anscheinend nichtkausales Verhalten mit vielen Überraschungen |
| *Hauptaspekt der theoretischen Erklärung:* Strukturen ⇨ Anatomie; Funktionen ⇨ Physiologie ⇩ **Die physische Architektur** | *Hauptaspekt der theoretischen Erklärung:* Organisation, Selbstorganisation ⇨ Organisationslehre; Komplexität ⇨ Synergetik; Theorie der nichtlinearen dynamischen Systeme; Dissipative Systeme; Komplexe adaptative Systeme ⇩ Selbstorganisierte Kooperation, auftauchende Eigenschaften, „fuzzy logic“ ⇩ **Die logische Architektur** |

sogenannte motorische Befehle an den Muskelapparat weitergegeben. Es handelt sich um eine lineare Einweg-Beziehung von Ursache und Wirkung, die sich zwischen zentralnervösen Phänomenen und der Aktivierung der Muskeln abspielen.

- Die motorische Aktion stellt meistens eine Antwort auf einen Umweltreiz dar.
- Die *sensomotorische* Analyse unterscheidet zwischen sensorischen und motorischen Systemen, die durch zentrale Prozesse gesteuert werden (*processing-mechanism*).
- Die vorgeschlagene Wirkungsweise leitet sich von einer *linearen Sequenz von unabhängigen Gegebenheiten* ab, wobei Nervenimpulse von den Rezeptoren über zentrale Entscheidungsinstanzen zu den Effektoren weitergeleitet werden. Dieses wird als *Pipeline-Modell* bezeichnet.
- Um eine Erklärung für die geordnete Ausführung von Bewegungen zu geben, wird der Ausdruck bzw. die Metapher der „motorischen Programme“ eingeführt. Zusätzlich wird die Hypothese aufgestellt, daß diese

motorischen Programme dem Muskelapparat durch algorithmische Management-Verfahren auferlegt werden.

Die wichtigsten Aussagen der neuen wissenschaftlichen Auffassung im Hinblick auf die Organisation des menschlichen Organismus und der Motorik lassen sich wie folgt zusammenfassen:

### Der menschliche Körper – ein phylogenetisches Erbe

Da sich die phylogenetische Entwicklung im Gravitationsfeld der Erde abgespielt hat, vereinigt der menschliche Körper zum einen die biologischen Effekte der Evolution, zum anderen die Anpassung, die nötig war, um den Zwängen der Schwerkraft sowie den Anforderungen einer autonomen Bewegung im Gravitationsfeld zu begegnen.

Alle Wirbeltiere haben den gleichen *Körperbauplan* (Riedl 1975, Raff 1996), der bereits bei den knochigen Fischen (*bony fishes*) vorhanden ist. Zu diesem Bauplan gehört (siehe Abb. 2.1):

a) das Körperschema mit einem axialen Körper und zwei Paar Gliedern
b) die Einteilung der axialen Muskulatur in *epaxiale* und *hypoaxiale Muskeln* (Hildebrand 1988), die selbst beim Menschen die fundamentalen posturalen Synergien ausmachen (Vanden-Abeele 1999).

Die Bedingungen und Forderungen zur selbständigen Fortbewegung außerhalb des Wassers machten eine versteifte Verankerung der Gliedmaßen am axialen Körper erforderlich, die in zwei knochigen Gürteln zum Ausdruck kommen (Hildebrand 1988, Lévy 1997). Die Starrheit dieser Gürtel wird durch eine große Beweglichkeit der lumbalen und zervikalen Körpermodule kompensiert.

### Die ontogenetische Entwicklung: Der menschliche Organismus ist keine bloße Zusammenfügung von Teilen

Jedes Lebewesen entwickelt sich durch die ontogenetische Teilung (*ontogenetic partition*) einer einzigen Zelle, der *Zygote*, und ist also keine Anhäufung von unabhängigen Teilen. Jeder Organismus ist eine *funktionelle und strukturelle Einheit*, bei der die Teile vor- und miteinander bestehen (Goodwin 1994).

Die anatomischen Strukturen und physiologischen Funktionen sind deshalb nicht unabhängig voneinander, sie stehen im Gegenteil in enger Beziehung sowohl während der phylogenetischen als auch während der ontogenetischen Entwicklung. So steht z. B. die Morphologie jedes Knochens in enger Beziehung mit der Morphologie der angrenzenden Knochen und übt damit eine bestimmte Rolle bezüglich der Körperdynamik aus.

### Die modulare Einrichtung der ontogenetischen Entwicklung des Körpers

Im Laufe der phylogenetischen Entwicklung stellt man fest, daß die *ontogenetische Entwicklung* der Architektur des Körpers auf wohlgeordneten Einheiten, sog. *Modulen* basiert (Raff 1996, Riedl 1975).

Zum Verständnis der Architektur und der Funktion des menschlichen Körpers muß diese *Modularität* berücksichtigt werden. Man versteht sie nicht, wenn man die einzelnen Elemente betrachtet. Die Einteilung des Körpers in *siebzehn Körpermodule* genügt, um Vierfüßlern eine selbständige Fortbewegung und Richtungsänderung auf dem Lande zu erlauben (Abb. 2.2a ), (Vanden-Abeele 1999). Die Aufrichtung (Vertikalisation) hat zu keiner Änderung hinsichtlich der Anzahl der Körpermodule geführt (Abb. 2.2b).

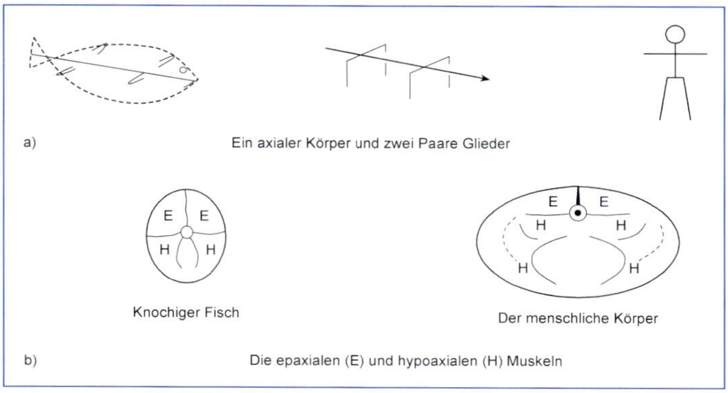


**Abb. 2.1**
Zwei Merkmale des Bauplans der Wirbeltiere

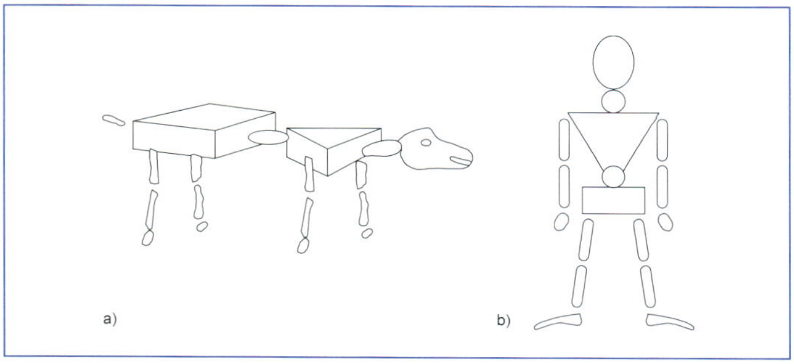


**Abb. 2.2**
Die 17 Körpermodule

## Das Bauprinzip des Körpers umfaßt Kompressions- und Spannungskomponenten

Ein gemeinsames architektonisches Bauprinzip unterliegt allen organischen Strukturen von der einzelnen Zelle bis zum gesamten Körper (Ingber 1998): das sog. *tensegrity*-Prinzip mit Vorspannung. Alle Strukturen der Lebewesen enthalten zwei fundamentale Strukturelemente: Elemente, die *nur Spannung* ertragen können, und Elemente, die *nur Kompression* aushalten. Dieses Bauprinzip hat man sich auch beim Spannbeton zunutze gemacht.

In der makroskopischen Struktur des menschlichen Körpers bilden die Knochen die Druckkomponenten, wohingegen die Muskeln, Sehnen und Bänder die Spannungskomponenten ausmachen.

Solche mit einer Vorspannung versehenen tensegritären Strukturen (*prestressed tensegrity structures*), sind mechanisch stabil, und zwar nicht wegen der Stärke ihrer einzelnen Glieder, sondern wegen der Art und Weise, wie sich die mechanische Spannung verteilt und ausgleicht. Eine besonders wichtige Eigenschaft der tensegritären Strukturen besteht in der ständigen Spannung, die über alle einzelnen Glieder verteilt wird (Ingber 1998).

## Die vielfältige Komplexität des menschlichen Körpers

Entsprechend der durch Rescher (1998) herausgefundenen Modalitäten der Komplexität weist der menschliche Körper *kompo-*

*sitionelle*, *strukturelle* und *funktionelle* Komplexität innerhalb aller Organisationsebenen auf.

Auf der makroskopischen Ebene gibt es also eine kompositionelle Komplexität mit einer großen Anzahl körperlicher Strukturen, von denen viele unmittelbar in die Ausführung körperlicher Aktivitäten einbezogen sind: 206 Knochen, 1240 Skelettmuskeln, mehr als 100 bewegliche Gelenke, 905 km Blutgefäße und 100 000 km Nervenbahnen (Clark 1994).

Die funktionelle Komplexität kann mit Daten zur Energiezufuhr illustriert werden:

- Die metabolische Funktion einer einzigen Zelle erfordert das Einwirken von mehreren tausend chemischen Reaktionen, deren Koordination und Regulation nur durch empfindliche Mechanismen möglich wird (Prigogine 1980).
- Der menschliche Organismus stellt drei Millionen unterschiedliche Produkte her. Hierzu gehören auch 100 000 Makromolekül-Arten.

## Die funktionellen Interaktionen

Das fundamentale Phänomen der biologischen Organisation beruht nicht in den anatomischen Strukturen, sondern in den funktionellen Interaktionen zwischen den Strukturen (Chauvet 1990, 1996). Die funktionellen Interaktionen sind keine gleichbleibenden Faktoren, sondern verändern sich unter dem Einfluß von zahlreichen inneren und äußeren Bedingungen. Die besondere Eigenschaft dieser funktionellen Interaktionen besteht darin, daß sie *nichtlokalisiert* und *nichtsymmetrisch* sind (Chauvet 1996), was schließlich zu *funktionellen Hierarchien* führt. Diese funktionellen Hierarchien stellen aber keine Befehlsketten dar (Laborit 1974, Luhmann 1984). *Nichtlokalisiert* bedeutet, daß die funktionellen Interaktionen nicht an bestimmte Orte festgemacht werden können.

Die Interaktionen zwischen den Strukturen sind deshalb wichtiger als die Aktion, die möglicherweise einer Struktur oder einer Strukturgruppe zugeordnet werden kann.

Deshalb ist es schwierig, sich weiterhin nach der traditionellen Auffassung, die schon Aristoteles erwähnt, zu richten, nach der jedes Organ ein Werkzeug ist, dem eine bestimmte Aufgabe zugeordnet ist (Organ und Organismus sind vom Griechischen órganon abgeleitet, was Werkzeug oder Instrument bedeutet).

Zusätzlich muß berücksichtigt werden, daß bei normalen Bedingungen, d. h. bei nicht-pathologischen Fällen, alle Beziehungen zwischen den Strukturen eines biologische Systems immer gegenseitig ausgerichtet sind. Luhmann (1984, 63) erklärt:

„*Eine wichtige strukturelle Konsequenz, die sich aus einem selbstreferentiellen Systembau zwangsläufig ergibt, muß besonders erwähnt werden. Es ist der Verzicht auf Möglichkeiten der unilateralen Kontrolle. Es mag Einflußdifferenzen, Hierarchien und Asymmetrien geben, aber kein Teil des Systems kann andere kontrollieren, ohne selbst der Kontrolle zu unterliegen; und unter solchen Umständen ist es möglich, ja bei sinnhaft orientierten Systemen höchstwahrscheinlich, daß jede Kontrolle unter Antizipation der Gegenkontrolle ausgeübt wird.*“

Die Variablen, die für die Entwicklung und die Wirkung des Organismus verantwortlich sind – und folglich auch für die Anpassung des Organismus durch Training oder *Rehabilitation* – nennt man deshalb *Beziehungsvariablen* (*relational variables*) (Hanson 1995).

### Die Organisation ist die wichtigste Eigenschaft

Die phylogenetische Entwicklung der vielzelligen Organismen wird durch Phänomene der Vervielfältigung, Differenzierung, Spezialisierung und Wanderung gekennzeichnet. Dabei hat die Anzahl der Funktionen in größerem Umfang zugenommen als die Anzahl der anatomischen Strukturen. Deshalb können die meisten Funktionen nur durch eine Kombination von Umgruppierungen der Strukturen geleistet werden. Die traditionellen Begriffe von *Struktur* und *Funktion*, wie sie die klassische Biologie definiert, sind daher zur Erklärung und Beschreibung der Wirkung eines Lebewesens unzureichend.

Ein dritter Begriff wird eingeführt, die *Organisation*. Von Arduini (1987, 28) wird er wie folgt definiert:

*„Es handelt sich um ein Prinzip, durch das verschiedene anatomische Strukturen zusammenwirken (zu einem gemeinsamen Ziel), so daß die Eigenschaften jeder Struktur erhöht werden, indem sie in einer Ordnungseinheit zusammenarbeiten."*

Die Leistung des Ganzen ist also *etwas anderes* als die Summe der Leistung der Teilstrukturen, wie bereits vor Jahren von der Gestaltpsychologie festgestellt wurde.

### Die Hierarchie und Autonomie der Organisationsebenen

Wie bei allen komplexen Systemen stehen, als Erbe der Evolution, manche Organisationen auf unterschiedlichen *Organisationsebenen* (Simon 1996) hierarchisch in Beziehung miteinander. Trotz der engen Verbindung mit den anliegenden *Organisationsebenen* ist das Verhalten jeder Organisationsebene sehr *autonom* (Ahl & Allen 1996).

### Die Komplexität und das Auftauchen neuer Eigenschaften

Die komplexen Interaktionen zwischen den Organisationsebenen führen zu *Komplexitätsebenen*, die das Hervorbringen neuer Eigenschaften erlauben (Giordan 1996). Es ist äußerst wichtig darauf hinzuweisen, daß Eigenschaften, die auf einer höheren Organisationsebene auftauchen, einer unter ihr liegenden Organisationsebene weder zugeschrieben noch durch sie erklärt werden können (Beckers, Holland & Deneubourg 1994, Luhmann 1984, Godaux 1990). Luhmann (1987, 80) schreibt hierzu:

*„Systeme mit temporärer Komplexität haben Eigenschaften, die man auf darunterliegenden Realitäts-Ebenen nicht findet. Sie zwingen sich selbst zum laufenden Wechsel ihrer Zustände dadurch, daß sie die Dauer der Elemente, aus denen sie bestehen, minimieren. Sie kombinieren auf diese Weise zeitlich gesehen Stabilität und Instabilität und sachlich gesehen Bestimmtheit und Unbestimmtheit."*

### Die ständige Reorganisation

Das Fortleben des menschlichen Organismus fordert eine ständige Reorganisation, um sich zum einen an die ständigen Veränderungen aller biologischen Prozesse und zum anderen an die erlebten Erfahrungen durch die Interaktion mit der Umwelt und mit anderen Lebewesen anzupassen. Luhmann (1987, 56) hierzu:

*„Komplexe Systeme müssen sich nicht nur an ihre Umwelt, sie müssen sich auch an ihre eigene Komplexität anpassen. Sie müssen mit internen Unwahrscheinlichkeiten und Unzulänglichkeiten zurechtkommen."*

### Die operationelle Flexibilität

Der menschliche Organismus kann aus den o.g. Gründen weder starr noch nach einem Stereotyp organisiert sein. Er muß ganz im Gegenteil eine *hohe operationelle Flexibilität* haben. Es scheint so zu sein, daß je höher die Organisationsebene ist, desto höher ist auch der Bedarf für eine solche operationelle Flexibilität.

Diese operationelle Flexibilität führt zu folgendem:

- Bei den höheren Säugetieren einschließlich des Menschen gibt es keine enge Beziehung zwischen äußeren Signalen und dem Verhalten (Evarts, Shinoda & Wise 1984).
- Es gibt eine *Einmaligkeit* jeder motorischen Ausführung: Die Prozesse, die sich während der Ausführung einer Bewegung oder einer Bewegungshandlung ereignen, werden niemals genau oder identisch wiederholt. Jede Ausführung einer Bewegung oder Bewegungshandlung erfordert vom Organismus für das motorische Problem eine neue Lösung.

### Die ständige Reorganisation des Nervensystems

Das Nervensystem selbst zeichnet sich durch eine *ständige Reorganisation* aus. Diese gilt nicht nur für seine eigenen Aufgaben, sondern auch für alle Prozesse, in die das Nervensystem einbezogen wird, wie z. B. Handlung, Kognition, Erinnern sowie bei allen Lernformen.

Das Nervensystem arbeitet also nicht mit stabilen Strukturen oder Schemata, sondern mit operationellen Einheiten, die durch dynamische Umgruppierungen (*dynamical combinatorial regroupings*) von *Neuronen in Neuronennetzwerke* und in *Netzwerken von Neuronennetzwerken* (Getting 1989, Godaux 1990, Thelen & Smith 1994) zustande kommen.

Die Konfiguration dieser operationellen Einheiten ist *dynamisch*, das bedeutet, daß sie sich unter dem Einfluß der inneren und äußeren Faktoren fortwährend verändert.

### Neue Daten hinsichtlich des Beitrages sensorischer Funktionen zum motorischen Verhalten

Da die Rezeptoren anatomisch getrennte Strukturen sind, wurde bisher, jedoch ohne es nachgewiesen zu haben, davon ausgegangen, daß auch die sensorischen Funktionen einschließlich ihrer zentralen Projektionen getrennt seien. Daten der Neurowissenschaften zeigen aber, daß die sensorischen Funktionen zum größten Teil „verschmolzen“ sind (Berthoz 1993, Stein & Meredith 1994) und daß ihre Beiträge zur Organisation des motorischen Verhaltens immer noch durch multisensorielle Konfigurationen vermittelt werden (Berthoz 1993).

Diese Tatsache hat wichtige Folgen für die Methodologie der motorischen Erziehung und der motorischen Rehabilitation.

### Die Notwendigkeit der Selbstorganisation und der Bedarf an Autonomie

Die Erhöhung der Komplexität der Strukturen und Funktionen des multizellulären Organismus erfordert einen immer größeren Bedarf an *innerer Organisation* und *innerer Integration*, sowie einen immer größeren Bedarf an *Autonomie* im Verhältnis zur Umwelt (Pichot 1992). Wegen dieser außerordentlichen Komplexität des menschlichen Organismus kann der Einrichtung und der Aufrechterhaltung der inneren Organisation und Integration nur durch eine *Selbstorganisation* nachgekommen werden.

### Die relative Isolierung des Organismus zur Umwelt

Der Organismus hat verschiedene Möglichkeiten, um seine Autonomie gegenüber der Umwelt zu sichern:

- Es besteht eine höhere Sensibilität bei Veränderungen der Innenwelt des Organismus im Vergleich zur Sensibilität bei Veränderungen, die in der Umwelt stattfinden (von Foerster 1997).
- Es besteht eine operationelle Schliessung (*operational closure*) des Nervensystems (Varela 1979, 1989). Das Nervensystem verschafft sich seine Information und operiert mit seiner eigenen Sprache, seinen eigenen Codes und seiner eigenen Logik. Vom Standpunkt der Informatik aus gesehen handelt es sich beim Nervensystem deshalb um ein *geschlossenes System*.
- Das Gehirn beeinflußt die Aktivität der Rezeptoren mittels kortikofugaler Nervenimpulse. Das Gehirn entscheidet also, welche sensorischen Aktivitäten zugelassen und verarbeitet werden (Skarda & Freeman 1990).

### Jedes Lebewesen erschafft „seine" Umwelt

Der Mensch lebt, wie alle Lebewesen, nicht in einem Vakuum, sondern ist in eine Umwelt eingebettet (von Bertalanffy 1968). Die Umwelt besteht nicht in einem unabhängigen und abstrakten Sinne: Jedes Lebewesen baut sich *seine* Umwelt durch die Interaktionen, mittels derer es sich mit dem Milieu, in dem es lebt, verbindet (Lewontin 1995).

Luhmann (1987) hierzu:

*„Die Umwelt erhält ihre Einheit erst durch die Relativität zum System. Sie wird ihrerseits durch offene Horizonte, nicht jedoch durch überschreitbare Grenzen gekennzeichnet; sie ist also selbst kein System."*

Da bei vielen Einschränkungen und Defiziten die Beziehungen zwischen dem menschlichen Organismus und seiner Umwelt verändert wird, folgt hieraus auch eine veränderte Verhaltensdynamik. Diese gilt es bei Personen mit Behinderungen sowohl bei ihrer Bewertung als auch bei der Rehabilitation zu berücksichtigen (Vanden-Abeele 1997, 1999).

### Der Einfluß des Kontextes

Der Einfluß des Kontextes auf das dynamische Verhalten des Organismus wurde besonders im Bereich des Nervensystems nachgewiesen:

- Die Aktivität der Neuronen wird nicht nur durch die gesamte Stimulationskonfiguration beeinflußt, sondern auch durch den Verhaltenskontext (*behavioral context*) und das Aufmerksamkeitsniveau (*level of attention*) des Ausführenden (Engel & König 1998).
- Die Entwicklung neuer Nervenzellen, die inzwischen selbst in der menschlichen zerebralen Kortex erwiesen ist, ist weit höher, wenn experimentelle Tiere in einer weiträumig und anregungsreichen (*enriched*) Umwelt leben, sich bewegen und spielen (Kempermann & Gage 1999).

Dieses letzte Ergebnis stellt eine wichtige experimentelle Stütze zur dynamischen Annäherung der Rehabilitation dar.

### 2.1.4 Zwei grundlegende und komplementäre Perspektiven zur Erklärung der menschlichen Motorik

#### Vorbemerkung

Im Hinblick auf die Organisation des Verhaltens sind zwei theoretische Entwicklungen für die wissenschaftliche Begründung der Methodologie der motorischen Erziehung, des sportlichen Trainings sowie der Rehabilitation von besonderer Bedeutung: *die Perspektive der dynamischen Systeme* und *die handlungstheoretische Perspektive.*

#### Die Perspektive der dynamischen Systeme

Es wurde deutlich, daß das klassische Modell zum menschlichen Organismus und zur menschlichen Motorik nicht mehr haltbar ist. Die Organisation des Organismus umfaßt distribuierte und parallele Prozesse sowie Beziehungen, die dem Netzwerkprinzip entsprechen. Weiterhin wurde deutlich, daß die elementaren biologischen Prozesse auf *nichtlinearen* Oszillationen beruhen.

Wegen der kompositionellen, strukturellen und funktionellen *Komplexität* des lebenden Organismus ist es sehr schwierig, sich von seiner Organisation eine Vorstellung zu machen und ein entsprechendes Modell zu entwickeln oder nur eine passende Metapher zu finden. Das Bild der Verflechtung (Vernetzung) wird manchmal gebraucht, um sich den komplexen Zustand des Organismus vorzustellen. Für dieses gegenwärtige Wissen sind die Modelle und die Terminologie der *komplexen dynamischen Systeme* besonders geeignet. Der lebende Organismus ist in der Tat von ständigen Veränderungen und Schwankungen aller physiologischen Variablen gekennzeichnet und verhält sich deshalb *wie ein dynamisches System.*

Die Studien zu *nichtlinearen dynamischen Systemen* haben nachgewiesen, daß solche Systeme ein selbstorganisiertes Verhalten haben können, während ihre dazugehörige Ordnung sich gerade erst entwickeln kann (vgl. Kauffmann 1993, Yates 1987). Dieses bedeutet, daß ein geordnetes Verhalten nicht mehr ausschließlich äußeren Einflüssen zugeschrieben werden muß. Der menschliche Organismus zeigt weiterhin, wie alle lebenden Organismen, auch alle Eigenschaften von *komplexen adaptiven Systemen:*

- Komplexe adaptive Systeme haben eine hohe funktionelle Kohärenz und behalten diese trotz der unterschiedlichen Situationen (*diversity*) ebenso wie bei erheblichen Veränderungen der operationellen Umstände (*operational conditions*).
- Komplexe adaptive Systeme verändern sich, machen Entwicklungen durch (*evolve*) oder „lernen", wenn sich ihre Umgebung verändert oder wenn sie in Verbindung mit anderen komplexen adaptiven Systemen kommen.

Manche sog. Subsysteme des Organismus verhalten sich ebenso wie ein komplexes adaptives System, wie z. B. das Immunsystem und das Nervensystem.

Die *Perspektive der dynamischen Systeme* wird heute auf allen wissenschaftlichen Gebieten, bei denen es um Lebewesen geht, angewandt, von der individuellen Motorik, wie z. B. der Lokomotion (Vorwärtsbewegung) bei Tier und Mensch (Clark 1994, Stewart & Golubitsky 1992) bis hin zum Gruppenverhalten (Luhmann 1984, Vallacher & Nowak 1994).

Auch in der Rehabilitationsliteratur finden sich mehr und mehr Hinweise auf dynamische Systeme, so z. B. in der Physiotherapie, Ergotherapie und Kinesiologie (vgl. S. 22).

Diese konzeptuelle Vereinheitlichung ist nicht verwunderlich. Die außergewöhnliche Entwicklung der Studien zur Bewegung während der letzten Jahrzehnte, besonders in den Neurowissenschaften, der Biomechanik und der Psychologie, erlauben es, *eine integrierte fachübergreifende theoretische Grundlage des motorischen Verhaltens* zu bilden. Diese Entwicklung hat nicht nur die Forscher näher zusammengebracht, sondern auch Studenten und Mitglieder der verschiedensten Berufe. In Nordamerika verfassen heute bereits die meisten Studenten der Kinesiologie, der Physiotherapie und Ergotherapie ihre postgradualen Studien (Master, Doktorat, Postdoktorat) mit gleichen Programmen in den gleichen Laboratorien, meistens der Neurowissenschaften und/ oder auch in der Biomechanik.

### Die Bewegungshandlung als Lösung eines motorischen Problems

Bernshtein (1967, 15) schreibt:

*„Wenn Bewegung hinsichtlich ihrer biologischen Bedeutung zu dem Organismus, der sie ausführt, klassifiziert werden soll, wird deutlich, daß wir auf der ersten Bedeutungsebene Handlungen haben, die das eine oder andere motorische Problem lösen, das dem Organismus begegnet [...]* bedeutsame *Probleme, die durch motorische Handlungen gelöst werden können, erwachsen in der Regel aus der äußeren Umwelt.“*

### Die handlungstheoretische Perspektive

Die körperlichen Tätigkeiten, die der Mensch im täglichen Leben während seiner Arbeit und Freizeit ausführt, sind *motorische Handlungen* (*motor actions*), die *mit Absichten und Umständen* verbunden sind. Weil die Begriffsbestimmung des Ausdrucks *Bewegung* diesen bewußten und kontextuellen Aspekt nicht einschließt, argumentiert Nitsch (1994), daß nicht die Bewegung an sich, sondern *die Handlung* die Hauptmodalität (der Hauptgrund) der menschlichen Motorik ist. Die menschliche Motorik muß deshalb von einer *handlungstheoretischen Perspektive* aus betrachtet werden (Nitsch 1994, Nitsch & Munzert 1991).

Grundlegend für die handlungstheoretische Perspektive ist, daß die menschliche Bewegungshandlung

- immer intentional organisiert und
- immer situationsbezogen ist (Nitsch 1994, Seiler 1995).

### Die Situativität (Situationsabhängigkeit) von Bewegungshandlungen

Die Beziehung zwischen Bewegungshandlung und Situation wird durch Seiler (1995, 35) weiter erklärt:

*„Grundlegend an der Auffassung von Bewegung als Handlung ist, daß Bewegung (genauso wie Handlungen) immer auf Situationen bezogen sind und nur aus Situationen erklärt werden können [...] Bewegungen entstehen immer in Situationen, werden in Situationen erworben, gelernt, verbessert, verfestigt. [...] Physikalisch betrachtet, finden Bewegungen in einem Kräftefeld statt und werden durch das Spiel mit diesen Kräften gestaltet. Aus psychologischer Sicht jedoch sind Bewegungen immer Momente von Situationen, die durch Bewegungshandlungen aufrechterhalten werden, welche ihrerseits ihren Sinn durch die Situation erhalten.“*

Zum Begriff *Situation* bringt Seiler (1995, 35) folgende Bestimmungen:

*„Im Gegensatz zum Alltagsverständnis von Situationen als umgebende Anordnung oder aktuellem Geschehen wird Situation hier im*

*Sinne von Nitsch und Hackforts (1981) transaktionalem Verständnis als aktuelle Konstellation von Person-, Umwelt- und Aufgabenfaktoren verstanden (...). Person, Umwelt und Aufgabe determinieren also die Handlung und legen somit auch die Bedeutung der Bewegungen fest, werden in ihrer Konstellation aber auch durch Bewegungen konstituiert und verändert.*"

### Motorische Handlung als emergierende Gestalt

Gemäß der Perspektive der dynamischen Systeme ist Handlung eine emergierende Gestalt (*emergent form*) (Higgins, 1985): *Die Handlung emergiert aus den Interaktionen einer Person mit Aufgabe und Umwelt im Rahmen einer Handlungssituation* (Nitsch, 1994), (Abb. 2.3).

Zu diesen Interaktionen gehören:

- thermodynamische Interaktionen zwischen der Innenwelt des Organismus und seiner Umwelt
- mechanische Interaktionen zwischen inneren und äußeren Kräften
- psychologische Interaktionen, die die Handlungssituation gestalten und *sinnvoll* machen

### Die Einteilung des motorischen Problems: Koordination und Kooperation

Ausgehend von dem o. g. Zitat von Bernshtein (1967) argumentiert Guiard (1991), daß der Begriff der Koordination nicht ausreicht, um die Lösung eines motorischen Problems zu erklären, und daß deshalb eine Unterteilung des motorischen Problems notwendig ist. Er unterscheidet deshalb zwischen Koordination und Kooperation.

Die *koordinative Beziehung* ist jener Vorgang, durch den Elemente zu einer Einheit geführt werden, die zu einer höheren Ordnungsebene gehört: Die Elemente bestehen also, *bevor* es zu der koordinativen Beziehung kommt (Guiard 1991, 300).

Guiard (1991, 300) fährt fort:

„*Da Kooperieren bedeutet, daß verschiedene Elemente zur Lösung eines gemeinsamen Problems beitragen, können diese Elemente erst dann zusammenwirken, wenn das*

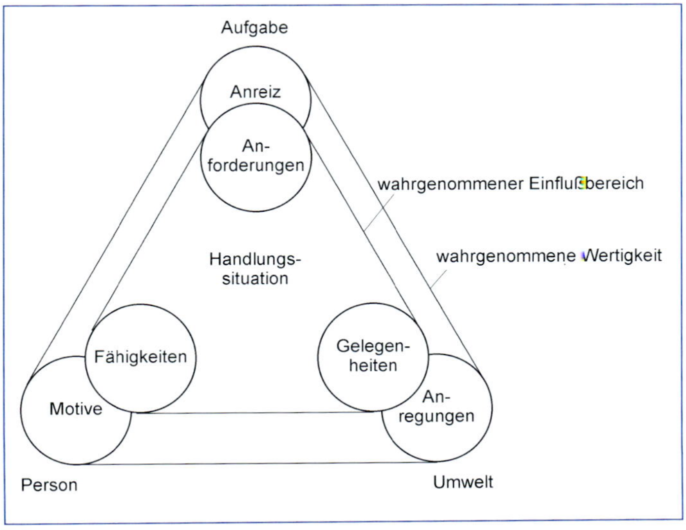


**Abb. 2.3**
Elemente der subjektiven Definition einer Handlungssituation (aus Nitsch 1994)

*Problem als solches identifiziert ist. In einer kooperativen Beziehung besteht das Problem also, bevor die Elemente zusammenwirken.“*

Die *kooperative Beziehung* zwischen den Körpermodulen, die zur Leistung einer motorischen Handlung notwendig sind, kann daher nur durch Selbstorganisation während der Ausführung emergieren.

### Ergebnisse zur selbstorganisierten Kooperation in der Motorik

Phänomene der *selbstorganisierten Kooperation* zwischen den Körpermodulen sind inzwischen bei verschieden motorischen Handlungen nachgewiesen worden und dies insbesondere bei der Lokomotion bei Menschen ebenso wie bei Tieren (Stewart & Golubitsky 1992, Clark 1994). Das selbstorganisierte Zusammenspiel der Module der unteren Gliedmaßen beim Gehen kommt beim Kleinkind etwa zwei Monate nach dem Gelingen der ersten Schritte zum Vorschein (Clark, Truly & Phillips 1993; Forrester, Phillips & Clark 1993).

Bei Personen mit motorischen Einschränkungen kommt es meistens zu einer Störung, zuweilen zu einer Zerstörung der dynamischen kooperativen Beziehungen zwischen den einzelnen Körpermodulen (Monzée et al. 1995, Vanden-Abeele 1995).

Ähnliche Phänomene selbstorganisierter Kooperation sind beim kollektiven Verhalten von Insekten (Grassé 1956), von Animaten d. h. tierähnlichen Robotern (Beckers, Holland & Deneubourg 1994) und bei Kindern (Eckermann 1993) nachgewiesen worden.

## 2.1.5 Die dynamische Annäherung der Rehabilitation

### Eine personenzentrierte und handlungsorientierte Rehabilitation

Im Einklang mit der *handlungstheoretischen Perspektive* liegt die wichtigste Aufgabe der Rehabilitation nicht in der Beschäftigung mit dem Defizit und/oder der Einschränkung, sondern *mit der Person selbst.* Rehabilitation muß personenzentriert sein. Die meisten Argumente, die von verschiedenen Autoren (de Moor 1972, Mulders, Meihuizen-de Regt & Boldingh 1996) zugunsten einer *pädagogischen Annäherung* der Rehabilitation bei Kindern vorgebracht werden, gilt auch für die Rehabilitation bei Erwachsenen. Um diese pädagogische und personenzentrierte Annäherung passend auszudrücken, werden im Französischen Begriffe wie *rééducation* anstelle von *réadaptation* gebraucht.

Entsprechend *der Perspektive der dynamischen Systeme* darf man die Rehabilitation nicht auf eine Reparatur einer oder mehrerer beschädigter Strukturen und/oder Funktionen reduzieren. Rehabilitation ist ein methodisches Vorgehen, das die ganze Person und den gesamten Organismus betrifft und in deren Methodologie die folgenden zwei Grundsätze zur Anwendung kommen sollen:

- Rehabilitation muß personenzentriert und handlungsorientiert sein.
- Rehabilitation beruht auf einer selbstorganisierten Reorganisation des Organismus

Die dynamische Annäherung wird schon weitgehend innerhalb der motorischen Erziehung und bei der Rehabilitation von Personen mit motorischen Einschränkungen angewandt (Bass Haugen & Mathiowetz 1995,

Carr & Shepherd 1987, Crutchfield & Barnes 1993, Horak 1991, Vanden-Abeele 1984, 1995, 1996, Vanden-Abeele & Schüle 1997).

## Die Einschränkungen aus Sicht der dynamischen Systeme

Die Perspektive der dynamischen Systeme unterscheidet zwei Arten von Einschränkungen:

- *Einschränkungen als Folge zusätzlicher Zwänge*
  Die Schädigung einer oder mehrerer Strukturen und/oder Funktionen bringt zusätzliche Zwänge in die dynamischen Prozesse, durch die motorische Handlungen emergieren. Diese zusätzlichen inneren Zwänge können zu einer Schwierigkeit, bzw. zur Unmöglichkeit führen, mit den äußeren Zwängen zu kooperieren, so daß es zu Einschränkungen des motorischen Verhaltens kommt.
- *Einschränkungen als Folge einer dynamischen Dysfunktion*
  Motorische Einschränkungen können auch infolge einer *dynamischen Dysfunktion* auf der globalen Organisationsebene auftreten (Bélair, Glass, an der Heiden & Milton 1995). Diese Einschränkungen ähneln jenen, die die heutige Medizin als dynamische Krankheiten bezeichnet.

## Die wichtigsten methodologischen und didaktischen Prinzipien

**!** Die zwei o. g. Grundprinzipien lassen sich in der Praxis in eine Reihe methodologischer und didaktischer Prinzipien überführen:

1. Das *Prinzip der personenzentrierten Pädagogik:* Die Person soll der wichtigste Agent (Anwalt) *ihrer Rehabilitation* sein.
2. Das *Prinzip der handlungsorientierten Pädagogik:* Hierbei werden Handlungssituationen mit einem oder mehreren motorischen Problemen initiiert. Diese müssen für die Personen einsichtig sein und von ihnen im Umfeldbezug gelöst werden.
3. Das *Prinzip der pädagogischen Absichten:* Die Handlungen müssen für die Person bedeutsam sein, d. h. sie müssen *ihr* Projekt sein und nicht das Projekt des Lehrers oder des Therapeuten.
4. Das *Prinzip der Selbst-(Re)Organisation:* Die Person muß das motorische Problem durch den optimalen Einsatz ihrer Fähigkeiten lösen und dies trotz zusätzlicher Zwangsfaktoren, die mit ihren Einschränkungen verbunden sind.
5. Das *Prinzip der Ganzheitlichkeit:* Die Ausführung jeder motorischen Handlung sollte überwiegend ganzheitlich erfolgen und nicht in Teilbewegungen aufgelöst werden.
6. Das *Prinzip der dynamischen Umweltbedingungen:* Eine Variation der Umweltbedingungen fördert die operationelle Flexibilität der Ausführungen der motorischen Handlungen.
7. Das *Prinzip der differenzierten Pädagogik:* d. h. es gilt, individuelle Unterschiede zu beachten (*not having everybody doing the same thing at the same time*).
8. Das *Prinzip der Kleingruppen-Dynamik:* Gruppenarbeit begünstigt nicht nur die Zusammenarbeit der Mitglieder, sondern auch das individuelle Verhalten jedes einzelnen.
9. Das *Prinzip der pädagogischen Differenzierung:* Die Arbeit in heterogenen Gruppen ist günstiger, weil es die Interaktion zwischen den Mitgliedern steigert.
10. Das *Prinzip des pädagogischen Happenings:* Dieses schafft Raum für Spontaneität und Kreativität sowohl bei den Teilnehmern als auch bei den Lehrern/Therapeuten (Graff, B.; persönliche Mitteilung an die Autoren).

### 2.1.6 Sporttherapie

## Begriffsbestimmung

**Sporttherapie**

Der Begriff der *Sporttherapie* scheint auf den ersten Blick zwei widersprüchliche Elemente – Sport und Therapie – zu beinhalten. Dieses gilt insbesondere, wenn man den nordamerikanischen Sportbegriff zugrunde legt. Dieser berücksichtigt fast ausschließlich den Leistungs- und Wettkampfsport mit all seinen heutigen auch negativen Begleiterscheinungen. Im folgenden wird jedoch auf den weit gefaßten Sportbegriff des deutschen und europäischen Sprachraumes zurückgegriffen. Hierunter faßt Sport fast alle Aktivitäten, die mit physischen und mentalen Bewegungen zu tun haben, zusammen. Im physischen Bereich reicht dieses z. B. vom Säuglingsschwimmen bis zum Leistungssport.

Die gängigste und bisher umfassendste Definition wurde 1986 von Mitgliedern des damaligen *Deutschen Sporttherapeutenbundes* (DSThB) verfaßt und 1990 in geringfügig veränderter Form vom inzwischen umbenannten *Deutschen Verband für Gesundheitssport und Sporttherapie* (DVGS) bestätigt (Schüle u. Deimel 1990, 3). Hier wird Sporttherapie in den übergeordneten Bereich der *Bewegungstherapie* integriert. Hierunter werden alle Verfahren verstanden, die Bewegung als Therapie einsetzen:

„Bewegungstherapie *ist ärztlich indizierte und verordnete Bewegung, die vom Fachtherapeuten geplant und dosiert, gemeinsam mit dem Arzt kontrolliert und mit dem Patienten alleine oder in der Gruppe durchgeführt wird.*“

„Sporttherapie *ist eine bewegungstherapeutische Maßnahme, die mit geeigneten Mitteln des Sports gestörte körperliche, psychische und soziale Funktionen kompensiert, regeneriert, Sekundärschäden vorbeugt und gesundheitlich orientiertes Verhalten fördert.*

*Sie beruht auf biologischen Gesetzmäßigkeiten und bezieht besonders Elemente pädagogischer, psychologischer und soziotherapeutischer Verfahren ein und versucht, eine überdauernde Gesundheitskompetenz zu erzielen.*“

In den o. g. Definitionen wird der Ausdruck *Bewegung* in einem ganz allgemeinen Sinn gebraucht. Demgegenüber wird seit den 80er Jahren in theoretischen Darstellungen, in der Forschung und auch in der Praxis ein Unterschied zwischen Bewegung und Handlung gemacht. Bewegung ist ein Ausdruck der Physik (Mechanik) und bedeutet die Ortsveränderung in der Zeit eines *Körpers* oder eines Körperteils in Beziehung zu einer Referenz-Struktur. *Absicht* und *Umweltbedingungen* sind im Begriff *Bewegung* nicht eingeschlossen. *Handlung* geschieht immer absichtlich und in den Umwelt-Kontext einbezogen. Deswegen schreibt Nitsch (1994), daß das Grundproblem der menschlichen Motorik nicht die Bewegung an sich ist, sondern die *Handlung*. Folglich muß die Methodologie der motorischen Erziehung und Rehabilitation auch *motorische Handlung* statt lediglich abstrakte Bewegung miteinbeziehen. So verstanden sind Bewegungstherapie und Handlungstherapie zwei unterschiedliche Vorgänge. *Sporttherapie ist Handlungstherapie mit Sporthandlung* (Abb. 2.4).

**Rehabilitationssport**

Im Hinblick auf die spezifischen gesundheitspolitischen Bedingungen und Rehabilitationsgesetzgebungen in Deutschland gilt es, den Begriff des *Rehabilitationssports* aufzuzeigen. Nach dem Rehabilitations-Angleichungs-Gesetz von 1974 und seinen Ausführungsbestimmungen von 1981 und 1994 gehört der Rehabilitationssport zu den

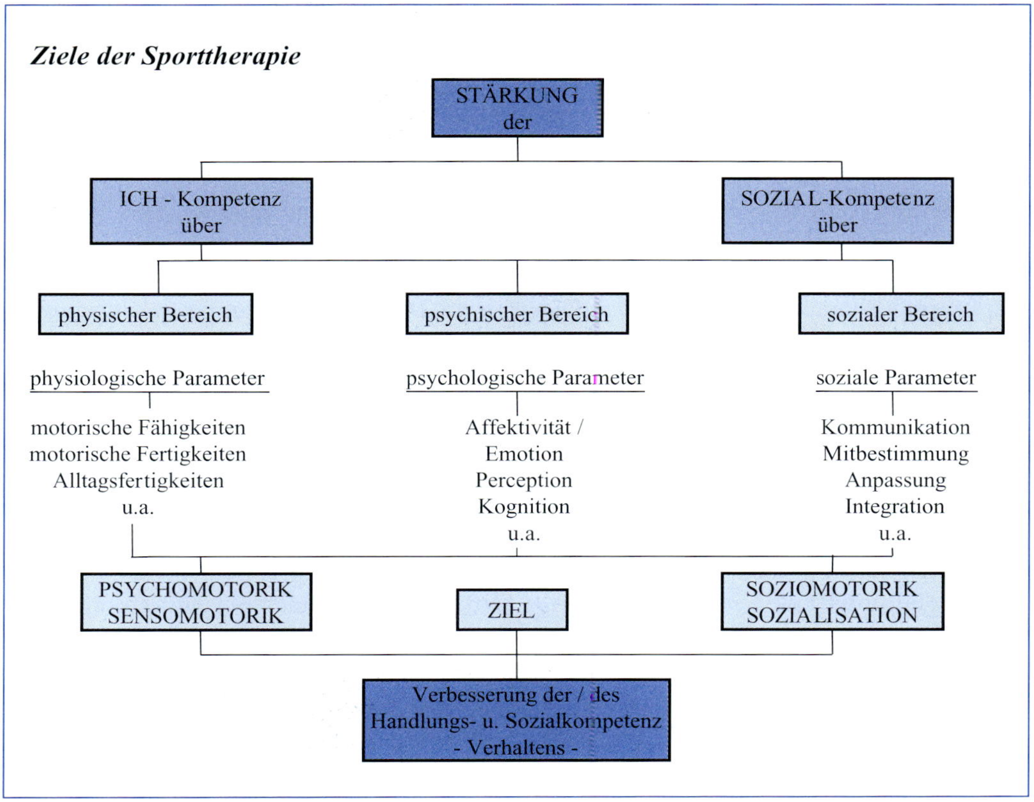


**Abb. 2.4** Ziele der Sporttherapie (nach Schüle 1987)

*Ergänzenden Leistungen* der Rehabilitation (RehaAnglG § 12, Abs. 5). Diese sind je nach Kostenträger auch in den für sie zuständigen Paragraphen des jeweiligen Sozialgesetzbuches aufgeführt (§ 43 SGB V – Krankenversicherung; § 28 SGB VI – Rentenversicherung; § 569a RVO Unfallversicherung; § 10 BVG – Versorgung der Opfer des Krieges und ihnen Gleichgestellte).

Nach § 2 der Gesamtvereinbarung zum ambulanten Rehabilitationssport und dem Funktionstraining vom 1.1.1994 wirkt Rehabilitationssport *„mit den Mitteln des Sports und sportlich ausgerichteter Spiele ganzheitlich auf den Behinderten/die Behinderte ein, um insbesondere seine/ihre Ausdauer, Koordination, Flexibilität und Kraft zu stärken. Rehabilitationssport umfaßt bewegungstherapeutische Übungen, die als Gruppenbehandlung unter ärztlicher Betreuung/ Überwachung im Rahmen regelmäßig abgehaltener Übungsveranstaltungen durchgeführt werden.“*

Rehabilitationssport enthält demnach einerseits durchaus noch Elemente der Bewegungstherapie, andererseits aber auch Elemente des allgemeinen Sports für Behinderte. Der Wettkampf- und Leistungssport gehört nicht mehr dazu.

### Adapted Physical Activity

Dies ist ein Begriff, der in seiner momentanen internationalen Bedeutung kaum ins Deutsche übertragbar ist. Die *International*

*Federation of Adapted Physical Activity* (IFAPA) hat auf ihrem Weltkongress in Berlin 1989 folgende Definition beschlossen:

*„Adapted physical activity (APA) ist ausgerichtet auf die Interessen und Fähigkeiten für körperliche Aktivitäten, Bewegung und Sport von Personen mit veränderten Voraussetzungen, wie z. B. Menschen mit Behinderung, gesundheitlichen oder altersbedingten Einschränkungen."*

**Allgemeine und spezielle Sporttherapie**

Die Sporttherapie unterliegt je nach Indikation und Einsatzfeld einem *speziellen/* engeren oder *allgemeinen*/weiteren Therapiebegriff.

- **Spezielle Sporttherapie**
  Die speziellen Maßnahmen beziehen sich auf die spezifischen Defizite (*impairments*) und Einschränkungen (*disabilities*) der Einzelperson (etwa nach einem Bandscheibenprolaps). Hier handelt es sich zunächst um eine *adaptive physical activity*, d. h. die körperliche Aktivität führt zu funktionellen Anpassungen im Organismus (u.a. in Bereichen der Motorik, Muskelfunktionen, Atmung und Kreislauf). Trotz aller Berücksichtigung der Einschränkung steht jedoch die einzelne Person im Vordergrund!
  Diese *spezielle Sporttherapie* beruht im wesentlichen auf den wissenschaftlichen Erkenntnissen der Trainingslehre. Die Wahl der Aktivitäten aus dem Sport (z. B. Tanz, Spiel) macht diese Trainingsform angenehm, sinnvoll und damit in der Regel auch sehr wirkungsvoll. Hier können auch die neuesten Formen der physikalischen Therapie (u. a. Physiotherapie, Ergotherapie) integriert werden.
- **Allgemeine Sporttherapie**
  Der allgemeinen Sporttherapie liegen eher psychosoziale Aspekte zugrunde. Sie orientiert sich weit mehr am *Handicap* und der *Partizipation*, d. h. an der noch vorhandenen Desintegration. Insofern kommen hier Elemente aus der Soziomotorik im Sinne der Verbesserung der *Lebensqualität* und des *Wohlbefindens* zum Einsatz.
  Dieser Schritt stellt schwerpunktmäßig einen Beitrag zur sozialen Integration und ggf. zur beruflichen Wiedereingliederung dar.

Auf der *Zeitschiene* setzt die spezielle Sporttherapie sehr frühzeitig (im Einzelfall auch schon in der Akutklinik) an, die allgemeine Sporttherapie im späteren Rehabilitationsverlauf (Abb. 2.5).

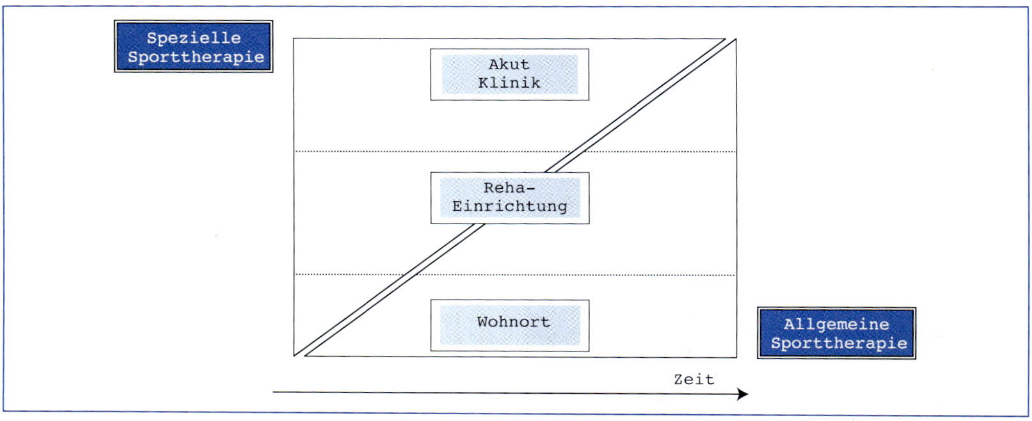


**Abb. 2.5** Allgemeine und spezielle Sporttherapie im Rehabilitationsverlauf

## Die Sporttherapie im zeitlichen Verlauf der Rehabilitation

Ausgehend von einem wesentlichen Prinzip der Rehabilitation, der *Kontinuität*, läßt sich diese für den Einsatz der Bewegung im Rehabilitationsprozeß von Beginn in der Akutklinik über den stationären, teilstationären und ambulanten Bereich bis hin zur Wohnortebene mit Hilfe eines Fließdiagramms verdeutlichen (Abb. 2.6). Dabei stellt die Sporttherapie eine „Drehtür" zwischen der eher funktionell ausgerichteten Physiotherapie und dem ganzheitlich orientierten Rehabilitationssport für die unterschiedlichen Schadensbilder und Behinderungen dar. Die Übergänge sind hierbei fließend und die „Schnittmengen" etwa zwischen Physiotherapie und Sporttherapie liegen je nach Einsatzfeld bei 20–40 %. Maßgeblich für eine erfolgreiche Rehabilitation ist hierbei das Zusammenwirken der verschiedenen beruflichen Fachgruppen, im vorgestellten Bereich insbesondere der Bewegungsfachberufe (Physiotherapeuten, Sporttherapeuten, Ergotherapeuten).

## Die Vorteile der Sporttherapie oder der „Mehrwert" der Sporttherapie

Die Sporttherapie hat gegenüber anderen bewegungstherapeutischen Maßnahmen einige Vorteile:

- **Sportliche Handlungen**
  Für jede körperliche Übung und jedes Übungsziel lassen sich äquivalente Sporthandlungen finden. Die sportlichen Aktivitäten haben den großen Vorteil, daß ihre Ausführungen meist wesentlich angenehmer sind als die häufig abstrakteren Übungen der traditionellen Physiotherapie. Zudem bieten sportliche Aktivitäten eine große Variationsbreite.
- **Sportpädagogik**
  Die Sportpädagogik sollte grundsätzlich auf die einzelne Person zentriert sein. Gerade dieses wird auch von der zuvorgenannten dynamischen Annäherung der Rehabilitation gefordert. Viele sportliche Handlungen führen andererseits zu einer aktiven Gruppendynamik, wie sie ebenfalls von einer dynamischen Rehabilitation gewünscht wird.

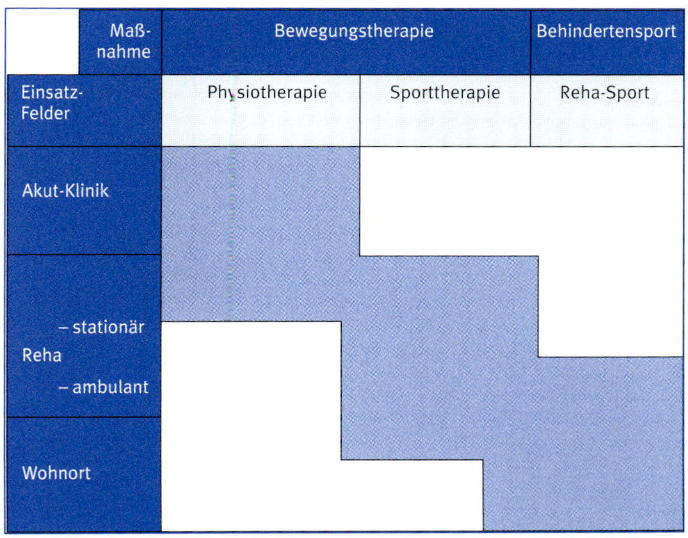


**Abb. 2.6**
Bewegungstherapie und Rehabilitationssport in der Reha-Kette

- **Übungsstätten**
  Die Sporttherapie verlangt mit wenigen Ausnahmen (s. Kap. 11) keine besonders aufwendige Ausstattung. Die meisten der bestehenden öffentlichen Sportanlagen sind frei zugänglich und bieten eine Vielzahl von sportlichen Geräten. Zudem wirken sie aus psychologischer Sicht weniger „therapeutisch" als vielmehr „ganz normal".
- **Soziale und ökonomische Vorteile**
  Nach dem Sozialgesetzbuch V § 12 muß die Versorgung der Krankenversicherten dem Wirtschaftlichkeitsgebot unterliegen. D. h. sie muß *ausreichend, zweckmäßig* und *wirtschaftlich* sein. Die Sporttherapie zeichnet sich hierbei durch ihre Methodenvielfalt in besonderem Maße aus. Auch wenn bis heute noch wenige wissenschaftliche Untersuchungen hierzu vorliegen, kann man davon ausgehen, daß neben den medizinischen und trainingswissenschaftlichen Methoden insbesondere das pädagogische Vorgehen in Gruppen zur Erreichung langfristiger Verhaltensänderungen und somit zu einer Wirtschaftlichkeit beiträgt. Die Erfolge der *medizinischen Trainingstherapie* im orthopädisch/traumatologischen Bereich kann ihre Effizienz bereits seit vielen Jahren nachweisen. Aber auch hier gilt es noch diese Erfolge durch dezidierte Studien wissenschaftlich zu untermauern.

## Sporttherapeutische Begriffe und Konzepte außerhalb des deutschen Sprachraumes

Der im deutschsprachigen Raum definierte und benutzte Begriff der *Sporttherapie* läßt sich im anglo-amerikanischen Raum nicht mit *sporttherapy* übersetzen. Hierunter werden überwiegend therapeutische Maßnahmen für verletzte Sportler verstanden. Im Deutschen wird hierfür der Begriff der *Sportrehabilitation* verwendet.

Eine bessere Übersetzung im Amerikanischen wäre deshalb *rehabilitation through sport,* im Französischen *rééducation par le sport.* Dies gilt allerdings nur, wenn hierunter auch Bewegungs- und Handlungsformen, wie Tanzen etc., verstanden werden.

Da nach den bisher erarbeiteten Überlegungen das Hauptcharakteristikum der Rehabilitation in einer *dynamischen Annäherung* liegt, könnte man auch von einer *dynamischen Rehabilitation* sprechen. Hiermit soll nochmals zum Ausdruck kommen, daß der menschliche Organismus ein *dynamisches* System darstellt, so daß Störungen, die eine Rehabilitation erfordern, auch nur erfolgreich mittels *dynamischer* Prozesse, die wiederum *dynamische Methoden* beinhalten müssen, behandelt werden können.

## Schlußbemerkungen

Mit den nachfolgenden Anmerkungen soll eine Verbindung der bisherigen theoretischen Erörterungen mit der praktischen Sporttherapie, den Therapeuten/Sportlehrern und ihren Erfahrungen geschaffen werden.

**Vier Erkenntnisquellen**
Wissen und Kenntnisse über die menschliche Motorik lassen sich im wesentlichen aus vier Quellen ableiten:

- **Historische Kenntnisse**
  Körperliche Aktivitäten sind seit dem Altertum zu rituellen, hygienischen, therapeutischen und pädagogischen Zwecken eingesetzt worden. Hieraus entwickelten sich verschiedene Systematisierungen und Formalisierungen, die mitunter zum Gegenstand methodologischer Streitigkeiten wurden. Im Laufe der Jahrhunderte sind

somit eine Vielzahl von *geschichtlichen Kenntnissen* zustande gekommen.

- **Das persönliche Erlebnis**
  Die persönliche Praxis und Erfahrung körperlicher Aktivitäten (Spiel, Tanz, Sport, Training, Arbeit) stellt eine lehrreiche Quelle von Kenntnissen dar, *die auf keinem anderen Weg erworben werden können.*
- **Die berufliche Erfahrung**
  Sie betrifft Kenntnisse, die aus der beruflichen Tätigkeit als Erzieher, Trainer und als Therapeut abgeleitet werden können.
- **Die wissenschaftlichen Erkenntnisse**
  Sie erwachsen aus einer oder mehreren wissenschaftlichen Disziplinen.

**Die Bedeutung der persönlichen Erfahrung**
Neben der dezidierten Kenntnis wissenschaftlicher Daten und Ergebnisse spielt die *persönliche Erfahrung* eine wichtige Rolle. Die wissenschaftlichen Daten und die praktische Erfahrung müssen zueinander in Beziehung gesetzt bzw. gegeneinander abgewogen werden.

Franklin (1990, 40) bestätigt, daß die westliche Kultur den theoretischen Kenntnissen einen determinierenden und entscheidenden Wert zuordnet, der zuweilen im Widerspruch zu der beobachteten und erlebten Realität stehe. Sie schreibt:

„*Was wir durch wissenschaftliche Studien lernen, stimmt nicht immer mit unseren persönlichen Lebenserfahrungen überein, weil der empirische Forschungsprozeß Wissen und Erfahrung zu trennen versucht. Wenn Wissen und Erfahrung kein einheitliches Bild ergeben, ist es wichtig, die Resultate wissenschaftlicher Studien oder die Meinungen sogenannter wissenschaftlicher Experten kontinuierlich zu hinterfragen, nicht aber die Lebenserfahrung selbst in Frage zu stellen. So sollten gerade die persönlichen Erfahrungen neben den abstrakten wissenschaftlichen Dogmen, die unsere eigenen Wahrnehmungen mitunter in Frage stellen, in eine Modifikation des gegenwärtigen Wissens einbezogen werden.*“

Obgleich Franklin diesen Kommentar im Rahmen einer Monographie über die Technologie geschrieben hat, läßt sich diese Aussage ebenso auf das Gebiet der *menschlichen Motorik* anwenden. Dies gilt insbesondere, weil auch in diesem Bereich eine erhebliche Diskrepanz zwischen der experimentellen Forschung und der praktischen Realität besteht (Nitsch 1994).

**Theoretische und praktische Kenntnisse müssen sich ergänzen**
Während der letzten Jahrzehnte sind Lücken im Bereich der traditionellen Methodik und Didaktik deutlich geworden. Dies gilt vor allem für die Bereiche *Ingenieurwissenschaften und Medizin.*

In diesen Fachbereichen genügt es nicht, lediglich wissenschaftliche Kenntnisse zu besitzen. Man muß auch das entsprechende *know-how* haben. Die theoretischen Kenntnisse müssen durch das ergänzt werden, was man im Französischen *savoirs d'action* oder *savoirs pratiques* nennt: Kenntnisse aus der Aktion bzw. Kenntnisse, die sich aus der praktischen Anwendung ergeben.

Um eine solche Ergänzung sicherzustellen, schlägt Germinet (1997) vor, daß zum Erwerb der Kenntnisse drei Komponenten notwendig sind:

- die Beobachtung
- das Experimentieren
- die Konzeptualisierung

Diese drei Komponenten müssen in beiden Richtungen durchlaufen werden.

Entsprechend der o. g. vier Quellen zum Wissen über die menschliche Motorik müssen die drei Komponenten von Germinet durch eine *vierte* übergeordnete Komponente ergänzt werden: durch die des *persönlichen Erlebthabens.*

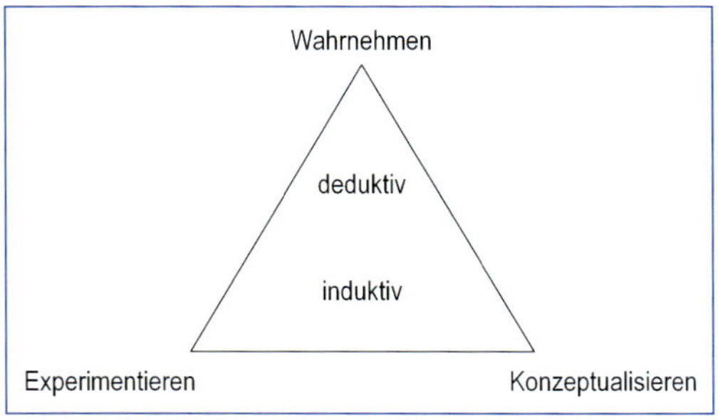


**Abb. 2.7** Erweiterung des Erkenntnismodells. Das Triptyk von Germinet (1997)

## Literatur


Ahl V., Allen TFH (1996). Hierarchy theory. New York: Columbia University Press, 206

Arduini, A. (1987): Principles of theoretical neurophysiology. Berlin: Springer, 192

Bass Haugen, J., Mathiowetz, V. (1995): Contemporary task-oriented approach. In: Trornbly CA, ed. Occupational therapy for physical dysfunction. Baltimore: Williams & Wilkins, 510–527

Beckers, R., Holland, O.E., Deneubourg, J.L. (1994): From local to global tasks. Stigmergy and collective robotics. In: Brooks, R.A., Maes, P. eds. Artificial Live IV. Cambridge, MA, MIT Press (Bradford), 181–189

Bélair, J., Glass, J., an den Heiden, H.U., Milton, J., (eds.) (1995): Dynamical diseases, mathematical analysis of human illness. Woodbury, N.J.: American Institut of Physics

Bernshtein, N.A. (1967): The co-ordination and regulation of movements. Oxford: Pergamon, 196

Berthoz, A. (ed.) (1993): Multisensory control of movement. Oxgord UP, 507

Bonnet, M., Guiard, Y., Requin, J., Semjen, A. (1994): Mécanismes généraux de la motricité. In: Richelle: M., Requin, J., Robert, M., eds.: Traité de psychologie expérimentale, vol. 1. Paris: PUF, 587–656

Carr, J.H., Sheperd, R.B. (1987): A motor learning model for rehabilitation. In: Carr; J.H., Shepherd, R.B., (eds.): Movement science. Foundations for physical therapy in rehabilitation. Rockville, MD: Aspen, 31–91

Chauvet, G. (1990): Traité de physiologie théorique, tome 3: Physiologie intégrative. Champ et organisation fonctionelle. Paris: Masson, 550

Chauvet, G. (1996): La vie dans la matière. Paris: Flammarion, 290

Clark, J.E. (1994): The dynamical systems perspective on gait. In: Craik, R.L., Oatis, C.A., (eds.): Gait analysis. St-Louis: Mosby, 79–86

Clark, J.E., Truly, T.L., Phillips, S.J. (1993): On the development of walking as a limit-cycle system. In: Smith, L.B., Theien, E., (eds.): Dynamic systems approach to development. Applications. Cambridge, MA: MIT Press (Bradford), bc–x, 71–93

Crutchfield, C.A., Barnes, M.R. (1993): Motor control and motor learning in rehabilitation. Atlanta, GA: Stokesville Piblishing Company, 517

de Moor, J.M.H. (1972): De kinderevalidatie in pedagogisch perspectief. Maandschrift voor Kindergeneeskunde, 40:20, 217

Eckermann, C.O. (1993): Toddler`s achievement of coordinated action with conspecifics. A dynamic system perspective. In: Smith, L.B., Thelen, E. eds.: A dynamic systems approach to development. Applications. Cambridge, MA: MIT Press, 333–357

Engel, A.K., König, P. (1998): Paradigm shifts in the neurobiology of perception. In: Ratsch, U., Richter, M.M., Stamatescu, I.-O., (eds.): Intelligence and artificial intelligence. An Interdisciplinary debate. Berlin: Springer, 178–192

Evarts, E.V., Shinoda, Y., Wise, S.P. (1984): Neurophysiological approaches to higher brain functions. New York: Wiley

Forrester, I.W., Phillips, S.J., Clark, J.F. (1993): Locomotor Coordination in infancy. The transition from walking to running. In: Savelsbergh G.J.P. (ed.): The development of coordination in infancy. Amsterdam: North-Holland, 358–393

Franklin, U. (1990): The real world of technology. Concord, ON: Anansi Press, 137

Germinet, R. (1997): L'apprentissage de lîncertain. Paris: Odile Jacob, 218

Getting, P.A. (1989): Ermerging principles governing the operation of neural networks. Annual Review of Neuroscience, 12, 185–204.

Giordan, A. (1996): Voici venue l'ère de la physionique. La Recherche, n 284, 80–87

Godaux, E. (1990): Cent millards de neurones. Bruxelles: Labor, 248

Goodwin, B.(1994): How the leopard changed its spots. New York: Charles Scrbner's Sons, 252

Grassé, P.P. (1956): La reconstruction du nid et les coordinations inter-individuelles chez Bellicositermes natalensis et Cubitermes sp. La théorie de la stigmergie: essai d'interprétation des ter-

mites constructeurs. Institut de Sociologie, 6, 41–83
Guiard, Y. (1991): Several effectoers for a single act: Coordination and cooperation. In: Requin, J., Stelmach, G., (eds.): Tutorials in motor neuroscience. Dordrecht (NL): Kluwer Academic, 297–04
Haken, H. (1977): Synergetics. Berlin: Springer
Hanson, B.G. (1995): General systems theory. Beginning with wholes. Washington, DC: Taylor & Francis, 152
Higgins, S. (1985): Movement as an emergent form. Its structural limits. Human Movement Science, 4, 119–148
Hildebrand, M. (1988): Analysis of vertebrate structure. 3rd ed. New York: Wiley, 701
Horak, F.B (1991): Assumptions underlying motor control problems. Proceedings of the II Step Conference. Alexandria, VA: Foundation for Physical Therapy, 11–27
Hossner, E.J. (1995): Module der Motorik. Schorndorf: Hofmann, 252
Ingber, D.E. (1998): The architecture of life. Scientific American, 278/1, 48–57
Kauffman, S.A. (1983): The origins of order. New York: Oxford University Press, 709
Kempermann, G., Gage, F.H. (1999): New nerve cells for the adult brain. Scientific American, 48–53
Kelso, J.A.S. (1995): Dynamic patterns. The self-organization of brain and behavior. Cambridge, MA: MIT Press, Bradford, 334
Laborit, H. (1974): La nouvelle grille. Paris: Robert Laffont, 346
Lévy, J.P. (1997): La fabrique de l'homme. Paris: Éditions Odile Jacob, 406
Lewontin, R.C. (1995): Genes, environment, and organisms. In: Silvers, R.B. ed.: Hidden stories of science. New York: New York Review Book, 115–139
Llinas, R., Paré, D. (1996): The brain as a closed system modulated by the senses. In: Llinas, R., Churchland, P.S. eds.: The mind-brain continuum. Cambridge, MA: MIT Press, Bradford, 1–18
Luhmann, N. (1984): Soziale Systeme. Grundriß einer allgemeinen Theorie. Frankfurt a.M.: Suhrkamp
Monzée, J., Vanden-Abeele, J., Prince, F., Therrien, R., Durnais, R. (1995): Qualitive assessment of walking strategy after hip arthoplasty. A case report. In: Hoffmann, U. Baum, K. (eds.): Images of sport in the world. Abstract volume. Köln: Deutsche Sporthochschule Köln 86–87
Mulders, A.H.M., Meihuizen-de Regt, M.J., Boldingh, E.J.K. (1996): Kinderevalidatie. Een plaatsbepaling. In: Meihuizen-de Regt, M.J., de Moor, J.M.H., Mulders, A.H.M. (eds.): Kinderevalidatie. Assen (NL): Van Gorcum, 3–42
Nicolis, G. (1995): Introduction to nonlinear science. Cambridge (GB): Cambridge University Press, 254
Nitsch J.R. (1994): The organization of motor behaviour. An action-theoretical perspective. In: Nitsch, J.R., Seiler, R. (eds.): Bewegungsregulation und motorisches Lernen. Sankt Augustin Academia Verlag, 3–21
Nitsch, J.R., Munzert, J. (1991): Handlungsregulation und Techniktraining. In: Daugs, R., Mechling, H.; Blischke, K., Olivier, N. (Hrsg.): Sportmotorisches Lernen und Techniktraining. Bd.1. Schorndorf: Hofmann, 167–177
Pichot, A. (1992): La notion de vie aujourd'hui. In: Pichot, A.: Histoire de la notion de vie. Paris: Gallimard, 937–954
Prigogine, I. (1947): Étude thermodynamique des phénomènes irréversibles. Lièges: Desoer
Prigogine, I. (1980): From being to becoming. San Francisco: Freeman, 272
Raff, R.A. (1996): The shape of life. Chicago: University of Chicago Press, 520
Rescher, N. (1998): Complexity. New Brunswick, N.J. Transaction Publishers, 219
Riedl, R. (1975): Die Ordnung des Lebendigen. Hamburg: Verlag Paul Parey
Schüle, K., Deimel, H. (1990): Gesundheitssport und Sporttherapie – eine begriffliche Klärung. In: Gesundheitssport und Sporttherapie 1, 6, 3
Schüle, K. (1987): Effektivität und Effizienz in der Rehabilitation. Zum Stellenwert von Bewegungstherapie und Sport. St. Augustin: Richarz
Seiler, R. (1995): Handlungstheoretische Perspektive. In: Seiler, R.: Kognitive Organisation von Bewegungshandlungen. Sankt Augustin: Academia Verlag, 32–47
Simon; H.A. (1996): The sciences of the artificial. 3rd ed. Cambridge, MA: Mit Press, 231
Skarda, C.A., Freeman, W.J. (1990): Chaos and the new science of the brain. Concepts in Neuroscience, 275–285
Stein, B.E., Meredith, M.A. (1994): The merging of the senses. Cambridge, MA: MIT Press, Bradford, 211
Stewart, J., Golvbitsky, M. (1992): The pattern of tiny feet. In: Stewart, J., Golvbitsky, M.: Fearful Symmetry. Oxford: Blackwell, 189–221
Thelen, E., Smith, L.B. (1994): A dynamic systems approach to the development of cognition and

action. Cambridge, MA: MIT Press. Bradford Bock., 376
Vallacher, R.R., Nowak, A. (eds.) (1994): Dynamical sytems in social psychology. San Diego: Academic Press, 305
Vanden-Abeele, J. (1984): La revalidation neuromotorice. Diogène, 1/1, 1,4
Vanden-Abeele, J. (1995): A dynamical systems perspective on motor disabilities. In: Hoffmann, U., Baum, K. (eds.): Images of sport in the world. Abstract volume. Köln: Deutsche Sporthochschule Köln, 88
Vanden-Abeele, J. (1996): A dynamical systems perspective on motor disabilities and motor rehabilitation. Referende text for the 1996 lecture in the European Master's Degree in Adapted Physical Activity (EMDAPA), Katholieke Universiteit Leuven. Sherbrooke: Institute for Complex Adaptive Systems, 49
Vanden-Abeele, J. (1997): La motricité des personnes ayant la sclérose en plaques selon la perspective des systèmes dynamiques. Sherbrooke, QC: Institut des systèmes complexes adaptatifs, 71
Vanden-Abeele, J. (1999): L'École de marche des personnes ayant la sclérose en plaques. Sherbrooke: Institut des systémes complexes adaptatifs, 102
Vanden-Abeele, J. Schüle, K. (1997): Scientific evidence in support of sport-therapy. Paper presented at the 11th international Symposium for Adapted Physical Activity, Québec
Varela, F. (1979): Principles of biological autonomy. New York: North-Holland, 306
Varela, F. (1989): Autonomie et connaissance. Paris: Seuil
von Bertalanffy, L. (1968): General system theory. New York: Braziller
von Foerster, H. (1997): La construction d'une réalité. In: Watzlawick, P. ed.: L'invention de la réalité. Paris: Seuil, 1088, 45–69
Yates, F.E. (1987): Self-organizing systems. New York: Plenum, 661

## 2.2 Sporttherapie – zur Begründung aus sozialwissenschaftlicher Sicht

G. Huber

**Gliederung**

- Einleitung
- Das Modell der Salutogenese
- Salutogenese und Sporttherapie
- Das Werteorientierte Modell von Rokeach
- Werteorientierung und Sporttherapie
- Zusammenfassung

**Lernziele**

- Erkennen der Notwendigkeit einer sozialwissenschaftlichen Begründung der Sporttherapie
- Kennenlernen des salutogenetischen Modells
- Kennenlernen des werteorientierten Ansatzes von Rokeach
- Anwendung der Modellvorstellugen auf die Planung und Durchführung von sporttherapeutischen Interventionen

### 2.2.1 Einleitung

Die inzwischen weitverbreitete Akzeptanz umfassender *biopsychosozialer* Ansätze innerhalb des Systems der Gesundheitsversorgung macht es notwendig, die wissenschaftliche Begründung der Sporttherapie um eben jene *psychosozialen* Anteile zu erweitern. Dies ist aufgrund der Mehrdimensionalität aus verschiedenen Perspektiven möglich. Der pädagogischen und psychosozialen Dimension der Sporttherapie wird durch die gesonderten Beiträge zu gesundheitspsychologischen Theorien in Kapitel 4 und zur pädagogischen Dimension in Kapitel 7 Rechnung getragen. Die zahlreichen Indikationen und Zielgruppen der Sporttherapie, die vielen Facetten der sporttherapeutischen Interventionen lassen sich nicht monotheoretisch begründen, sondern benötigen ein aus mehreren Theorien zusammengesetztes Rahmenkonzept. Dabei ist zu differenzieren zwischen

- übergeordneten Überlegungen (z. B. Salutogenese, funktionell-medizinische Ansätze)
- konkreteren Überlegungen, die direkten Einfluß auf das eigentliche therapeutische Handeln haben (z. B. trainingswissenschaftliche Ansätze, gesundheitspsychologische Ansätze)

Dieses Kapitel konzentriert sich, ebenso wie der Beitrag von Vanden-Abeele & Schüle (siehe Kap. 2.1) auf die erste Gruppe.

In Ergänzung und Erweiterung des klassischen pathogenetischen Paradigmas in der Medizin hat sich ein neuer Denkansatz im Gesundheitswesen etabliert, der auch für die wissenschaftliche Begründung der Sporttherapie eine hohe Relevanz besitzt: der Ansatz der *Salutogenese* (Antonovsky 1974, 1987 sowie als gelungener Überblick zur Salutogenese insgesamt Bengel, Strittmatter & Willmann 1999).

Begünstigt wurde die Akzeptanz dieses Ansatzes durch die wachsende Erkenntnis, daß traditionelle Vorstellungen von Gesundheit und Krankheit nicht mehr ausreichen, um die vorhandenen Probleme in der Gesundheitsversorgung zu lösen. Während diese innerhalb des Gesamtsystems Gesundheit sehr stark ökonomisch orientiert sind, liegen sie auf dem Sektor der Rehabilitation zusätzlich noch in inhaltlichen und strukturellen Problemen wie

- einer mangelnden Ziel- und Bedarfsorientierung (z. B. durch fehlenden Arbeitsplatzbezug)
- einer mangelhaften Allokation (passende Patienten zu passenden Maßnahmen)
- deutlichen Schnittstellenproblemen (v. a. beim Übergang vom stationären in den ambulanten Bereich)

Auch bei einer Anerkennung des im internationalen Vergleich hohen Standards der Rehabilitation in Deutschland könnte eine die funktionelle Sichtweise ergänzende *salutogenetische* Perspektive hier zur konzeptionellen Weiterentwicklung hilfreich sein. Die folgende überblicksartige Darstellung möchte auch dazu für die gesamte Bewegungstherapie motivieren.

## 2.2.2 Das Modell der Salutogenese

Die Medizin, die als etablierte Wissenschaft eine vergleichsweise kurze Geschichte aufweist (Ackerknecht 1979), war, ebenso wie ihre antiken und mittelalterlichen Vorläufer, auf die Beantwortung der Frage konzentriert: Wie entstehen Krankheiten?

Ähnlich wie die Leibärzte des chinesischen Kaisers, die nur solange entlohnt wurden, wie die kaiserliche Familie gesund blieb beschäftigte sich Antonovsky mit der Frage: Wie entsteht Gesundheit? Damit sollten pathogenetische Ansätze nicht verdrängt, sondern sinnvoll ergänzt werden. Die Vorstellungen von Antonovsky wurden erst einige Jahre nach deren Veröffentlichung wahrgenommen und diskutiert. Erst die in der Ottawa Charta 1986 von der WHO propagierte Hinwendung zur Gesundheitsförderung bereitete den Boden für eine Rezeption der salutogenetischen Vorstellungen. Die paradoxe Situation, daß die Menschen zwar immer älter werden, dieser Lebensabschnitt aber durch eine Fülle von chronischen Krankheiten gekennzeichnet ist, hat ebenfalls die Bereitschaft zur Akzeptanz neuerer Denkweisen erhöht.

Ausgehend von der Frage nach den Faktoren, die es dem Menschen ermöglichen, in einer Welt voller psychischer und körperlicher Stressoren und Krankheitserreger einen erträglichen Gesundheitsstatus zu erhalten, formulierte Antonovsky 1974 sein integratives Modell. Dieses war maßgeblich von den Stresskonzepten von Selye (1976) und Lazarus (1991) beeinflußt, wobei er von letzerem vor allem den Gedanken aufgriff, daß nicht Situationen an sich schädigend sind, sondern deren individuelle Einschätzung (bei Lazarus: *appraisal*), Bewertung und Verarbeitung die pathogene oder salutogene Wirkung steuern. Antonovsky geht deshalb auch konsequenterweise davon aus, daß die klassische Dichotomie zwischen *gesund* und *krank*, wie sie unter anderem im Sozialrecht zugrunde gelegt wird, nicht länger gerechtfertigt sei. Vielmehr befindet sich nach seinen Vorstellungen jeder Mensch auf einem Kontinuum zwischen extremen Befindlichkeitszuständen: dem negativen Pol *disease* und dem postiven Pol *health ease.* Wesentlicher Bestimmungsfaktor für die Lokalisation auf diesem Kontinuum ist die individuelle Fähigkeit, Spannungszustände auszugleichen. Dieser Spannungszustand wird vom Zusammenspiel dreier Faktoren gesteuert:

- **psychophysische Stressoren**
  Als Stressoren sind alle jene Faktoren zu verstehen, die auf den Menschen einwirken und zunächst negative Anpassungen auslösen. Diese können im klassischen Sinnen pathogene (z. B. Bakterien, Viren) als auch psychosoziale (z. B. emotionaler Streß, soziale Isolation) Faktoren sein.
- **Widerstandsquellen**
  Als Widerstandsquellen (*generalized resistance resources*) sind jene Ressourcen gemeint, die dem Menschen helfen, negative Einflüsse auszugleichen. Beispiele in bezug auf die Sporttherapie finden sich im folgenden Abschnitt.
- **Kohärenzsinn**
  Der Begriff Kohärenzsinn bezeichnet bei Antonovsky eine Grundhaltung, die die Balance von Stressoren und Widerstandsquellen maßgeblich beeinflußt. Kohärenzsinn wird ebenfalls am Beispiel der Sporttherapie im folgenden genauer erläutert und konkretisiert.

Abbildung 2.8 zeigt eine vereinfachte Darstellung des Antonovsky-Modells mit den wesentlichen Elementen.

## Salutogenese und Sporttherapie

Eine Analyse der Sporttherapie aus salutogenetischer Perspektive zeigt die hohe Tragfähigkeit dieses Ansatzes für deren wissenschaftliche Begründung (vgl. dazu Huber 1990, 1996, Becker et al. 1996 sowie Kap. 5.4 von Hölter). Dies erschließt sich vor allem

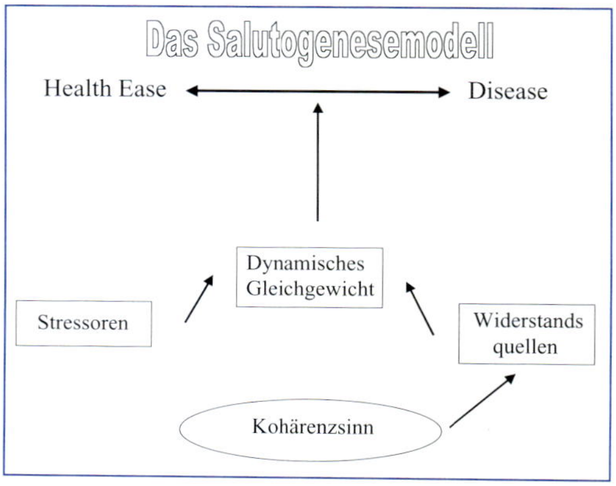


**Abb. 2.8**
Vereinfachtes Modell der Salutogenese

bei einer Verbindung der zwei wesentlichen Bestimmungsstücke der Theorie: dem *Kohärenzsinn* und den *generalisierten Widerstandsquellen* und mit dem konkreten sporttherapeutischen Handlungsfeld.

**Kohärenzsinn**

Mit Kohärenzsinn bezeichnet Antonovsky ein umfassendes persönlichkeitsspezifisches Konstrukt, welches eine Grundhaltung und generelle Sichtweise charakterisiert, wobei zur Beschreibung Antonovsky selbst das deutsche Wort *Weltanschauung* benutzt (Antonovsky 1993, 972). Nach seinen Vorstellungen setzt sich Kohärenzsinn aus drei Komponenten zusammen:

- **Sense of Comprehensibility (Verstehbarkeit)**
  Dies bedeutet das umfassende Gefühl die subjektiv bedeutsamen Dinge zu verstehen; Dinge die einer Person widerfahren, werden angemessen bewertet und eingeordnet. Für die Sporttherapie läßt sich daraus ableiten, alles zu fördern, was das bessere Verständnis der (Selbst)Erfahrungen im Zusammenhang mit körperlicher Aktivität angeht.
- **Sense of Manageability (Handhabbarkeit)**
  Damit wird die Überzeugung beschrieben, daß Probleme bewältigbar sind und auftretende Schwierigkeiten überwunden werden können. Der aktuelle Begriff des *Disease Managements* veranschaulicht die Bedeutung dieses Begriffes für die Rehabilitation. Die Möglichkeit, konkrete Erfahrung zu vermitteln, an denen der Patient manageability erfahren und lernen kann, macht diesen Punkt für die Sporttherapie besonders wichtig.
- **Sense of Meaningfulness (Bedeutsamkeit)**
  Diesem Aspekte mißt Antonovsky besonders hohen Stellenwert zu und versteht darunter die Wahrnehmung der Bedeutsamkeit des Lebens. „*Ohne die Erfahrung und ohne positive Erwartungen an das Leben ergibt sich (...) kein hoher Wert des gesamten Kohärenzgefühls*" (Bengel et al. 1999, 30). Die Vermittlung von *Sinnhaftigkeit* bildet sicherlich eine übergeordnete Zielsetzung der Rehabilitation insgesamt. Die Sporttherapie kann über die Vermittlung von Erfolgserlebnissen oder der Erschließung von neuen und konkreten Erfahrungen einen wichtigen Beitrag dazu leisten.

**Generalisierte Widerstandsquellen**

Zur Analyse der Faktoren, die positive Ressourcen zur Spannungsregulierung darstellen können, benutzte Antonovsky epidemiologische Studien und interviewte Menschen, die extreme und bedrohliche Situationen (Krieg, Krankheit, Konzentrationslager) überlebt hatten. Dabei fand er folgende Klassen von Widerstandsquellen:

- körperliche Widerstandsquellen, z. B. körperliche Anpassungsfähigkeit, Immunkompetenz, Konstitution
- physikalische Widerstandsquellen, z. B. Kleidung, Nahrung, Wärme, Obdach
- kognitive und einstellungsbezogene Widerstandsquellen, z. B. Selbstkonzept, wahrgenommene Selbstwirksamkeit, Wissen
- soziale Widerstandsquellen, z. B. soziale Unterstützung

Widerstandsquellen und Kohärenzsinn bedingen sich gegenseitig. Kohärenzsinn aktiviert und schöpft die Widerstandsquellen aus, umgekehrt beeinflussen die Widerstandsquellen den Kohärenzsinn. Deshalb kann die Sporttherapie vor dem Hintergrund dieses Ansatzes in zweifacher Richtung wirksam werden. So lassen sich durch geeignete Maßnahmen des Sports nicht nur die Widerstandsquellen „füllen", sondern die Sporttherapie kann auch die Komponenten des Kohärenzsinns positiv beeinflussen. Trotz dieser eindeutigen pragmatischen Verwertbarkeit liegt die große Bedeutung des Ansatzes der Salutogenese weniger darin als in der Schaffung einer für die Sporttherapie außerordentlich stimulierenden Perspektive.

### 2.2.3 Das Werteorientierte Modell von Rokeach

Während sich der Ansatz von Antonovsky explizit als gesundheitswissenschaftlich versteht, wurde das sozialpsychologische Modell von Rokeach (1976) mit der sehr weitgefaßten Intention entwickelt, „*Verhalten, Einstellungen und Werte anderer Menschen zu formen und zu verändern*" (Rokeach 1976, 179, Übers. v. Verf.). Trotz dieses sehr generellen Charakters liefert diese *Theorie zur Organisation von Veränderungen* auch fruchtbare Anregungen für die Sporttherapie. Rokeach geht davon aus, daß Verhalten, Einstellung und Werte zwar differenziert betrachtet werden müssen, daß aber diese zusammenwirken, um ein „*funktionelles und integriertes Kognitionssystem*" (Rokeach 1976, ix) zu bilden. Eine Veränderung in einem Bereich beeinflußt die anderen Teile des Systems, und sofern die richtigen Bereiche angesprochen werden, endet dies in einer auch langfristig wirksamen Verhaltensänderung. Typischerweise finden sich bei ihm zahlreiche Beispiele aus einem Bereich, der unser Handeln täglich und mit hoher Effizienz beeinflußt: der Werbung. Während Rokeach in früheren Publikationen (1976) noch von einer Gleichberechtigung von Werten, Einstellungen und Verhalten ausgeht, gelangt er aufgrund von Untersuchungen später zur Überzeugung, daß Werte eine zentrale Rolle für das menschliche Verhalten spielen. In seiner 1979 erschienen Monographie „*Understanding Human Values*" geht er von folgendem, in Abbildung 2.9 vereinfacht dargestellten Zusammenspiel aus:

Auf der Basis des im Zentrum stehenden Selbstkonzeptes entwickelt jeder Mensch eine meist unbewußte Hierarchie von Wertvorstellungen, die sein Verhalten über die Bildung von Einstellungen entscheidend beeinflussen.

> **!** *Einstellungen* sind Prädispositionen, die das Verhalten in einer Situation vorhersagbar machen. In Einstellungen organisieren sich Überzeugungen, die auf ein bestimmtes Objekt oder eine Situation fokussiert sind.

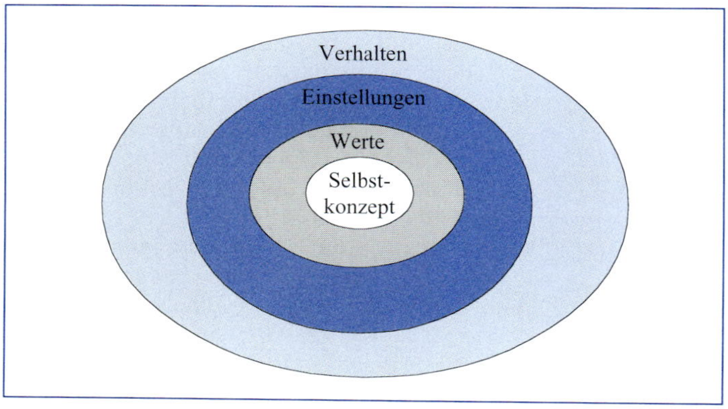


**Abb. 2.9**
Werteorientiertes Modell (nach Rokeach 1976)

Im Gegensatz dazu sind *Werte* nach Rokeach (1976, 160) Überzeugungen, die alle Handlungen und Bewertungen über die unterschiedlichsten Objekte und Situationen hinweg durchdringen und beeinflussen.
Das *Selbstkonzept* ist „eine dynamische mentale Struktur, die viele *intrapersonale* (Motivation, Affekt, Informationsverarbeitung) und *interpersonale* Prozesse (soziale Wahrnehmung, soziale Entscheidung und Wahlen) interpretiert und zwischen ihnen vermittelt" (Zimbardo 1992, 426).

## Werteorientierung und Sporttherapie

Auch dieses Modell erweist sich, nicht in Konkurrenz, sondern in Erweiterung der salutogenetischen Perspektive bei einem Transfer als anregend für die Konzeption und Durchführung sporttherapeutischer Interventionen. Dabei geht es vor allem um die für einen Rehabilitatonserfolg bedeutende Intention der möglichst langfristigen Verhaltensänderung in der Sporttherapie. Dies ist nach dem Modell nicht zu erreichen, wenn lediglich auf der Verhaltensebene agiert wird. Tatsächlich bewirkt Sporttherapie häufig nur Effekte an der Oberfläche (vgl. Abb. 2.8) des Verhaltens. Das Ziel darf sich nicht auf einen Trainingsansatz reduzieren lassen, sondern muß darin bestehen, möglichst die Ebene der Einstellungen zu erreichen. Einstellungen sind zwar relativ stabil, lassen sich jedoch auch modifizieren. Noch günstiger wäre es, Interventionswirkungen auf der Ebene der Werte zu erreichen, was aber angesichts des überdauernden Charakters eher unwahrscheinlich ist. Um langfristige Effekte zu erreichen, sollten sporttherapeutische Interventionen eine Veränderung von Einstellungen anstreben. Nach Ajzen und Fishbein (1980; vgl. dazu auch Kapitel 4.2) werden Einstellungen von den drei Komponenten *Meinungen, affektiven Bewertungen* und *Verhaltensdispositionen* bestimmt. Für die Sporttherapie könnte das die folgenden Bedeutungen haben:

- Meinung darüber, ob und in welcher Weise körperliche Aktivität und Sport für die eigene Person sinnvoll wären *(„Ich glaube, ein solcher Sport wäre für mich sinnvoll.")*
- affektive Bewertung einer solchen sportlichen Aktivität *(„Das würde mir aber überhaupt keinen Spaß machen.")*
- grundsätzliche Neigung für oder gegen eine solche Aktivität *(„Das kommt für mich nicht infrage, ich habe noch nie Sport getrieben.")*

Es wird deutlich, daß Modifikationen hier nur zu erreichen sind, wenn innerhalb des sporttherapeutischen Konzeptes gesundheitspsychologische und pädagogische Ansätze integriert werden.

Insofern können sowohl der Ansatz der Salutogenese als auch das werteorientierte Modelle von Rokeach als übergeordnete theoretische Konzepte verstanden werden, die weniger konkrete Handlungsanleitungen liefern als ein Plädoyer dafür, daß Sporttherapie, um langfristig wirksam zu sein, mehrdimensional angelegt sein muß.

## Literatur

Ackerknecht EH (1979): Kurze Geschichte der Medizin. Stuttgart: Enke
Ajzen, I., Fishbein, M. (1980): Understanding Attitudes and Predicting Social Behavior. Englewood Cliffs, N. J.: Prentice Hall
Antonovsky, A. (1974): Health, Stress and Coping. San Francisco: Jossey Bass
Antonovsky, A. (1987): Unraveling the mystery of health. San Francisco: Jossey Bass
Antonovsky, A. (1993): Complexity, conflict, chaos, coherence, coertion and civility. In: Social Science and Medicine, Jahrgang 37, 969–981

Becker, P., Bös, K., Opper, E., Woll, A., Bustmann, A. (1996): Vergleich von Hochgesunden, Normal- und Mindergesunden in gesundheitsrelevanten Variablen. In: Zeitschrift für Gesundheitspsychologie, 4(1), 55–76

Bengel, J., Strittmatter, R., Willmann, H. (1999): Was erhält Menschen gesund? Antonovskys Modell der Salutogenese-Diskussionsstand und Stellenwert. Bundeszentrale für gesundheitliche Aufklärung. Köln, Forschung und Praxis der Gesundheitsförderung Band 6

Huber, G. (1990): Gesundheitspädagogische Aspekte in der Rückenschule. In: Binkowski, H., Huber, G. (Red.) (1990): Die Wirbelsäule, sporttherapeutische Aspekte. Köln: Echo, 142

Huber, G. (1996): Bewegung, Sport und Gesundheit – mögliche Zusammenhänge. In: Rieder, H., Huber G., Werle, J. (Hrsg.) (1996). Sport mit Sondergruppen – Ein Handbuch. Schorndorf: Hofmann, 91–111

Lazarus, R.S. (1991): Emotion and adaptation. London: Oxford University Press

Rokeach, M. (1976): Beliefs, Attitudes and Values: a theorie of organization and change. San Francisco: Jossey-Bass

Rokeach, N. (1979): Understanding Human Values. New York: Free Press

Selye, H. (1976): Stress in Health and Disease. Reading: Butterworths

Zimbardo, P.G. (1992): Psychologie. Berlin, Heidelberg, New York: Springer 5. Auflage

# 3 Rehabilitations-Propädeutik

K. Schüle und K.-A. Jochheim

**Gliederung**

- Begriffsbestimmung
- Medizinische Rehabilitation
  - Ziele und Aufgaben
  - Bedarf
  - Durchführung der medizinischen Rehabilitation
  - Rehabilitations-Team
- WHO-Ansatz
  - ICIDH-Klassifzierung
  - ICIDH-2
  - Exemplarische Anwendung der ICIDH

**Lernziele**

- Begriffsbestimmung, Ziele und Aufgaben der Rehabilitation; Schwerpunkt: Medizinische Rehabilitation
- Einrichtungen der medizinischen Rehabilitation
- Einordnung von Behinderung nach der WHO-Klassifikation (ICIDH) und ihre Anwendung

## 3.1 Begriffsbestimmung

Der Begriff *Rehabilitation* wird heute sowohl für Maßnahmen gebraucht, die es einem „Spätbehinderten" erlauben, sich *wieder* in die Gesellschaft einzugliedern, als auch für Menschen, die von Geburt an eine Einschränkung erfahren haben und somit *erstmals* in die soziale Welt eingeführt werden. *Habilitation* als Erst- und *Rehabilitation* als Wieder-Eingliederung werden somit identisch verwandt.

Je nach Kostenträger liegen die Zielvorstellungen, was denn nun Rehabilitation bedeutet, etwas anders. So liegt die Aufgabe, und damit verständlicherweise das Interesse, etwa eines Arbeitsamtes oder auch der Rentenversicherung im Wiedergewinnen der Erwerbsfähigkeit, wohingegen sich die Unfallversicherung primär darum bemüht, den Unfallfolgen im medizinischen, beruflichen und sozialen Bereich möglichst optimal entgegen zu wirken. Ähnlich liegen die Interessen der Krankenversicherung hinsichtlich der Wiederherstellung der Arbeitsfähigkeit und der Vermeidung von Pflegebdürftigkeit.

Aus der Vielzahl der Definitionen werden drei herausgegriffen, bei denen besonders der ganzheitliche Ansatz deutlich wird.

Im vierten Bericht der Bundesregierung zur *Lage der Behinderten und der Entwicklung der Rehabilitation* (BMA 1998, 4) werden unter Rehabilitation alle „... *Hilfen zur Eingliederung Behinderter oder von Behinderung Bedrohter ins Arbeitsleben und in die Gesellschaft insgesamt...*" verstanden.

Eine sehr umfassende Definition wurde von Blumenthal und Jochheim (1976, 577) gegeben:

*„Die Rehabilitation ist ein umfassender und einheitlicher Prozess, in dem ein körperlich, seelisch, geistig oder sozial bleibend oder langfristig Behinderter oder ein von Behinderung Bedrohter mit differenzierten und fachgerech-*

*ten Hilfen der Gesellschaft lernt, seine Behinderung zu beheben oder zu verringern und soweit wie möglich durch Entfaltung verbliebener Fähigkeiten und Begabungen auszugleichen, sowie eine der bleibenden Behinderung angepaßte Stellung in der Gesellschaft, und wenn möglich im Arbeitsleben, (wieder) einzunehmen."*

Hiermit wurde die früher noch häufig verwandte Einteilung und damit auch Sektorierung nach medizinischer, beruflicher, schulischer und sozialer Rehabilitation aufgehoben und Rehabilitation als *ganzheitlicher Prozeß* angesehen. Weiterhin wird sichtbar, daß Rehabilitation erfolgreich nur im *Team*, d. h. interdisziplinär durchgeführt werden kann.

Als weitere Definition soll jene der Weltgesundheitsorganisation (WHO) aufgeführt werden. Sie richtet sich nach dem von ihr bereits 1980 inaugurierten *Krankheitsfolgemodell*, das von einem *bio-psycho-sozialen Krankheitsmodell* ausgeht:

*„Rehabilitation umfaßt alle Maßnahmen, die das Ziel haben, den Einschluß von Bedingungen, die zu Einschränkungen oder Benachteiligungen führen, abzuschwächen und die eingeschränkten und benachteiligten Personen zu befähigen, eine soziale Integration zu erreichen. Rehabilitation zielt nicht nur darauf ab, eingeschränkte und benachteiligte Personen zu befähigen, sich ihrer Umwelt anzupassen, sondern auch darauf, in ihre unmittelbare Umgebung und die Gesellschaft als Ganzes einzugreifen, um ihre soziale Integration zu erleichtern"* (WHO, 1980).

Hiernach wird eingeräumt, daß, um mit Klee (1987) zu sprechen, auch die Gesellschaft den Behinderten zum Behinderten machen kann und die Forderung deutlich, daß sich nicht nur der Behinderte der Gesellschaft anpassen muß, sondern im Gegenzug die Gesellschaft dem Behinderten.

> **!** Unter Rehabilitation versteht man alle Hilfen, die zur Eingliederung Behinderter oder von Behinderung bedrohter in die Gesellschaft dienen.

Zu erwähnen sind hier noch die *Vier Grundprinzipien der Rehabilitation*: jede Rehabilitation sollte *sofort, nahtlos, individuell* und *ganzheitlich* vollzogen werden. Was dieses für die Sporttherapie bedeutet, wurde im Kap. 2.1.6 erläutert.

> **!** Vier Grundprinzipien der Rehabilitation:
> - sofort
> - nahtlos
> - individuell
> - ganzheitlich

Die Bundesrepublik hat ein *gegliedertes Sozialsystem*, innerhalb dessen die Rehabilitation ebenfalls gegliedert ist. Derzeitig gibt es 7 Kostenträger der Rehabilitation, die für unterschiedliche Bereiche und Leistungen (s. Abb. 3.1 und 3.2) zuständig sind. Eine Überschneidung der Bereiche ist oft nicht vermeidbar, so daß hieraus die leidlich bekannte *Schnittstellenproblematik* resultiert. Hinzu kommt, *„daß das Leistungsrecht unter dem Begriff der Rehabilitation teilweise unterschiedliche Sachverhalte subsumiert und spezifische Ziele der Rehabilitation zum Teil auch anderen Leistungsbereichen zugeordnet sind"* (Berg et al. 1999).

> **!** Die Bundesrepublik hat ein
> - gegliedertes System der sozialen Sicherheit
> - und ein gegliedertes System der Rehabilitation
>
> Folge: Schnittstellenproblematik

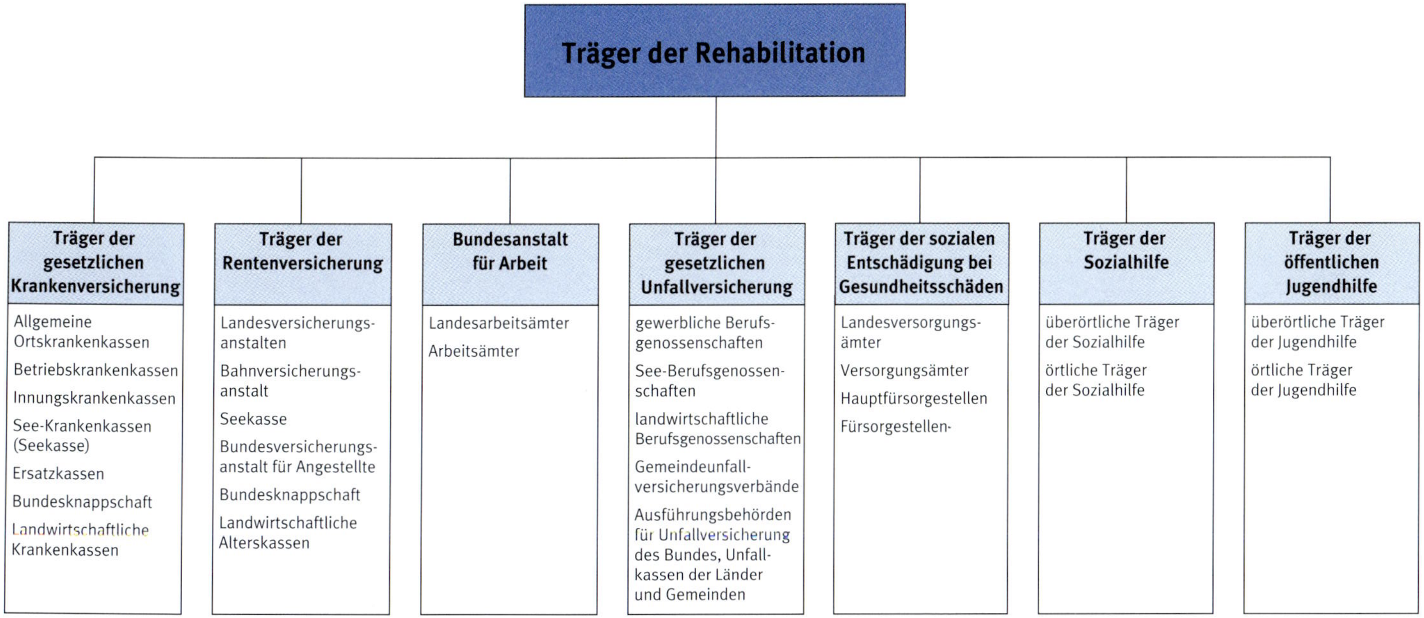


Quelle: BAR, Wegweiser: Eingliederung von Behinderten in Arbeit, Beruf und Gesellschaft. 10. Aufl. Frankfurt/M 1998

**Abb. 3.1** Träger der Rehabilitation (BAR 1998)

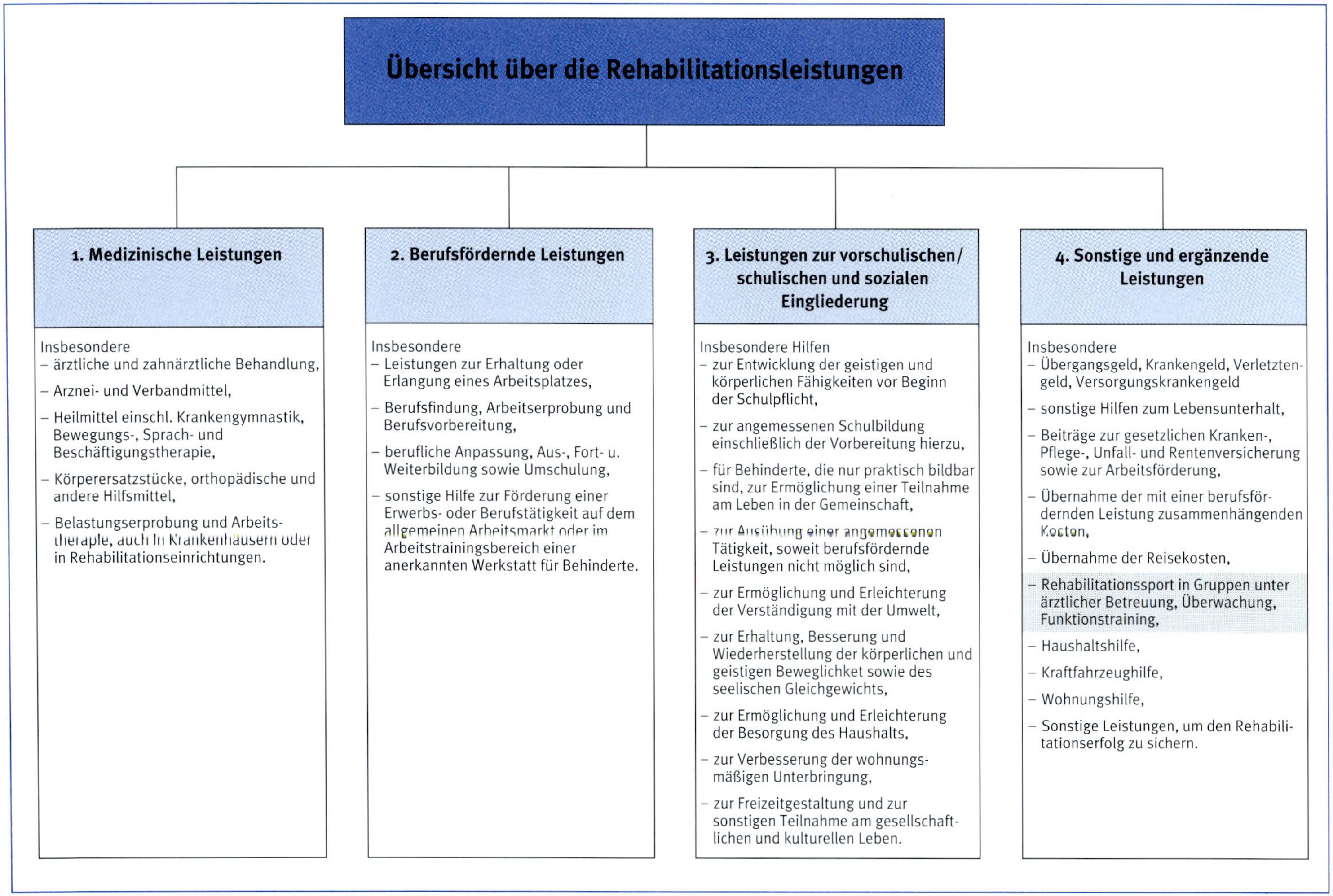


**Abb. 3.2** Rehabilitationsleistungen (BAR 1998)

Während bis zum Jahre 1957 die Rehabilitationsmaßnahmen vorrangig Kriegs- und Arbeitsopfern (*Kausalorientierung*) und Körperbehinderten sowie seit 1961 auch den Sozialhilfebedürftigen zur Verfügung standen, wurde durch das Rehabilitationsangleichungsgesetz von 1974 mit Hinzunahme der Krankenversicherung als weiterem Kostenträger die Rehabilitation stärker *final* ausgerichtet, d. h. das Ziel der Rehabilitation steht nun im Vordergrund. Im Gegensatz zu früher waren nun auch Hausfrauen, Kinder und Rentner von der Rehabilitation nicht mehr ausgeschlossen.

## 3.2 Medizinische Rehabilitation

### 3.2.1 Ziele und Aufgaben

Die medizinische Rehabilitation ist in Deutschland – wie in kaum einem anderen Land – fest im Gesundheitssystem verankert. Wenn man von dem o. g. ganzheitlichen Ansatz ausgeht, ist eine strenge Trennung zwischen *kurativer* und *rehabilitativer* Medizin nicht immer möglich und auch nicht sinnvoll. Bedingt durch die unterschiedlichen Kostenträger mit ihren auch unterschiedlichen Aufgabenstellungen kommt es allerdings zwangsweise zu einer künstlichen Trennung einzelner Bereiche, die letztlich zu der genannten ungenügenden Verzahnung der einzelnen Reha-Maßnahmen führen kann (Schnittstellenproblematik).

**!** Die medizinischen Rehabilitations-Maß nahmen der *Krankenkassen* haben folgende Ziele im Auge:

- Erkennung, Heilung, Verhütung der Verschlimmerung einer Krankheit oder Linderung von Krankheitsbeschwerden oder
- Vorbeugung, Beseitigung oder Besserung einer Behinderung oder Pflegebedürftigkeit sowie Verhütung einer Verschlimmerung (nach Grigoleit, Schliehe Wenig, 1998, 6–3)

**!** Die *Rentenversicherung* zielt mit der medizinischen Rehabilitation vor allem auf den Erhalt bzw. die Wiederherstellung der Leistungsfähigkeit im Berufsleben ab. Sie gewährt Reha-Leistungen daher auch nur bei einer drohenden Erwerbsunfähigkeit mit folgenden Maßnahmen:

- Durchführung rehabilitationsbezogener Diagnostik
- Erstellung eines Rehabilitationsplans
- Information und Beratung (des Patienten und der Angehörigen)
- Optimierung der medizinischen Therapie und Durchführung von physikalischen, psychologischen und anderen Therapiemaßnahmen
- Förderung einer angemessenen Einstellung zur Erkrankung und eines angemessenen Umgangs mit der Erkrankung
- Verhaltensmodifikation mit dem Ziel der Ausbildung eines krankheitsangemessenen Ernährungs-, Bewegungs- und Freizeitverhaltens (Lebensstiländerung)
- sozialmedizinische Beurteilung der Leistungsfähigkeit des Rehabilitanden sowie Pla-nung weiterer Maßnahmen (nach VDR, 1991, Band 3)

**!** Die *Unfallversicherung* sieht ihr Ziel neben der Verhütung von Unfällen und Berufserkrankungen in einer positiven Einwirkung auf mögliche Unfallfolgen.

### 3.2.2 Bedarf

Bereits in den 70er Jahren wurde im Rahmen einer Untersuchung an den Universitätskliniken Köln festgehalten, daß ca. jeder 5. Patient, der die Klinik verläßt, weiterer rehabilitativer Hilfen bedarf. Dieser Anteil dürfte auch heute noch, trotz des medizinischen Fortschritts, dafür aber kürzerer klinischer Verweildauer, gelten, oder eher noch höher liegen.

! Ca. 1/5 aller Patienten, die die Akutklinik verlassen, sind rehabilitationsbedürftig und brauchen weitergehende rehabilitative Hilfen.

Die WHO-Klassifikation der Behinderungen – auf die später noch einzugehen ist – spricht daher auch von Krankheitsfolgestörungen, die eine *Rehabilitationsbedürftigkeit* zur Folge haben. Zur Ermittlung bzw. Taxierung der Reha-Bedürftigkeit ergeben sich je nach Auftrag der Kostenträger *„unterschiedliche Operationalisierungen“* (Weber-Falkensamer und Vogel 1997, 30).

Entscheidend für den Patienten und damit für alle Kostenträger ist dabei das frühzeitige Erkennen eines Rehabilitationsbedarfes. Hierzu werden recht unterschiedliche *Assessmentverfahren* zur Ermittlung der Reha-Bedürftigkeit und damit den Zugangsweg zur Rehabilitation mit eingesetzt. Gleichzeitig läßt sich mit diesen z. Zt. noch in der Entwicklung und Erprobung befindlichen Instrumenten die Rehabilitation planen, steuern, kontrollieren und evaluieren. Sie können sich damit unter Umständen zu einem erheblichen Machtinstrument bei der Steuerung der Ressourcen entwickeln, andererseits aber auch zur *Qualitätssicherung* eingesetzt werden.

Eine systematische Zusammenstellung deutschsprachiger Meß- und Bewertungsverfahren für die Zustands- und Verlaufsbeurteilung in der Rehabilitation wurde soeben von Biefang, Potthoff & Schliehe (1999) in mehr als 120 standardisierten Kurzbeschreibungen vorgelegt.

Insgesamt wird davon ausgegangen, daß als Folge der demographischen Entwicklung mit ihrer Zunahme multimorbider chronisch kranker Menschen die Nachfrage nach rehabilitativen Leistungen noch ansteigen wird. Bei einer neueren Schätzung für die geriatrische Rehabilitation konnten 30 % ermittelt werden (Zimmermann et al. 1997).

Rehabilitationsmaßnahmen werden jedoch nur gewährt, wenn auch eine *Rehabilitationsfähigkeit* sowie die *Bereitschaft* und der Wille des Rehabilitanden zur aktiven Mitarbeit vorliegt.

Am schwierigsten ist es, eine *Rehabilitationsprognose* zu stellen. Je besser das Rehabilitations-Assessment erfolgt, desto präziser wird die Prognose ausfallen und desto zielgenauer wird der Reha-Plan und die anzuwendenden Maßnahmen zu bestimmen sein.

### 3.2.3 Durchführung der medizinischen Rehabilitation

Die medizinische Rehabilitation hat sich in Deutschland, wie oben erwähnt, zu einer eigenständigen Säule im Gesundheitswesen entwickelt und wird derzeitig noch überwiegend in eigenen oder vertraglich gebundenen stationären Einrichtungen der Leistungsträger durchgeführt. Allerdings hat sie ein weites Spektrum und kann von der *Frührehabilitation* in der Akutklinik etwa eines Schlaganfallpatienten über das Rehabilitationszentrum oder die fachspezifische Reha-Klinik bis hin zur medizinischen Betreuung in der Reha-Sportgruppe am Wohnort im Sinne einer *Reha-Kette* reichen. Die Reha-Kette in bezug auf die Sporttherapie wurde bereits in Kapitel 2.1 aufgeführt.

Die Trennung zwischen *Behandlung* und *Rehabilitation* ist nach wie vor mehr oder weniger willkürlich und hängt im wesentlichen mit den unterschiedlichen Zielen und Zuständigkeiten der Kostenträger und der damit künstlich entstandenen *Sektorierung* zusammen. Die Frage, wie weit bereits im Akutkrankenhaus Rehabilitation betrieben wird oder zumindest begonnen werden sollte, ist aus verschiedenen Gründen Gegenstand lebhafter Diskussion. So gilt beispielsweise beim *Herzinfarkt* ein Zeitraum von durchschnittlich 15 Tagen als ausreichend für die Frühmobilisation, um in eine kardiologische Rehabilitationsklinik oder in die ambulante Variante der Rehaphase II übernommen zu werden.

Auch für Patienten mit Verletzungen oder Erkrankungen des *Stütz- und Bewegungsapparates* sind inzwischen zahlreiche stationäre orthopädisch-rheumatologisch orientierte Rehabilitationszentren entstanden, die einen recht großen Anteil an den medizinischen Rehabilitationsverfahren der Rentenversicherungsträger haben. Dabei spielen degenerative Erkrankungen der Wirbelsäule eine besonders große Rolle.

## Frührehabilitation

Mit dem Begriff der Rehabilitations-Kette wird auch das Bestreben deutlich, die Prinzipien der *frühzeitigen* und *nahtlosen* Rehabilitation einzuhalten. Interessant ist in diesem Zusammenhang die neuerliche Betonung der „fachübergreifenden Rehabilitations-Abteilung in Krankenhäusern", wie sie das BMA als „Modelleinrichtungen" in Ingolstadt und Meppen gefördert hat (Fuhrmann u. Liebig, 1999), weil bereits vor 30 Jahren mit dem Reha-Zentrum der Universität zu Köln eine vergleichbare Einrichtung für stationäre, teilstationäre und ambulante Leistungen geschaffen wurde!

**!** Ziele der fachübergreifenden Rehabilitations-Abteilungen in Krankenhäusern sind:
- die Verbesserung der Lebensqualität und Optimierung der Heilungschancen
- die Senkung der Kosten für Pflegefälle
- eine Reduzierung der Verweildauer und Kostensenkung im Akutbereich (nach BMA 1998, 22)

Unter Frührehabilitation fällt auch die Zuordnung der postakuten Phase insbesondere bei Patienten nach schweren Hirntraumata und Schlaganfällen, da sie den für die Anschlußheilbehandlung (AHB) aufgestellten Kriterien nicht entsprechen und einen weitaus höheren Pflege- und Therapiebedarf haben.

## Stationäre Rehabilitation – Anschlußrehabilitation (AHB)

In den 70er Jahren wurden innerhalb der stationären Heilmaßnahmen als Sonderform die bis heute sehr erfolgreichen AHB-Verfahren (Anschlußheilbehandlung bzw. Anschlußrehabilitation) eingeführt. Die Besonderheit des AHB-Verfahrens liegt in seiner *„engen zeitlichen Anbindung an die vorangegangene Behandlung im Akutkrankenhaus"* (Kaufmann 1982). Nach Möglichkeit soll ein Zwischenaufenthalt zu Hause vermieden werden. Bis zur Aufnahme in der Reha-Klinik sollen 14 Tage nicht überschritten werden. Das Ziel der Rentenversicherung liegt in einer möglichst baldigen Wiedereingliederung ins Arbeitsleben. Aber auch die Krankenversicherung hat sich der AHB verschrieben, um damit ebenfalls Kosten zu sparen. Zur Durchführung von AHB-Verfahren sind spezielle medizinische Voraussetzungen zu erfüllen.

*„Dazu gehört, daß die Akutphase der Krankheit abgeklungen und die Wundheilung (z. B. nach Operationen) abgeschlossen sind.*

*Weiterhin sollen die Rehabilitanden in der Lage sein, ohne fremde Hilfe zu essen, sich zu waschen, anzuziehen und die Toilette zu benutzen; darüber hinaus müssen Transportfähigkeit und zumindest begrenzte Gehfähigkeit gegeben sein*" (BMA 1998, 24).

Die Abtrennung zwischen den Aufgaben der Akutkliniken und der Rehakliniken hat vor allem ökonomische Gründe. In der Akutmedizin stehen Diagnostik, operative und konservative Behandlung und Pflege im Vordergrund. Im Rehabilitationsbereich liegt der Schwerpunkt dagegen auf übenden Verfahren unter fachlicher Anleitung. Daß für die unterschiedlichen Schwerpunkte auch eine unterschiedliche räumliche, personelle und apparative Ausstattung sinnvoll ist, liegt auf der Hand. Diese Voraussetzungen könnten allerdings auch in selbständigen Abteilungen innerhalb eines Schwerpunkt-Krankenhauses mit separatem Pflegesatz erreicht werden. Wieweit hierzu allerdings eine Aufweichung der bisher strengen Sektorierung „ambulant" und „stationär" notwendig ist *(Nahtstellenproblematik)*, wird derzeit erörtert.

Hierfür wichtige Ziele und Konzeptionen sind im folgenden aufgelistet.

**!** Spezielle Ziele ambulanter und teilstationärer Rehabilitation:
- Rehabilitationsvorbereitung
- Rehabilitationsnachsorge
- Verkürzung stationärer Heilmaßnahmen
- Alternative zu stationären Heilmaßnahmen
- Aktivierung des Selbsthilfepotentials des Rehabilitanden
- Einsparung von Reha-Kosten

Konzeptionen:
- krankheitsübergreifend, zielgerichtet, interdisziplinär, ganzheitlich
- entsprechend dem bio-psycho-sozialen Krankheitsmodell
- aktivierende Rehabilitation
- „Reha vor Rente"
- „Reha vor Pflege"

## Ambulante Rehabilitation

Aufgrund des demographischen Wandels der Gesellschaft (Überalterung) und dem entsprechend erhöhten Handlungsbedarf für chronisch Kranke (den „neuen" Behinderten) wird der Ruf nach Flexibilisierung der Strukturen und Dauer der Rehabilitation immer lauter. Eine Antwort darauf liegt in der Etablierung ambulanter Rehabilitationsmodelle und -maßnahmen.

Der Ausbau solcher *wohnortnahen Rehabilitationsangebote* ist praktisch und ökonomisch sinnvoll. Vorteile liegen u. a. in der Einbeziehung weiterer Bezugspersonen (Angehörige, Arbeitgeber etc.) sowie in der möglichen Verknüpfung der jeweiligen Arbeitswelt und anderer sozialer Netze. Hieraus erklärt sich der rechtliche Grundsatz *ambulant vor stationär.* Wieweit hierzu allerdings eine Aufweichung der bisher strengen Sektorierung „ambulant" und „sta-

Bereits verwirklichte ambulante Einrichtungen existieren in der *Erweiterten Ambulanten Physiotherapie (EAP)* und der *Ambulanten Orthopädisch/Traumatologischen Rehabilitation (AOTR).* Weitere ambulante Einrichtungen, wie etwa für innere und neurologische Erkrankungen, gilt es beschleunigt auszubauen. Entsprechende Rahmenrichtlinien der BAR sowie Empfehlungen *der Deutschen Vereinigung für die Rehabilitation Behinderter* liegen hierzu vor und bedürfen lediglich ihrer Umsetzung (BAR 1995, De Ver 1999).

## Ambulante Mobile Rehabilitation

Eine Innovation stellt die *Ambulante Mobile Rehabilitation* dar. Sie entwickelte sich aus dem Modellprogramm *Verbesserung der Situation der Pflegebedürftigen* des BMA und verschiedener Kostenträger. Die einzelnen

Modelle (Bad Kreuznach, Marburg-Biedenkopf, Karlsruhe, St. Wendel, Hofgaismar, Woltersdorf, Worms, Ahlen Gera, Bremen, Bochum) zielen auf eine Förderung zur Implementierung wohnortnaher Reha-Angebote unter Einbeziehung bereits vorhandener Strukturen ab.

Die sich aus diesen Modellen gegründete *Bundesarbeitsgemeinschaft Mobile Rehabilitation* hat folgende Aufgabenstellung definiert:

- Patienten werden unter zentraler Kombination im Rahmen eines Rehabilitationsplanes von einem Therapeuten-Team unter ärztlicher Verantwortung in der eigenen Wohnung behandelt (nach Troester 1997).
- Entsprechend der Forderung *Rehabilitation vor Pflege* sollen hier verlorengegangene Fähigkeiten im persönlichen und bekannten Lebensumfeld zurückgewonnen und trainiert werden.

Anzumerken ist, daß in allen bisherigen Modellen der Sporttherapeut noch nicht einbezogen wurde, obgleich er prädestiniert ist, eine Überleitung von der rein funktionellen Physiotherapie zum ganzheitlich orientierten Reha-Sport im Sinne der *Participation* zu initiieren.

### Berufliche und schulische Rehabilitation

Als Institutionen mit ganz besonderer Struktur sind die *Einrichtungen der medizinisch-beruflichen Rehabilitation* zu benennen, weil sie durch ihre Struktur ins Aufgabenfeld der beruflichen Rehabilitation durch Arbeitserprobung und Berufsfindung hineinführen und damit die durch unterschiedliche Leistungsträger entstehenden organisatorischen Probleme im eigenen Hause überwinden. Bei Schülern bereiten sie auch die Rückkehr in die Schule vor.

Zu den überbetrieblichen Einrichtungen der *beruflichen Rehabilitation* gehören:

- die *Berufsbildungswerke* als Stätten der beruflichen Erstausbildung von behinderten Jugendlichen
- die *Berufsförderungswerke* als berufliche Umschulungsstätten für Erwachsene, die bereits vor ihrer Behinderung einen anderen Beruf erlernt haben
- die *Werkstätten für Behinderte*, in denen Personen, die nicht, noch nicht oder noch nicht wieder auf dem allgemeinen Arbeitsmarkt tätig sein können, eine Arbeit unter „beschützten" Bedingungen ausüben

In den alten Bundesländern ist für diese Bereiche eine ausreichende Kapazität entwickelt worden. In den neuen Bundesländern ist der Ausbau bereits energisch in Gang gebracht. Frühere lange Wartezeiten sind inzwischen erfreulich verkürzt.

In allen drei Einrichtungen werden rehabilitationssportliche, mitunter auch sporttherapeutische Angebote gemacht.

Auf Einrichtungen der sehr differenzierten *Pädagogischen Förderung* (mit zehn Sonderschultypen) soll in diesem Rahmen nicht näher eingegangen werden, da hier nur vereinzelt Sporttherapeuten ihr Arbeitsfeld finden. Während traditionsgemäß vor allem in den Schulen für Körperbehinderte physiotherapeutische Angebote von Krankengymnasten gemacht werden, wird der Sport lediglich zur Hälfte von Lehrern mit einer entsprechenden Sport-Fakultas durchgeführt. Hier liegen seit mehr als 20 Jahren noch erhebliche Defizite in der Personalstruktur vor!

### 3.2.4 Rehabilitations-Team

Je nachdem, in welcher Phase der Rehabilitation sich der Rehabilitand befindet, wird er mit unterschiedlichen Berufsgruppen des Reha-Teams konfrontiert. Nach den vorherigen Ausführungen wird deutlich, daß die Vielschichtigkeit der ineinandergreifenden Phasen eine *interdisziplinäre, interfakultative und interinstitutionelle Kooperation* notwendig macht (Schüle 1987). Insofern kommen viele „Gesundheitsberufe" mit ins Spiel.

> **!** Erfolgreiche Rehabilitation beruht auf
> - interdisziplinärer
> - interfakultativer
> - interinstitutioneller
>
> Kooperation.

Daß *Rehabilitation eine ärztlich-pädagogische Gemeinschaftsaufgabe* darstellt, gilt heute mehr denn je, sofern man die Aufgabe der Rehabilitation erst dann als erreicht ansieht, wenn alle drei Ebenen der ICIDH erfüllt sind. Allerdings ist nicht zu verkennen, daß innerhalb der Rehabilitations-Kette und Behandlungsaktivitäten noch immer eine ungeschriebene Hierarchie besteht.

So kommen bei der Therapie des *Schadens (impairment)* hochprofessionalisierte und mit hohem Prestige versehene Berufsgruppen der Akut-Medizin zum Einsatz. Bei der Behandlung der *funktionellen Einschränkungen (activities)* handelt es sich überwiegend um sekundär- und tertiärpräventive Maßnahmen, unter Einschluß der Hilfsmittelversorgung, deren Tätigkeiten auf der ärztlichen Prestige-Skala wesentlich weiter unten stehen und auch niedriger vergütet werden. Erfolge stellen sich hier auch nur ein, wenn der Patient/Rehabilitand selbst aktiv mitarbeitet. Dieses trifft noch weit mehr bei der Behandlung und Überwindung der *sozialen Auswirkungen (participation)* zu, zu der schließlich auch das gesamte soziale Umfeld aufgefordert ist. Hierzu gibt es nach wie vor kaum strukturierte Anweisungen, d. h. hier bestehen immer noch erhebliche Defizite in unserem Versorgungssystem. Lösungsansätze sind in der Unterstützung der *Selbsthilfe-Aktivitäten* durch die Kostenträger (§ 20 SGB V) zu sehen. Hier bietet sich auch hervorragend die Sporttherapie und der am Wohnort weiterzuführende Reha-Sport an!

Als Fazit kann nach wie vor die von Schüle bereits 1987 formulierte These gelten:

> **!** „Je weiter weg die Rehabilitation von der rein somatischen Sicht geschieht, desto weniger professionalisierte Berufsgruppen und desto mehr Laienaktivitäten treten in Erscheinung."

Dieser Umstand wird grafisch in Abbildung 3.3 dargestellt.

Für den Erfolg einer Rehabilitation, gleich auf welcher Ebene, ist letztlich aber das Zusammenwirken der verschiedenen beruflichen Fachgruppen mit den Laien- und Selbsthilfeorganisationen unabdingbar. Für die *klinische Rehabilitation* lassen sich folgende Mitarbeitergruppen in Anlehnung an Empfehlungen der *Deutschen Vereinigung für die Rehabilitation Behinderter e. V.* aufführen:

- Ärzte
- Pflegeberufe
- somatisch orientierte Therapieberufe
- psycho-soziale- und Beratungsberufe
- pädagogische Berufe
- (ungelernte und ehrenamtliche) Hilfskräfte

Zum jeweiligen Kernteam, zu dem 5–10 Berufsgruppen gehören, können vorüberge-

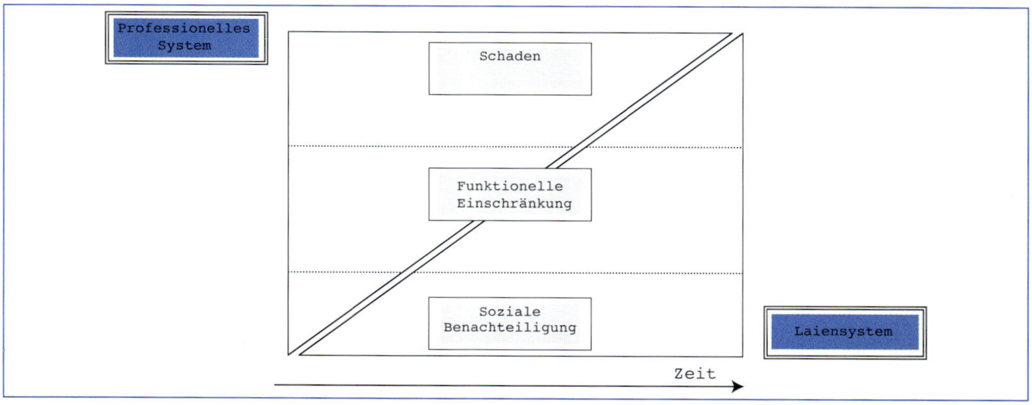


**Abb. 3.3** Anteile des professionellen- und Laiensystems in der Rehabilitation

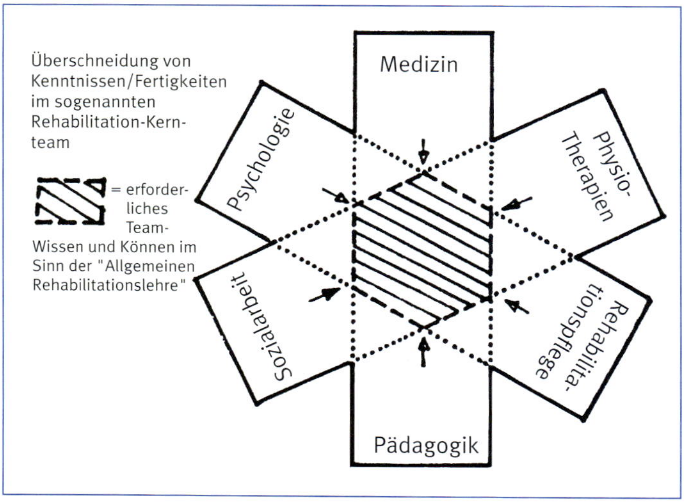


**Abb. 3.4**
Überschneidung von Kenntnissen und Fähigkeiten im sog. Rehabilitations-Kernteam (Wiedemann 1993, 208)

hend auch andere Berufsgruppen hinzugezogen werden.

Neben der Kooperationsfähigkeit der einzelnen Teammitglieder gehört auch ein erhebliches Maß an berufsübergreifendem Wissen. Zur Teamfähigkeit gehört demnach neben persönlichen und fachlichen Voraussetzungen insbesondere Wissen über die beruflichen Fähigkeiten und Kenntnisse der übrigen Teammitglieder. Wiedemann (1993, 208) hat die notwendige Überschneidung von Kenntnissen und Fertigkeiten in Abb. 3.4 graphisch dargestellt.

Zur Optimierung der Teamfähigkeit und der Teamarbeit werden immer wieder *interdisziplinäre Fortbildungsmaßnahmen* vorgeschlagen, wie sie etwa auch bei den EAP-Ausbildungslehrgängen vorgeschrieben sind. Daß bei den komplexen Rehabilitationskonzepten die Bereitschaft auf den Verzicht formaler Autoritätsansprüche und damit *„die Fähigkeit zur kritischen Ein- und Unterordnung im Team“* verbunden ist, wird von Wiedemann (1993, 209) ausdrücklich betont.

*„Erfreulicherweise ergeben sich in der bewegungstherapeutischen Praxis weit weniger*

*Konflikte zwischen Physiotherapeuten, Sporttherapeuten, Gymnastiklehren als dieses von Funktionärsseite mitunter dargestellt wird"* (Schüle 1996, 466).

## 3.3 WHO-Ansatz

Rehabilitation befaßt sich einerseits mit Behinderungen, die angeboren oder durch Unfall oder Krankheit entstanden sind, andererseits aber auch mit Menschen, die von einer Behinderung bedroht sind. Da der in der Medizin weltweit übliche Diagnoseschlüssel ICD (*International Classification of Diseases*) lediglich Aussagen zu einer Gesundheitsstörung im Sinne von Ursache (Ätiologie) – Entstehung (Pathogenese) – Ausprägung (Manifestation) und im wesentlichen von den zwei Polen Heilung oder Tod ausgeht, ist dieser Schlüssel für die Rehabilitation wenig brauchbar, da hiermit keine Aussagen über die Ausprägung der Behinderung und das Rehabilitationspotential des jeweils Betroffenen gemacht werden kann.

### 3.3.1 ICIDH-Klassifizierung

Die fehlenden Angaben zum Rehabilitationspotential im ICD veranlaßte die WHO vor 20 Jahren, Philipp Wood zu beauftragen, ein Konzept der Klassifizierung von Krankheits*folgezuständen* zu entwickeln. Dieses erwies sich als außerordentlich hilfreich. Die hieraus resultierende ICIDH (*International Classification of Impairments, Disabilities and Handicaps*) wurde 1980 eingeführt und befindet sich derzeitig auf dem Weg zur Überarbeitung in eine ICIDH-2, die etwa im Jahre 2001 die momentane Fassung ablösen soll. Auf Unterschiede zwischen beiden wird noch einzugehen sein.

Grundsätzlich wird bei der ICIDH von den Folgen oder Konsequenzen einer der im ICD diagnostizierten Krankheit von drei Ebenen ausgegangen. Insofern besteht prinzipiell eine Verbindung vom ICD zur ICIDH (siehe Abb. 3.5).

**!** Die drei Ebenen sind in enger Anlehnung an Matthesius et al. (1995, 5f.):

- 1. Ebene: Schädigung (impairment)
  Störung der biologischen und/oder psychischen Struktur und Funktion
- 2. Ebene: Fähigkeitsstörung (disability)
  Störung der Fähigkeiten der betroffenen Person zur Ausführung zweckgerichteter Handlungen
- 3. Ebene: Soziale Beeinträchtigung (handicap)
  Soziale Stellung oder Rolle der betroffenen Person und ihrer Fähigkeiten zur Teilnahme am gesellschaftlichen Leben.

Auf der Ebene der *Schädigungen* hält man sich noch recht deutlich an die üblichen medizinischen Kriterien, d. h. diese Ebene ist häufig noch sehr organbezogen und wird daher auch überwiegend von den ärztlichen und pflegerischen Medizinberufen angegangen. Eine Zustandsänderung auf dieser Ebene bedeutet allerdings auch eine Änderung bzw. Reha-Planänderung auf den nachfolgenden Ebenen.

Interessant dürfte in diesem Zusammenhang auch der Hinweis von Matthesius et al. (1995, 8) auf chronisch Erkrankte und deren Prävention sein: „*Wenn beispielsweise Maßnahmen der Sekundärprävention bei chronischen Erkrankungen die Störung der biologischen Funktion, also die Schädigung, zu verringern vermögen, so muß dies auf der Impairment-Ebene ergänzt und meßbar werden. Bei der Entwicklung entsprechender Instrumente muß dies im Interesse einer breiten Nut-*

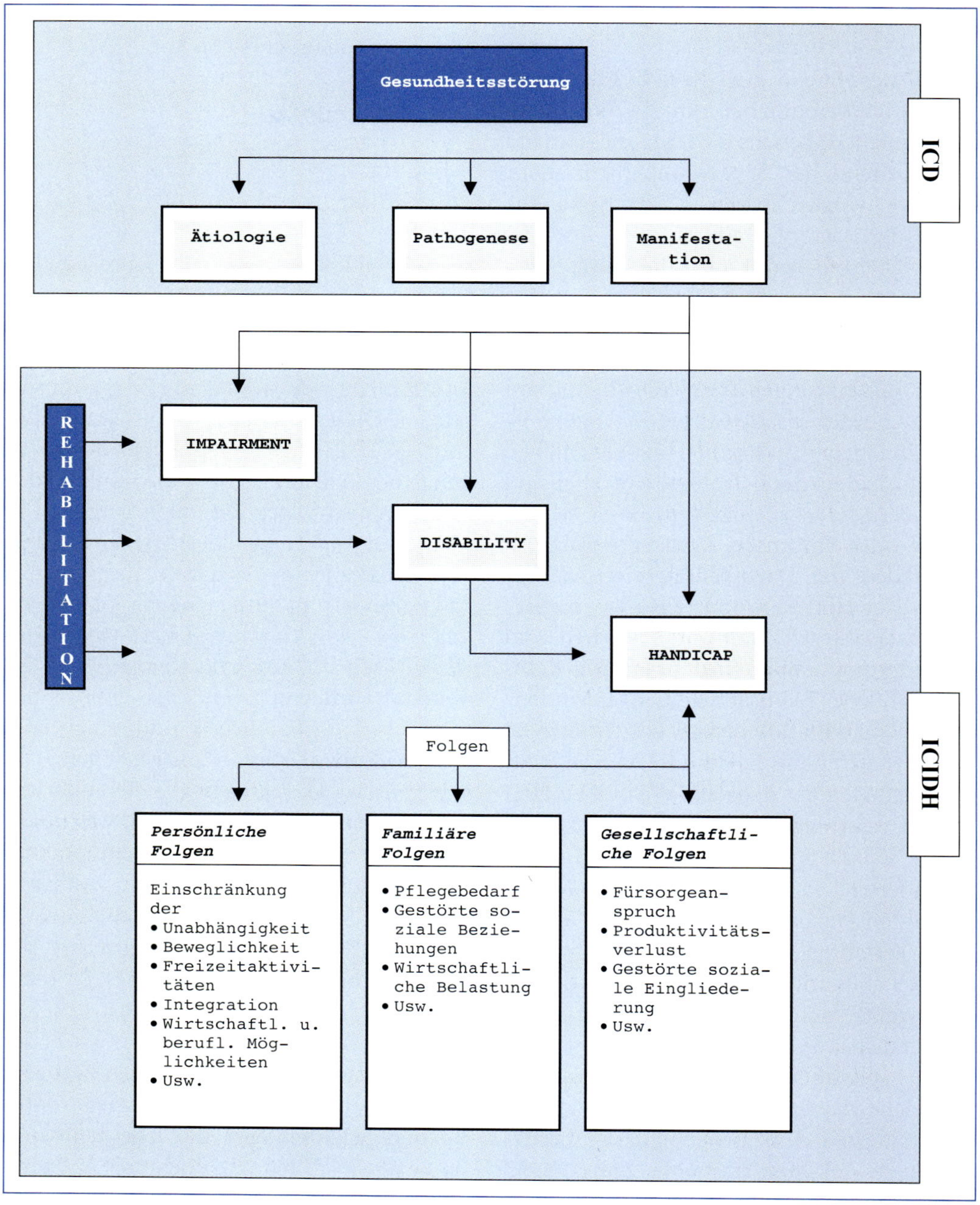


**Abb. 3.5** Beziehung zwischen Schaden, funktioneller Einschränkung, sozialer Beeinträchtigung und Behinderung (modifiziert nach BAR 1994)

*zung des Konzepts unbedingt berücksichtigt werden".*

Auf der Ebene der *Fähigkeitsstörungen* geht es im wesentlichen um die Aktivitäten des täglichen Lebens (ADL), die jemand entsprechend der Schädigung nicht mehr wie die vergleichbaren „Normpersonen" vollbringen kann. Dadurch sind fast alle Heilhilfsberufe, somit auch die Bewegungsfachberufe gefordert, geht es doch um den Wiedergewinn der Sprache und des Sprechens, des Gehens, Treppensteigens etc.

Die Auswirkungen einer Schädigung auf der Ebene der *sozialen Beeinträchtigung* ist stark abhängig vom sozialen und beruflichen Umfeld, in dem der Betroffene lebt. Hier sind besonders die sozialen Rollen, die ein Behinderter oder chronisch Kranker einnimmt, von Bedeutung. Dazu gehört sein spezieller kultureller Hintergrund ebenso wie die Reaktion der Gesellschaft auf Krankheit und Behinderung. Dabei wird besonders deutlich, daß jeder Behinderte einer sehr individuelle Rehabilitation bedarf. Letztendlich ist gerade diese Ebene die für das Gelingen bzw. Nichtgelingen der sozialen (Wieder)Eingliederung ausschlaggebend.

Zur Erfassung des Ist-Zustandes eines Behinderten oder einer von Behinderung bedrohten Person ist ein komplexes Assessment-Verfahren vonnöten. Erst dann kann das Rehabilitationspotential des Patienten eingeschätzt und ein entsprechender Reha-Plan erstellt werden. Bezüglich eines spezifischen sporttherapeutischen Assessments vergleiche Kapitel 5.5. Festzuhalten ist, daß momentan zu den Ebenen 1 und 2 bereits vielfältige Verfahren existieren. Zur Ebene 3 wird man dagegen nur vereinzelt fündig werden.

Dasselbe gilt für die Rehabilitationsberufe. Während sich auf den Ebenen 1 und 2 viele Professionen tummeln, gilt es nach wie vor, auf der sozialen Ebene insbesondere Selbsthilfe- und Sportgruppen zu installieren, die die Rehabilitations-Aufgaben dieser Ebene übernehmen (siehe Abb. 3.3).

### 3.3.2 ICIDH-2

Die ICIDH hat sich über viele Jahre lediglich mit ihrer Möglichkeit, eine Behinderung nun auf die vorgenannten drei Ebenen aufzusplitten, durchgesetzt. Über diesen theoretischen Ansatz hinaus war sie in der Praxis kaum aufgefallen. Dieses soll sich mit der ICIDH-2 ändern, so daß auch ihre praktische Anwendungsmöglichkeit leicht vollzogen werden kann. Im nachfolgenden sollen kurz die wesentlichen Änderungen beschrieben werden.

Grundsätzlich wird davon ausgegangen, daß Behinderung immer *„als ein interaktiver und sich entwickelnder Prozeß angesehen wird"* (Tscheuschner und Kurt 1997). Desweiteren wird von zwei Sichtweisen – mit einer eher *medizinischen* und einer eher *sozialen* Orientierung – ausgegangen. Das *medizinische Modell* sieht die Behinderung als ein persönliches Problem an, welches in direkter Verbindung mit Krankheit, Trauma oder Gesundheitszustand steht, während das *soziale Modell* aus der Sicht der Integration der Person in die Gesellschaft die Behinderung als gesellschaftliches Problem betrachtet (Tscheuschner und Kurt 1997).

Die *Schädigung* wird im Entwurf der ICIDH-2 nun auf zwei Kategorien bezogen, nämlich Schädigungen der Körper*strukturen* und Schädigungen der Körper*funktionen*, wobei sich letztere nochmals auf physiologische und psychologische Funktionen beziehen können.

Positiv fällt auf, daß auf den beiden nachfolgenden Ebenen sowohl negative wie positive Aspekte Berücksichtigung finden.

Auf der *personalen* Ebene wird nicht mehr von Fähigkeitsstörungen, sondern von *Akti-*

*vitäten* gesprochen, die noch vollzogen oder eben nicht mehr vollzogen werden können.

Schließlich wird auf der *gesellschaftlichen Ebene* nicht mehr vom (meist negativ besetzen) *Handicap,* sondern von der Beteiligung bzw. Anteilnahme (*participation*) in der Gesellschaft gesprochen.

Insbesondere hier spielen auch die sog. *Kontextfaktoren* wie Alter, Geschlecht, Bildung, bauliche Besonderheiten, aber auch Barrieren eine Rolle, also jene Faktoren, die die Auswirkungen einer Behinderung verschlimmern oder aber wesentlich minimieren können.

Aus Abbildung 3.6 lassen sich nochmals die jeweiligen Zusammenhänge erkennen.

Da bis heute noch von keinem Kostenträger umfassende rehabilitationsepidemiologische Daten zu erhalten sind, geschweige denn eine *Rehabilitations-Berichterstattung* existiert, ist es hilfreich, mit der ICIDH eine einheitliche Kategorisierung der Behinderungen vorliegen zu haben, nach deren Kriterien nun die jeweiligen Behandlungsinterventionen zugeordnet werden können. Ob sich hieraus dann nach einigen Jahren und entsprechenden Evaluationsstudien auch *Rehabilitations-Standards* und *-Leitlinien* ableiten lassen, wäre zwar denkbar, bei der Komplexität und individuellen Ausprägung vieler Behinderungen jedoch sicherlich nicht uneingeschränkt angebracht.

Anhand eines ausgewählten Schadensbildes wird im folgenden versucht, den ICIDH-Schlüssel auf die Rehabilitation mit Blick auf die Sporttherapie anzuwenden. In diesem Grundlagenbuch wird bewußt auf eine dezidierte Darstellung einzelner Schadensbilder verzichtet. Hierfür sind die nachfolgenden

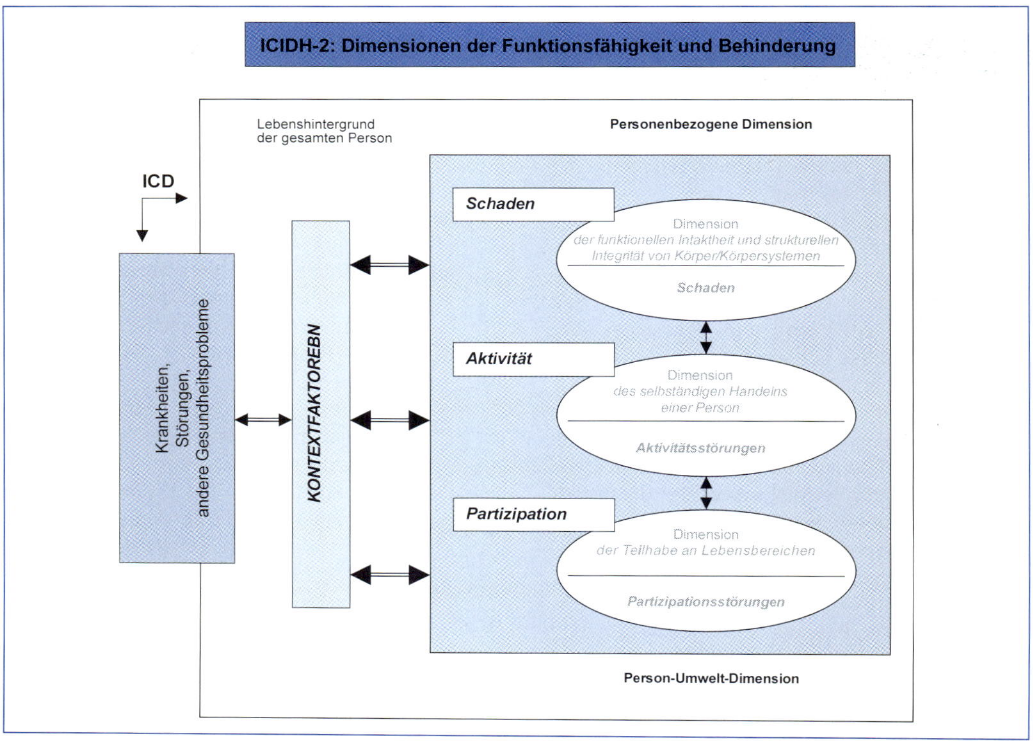


**Abb. 3.6** Internationale Klassifikation der Schäden, Aktivitäten und Partizipation (ICIDH-2; modifiziert nach WHO 1999)

Bände der „Spezialisierungen“ (Innere, Psychosomatik/Sucht, Orthopädie/Rheumatologie und Neurologie) geplant. Damit der Leser trotzdem auch hierüber einen groben Überblick erhält, wurden im Anhang 22 Schadensbilder tabellarisch aufgeführt.

### 3.3.3 Exemplarische Anwendung der ICIDH

Anhand eines ausgewählten Schadensbildes – einer Beinquetschung – wird im folgenden versucht, den ICIDH-Schlüssel auf die Rehabilitation mit Blick auf die Sporttherapie anzuwenden.

Ein 28-jähriger verheirateter Taxifahrer erleidet bei einem Verkehrsunfall mit Totalschaden eine Quetschung des linken Beines. Trotz aller ärztlichen Bemühungen kann das Bein des Hobby-Fußballers und passionierten Skifahrers nicht gerettet werden. Es muß eine Handbreit oberhalb des Knies amputiert werden.

- *Impairment*
  Der Schaden besteht in einer Quetschung des Beines. Damit ist eine „Abnormität der Körperstruktur und -erscheinung bzw. der Funktion“ (WHO 1995, 230) des Beines entstanden. Diese Schädigung stellt im Prinzip eine Störung auf der *Organebene* dar.
  - Intervention
    Mittels der Akutmedizin wird versucht, den Schaden aufzuheben bzw. zu minimieren. In unserem Beispiel war es der Unfallchirurg, der eine Oberschenkelamputation und eine entsprechende muskuläre Stumpfversorgung vorgenommen hat. Außer dem OP-Team sind in der Akutversorgung vor allem noch das Pflegepersonal dem Behandlungsteam zuzurechnen.

Der Übergang zur nächsten Ebene ist fließend und nicht scharf von der ersten Ebene zu trennen.

- *Disability (activity)*
  Die *Fähigkeitsstörung* leitet sich aus der Amputation ab und stellt sich primär in einer Gehbeeinträchtigung dar. Sie ist eine Folge der Schädigung und beeinträchtigt die *funktionellen Fähigkeiten* und *Aktivitäten* der Person. *„Fähigkeitsstörungen stellen also Störungen auf der Ebene der Person dar“* (WHO 1995, 230).
  - Intervention
    Die Rehabilitation ist nun darum bemüht, diese Funktionsbeeinträchtigungen zu minimieren oder sogar aufzuheben. Der Chirurg (oder auch Orthopäde) wird zusammen mit dem Orthopädiemechaniker eine bestmögliche Prothesenversorgung vornehmen. Der Physiotherapeut wird mit Prothesentraining und einer „Gehschule“ beginnen und versuchen, Sekundärschädigungen (Fehlhaltungen, gestörte Sensorik etc.) gar nicht erst aufkommen zu lassen bzw. den Begleitstörungen entgegenzuwirken. Der *Patient* wird nach entsprechender Wundheilung zum *Rehabilitanden* und nach einem gemeinsam erstellten Rehabilitationsplan in eine für ihn passende Rehabilitationsklinik weiter verwiesen.

- *Handicap (participation)*
  Die Beeinträchtigung unseres Rehabilitanden besteht in seiner beruflichen, sozialen und privaten Eingebundenheit. Er kann nicht mehr Taxifahren, nicht mehr Fußballspielen und Skilaufen. Es entwickeln sich Störungen in der Partnerschaft. Es besteht die Gefahr des sozialen Rückzuges.
  - Intervention
    Dem *Rehabilitationsplan* entsprechend wird versucht, den jeweiligen *Handicaps* entgegenzuwirken. So wird das bewegungstherapeutische Team (Physio- und Sporttherapeut) die Prothesen- und Gehschule fortsetzen, ggf. ein Muskelaufbautraining beginnen und bereits mit kleinen Spielen im Gruppenrahmen auf eine spätere Reha- und Behindertensportgruppe (z. B. Standvolleyball) vorbereiten und auf ein späteres mögliches „Krückenskilaufen“ oder Monoskifahren hinweisen. Eine *Berufsfindungsmaßnahme* mit *Arbeitserprobung* wird ggf. hier bereits durchge-

führt, die Umrüstung des PKW's mit einer Automatikschaltung ins Auge gefaßt und eine möglicherweise notwendig werdende psychotherapeutische Maßnahme bereits begonnen. Eine genaue Inspektion der Wohnung auf Barrierefreiheit runden die ersten umfassenden Rehabilitationsmaßnahmen ab, so daß im Idealfall nach dem rehabilitativen Schlußassessment keine größeren Änderungen des ursprünglichen Rehabilitationsplans mehr erforderlich sind.

Nicht bei jeder akuten Schädigung und schon gar nicht bei chronischen Erkrankungen läßt sich eine solch klare Zuweisung zu den einzelnen Ebenen der ICIDH vornehmen. Auf einige Punkte sei deshalb hingewiesen:

- *Impairment*
  Mitunter ist es schwierig, zwischen einer Schädigung und den funktionellen Folgen zu unterscheiden, da es bei der Schädigung um eine Störung sowohl der organischen *Funktion* als auch der *Struktur* geht. Andererseits führt auch nicht jede Schädigung zwangsweise zu einer Fähigkeitsstörung oder einer Beeinträchtigung.
  *„Ein Kind, das mit einem fehlenden Fingernagel geboren wurde, hat eine Mißbildung – eine strukturelle Schädigung – aber das beeinflußt in keiner Weise die Funktion der Hand; es ergibt sich keine Fähigkeitsstörung; die Schädigung ist nicht besonders augenfällig; entsprechend dürfte eine Benachteiligung oder Beeinträchtigung unwahrscheinlich sein"* (WHO 1995, 247).
- *Disability (activity)*
  Deutlich wird auch, daß die Gesamtkette sich nicht immer zwangsweise ergeben muß.
  *„Kurzsichtige oder diabetische Menschen leiden an einer funktionellen Schädigung, müssen aber nicht in ihren Fähigkeiten gestört sein, da diese Schädigung durch Hilfsmittel, Geräte oder Arzneimittel korrigiert oder aufgehoben werden kann; der nicht in seinen Fähigkeiten gestörte jugendliche Diabetiker könnte trotzdem beeinträchtigt sein, durch den erheblichen Nachteil, zum Beispiel nicht mit seinen Altersgenossen Konfekt essen zu dürfen oder sich regelmäßig Injektionen verabreichen zu müssen."* (WHO 1995, 247)
- *Handicap (participation)*
  Die *Beeinträchtigung* stellt die größte Differenz zu einer rein medizinischen Klassifikation dar, da je nach den Umständen (Kontext), in denen ein Rehabilitand lebt, eine mehr oder weniger große Einschränkung zu erwarten ist. Diese beziehen sich auf Schlüsselfunktionen wie etwa *„Orientierung, physische Unabhängigkeit, Mobilität, Beschäftigung, soziale Integration und ökonomische Eigenständigkeit"* (WHO 1995, 230).
  Auch hier muß nicht immer die gesamte Kette vorliegen, wie das letzte Beispiel deutlich macht.
  *„Vielleicht das augenscheinlichste Beispiel eines Menschen, der beeinträchtigt ist, ohne in seinen Fähigkeiten gestört zu sein, ist ein Mensch, der von einer akuten psychotischen Episode genesen ist, aber weiter den Makel eines „psychiatrischen Patienten" trägt; festzustellen ist, daß diese Beeinträchtigung mit der Definition übereinstimmt, weil sie eine Folge von Schädigung und Fähigkeitsstörung ist, daß aber zu dem Zeitpunkt, in der sich die Beeinträchtigung entwickelt, weder eine Schädigung noch eine Fähigkeitsstörung besteht"* (WHO 1995, 248).

## Literatur

Berg, A., Hackhausen, W., Jochheim, K.-A. et al. (1999): Die Rehabilitationsbegutachtung für sozialmedizinische Gutachter – ein Diskussionsbeitrag zur Qualitätasicherung. Rehabilitation 38, 107–126

Biefang, S., Potthoff, P., Schliehe, F. (1998): Assessmentverfahren für die Rehabilitation. Göttingen, Bern, Toronto, Seattle: Hogrefe

Blumenthal, W., Jochheim, K.-A. (1976): Rehabilitation in: M. Blohmke et al. (Hrsg.): Handbuch der Sozialmedizin. Stuttgart: Enke 574–650

Bundesarbeitsgemeinschaft für Rehabilitation (BAR) (Hrsg.)(1994): Rehabilitation Behinderter. 2. Aufl. Köln: Deutscher Ärzte-Verlag

Bundesarbeitsgemeinschaft für Rehabilitation (BAR) (Hrsg.) (1998): Wegweiser. Eingliederung von Behinderten in Arbeit, Beruf und Gesellschaft. 10.Aufl. Frankfurt: BAR

Bundesministerium für Arbeit und Sozialordnung (BMA) (Hrsg.)(1998): Vierter Bericht der Bundesregierung über die Lage der Behinderten und die Entwicklung der Rehabilitation. Bonn

Deutsche Vereinigung für die Rehabilitation Behinderter e.V. (1999): Vorschläge der Deutschen Vereinigung für die Rehabilitation Behinderter e.V. zur Etablierung einer qualifizierten ambulanten wohnortnahen Rehabilitation. Rehabilitation 38, 133–135

Fuhrmann, R., Liebig, O. (1999): Frührehabilitation im Krankenhaus – Zeit für Strukturveränderungen. In: Rehabilitation 38, 65–71

Grigoleit, H., Schliehe, F., Wenig M. (Hrsg.) (1998): Handbuch Rehabilitation und Vorsorge. Sankt Augustin: Asgard-Verlag

Kaufmann, F.W. (1982): Anschlußheilbehandlung. Bundesvers.-Bl. 12, 101–106

Klee, E. (1987): Behindert – über die Enteignung von Körper und Bewußtsein. Ein kritisches Handbuch. Franfurt a.M.: Fischer

Matthesius, R.-G., Jochheim, K.-A., Barolin, G.S., Heinz, Ch. (Hrsg.) (1995): ICIDH. International Classification of Impairments, Disabilities, and Handicaps. World Health Organization Geneva (WHO) Berlin/Wiesbaden: Ullstein Mosby

Schüle, K. (1987): Effektivität und Effizienz in der Rehabilitation. Zum Stellenwert von Bewegungstherapie und Sport. St. Augustin: Richarz

Schüle, K. (1996): Sporttherapie und Rehabilitationssport – eine gesundheitspolitische Aufgabe der Rehabilitation. In: Rehabilitation 30, 23–28

Troester, A. (1997): Mobile Rehabilitation. Ein neuer Ansatz in der geriatrischen Rehabilitation. Dokumentation zum gleichnamigen Symposium, herausgegeben von: Mobile Ambulante Rehabilitation Karlsruhe (mark) GmbH, Dunantstraße 4d, 76131 Karlsruhe

Tscheuschner, R.; Kurt, J.(1997): Welche Möglichkeiten bieten die ICIDH-Codes für die Erfolgsmessungen bei der Rehabilitation mit technischen Hilfen. Sanitäts-Fachhandel-MTD 11/97, 83–88

Verband Deutscher Rentenversicherungsträger (VDR) (Hrsg.) (1991): Abschlußbericht – Band III, Teilband 1 Arbeitsbereich „Rehabilitationskonzepte der Kommission zur Weiterentwicklung der Rehabilitation der gesetzlichen Rentenversicherung. Frankfurt: VDR

Weber-Falkensamer, H., Vogel, H. (1997): Versorgungsstrukturelle Voraussetzungen der Rehabilitation. In: Petermann, F. (Hrsg.): Rehabilitation. Ein Lehrbuch zur Verhaltensmedizin. Göttingen, Bern, Toronto, Seattle: Hogrefe 27–56

Wiedemann, E. (1993): Voraussetzungen berufsübergreifender Teamarbeit in der Rehabilitation. In: Hepertz, W. & Jochheim, K.-A. (Hrsg.): Die Aus-, Weiter- und Fortbildung für die Aufgaben in der Rehabilitation (206–211). Ulm: Universitätsverlag

WHO (Hrsg.) (1980): International classification of Impairments, Disabilities and Handicaps. Geneva

WHO (1995): s. Matthesius, R.-G. et al. (Hrsg.)

Zimmermann, H., Berger, H., Jochheim, K.-A. (1997): Geriatrischer rehabilitativer Versorgungsbedarf in Köln: Das Konzept „Integrierte Geriatrische Rehabilitation“. In: Rehabilitation 36, 26–33

# 4 Sozial- und verhaltenswissenschaftliche Grundlagen der Sporttherapie

**Gliederung**
- Demographische Entwicklung
- Epidemiologie
  - Häufigkeit
  - Mortalität und Morbidität
- Schlußfolgerungen

**Lernziele**
- Allgemeine Kenntnisse zur Bevölkerungslehre
- Grundbegriffe der Epidemiologie
- Morbidität und Mortalität der häufigsten Erkrankungen
- Gesundheitspolitische Folgen chronischer Erkrankungen

## 4.1 Epidemiologische Grundlagen

K. Schüle

### 4.1.1 Demographische Entwicklung

Art und Umfang des derzeitigen Rehabilitationsbedarfs läßt sich relativ einfach von der demographischen Entwicklung eines Landes ableiten. Je älter eine Bevölkerung, desto höher fällt der Anteil chronischer Erkrankungen aus. Da die chronischen Erkrankungen inzwischen längst die „klassischen" Behinderungen (Amputationen, Blindheit, Gehörlosigkeit etc.) in ihrer Zahl übertreffen, werden sie auch als die „neuen Behinderungen" bezeichnet. Betrachtet man die Bevölkerungsentwicklung der letzten 100 Jahre der Bundesrepublik, so hat sich die durchschnittliche Lebenserwartung nahezu verdoppelt. Bei der Altersstruktur fällt auf, daß sie sich von der *Bevölkerungspyramide* um 1910 mit einer breiten Basis junger Personen zu einem *absterbenden Baum* um 1983 und bis zum Jahr 2030 zu einem *Pilz* mit einem „Altenberg" in ihrem oberen Viertel entwickeln wird (Abb. 4.1).

Die *durchschnittliche Lebenserwartung* bezieht sich auf den Tag der Geburt. So hat ein neugeborenes Mädchen heute mit einer Lebensspanne von 78 Jahren, ein Junge von 72 Jahren zu rechnen. Die wesentlichen Einflußfaktoren liegen in der Säuglingssterblichkeit und im medizinischen Fortschritt begründet. Insofern ist auch leicht zu erklären, weshalb die durchschnittliche Lebenserwartung der „Alten Griechen und Römer" zu ihrer Zeit noch unter 20 Jahren lag, obgleich die Römer, die das Rheintal bis Köln und Xanten hinuntermarschierten, sicherlich älter als 20 Jahre alt waren. Eine hohe Säuglings- und Kindersterblichkeit zur damaligen Zeit, ebenso die noch nicht beherrschbaren und tödlich endenden Infektionskrankheiten waren die Hauptursachen für die niedrige durchschnittliche Lebenserwartung von z. B. 22 Jahren um das Jahr 0 in Rom oder von 33 Jahren im 18. Jahrhundert in Deutschland.

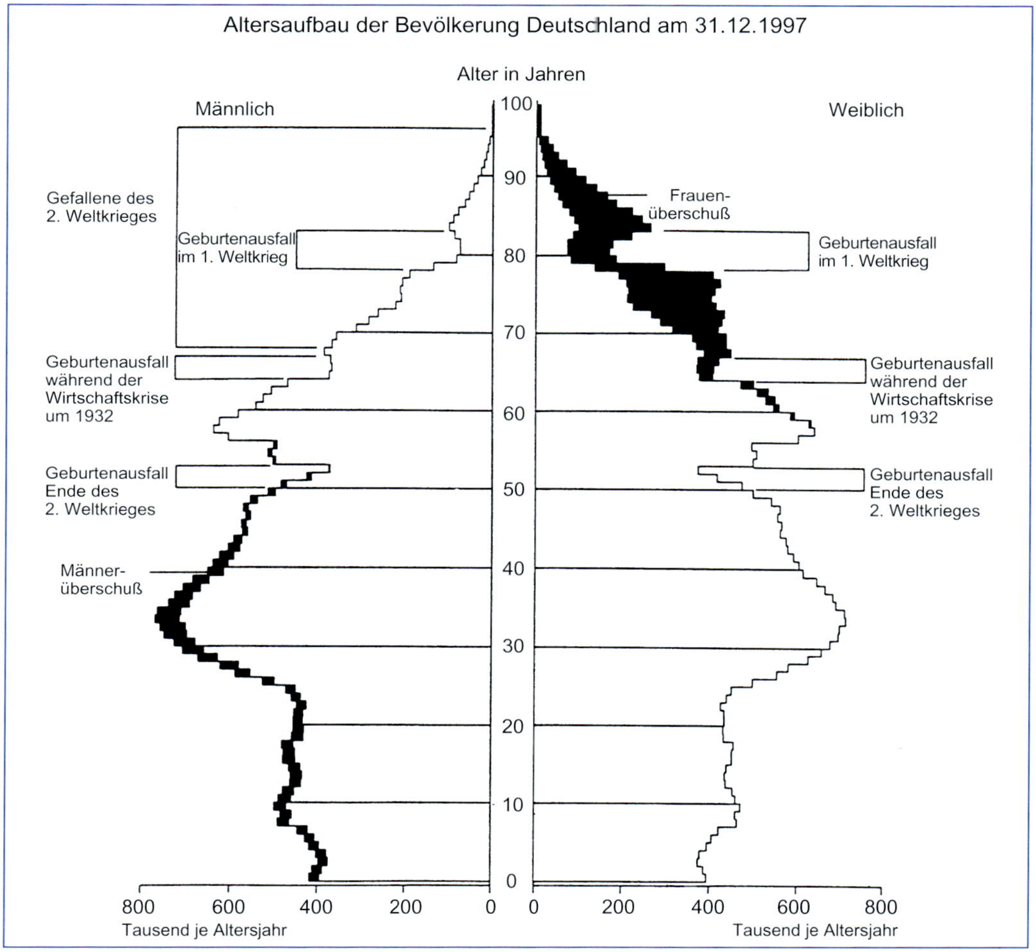


**Abb. 4.1a** Entwicklung des Altersaufbaus der Bevölkerung (heute), (Stat. Bundesamt)

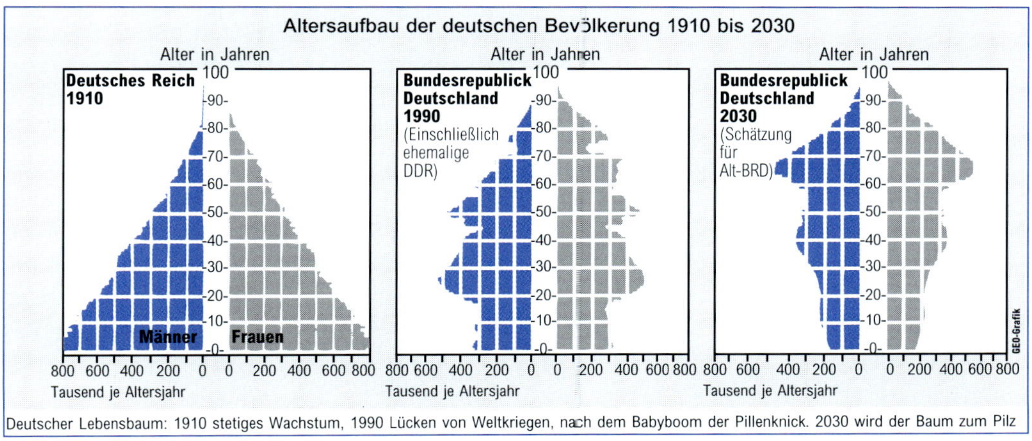


**Abb. 4.1b** Entwicklung des Altersaufbaus der Bevölkerung 1910–2030 (Geo)

> **!** Demographischer Wandel
> • Senkung der Geburtenrate
> • Steigerung der Lebenserwartung
> Folge: Überalterung der Bevölkerung

Die Senkung der Säuglingssterblichkeit erfolgte insbesondere seit der Entwicklung der Bakteriologie und Hygiene zum Ende des 19. Jahrhunderts. Hier seien nur die Namen Ignaz Semmelweiß (1847) – Kindbettfieber –, Robert Koch (1876), Louis Pasteur (1883) – Impfung und Bakteriologie – genannt.

Interessant ist auch der Anstieg der Lebenserwartung mit dem Alter, d. h. der Mensch hat, je älter er wird, eine umso höhere Lebenserwartung im Vergleich zu einem Neugeborenen, da er bereits mehrere *Risikostationen*, wie etwa die Berufstätigkeit überwunden hat. So hat eine 60jährige Frau statistisch noch 23,05 Jahre, ein Mann noch 18,68 Jahre vor sich (Tab.4.1).

Der Umstand, daß Frauen etwa 6 bis 8 Jahre länger leben, ist multifaktoriell bedingt. Diskutiert werden u. a. der unterschiedliche Hormonhaushalt, ebenso wie soziale Umstände. Zudem sind Männer im allgemeinen einer höheren Risikoexposition ausgesetzt (z. B. im Beruf).

Der *Aufbau der Bevölkerung* wird im wesentlichen durch drei Faktoren bestimmt:
- Fruchtbarkeit (Fertilität)
- Sterblichkeit (Mortalität)
- Zu- oder Abwanderung (Migration)

Das Zusammenwirken dieser drei Faktoren geschieht prozeßhaft, so daß von einem *Bevölkerungsprozeß* gesprochen werden kann (vgl. Siegrist 1995, 28). Liegt etwa die Geburtenrate unter der Sterberate, wie dieses zur Zeit in der Bundesrepublik der Fall ist, schrumpft die Bevölkerung. Sie steigt an, wenn – wie in den meisten Ländern der „Dritten Welt" – die Fertilität höher ist als die Summe der Mortalität und Abwanderung. Daß mitunter auch sehr kurzfristige

**Tab. 4.1** Lebenserwartung in Jahren im Alter x in den Neuen und Alten Bundesländern (Daten des Gesundheitswesens 1999)

| | **Männer** | | **Frauen** | |
|---|---|---|---|---|
| Lebenserwartung beim vollendeten Alter von ... Jahren | Alte Bundesländer 1997 | Neue Bundesländer 1997 | Alte Bundesländer 1997 | Neue Bundesländer 1997 |
| 0 | 74,07 | 71,77 | 80,21 | 79,02 |
| 1 | 73,48 | 71,19 | 79,57 | 78,39 |
| 5 | 69,57 | 67,30 | 75,65 | 74,49 |
| 10 | 64,62 | 62,36 | 70,69 | 69,54 |
| 20 | 54,86 | 52,70 | 60,82 | 59,70 |
| 30 | 45,32 | 43,27 | 51,01 | 49,91 |
| 40 | 35,86 | 34,08 | 41,32 | 40,27 |
| 50 | 26,87 | 25,43 | 31,97 | 30,95 |
| 60 | 18,68 | 17,55 | 23,05 | 22,03 |
| 70 | 11,98 | 11,11 | 14,90 | 14,08 |
| 80 | 6,72 | 6,14 | 8,20 | 7,75 |
| 90 | 3,79 | 3,29 | 3,94 | 4,00 |

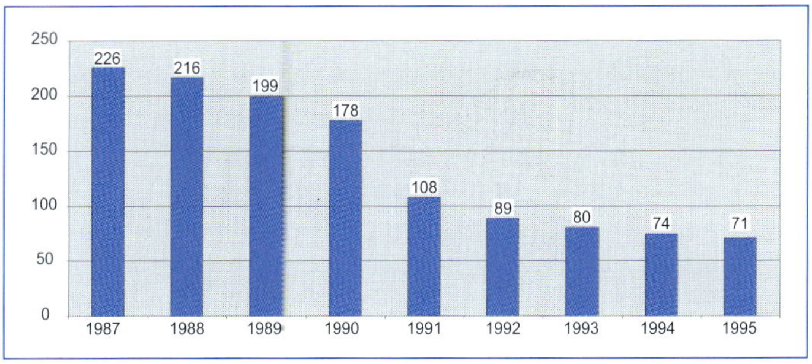


**Abb. 4.2**
Babyflaute nach der Vereinigung in den neuen Bundesländern; Anzahl der Lebendgeburten in Tausend

Ereignisse einen Einfluß auf die Fertilität haben können, zeigt die Geburtenentwicklung in der DDR. Sie fiel in den Neuen Bundesländern schlagartig ab, um sich erst Jahre später auf das gesamtdeutsche Niveau einzupendeln (s. Abb. 4.2). Auf mögliche Ursachen soll hier nicht eingegangen werden.

## 4.1.2 Epidemiologie

Eng verknüpft mit der Altersstruktur einer Bevölkerung sind auch ihre Gesundheits- und Krankheitsfaktoren, d. h. ihr Gesundheitszustand. Obgleich die Qualität eines *Gesundheitssystems* sehr komplex ist, gibt es einige Parameter, um diese zu beschreiben. Hierzu gehören Aussagen aus der *Epidemiologie.*

Unter *Epidemiologie* wurde ursprünglich die „Seuchenlehre" verstanden, d. h. die Lehre von den Epidemien oder dem plötzlichen Auftreten von Infektionskrankheiten (Scharlach, Typhus, Polio, AIDS etc.). Inzwischen ist der Begriff wesentlich weiter gefaßt worden. Heute versteht man darunter die Aufdeckung und Bekämpfung verschiedenster auch nicht ansteckender Krankheiten ebenso wie deren Verbreitung in unterschiedlichen Bevölkerungsgruppen oder auch geographischer Gebiete. Letztlich sollen epidemiologische Ergebnisse im Sinne von *Public Health* eine Hilfestellung für gesundheitspolitische Entscheidungen liefern. Unsere Betrachtung soll sich auf rehabilitationsrelevante und den Sporttherapeuten tangierende Erkrankungen begrenzen.

Bei den meisten Studien handelt es sich dabei um *retrospektive* Studien. Bei diesen Studien eruiert man im nachhinein, worin z. B. die Ursachen für das Auftreten einer Erkrankung liegen könnten (z. B. „Contergan-Affäre" in den 60er Jahren). Da zur Erhebung häufig auch Interviews angewandt werden, wird kritisiert, daß in der Erinnerung des Befragten nun plötzlich Erklärungen für Umstände abgegeben werden, die sie möglicherweise durch die Deutung aus heutiger Sicht verfälschen. Daneben existieren *prospektive* und *follow-up*-Studien, also Studien, die heute beginnen und bis zu einem bestimmten Zeitpunkt verfolgt werden. Bei solchen *follow-up*-Studien untersucht man eine Bevölkerungs- oder Patientengruppe über einen längeren Zeitraum, um dann zu überprüfen, ob die zu Beginn gemachten Thesen auch eintreffen, oder ob man sie verwerfen muß. *Querschnitt- oder Transversalstudien* geben Auskunft über den Zustand eines zuvor definierten, bestimmten Bevölkerungsquerschnitts.

### Häufigkeit

Will man sich eine schnelle Übersicht über die Rehabilitations- und Behindertenstatistik verschaffen, so stehen hierfür die folgenden Quellen zur Verfügung:

- *Angaben der Sozialleistungs- und Rehabilitationsträger* (Rentenversicherung, Kriegsopferversorgung, gesetzliche Unfallversicherung, Bundesanstalt für Arbeit, Gesetzliche Krankenversicherung, Sozialhilfe)
- *Angaben der Sonderschulen* (Zentral über die Ständige Kultusministerkonferenz, KMK)
- *Angabe des Mikrozensus* (1 % Auswahl der Haushalte der BRD; eine 0,5 %ige Zusatzbefragung zum Mikrozensus erfaßt repräsentativ etwa 125.000 Haushalte mit ca. 340.000 Personen)

Da es keine allgemeine Meldepflicht für Behinderungen oder chronische Erkrankungen gibt, schwanken die Angaben über diesen Personenkreis erheblich. Die Abneigung gegen eine Meldepflicht in der BRD resultiert noch überwiegend aus ihrem Mißbrauch in der Zeit des „Dritten Reiches", in dem fast eine ganze Generation von psychisch und geistig Kranken, ebenso wie Körperbehinderte zu medizinischen Versuche mißbraucht, vergast oder auf andere Art umgebracht wurde (vgl. Klee 1983). Nur sehr zaghaft wagte man sich deshalb bei einigen Erkrankungen zu einer „quasi Meldepflicht" auf freiwilliger Basis, wie etwa dem geplanten „Krebsregister", bei dem alle Angaben vom Auftreten über die Therapie und Rehabilitation von Krebserkrankungen zusammenlaufen sollen, um somit schneller zu wissenschaftlichen Erkenntnissen über Ursachen der Erkrankung sowie einer Optimierung der Therapie und Nachsorge zu gelangen.

Weitere Quellen über Krankheit und Gesundheit und ihre Zusammenhänge sind in den *Daten des Gesundheitswesens*, die alle zwei Jahre vom Bundesministerium für Gesundheit herausgegeben werden, zu finden. Einen hervorragenden Überblick mit Angaben zu weiterführender Literatur ist aus der seit 1998 vom Statistischen Bundesamt herausgegebenen *Gesundheitsberichterstattung des Bundes* zu bekommen.

Fast keine dieser Angaben stimmen allerdings miteinander überein. Grob kann davon ausgegangen werden, daß 10 % der Bevölkerung in irgendeiner Weise behindert ist; hiervon gehören etwa 7–8 % zu den *klassischen* Behinderungen und *chronischen* Erkrankungen und 2–3 % zu den „Alten", die aus Altersgründen pflegebedürftig und damit auch zu Menschen mit einer Behinderung gerechnet werden können.

Insgesamt muß festgestellt werden, daß alle Plandaten für die Rehabilitation nur auf groben Schätzwerten über das Behindertenpotential beruhen können. Genauere und exaktere Zahlen sind lediglich aus der *Todesursachenstatistik* zu erfahren.

### Mortalität und Morbidität

Interessant ist die *Mortalitätsentwicklung* entlang des Lebenslaufes (siehe Abb. 4.3 a, b).

Hier wird deutlich, daß bei Männern die Unfallhäufigkeit als Hauptursache in jungen Jahren wesentlich höher als bei Mädchen ausfällt. Zu bedenken ist weiterhin, daß obgleich mit ca. 50 % die Herz-Kreislauferkrankungen an erster Stelle stehen, diese im Alter zwischen 45 und 55 bei Frauen von den bösartigen Tumoren (insbesondere Brustkrebs) verdrängt wird. Insgesamt gilt, würde man die Mortalitätsraten nur lediglich bis zum 60. Lebensjahr ermitteln, die Tumorerkrankungen bereits häufiger zum Tode führen als die Herz-Kreislauferkrankungen. Schätzungen gehen dahin, daß bis

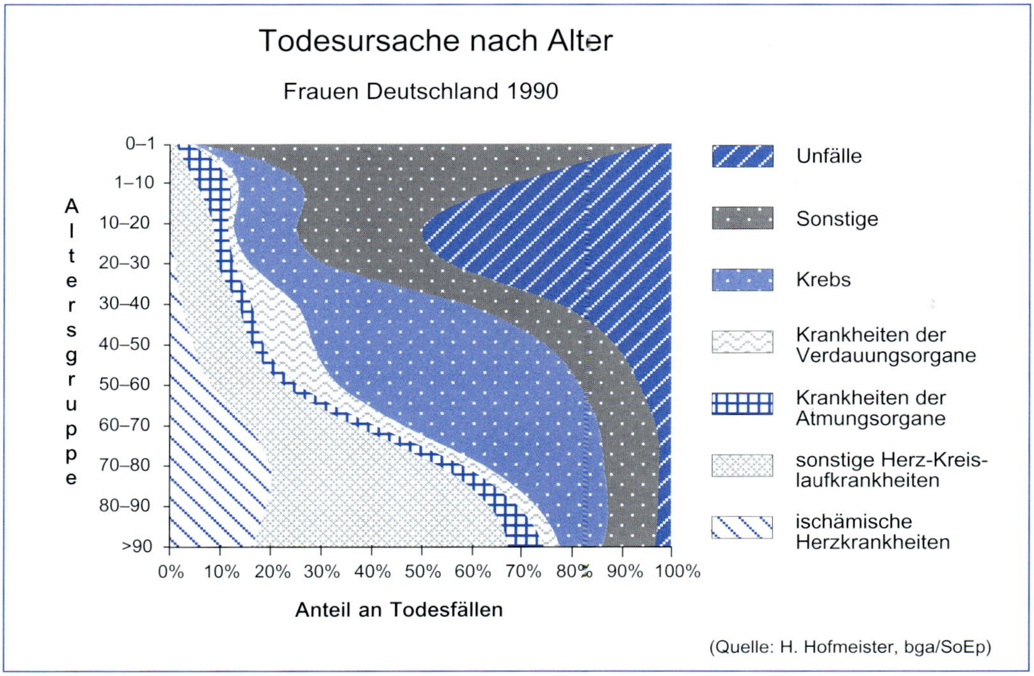


**Abb. 4.3a** Todesursachen nach Alter (Frauen)

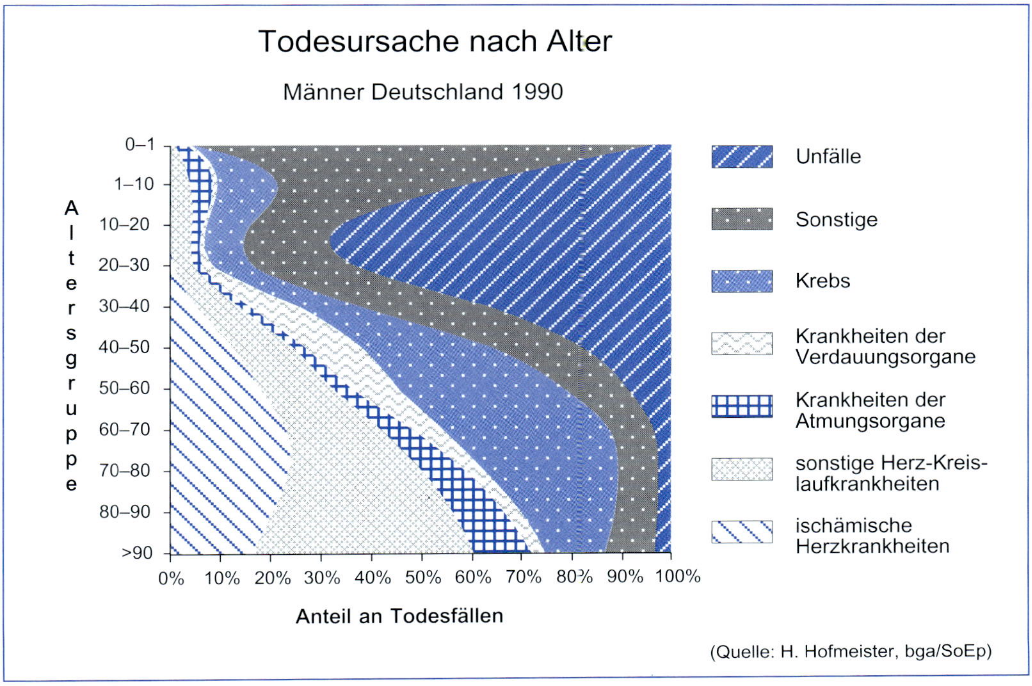


**Abb. 4.3b** Todesursachen nach Alter (Männer)

**Tab. 4.2** Prozentualer Anteil häufiger Todesursachen an der Gesamtsterblichkeit 1924/26 für das Deutsche Reich, 1961-85 für die Bundesrepublik, 1997 für Deutschland (nach Schäfer u. Blohmke 1978, 134 u. Daten des Ges. Wesens 1983, 1987 u. 1999)

| | 1924/26 | 1961 | 1971 | 1985 | 1997 |
|---|---|---|---|---|---|
| Infektionskrankheiten | 21,0 | 6,0 | 3,4 | 0,7 | 0,9 |
| Herz-Kreislauf-erkrankungen | 14,8 | 41,4 | 45,6 | 50,1 | 48,3 |
| Altersschwäche | 11,1 | 4,8 | 1,6 | – | – |
| Bösartige Tumoren | 9,5 | 18,1 | 19,8 | 23,1 | 25,1 |
| andere | 43,6 | 29,7 | 29,6 | 26,1 | 25,7 |
| **Summe** | 100% | 100% | 100% | 100% | 100% |

zum Jahre 2030 der Krebs als häufigste Todesursache gilt.

In Tabelle 4.2 ist die Entwicklung ausgewählter Todesursachen in den letzten 60 Jahren aufgeführt.

Hieraus ist deutlich zu ersehen, daß nach der Beherrschung der Infektionskrankheiten inzwischen typische *chronische Erkrankungen,* oder auch *Zivilisationskrankheiten* genannt, im Fortschreiten sind. Keine Angaben erhält man aus dieser Statistik über die große Zahl der orthopädisch/rheumatologischen Erkrankungen, da man an ihnen in aller Regel nicht stirbt!

Die meisten chronischen Erkrankungen lassen sich in Anlehnung an Gerdes (1991, 66) durch vier Aspekte charakterisieren. So kann für ihre Entstehung meist nicht nur eine Ursache ausgemacht werden. Es liegt vielmehr eine *multifaktorielle Pathogenese* zugrunde. Wer letztlich das „Faß zum Überlaufen bringt“ (Krankheitsauslösung) kann nicht eindeutig ermittelt werden.

Das gleiche gilt für die *Lebensweise.* Hier dominiert nach Schaefer (1979) vor allem das *„orale Fehlverhalten“.* Hierunter ist ein Zuviel an zu süßem, zu salzigem und/oder zu fettem Essen, Alkohol- und Nikotin-Abusus zu verstehen. Weiterhin sind chronische Erkrankungen durch ihre *Progredienz* gekennzeichnet, so daß mit einer vollständigen Heilung, einer *restitutio ad integrum,* nicht mehr zu rechnen ist. Das heißt, der chronisch Kranke muß lernen, mit seiner Behinderung zu leben.

Festzuhalten ist, daß es in den letzten 60 Jahren neben einer *Mortalitätsverschiebung* nicht zuletzt dank des medizinischen Fortschritts auch zu einer *Morbiditätsverschiebung,* dem sog. *Panoramawandel* der Erkrankungen gekommen ist. In wieweit sich die Lebenserwartung durch eine positive Beeinflussung dieser nunmehr übermächtigen chronisch-degenerativen Zivilisationserkrankungen verlängern läßt, ist im engeren Sinne sicherlich nicht nur mehr eine me-dizinische Aufgabe. Hieraus ergeben sich *„auch gesundheits- und gesellschaftspolitische Präventionsaufgaben“* (Siegrist 1995, 44).

Typische Kennzeichen chronischer Erkrankungen:

- multifaktorielle Pathogenese
- Lebensweise mit Risikofaktoren
- Progredienz der Erkrankung
- mit einer vollständigen Heilung ist meist nicht mehr zu rechnen

Aussagen zum Arbeitsfeld des Sporttherapeuten lassen sich aus den Angaben der

**Tab. 4.3** Indikationen für Rehabilitationsmaßnahmen bei der Rentenversicherung (VDR 1999)

| Diagnosegruppen | Anteile an allen Diagnosen in % Männer | | | Anteile an allen Diagnosen in % Frauen | | |
|---|---|---|---|---|---|---|
| | 1993 | 1995 | 1998 | 1993 | 1995 | 1998 |
| Bewegungsorgane | 48,4 | 46,2 | 38,7 | 46,8 | 43,9 | 38,1 |
| Herz, Kreislauf | 16,7 | 15,2 | 17,7 | 6,9 | 3,8 | 6,8 |
| Psychische Erkrankungen | 11,0 | 11,3 | 15,8 | 15,2 | 14,5 | 17,4 |
| Stoffwechsel, Verdauung | 3,6 | 3,3 | 4,8 | 2,9 | 4,1 | 3,7 |
| Atmungsorgane | 5,0 | 4,3 | 3,4 | 5,0 | 4,5 | 3,7 |
| Maligne Neubildungen | 6,4 | 7,1 | 12,3 | 14,0 | 17,2 | 22,4 |
| **Summe** | **91,2** | **87,6** | **92,7** | **90,8** | **88,0** | **92,1** |

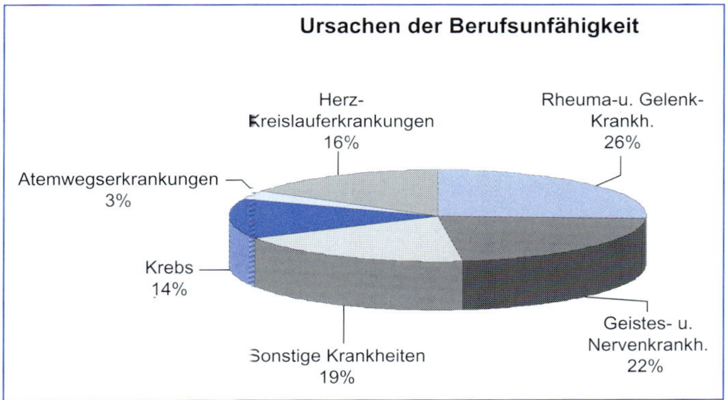


**Abb. 4.4**
Ursachen der vorzeitigen Berufsunfähigkeit (Quelle: Daten des Gesundheitswesens 1999)

Rehabilitationsträger ableiten. In Tabelle 4.3 ist die Entwicklung der letzten 10 Jahre beim *Verband Deutscher Rentenversicherungsträger* (VdR), dem Hauptträger der medizinischen Rehabilitation (ca. 70 %, GKV ca. 30 %) aufgeführt.

Hier wird deutlich, daß mit ca. 40 % die Erkrankungen des Stütz- und Bewegungsapparates und hier wiederum Rückenbeschwerden der häufigste Grund zum Aufsuchen einer medizinischen Rehabilitation ist. Der Rückgang der Herz-Kreislauferkrankungen läßt darauf schließen, daß die akute und ambulante Versorgung am Wohnort in den letzten 20 Jahren besser geworden ist oder daß ein leichter Rückgang der Herz-Kreislauferkrankungen zugunsten der Zunahme der Tumorerkrankungen, aber auch psychischen Erkrankungen, zu verzeichnen ist.

Ähnlich verhält es sich auch mit den Gründen für eine *Frühberentung* wegen *Berufsunfähigkeit*. Auch hier liegen inzwischen die Erkrankungen des rheumatischen Formenkreises an erster Stelle, gefolgt von psychischen Erkrankungen (Abb. 4.4).

Ob hieraus nun abzuleiten ist, daß dem Grundsatz *Rehabilitation vor Rente* nicht gefolgt wurde (vgl. Abnahme der Herz-Kreislauf-Rehabilitanden!), ist allerdings nicht eindeutig zu belegen.

Medizinischer Fortschritt:
- Reduzierung der Säuglingssterblichkeit
- Diagnostik
- Intensivmedizin
- Operationstechniken
- Rehabilitation

Folge: Immer mehr chronisch Kranke und schwerer Behinderte überleben.

Panoramawandel der Erkrankungen (Morbiditäts-Verschiebung):
- Krankheiten des Kreislaufsystems
- Diabetes
- degenerative Erkrankungen des Muskel- und Skelettsystems („Rheuma")
- bösartige Neubildungen
- Atemwegserkrankungen
- psychische Erkrankungen

Folge: Zunahme chronischer Erkrankungen
Folge: Multimorbidität

### 4.1.3 Schlußfolgerungen

Aus der demographischen und epidemiologischen Entwicklung unserer Gesellschaft läßt sich aus gesundheitspolitischer Sicht folgende Argumentationskette für die Sporttherapie ableiten:

1. Die derzeitige demographische Entwicklung steuert auf eine Überalterung der Gesellschaft zu.
2. Die Ursachen sind einerseits im medizinischen Fortschritt (u. a. verminderte Säuglingssterblichkeit) andererseits im generativen Verhalten (Geburtenrückgang) begründet.
3. Die Folgen für das Gesundheitswesen zeichnen sich in einem *Panoramawandel* der Erkrankungen ab, d. h. es kommt zu einer Morbiditätsverschiebung in Richtung chronischer Erkrankungen.
4. Chronische Erkrankungen werden häufig durch den Lebesstil mit verursacht. Hierzu gehört nach Schaefer (1979) häufig ein *orales Fehlverhalten* (zu vieles, zu gutes, zu süßes, zu fettes, zu salziges Essen, Alkohol- und Nikotinabusus).
5. Die Folge ist ein starkes Anwachsen der Gesundheitskosten.
6. Bei Ressourcenknappheit treten vermehrt Fragen nach der Lebensqualität der so erkauften Lebenszeit auf.
7. Wie kann man einer solchen Situation begegnen?
   - Schaffen von mehr Lebensqualität
   - Verhinderung von vermeidbaren Krankheitskosten
   - Komprimierung von Krankheitskosten auf einen möglichst kurzen Zeitraum vor dem Tod (Komprimierungsthese)
8. Bewegung und Sport tragen erwiesenermaßen zum Gewinn von Lebensqualität bei, da sie positive Effekte auf alle drei Aspekte der Lebensqualität (physische, psychische und soziale) haben können. Sie leisten damit einen Beitrag im Sinne von *Rehabilitation vor Pflege*!
9. In wieweit damit letztlich auch Krankheitskosten insgesamt reduziert werden können, muß erst noch nachgewiesen werden.

## Literatur

Bundesministerium für Gesundheit (Hrsg.) (1999): Daten des Gesundheitswesens. Baden-Baden: Nomos

Gerdes, N. (1991): Entwicklung integrierter Angebote zur örtlichen und überörtlichen Rehabilitation bei chronischen Krankheiten. Die Aufgabe der Wissenschaft. In: Jäckel, W.H., et al. (Hrsg.): Qualitätssicherung und Vernetzung in der Rehabilitation (Tagung der Deutschen Vereinigung für die Rehabilitation Behinderter,

1989). Interdisziplinäre Schriften zur Rehabilitation. Bd. 1. Universitätsverlag Ulm, 65–78
Klee, E. (1983): Euthanasie im NS-Staat. Der „Vernichtung lebensunwerten Lebens". Frankfurt a.M.: Fischer
Schaefer, H., Blohmke, M. (1978): Sozialmedizin. 2. Auflage. Stuttgart: Thieme
Schaefer, H. (1979): Plädoyer für eine neue Medizin. München, Zürich: Piper
Schwartz, F.W., Badura, B., Leidl, R., Raspe, H., Siegrist, J. (Hrsg.) (1998): Das Public Health Buch. München, Wien, Baltimore: Urban & Schwarzenberg
Siegrist, J.(1995): Medizinische Soziologie. München, Wien, Baltimore: Urban & Schwarzenberg
Statistisches Bundesamt (Hrsg.) (1993): Statistisches Jahrbuch 1993 für die Bundesrepublik Deutschland. Stuttgart: Metzler-Poeschel
Statistisches Bundesamt (Hrsg.) (1998): Gesundheitsbericht für Deutschland. Stuttgart: Metzler-Poeschel
Verband Deutscher Rentenversicherungsträger (VDR) (Hrsg.) (1999): VDR-Statistik 1998. Frankfurt/Main

## 4.2 Gesundheitspsychologische Ansätze

G. Huber

**Gliederung**

- Was ist Gesundheitspsychologie?
- Gesundheitspsychologische Ansätze im Kontext der Sporttherapie
- Theorie der Handlungsveranlassung
- *Health Belief*-Modell
- Modell der Selbstwirksamkeitserwartung
- Modell der Kontrollüberzeugung
- Ansatz der sozialen Unterstützung
- Weitere theoretischen Modelle
- Zur subjektiven Wahrnehmung von Effekten
- Ein integratives Modell zur psychophysischen Wirkung der Sporttherapie
- Umsetzung des Modells in die konkrete Arbeit

**Lernziele**

- Kenntnis der relevanten gesundheitspsychologischen Theorien
- Übertragung auf das Arbeitsgebiet der Sporttherapie
- Kennenlernen eines integrativen Modells
- Nutzung dieses Ansatzes zur didaktischen und methodischen Optimierung der Sporttherapie bezüglich ihrer Konzeption und Realisation

### 4.2.1 Was ist Gesundheitspsychologie?

Im Zuge des Wandels zu einem biopsychosozialen Verständnis von Krankheit und Gesundheit entwickelte sich die Gesundheitspsychologie zu einem bedeutenden Partner der traditionellen medizinischen Disziplinen.

Gesundheitspsychologie stellt im Schnittpunkt von Psychologie und Pädagogik ein neues Arbeitsfeld dar und versteht sich als eine integrative wissenschaftliche Disziplin. Im Mittelpunkt des Interesses stehen das Verhalten, die Kognitionen, die Emotionen und Motivation im Zusammenhang mit Gesundheitsförderung, Therapie und Rehabilitation von Erkrankungen (vgl. Petermann & Koch 1998). Dabei werden Themen behandelt, die in der Vergangenheit partiell von der pädagogischen Psychologie, der klinischen Psychologie, der Verhaltensmedizin und auch von der Sportwissenschaft angesprochen wurden. Nach eigenem Verständnis definiert sich das Fach folgendermaßen:

*„Gesundheitspsychologie ist ein wissenschaftlicher und pädagogischer Beitrag der Psychologie zur*
- *Förderung und Erhaltung von Gesundheit*
- *Verhütung und Behandlung von Krankheiten*
- *Bestimmung von Risikoverhaltensweisen*
- *Diagnose und Ursachenbestimmung von gesundheitlichen Störungen*
- *Rehabilitation*
- *Verbesserung des Systems gesundheitlicher Versorgung*

*Sie befaßt sich vor allem mit der Analyse und Beeinflussung gesundheitsbezogener Verhaltensweisen des Menschen auf individueller und kollektiver Ebene“* (Fachgruppe Gesundheitspsychologie der Deutschen Gesellschaft für Psychologie; DGP ).

Dieses relativ breite Aufgabenspektrum macht deutlich, daß gesundheitspsychologische Ansätze zur theoretischen Begründung der Sporttherapie einen wichtigen Beitrag liefern können. So sind gesundheitspschologische Aspekte vor allem dann sinnvoll zu integrieren, wenn es um die Analyse der Faktoren geht, die die Aufnahme und Beibehaltung von regelmäßiger körperlicher Aktivität aus gesundheitlichen Gründen steuern. Dazu liegen aus präventiver Perspektive inzwischen auch Studien aus Deutschland vor (vgl. u.a. Fuchs et al. 1994, Pahmeier 1994, Becker et al. 1996), aber die Mehrzahl der Veröffentlichungen stammt aus Nordamerika. Die folgenden Ausführungen beziehen sich deshalb zum überwiegenden Teil auf die vorliegenden Modellentwicklungen und Studien aus Kanada und den USA.

Eine bloße Darstellung der für eine theoretische Fundierung der Sporttherapie wichtigen gesundheitspsychologischen Ansätze reicht sicher nicht aus, um eine ausreichende Orientierung für das konkrete therapeutische Handeln zu liefern. So besteht Bedarf an einem integrativen Modell, mit dessen Hilfe sowohl die verschiedenen Wirkungszusammenhänge genauer beschrieben als auch methodische Leitlinien entwickelt werden können.

In diesem Kapitel sollen deshalb die einzelnen theoretischen Überlegungen kurz vorgestellt und in einem konzeptionellen Rahmen zusammengefaßt werden. Die Umsetzbarkeit eines solchen Konzeptes vor dem Hintergrund der WHO-Klassifikationen wird abschließend erörtert.

### 4.2.2 Gesundheitspsychologische Ansätze im Kontext der Sporttherapie

Zunächst erweist es sich als notwendig, zwischen den Variablen des allgemeinen Gesundheitsverhaltens und denen, die sich auf Bewegungsaktivitäten beziehen, zu unterscheiden. Eine Übersicht der verschiedenen Studien zur Analyse der für den Bewegungsbereich relevanten und determinierenden Faktoren (vgl. Dishman, Sallis & Orenstein 1985, Dishman & Sallis 1994, Godin & Shephard 1986, Godin 1994, Dishman 1994) zeigt eine starke Orientierung an den folgenden gesundheitspsychologischen Konstrukten.

### Theorie der Handlungsveranlassung

Für eine umfassende Erörterung des komplexen Zusammenspiels verschiedener Faktoren auf das Ausmaß körperlicher Aktivität eignet sich das gesundheitspsychologische Modell der *Theory of Reasoned Action* (Ajzen & Fishbein 1977). Dabei wird davon ausgegangen, daß Gesundheitsverhalten von normativen und verhaltenssteuernden Überzeugungen geprägt wird. Diese werden ihrerseits gebildet aus der individuellen Einstellung gegenüber dem fraglichen Verhalten und der Wahrnehmung dessen, was wichtige Bezugspersonen (*significant others*, z. B. Ärzte, Therapeuten, Lebenspartner) über dieses Verhalten denken.

Trotz einiger Kritik an der prädiktiven Aussagekraft des Ansatzes (vgl. Dishmann 1988, Huber 1996) hat sich der Einsatz des Ajzen & Fishbein Modells als erklärender Ansatz für verschiedene Bezugsgruppen bewährt.

Das folgende Schema stellt das durch das Modell postulierte Zusammenwirken dar (vgl. dazu auch Shephard 1994, Ajzen & Fishbein 1977, Fishbein & Ajzen 1975).

Ajzen und Fishbein haben die angenommene Interaktion zwischen Normen und Einstellungen noch weiter formalisiert und in einer Funktion ausgedrückt, bei der das Produkt aus Einstellungen und Normen entscheidende Vorhersagekraft für das individuelle Verhalten hat (Sonstroem 1988, Willis & Campbell 1992). Darüberhinaus wurde der Aspekt der Handlungskontrolle in der Neuformulierung der *theory of planned behavior* (vgl. Ajzen 1985, 1988, Ajzen & Madden 1986) stärker berücksichtigt.

„*Je mehr es an geeigneten Gelegenheiten und Ressourcen fehlt, desto mehr entzieht sich das beabsichtigte Verhalten der willentlichen Kontrolle*“ (Schwarzer 1990c, 443).

Darüberhinaus kann das konkrete Verhalten auch direkt von der wahrgenommenen Kontrollierbarkeit beeinflußt werden. Insofern zeigen sich deutliche Parallelen zum Ansatz der Kontrollüberzeugung (Rotter 1966, Flammer 1990, Schwarzer 1992).

Verschiedene Studien belegen den postulierten Einfluß von Alter, Geschlecht und sozioökonomischem Status (Godin & Shephard 1986, Dishman 1994a, Shephard 1994). Eine zentrale Rolle in der *Theorie der Handlungsveranlassung (Reasoned Action)* spielen die Einstellungen und Erwartungen gegenüber körperlicher Aktivität und Sport.

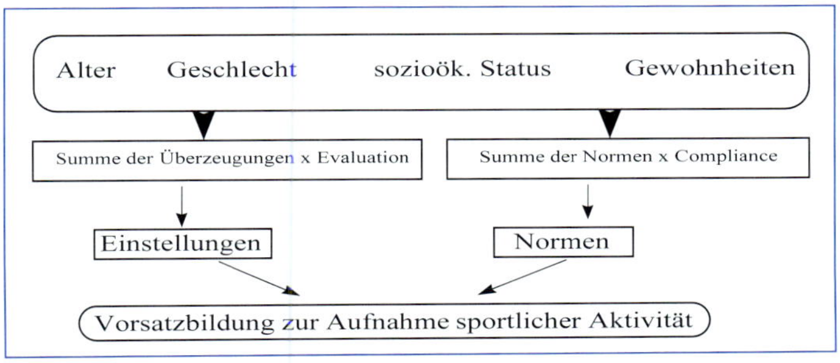


**Abb. 4.5**
Theorie der Handlungsveranlassung

Die motivations-psychologische Komponente zeigt sich in einer individuellen Aufwand-Nutzen-Analyse, bei der vor allem die Erwartung an eine verbesserte Gesundheit und Fitneß durch körperliche Aktivität von Bedeutung ist. Die zweite zentrale Komponente des Ansatzes sind die subjektiven Normen, die vor allem durch *significant others* gebildet werden. Innerhalb der Sporttherapie ist es deshalb notwendig, in diesem Kontext als kompetenter Partner wahrgenommen zu werden.

## Das *Health-Belief*-Modell

Das *Health-Belief*-Modell (Becker 1974, Becker et al. 1979, Becker & Maimann 1975) zeigt gewisse Parallelen zum oben vorgestellten Ansatz und thematisiert den Prozeß der Abwägungen von Informationen, die dazu führen, sich dem Gesundheitsverhalten zu- oder abzuwenden. Die in diesem Zusammenhang bedeutsamen vier Hauptdimensionen der

- wahrgenommenen Bedrohung
- der Schwere der Erkrankung
- des wahrgenommen Nutzens und
- der bestehenden Barrieren zur Nutzung von rehabilitativen Möglichkeiten

eignen sich in besonderer Weise, um die aus Patientensicht handlungsleitenden Faktoren der Sporttherapie abzubilden (vgl. Huber 1990). Allerdings zeigen Untersuchungen, die auf diesen Überlegungen basieren, „*konsistente, aber nur schwache Zusammenhänge zwischen den Modellkomponenten und dem Gesundheits- und Krankheitsverhalten*" (Schwarzer 1992, 23).

Dies liegt sicherlich auch an der relativ offenen Formulierung des Konzeptes, welches damit auch einer gewissen Beliebigkeit der Operationalisierung unterworfen ist. Hayslip et al. (1996) entwickelten ein spezifisches Instrumentarium, um die im *Health-Belief*-Modell postulierten Faktoren direkt zu überprüfen. Bis jetzt liegen noch keine darauf aufbauenden Interventionsstudien vor.

Obwohl die mangelnde prädiktive Effizienz des Modells insgesamt kritisiert wird (vgl. dazu auch Sonstroem 1988), ist das Modell sicherlich geeignet, die Bedeutung einzelner Faktoren für die Gesamtwirkung einer sporttherapeutischen Intervention aufzuschlüsseln und Konsequenzen für eine konzeptionelle Optimierung zu ziehen. Der Bewertung von krankheits- und programmspezifischen Aspekten auf der subjektiven Ebene kommt vor diesem Hintergrund eine besondere Bedeutung zu.

## Das Modell der Selbstwirksamkeitserwartung

Dieser Ansatz beruht auf der von Bandura (1986) formulierten Theorie des sozialen Lernens und stellt die individuelle Wahrnehmung und Bewertung der Wirksamkeit des eigenen Handelns in den Mittelpunkt. Bandura geht davon aus, daß Selbstwirksamkeit entweder aufgrund eigener Erfahrung oder aufgrund der Modellwirkung anderer Menschen erlernt werden kann. Die wahrgenommene Selbstwirksamkeit beeinflußt das Verhalten von Personen in verschiedenen Situationen. Sie hat Einfluß darauf,

- ob eine Aufgabe in Angriff genommen wird
- bei welchem Schwierigkeitsgrad aufgegeben wird
- ob die Aufgabe erfolgreich bewältigt wird

Im Sinne dieser Theorie ist sportliche Aktivität aus gesundheitlichen Gründen als *Aufgabe* zu betrachten, die es zu bewältigen gilt.

Dabei ist zu unterscheiden zwischen der Selbstwirksamkeitserwartung vor der Handlung (*Schaff ich das überhaupt?*) als sehr subjektiv orientierter Komponente und der Erwartung des Handlungsergebnisses (*Was kommt grundsätzlich dabei heraus?*), welche eher objektiv geprägt ist (vgl. Flammer 1990).

*„Es hat sich nun in vielen neueren Untersuchungen gezeigt, daß beide Kognitionen die einflußreichsten Determinanten darstellen, wenn es darum geht, gesundheitliches Verhalten oder zumindest die Intention dazu vorherzusagen"* (Schwarzer 1990c, 441).

Inzwischen hat sich für sportliche Aktivitäten die Selbstwirksamkeitserwartung als ein sehr wesentliches Moment erwiesen (Fuchs & Schwarzer 1994). Erst die Erwartung, durch die eigene Aktivität positive Veränderungen in wichtigen Bereichen erzielen zu können, läßt aus Einsicht und Überzeugung tatsächliches Handeln werden. Unter den von Bandura & Cervone (1986) diskutierten verschiedenen Möglichkeiten, Selbstwirksamkeit zu erfahren, spielt in diesem Kontext vor allem das persönliche Bewältigen von Herausforderungen (*personal mastery*) eine Rolle. Selbstwirksamkeit hat auch in den oben genannten Ansätzen eine zentrale Funktion und ist auch in großer Nähe zum Konstrukt der Kontrollüberzeugung sowie des Ansatzes von Ajzen & Fishbein (1975) und insbesondere zu dessen Weiterentwicklung zur *Theory of planned behavior* von Ajzen (1985) zu sehen.

### Ansatz der Kontrollüberzeugungen

Das relativ gut untersuchte sozialpsychologische Modell der Kontrollüberzeugungen (Rotter 1954/1966, Lefcourt 1982) hat auch in der Gesundheitsförderung Resonanz gefunden. In verschiedenen Untersuchungen konnte gezeigt werden, daß internale Kontrollüberzeugungen die Wahrscheinlichkeit erhöhen, daß sich Menschen „gesünder" verhalten, da sie sich selbst für ihre Gesundheit verantwortlich fühlen (Wallston & Wallston 1978). In bezug auf Bewegungsprogramme könnte ein Vorgehen, welches sich auf dieses Modell stützt, anstreben, gesundheitsbezogene Kontrollüberzeugungen mit Hilfe von Bewegungsprogrammen zu modifizieren. Einer solchen Einstellungsänderung käme im Hinblick auf gesundheitsorientiertes Verhalten eine Schlüsselfunktion zu. Erste Untersuchungen zu diesem Ansatz (Dishman 1988b) verweisen jedoch auf ein Problem, welches nicht unterschätzt werden sollte. Personen, die sich gesundheitsorientierter Bewegung zuwenden, weisen bereits ein hohes Ausmaß an interner Kontrolle auf, deshalb erweist sich das Ausmaß der internen Kontrolle als sehr veränderungsstabil. Ein weiteres Problem ist bekannt und wurde von Brownell et al. sehr plastisch mit der Bezeichung *paradox of control* herausgearbeitet (vgl. Flammer 1990). Demnach sehen wir uns mit dem Widerspruch konfrontiert, daß ein möglichst hohes Ausmaß an Kontrolle oft mit den biologisch-funktionellen Realitäten nicht vereinbar ist. Dazu kommt, daß im Falle einer schwerwiegenden Erkrankung (z. B. Krebs) ein hohes Ausmaß an Kontrolle gleichbedeutend mit der Zuweisung von persönlicher Schuld an der Erkrankung ist (vgl. Baltes & Zank 1990). So ist auch die häufig als so bedeutsam diskutierte Dimension external versus internal, *„im subjektiv theoretischen Denken der Teilnehmer weit weniger klar artikuliert, als dies in den genannten Ansätzen betont wird. Externale und internale Ursachenannahmen stehen oft gleichgewichtig nebeneinander, und die Zuordnung eines Ursachenfaktors zu einem der beiden Pole wird meist nur dann möglich, wenn man das komplexe Gefüge weiterer subjektiv-theoretischer Annahmen einbezieht"* (Filipp 1990, 259).

Dabei ist sicherlich zu berücksichtigen, daß Entscheidungen, die im Rahmen der

Bewältigung einer Krankheit vielmehr allmählich reifen, als plötzlich gefällt werden, in aller Regel multikausal beeinflußt sind (vgl. dazu Filipp 1990).

### Soziale Unterstützung

Kaum ein Aspekt wird so lebhaft diskutiert, wie die Rolle der sozialen Unterstützung im Zusammenhang mit gesundheitsorientiertem Verhalten (vgl. Schwarzer & Leppin 1990). Die ursprüngliche Grundannahme einer grundsätzlich positiven Korrelation nach dem Muster: *je mehr soziale Unterstützung, desto besser die Gesundheit,* zeigte sich um so weniger haltbar, je mehr in diesem Bereich geforscht wurde. Dabei besteht Einigkeit darüber, daß für die Wirksamkeit der sozialen Unterstützung nicht die erhaltene, sondern die subjektiv wahrgenommene Unterstützung ausschlaggebend ist (O'Brien-Cousins 1994, 33).

So scheint es dringend notwendig, zwischen erhaltener und wahrgenommener sozialer Unterstützung zu unterscheiden. In bezug auf sportliche Aktivitäten besteht ein Konsens darüber, daß gerade innerhalb des Sports mit Sondergruppen die soziale Unterstützung eine wesentliche Rolle spielt. Dieser Konsens stützt sich auf die Aussagen über die Motivstruktur sportlich aktiver Menschen (Abele & Brehm 1990; soziale Kontakte sind ein wesentliches Motiv für sportliche Aktivität). Eine genauere Analyse der sozialen Unterstützung in präventiven und rehabilitativen Sportgruppen steht bis jetzt aber noch aus. Trotzdem kann postuliert werden, daß insbesondere der sozialen Interaktion als unterstützendem Moment eine wichtige Rolle als *gesundheitsbezogener* Wirkmechanismus des Sport zukommt. Insbesondere die in der sportlichen Situation gegebene Wahlfreiheit der Interaktionspartner scheint hier von Bedeutung zu sein.

Diese theoretischen Überlegungen wurden nicht explizit für die Anwendung im Bereich der körperlichen Aktivität und des Sports formuliert. Dennoch wurden diese in zahlreichen nordamerikanischen Studien zur theoretischen Absicherung eingesetzt. Trotz sehr unterschiedlicher Ergebnisse (vgl. u.a. Godin & Shephard 1986, Godin 1994), erweisen sich bei einem Transfer dieser Ansätze auf das Gebiet der *Physical Exercise* und *Health Related Fitness* die vorgestellten Theorien als durchaus tragfähig für die konzeptionelle Weiterentwicklung in diesem Bereich. Insbesondere gilt dies für den wichtigen Bereich der langfristigen Motivation zu körperlicher Aktivität und Sport (vgl. Willis & Campbell 1992, 91).

### Weitere theoretische Modelle

Die teilweise unbefriedigenden Ergebnisse der Untersuchungen (vgl. Dishman & Sallis 1994, Godin 1994), die sich auf eines oder mehrere dieser Modelle stützten, stimulierten die Formulierung neuer und integrativer Ansätze wie dem *transtheoretischen Modell* (Prochaska & Marcus 1994), welches vor allem die bisher vernachlässigte zeitliche Dimension der oben genannten Modelle und Theorien thematisiert. In Zusammenhang mit diesem Aspekt ist auch das Modell der *Stages and Processes of Change* zu sehen, innerhalb dessen zwischen einzelnen zeitlichen Phasen unterschieden wird, durch die jedes Individuum erst zu einem gesundheitsorientierten Verhalten gelangt (DiClemente et al. 1991). Die Phasen werden in folgender Weise differenziert (vgl. dazu Marcus, Rossi et al. 1992):

- Vorüberlegung ohne Veränderungsabsicht
- Überlegungen zu kleineren Veränderungsschritten
- Vorbereitung

- aktive Verhaltensänderung
- langfristiges „Durchhalten“

Der Gang durch diese Phasen ist nicht immer linear, denn oft werden mehrere Anläufe benötigt, um zur nächsten Stufe zu gelangen. Dieser Ansatz wurde erfolgreich für die Behandlung von Suchtverhalten eingesetzt und von Marcus, Rakowski et al. (1992), sowie Marcus, Rossi et al. (1992) auf gesundheitsorientierte körperliche Aktivitäten übertragen. Das Modell ist geeignet, die Lücke zwischen prädiktiven Modellen und einer tatsächlichen Beschreibung der Einflußfaktoren der Verhaltensänderung zu verringern.

Die *Schema Theory* (Kendzierski 1994) stützt sich ebenfalls auf die mit gesundheitsorientiertem Verhalten verbundenen Entscheidungsprozesse. Beide Ansätze sind nicht eigentlich neu, sondern stellen strukturelle Elemente der bekannten Theorien in einen neuen Erklärungszusammenhang und wurden bisher vorwiegend in Studien zur Raucherentwöhnung oder zur Gewichtsreduktion eingesetzt. Die Studie von Marcus & Rossi et al. (1992) zeigt unter anderem durch den Einsatz von LISREL Analysen, daß erhebliche substantielle Unterschiede zwischen den untersuchten Gesundheitsverhaltensweisen und denen im Bewegungsbereich bestehen. Dies gilt insbesondere für die Rolle des *experiental process* wie er z. B. im Sport erfahren werden kann. Dabei liegt die besondere Bedeutung wohl auch darin, daß im Gegensatz zu Diäten oder Rauchentwöhnung Bewegung nicht so deutlich als aversiv erlebt wird. Trotzdem erweist sich die Differenzierung zwischen Vorplanung, Planung, Aufnahme und Aufrechterhaltung (*preplanning, planning, adoption, maintenance*) der körperlichen Aktivität und des Sports als sinnvoll. Durch die Einbeziehung der zeitlichen Struktur können gesundheitspsychologische Überlegungen mit prägnanterem Anwendungsbezug berücksichtigt werden.

Daneben tragen noch eine Reihe von immanenten Interventionsaspekten dazu bei, ein längerfristiges Sportengagement zu steuern. Dazu zählen (vgl. u. a. Dishman 1994):

- präzise Formulierung von Zielen
- Identifikation von möglichen Barrieren zur langfristigen Umsetzung
- Entwicklung von Strategien zur langfristigen Unterstützung durch Freunde und Familie
- stufenweiser Aufbau von Kompetenzen im Sinne der Erfahrung von Selbstwirksamkeit

Gerade die genannten Elemente scheinen in hohem Maße geeignet, die didaktisch-methodischen Überlegungen zur Sporttherapie im Sinne der genannten gesundheitspsychologischen Ansätze zu optimieren. Sie spielen deshalb auch für die pädagogische Dimension der Sporttherapie eine bedeutende Rolle (vgl. Kapitel 7.4).

Allerdings existieren bis jetzt noch wenige aussagekräftige Studien über die Relevanz der genannten Aspekte für eine langfristige Motivation der Teilnehmer. Dies gilt besonders für das Konstrukt der Selbstwirksamkeit. Die Studien von Desharnais, Bouillon, Godin (1994), Wurtele & Maddux (1987) konnten zeigen, daß die erlebte Selbstwirksamkeit einen geeigneteren Prädiktor für sportliche Aktivität darstellt als die Konsequenzerwartung. So wurden in bezug auf die Selbstwirksamkeits-Erwartung die Effekte von regelmäßiger sportlicher Aktivität in einer streßreichen Lebenssituation (Umsiedlung von Ost nach West im Jahr 1989) analysiert (Fuchs, Hahn & Schwarzer 1994). Auf der Basis dieser und weiterer Befunde entwickelten Fuchs und Schwarzer (1994) ein Meßinstrument zur Erfassung der *Selbstwirksamkeit zur sportlichen Aktivität.*

Vor dem Hintergrund der vorgestellten Überlegungen versuchen Becker et al. (1996) eine Synthese aus einer salutogenetischen und einer pathogenetischen Perspektive zu schaffen. Durch die Differenzierung in *Hochgesunde, Normal- und Mindergesunde* wird die Analyse von verschiedenen gesundheitsrelevanten Variablen und ihrer Beziehungen untereinander ermöglicht. Allerdings fällt diese Differenzierung hinter der von Antonovsky (1974, 1987) postulierten Aufhebung der traditionellen Polarisierung zwischen *gesund* und *krank* zurück und versucht durch diese Synthese eine *„dritte, beide übergreifende Forschungsstrategie (zu) konzipieren“* (Becker et al. 1996, 55).

### 4.2.3 Zur subjektiven Wahrnehmung von Effekten in der Sporttherapie

In einer 1996 durchgeführten Untersuchung sollte überprüft werden, ob und in welchem Umfang sich die in den Modellen vorgestellten Mechanismen auch in der Wahrnehmung von Teilnehmern in ambulanten sporttherapeutischen Gruppen wiederfinden. Dazu wurden ca. 180 Teilnehmer von Sportgruppen im Rahmen der wohnortnahen ambulanten Rehabilitation befragt. Für Fragestellungen, bei denen es darum geht, die Vielfalt möglicher wahrgenommener Effekte und Wirkmechanismen zu reduzieren, werden faktorenanalytische Verfahren eingesetzt. Das Ziel besteht darin, *Beziehungsgefüge* der komplexen Zusammenhänge zu entflechten.

Es besteht in der Literatur kein Konsens darüber, ob die Faktorenanalyse Variablenzusammenhänge lediglich beschreibt, klassifiziert oder gar erläutert (vgl. dazu u.a. Clauß & Ebner 1977, Cattell 1987). Dahinter verbirgt sich auch die Frage, ob Faktoren die Ausprägungen einzelner Variablen bedingen, oder ob diese Faktoren Kategorien bilden, denen die Variablen lediglich zugeordnet werden können. Faktorenanalysen sind deshalb nicht geeignet, einfache *richtig-falsch-Entscheidungen* zu leisten.

Die Faktorenanalyse (vgl. Huber 1999) ergab ein Modell mit insgesamt 5 Faktoren, deren Eigenwert über „1“ liegt und damit mehr die Gesamtstreuung erklärt als letztendlich sich selbst. Diese 5 Faktoren klären gemeinsam über 62 % der Gesamtvarianz auf und lassen sich folgendermaßen charakterisieren:

- **Faktor 1: Erfahrung von Selbstwirksamkeit und Kontrolle**
  Dieser Faktor trägt mit 23 % am stärksten zur Aufklärung bei. Die Items, die sich mit der gesundheitsbezogenen Kontrollüberzeugung auseinandersetzen, sowie die Aussage: *In der Sportgruppe habe ich erfahren, daß ich mehr kann, als ich dachte,* laden am höchsten auf diesen Faktor. Damit bestätigt sich die große Bedeutung der wahrgenommenen Selbstwirksamkeit nicht nur als Prädiktor für sportliche Aktivität (vgl. dazu Fuchs & Schwarzer 1994), sondern auch als Effekt des Sporttreibens. Sportliche Aktivität scheint ein geeignetes Szenario darzustellen, um Selbstwirkamkeit zu erfahren. Dies ist auch im Kontext der *experiental processes* (Marcus et al. 1992) oder *mastery* zu sehen. Die große Nähe dieser wahrgenommenen Selbstwirksamkeit zur erfahrenen Kontrolle zeigt sich auch hier, da die Items zur Bedeutung der Kontrollmeinung ebenfalls hoch auf diesen Faktor laden. Es sollte dabei aber berücksichtigt werden, daß eine hohe internale Kontrollmeinung eine der Voraussetzungen zur regelmäßigen körperlichen Aktivität darstellt.

- **Faktor 2: Erfahrung von Alltagsrelevanz/ Pragmatische Bewährung**
  Die in den Sportgruppen erhaltenen Informationen sowie die erlebten Erfahrungen werden in aller Regel methodisch so vermittelt, daß diese über den Rahmen der sportlichen Aktivität hinausgehen, auf Alltagssituationen transferiert werden und sich in diesen bewähren. Die Analyse zeigt, daß dies von den Teilnehmern wahrgenommen und als bedeutsam bewertet wird. Diese wahrgenommene Alltagsrelevanz kommt in folgenden Items zum Ausdruck, die am höchsten auf diesen Faktor laden:
  - *In der Sportgruppe habe ich vieles gelernt, was in meinem Alltag wichtig ist.*
  - *In der Sportgruppe erhalte ich Informationen, die für mich und meine Gesundheit wichtig sind.*
- **Faktor 3: Soziale Unterstützung**
  Zahlreiche Untersuchungen sehen in der spezifischen Form der sozialen Interaktion (s.o.) einen wesentlichen Wirkmechanismus des gesundheitsorientierten Sports. Allerdings bestätigt sich in Bewegungsprogrammen mit zeitlich begrenzter Kursform diese Annahme nicht immer. Für ein langfristiges Sportengagement im rehabilitativen Kontext wird der in der Gruppe erfahrbaren sozialen Unterstützung eine größere Bedeutung zugemessen. Soziale Unterstützung wird definiert als *„diejenigen sozialen Interaktionen oder Beziehungen, die jemanden mit tatsächlicher Unterstützung versehen oder die jemanden in einen sozialen Zusammenhang einbetten“* (Hobfoll 1988, zit. nach Schwarzer & Leppin 1990, 395).
  Sportliche Aktivitäten in Gruppen scheinen in der Lage zu sein, ein Klima entsprechend dieser Definition zu schaffen. Es ist auch davon auszugehen, daß die erhaltene soziale Unterstützung die Bewältigung der Erkrankungen wirkungsvoll unterstützt. Die Interpretation des Ladungsmusters des dritten Faktors gibt dafür deutliche Hinweise. Folgende Aussagen haben die höchsten Ladungen:
  - *Mir ist es wichtig, daß ich in der Sportgruppe nette Leute treffe.*
  - *Die Teilnehmer in der Gruppe helfen mir, mit meinen gesundheitlichen Problemen fertig zu werden.*
  - *In der Sportgruppe ist der Kontakt zu anderen Menschen sehr wichtig.*
- **Faktor 4: Wohlbefinden und/durch Körperkontrolle**
  Die mögliche Bedeutung dieses Faktors ist weniger fest umrissen als die der vorhergehenden. Hohe Ladungen finden sich hier für Aussagen in bezug auf die wahrgenommene Verbesserung des Wohlbefindens sowie die Verbesserung der Kontrolle über den Körper. Dabei steht zu vermuten, daß erlebtes Wohlbefinden und die Erfahrung einer verbesserten Körperkontrolle sich wechselseitig bedingen können und somit auch einen Faktor konstituieren können. Für die Aufklärung der Gesamtvarianz leistet dieser Faktors ca. 6 %.
- **Faktor 5: Erfahrung von Leistungsfähigkeit**
  Für die Identifikation des 5. Faktors müssen wiederum die beiden am höchsten ladenden Items gemeinsam betrachtet werden. So präzisiert sich dieser Faktor durch die Verknüpfung der Items:
  - *Bewegung und Sport spielt für meine Gesundheit eine große Rolle.*
  - *Ich möchte mich in der Sportgruppe anstrengen und körperlich belasten.*

Die aktive Teilnahme an einer Sportgruppe kann in diesem Kontext als Gegenpol zur eher passiven Patientenrolle betrachtet werden. Die dadurch gebildete Nische erlaubt die Erfahrung des *Noch-leisten-Könnens* in spürbarem Gegensatz zum *Nicht-mehr-leisten-können.* Die in sportlichen Aktivitäten gegebene Möglichkeit der direkten Erfahrung und Rückmeldung über körperliche Leistungsfähigkeit scheint von Bedeutung zu sein. Besonders in der Rehabilitation der Osteoporose und nach Herzinfarkt, d.h. Erkrankungen, die in der Regel von massiven körperlichen Einschränkungen gekennzeichnet sind, scheint dies von Bedeutung zu sein. Quantitativ trägt dieser Faktor zu 5,4 % der Aufklärung bei.

### 4.2.4 Ein integratives Anschauungsmodell zu psychophysischen Wirkungen der Sporttherapie

Die bisherigen Ergebnisse legen es nahe, ein theoretisches Rahmenmodell quasi als eine Baustelle zu betrachten, wobei die vorgestellten Modelle und Ansätze das benötigte Baumaterial liefern. Die Funktion besteht darin, die vorliegenden Elemente aufzugreifen und in ein anschauliches Konzept zu integrieren.

Dabei war es vordringlich, eine zugleich plastische und vereinfachte Sichtweise zu vermitteln, da die Modelle bisher nur eine geringe Anwendungsorientierung zeigten (vgl. dazu Willis & Campbell 1992).

So stand vor allem die didaktisch-methodische Funktion in der Ausbildung von Sporttherapeuten und zur methodischen Programmoptimierung im Vordergrund. Für dieses Rahmenmodell wurden verschiedene Annäherungen und Entwürfe veröffentlicht (Huber 1990; 1996; 1999).

Der grundlegende Wirkmechanismus, der sich im Verlauf von körperlicher Aktivität entfaltet, ist die physiologische und morphologische Anpassung aufgrund der gesetzten körperlichen Belastungsreize (vgl. Bouchard et al. 1994). So bildet der Zusammenhang zwischen möglichen *„erfolgreichen Formen des Umgangs mit Umweltanforderungen"* (Walschburger 1990, 30) und einem Einfluß auf die Gesundheit eine der wesentlichen Fragestellungen der *Biopsychologie der Gesundheit.* Es gibt verschiedene Betrachtungsweisen der Beziehung zwischen physiologischer Anpassung und möglichen Auswirkungen auf den Menschen, sie sollen jedoch hier nicht weiter diskutiert werden (vgl. Walschburger 1990). Vielmehr wird die körperliche Anpassung als Prozeß verstanden, vor dessen Hintergrund die in den Teiltheorien angesprochenen Prozesse wirksam werden können. Weiterhin ist davon auszugehen, daß die vorgestellten Teiltheorien in sehr unterschiedlicher Weise als Wirkfaktoren in Frage kommen. Steuernden Einfluß können dabei zahlreiche individuelle und situative Einflußfaktoren nehmen. Die jeweiligen Wirkfaktoren tragen quasi als Nebenflüsse in unterschiedlicher Weise zur Gesamtwirkung der Aktivität bei. Letztendlich lassen sich die gesundheitsrelevanten Effekte als gemeinsame Endstrecke eines Prozesses verstehen, zu dem die einzelnen Aspekte in unterschiedlicher Weise beitragen. Dabei ist die Höhe der Gesamtwirkung davon abhängig, in welchem Ausmaß die jeweiligen Teilbereiche aus Patientensicht *subjektiv bedeutsame Nutzeffekte* beisteuern. Umgekehrt ist die Gesamtwirkung geringer, wenn die Beiträge der Teilbereiche nur wenig oder überhaupt nicht wirksam werden, dies kann sogar soweit gehen, daß die erzielten biologisch funktionellen Effekte quasi versiegen, da sie nicht oder nur ungenügend verstärkt werden. Wenn ein Patient im Rahmen einer Rehabilitationsmaßnahme seine körperliche Leistungsfähigkeit verbessert hat, aber z. B. seine Einstellung gegenüber körperlicher Aktivität nicht verändert hat, wird dieser Effekt sehr schnell verschwinden.

Berücksichtigt man die in der Faktorenanalyse gefundenen Hinweise, so ergibt sich die in Abbildung 4.6 skizzierte Modellvorstellung.

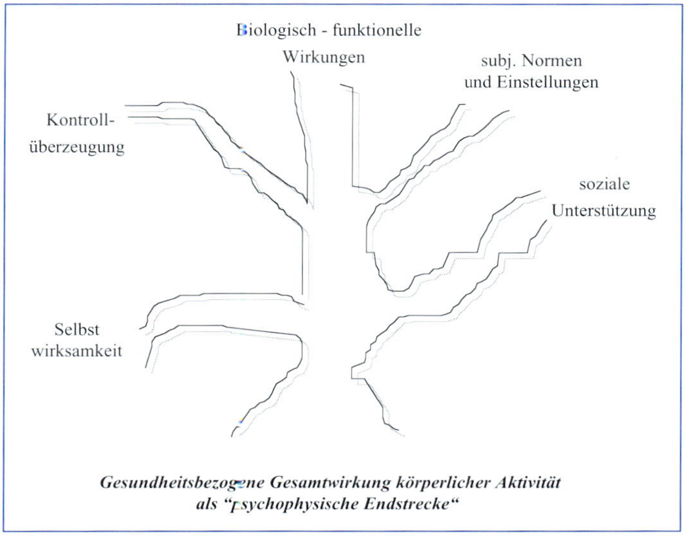


**Abb. 4.6**
Zusammenspiel der sporttherapeutischen Wirkfaktoren

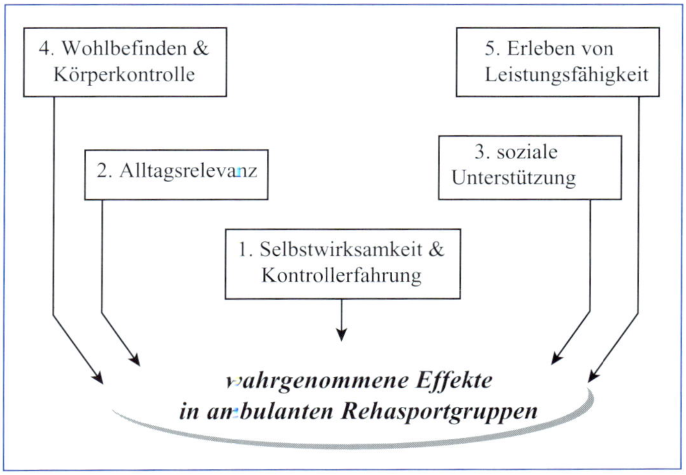


**Abb. 4.7**
Effekte der Sporttherapie aus Sicht der Teilnehmer

### 4.2.5 Umsetzung des Modells in die konkrete Arbeit

Das Ergebnis der Faktorenanalyse zeigt mit nahezu 60 % aufgeklärter Varianz ein recht befriedigendes Ergebnis und eine gute Passung der identifizierten Faktoren zu den theoretischen Vorüberlegungen. Ordnet man die gefundenen Faktoren in der Reihenfolge den aufgeklärten Varianzen zu, so ergibt sich die in Abbildung 4.7 vorgestellte Struktur. Die hier integrierten Faktoren scheinen relativ stabil über Indikationen und Angebotsformen hinweg vertreten zu sein.

Eine wesentliche Intention dieses Modells besteht darin, durch die Analyse komplexer Zusammenhänge das didaktisch-methodische Vorgehen in der Sporttherapie zu optimieren (vgl. dazu Kap. 7.4). Diese Optimierung besteht darin, daß die

- Vermittlung von sozialer Interaktion
- Wahrnehmung der Selbstwirksamkeit
- Stärkung der Kontrollwahrnehmung auf der körperlichen Ebene
- Vermittlung eines Alltagsbezugs

entscheidende Voraussetzungen für den gesundheitlichen positiven Effekt des Angebots darstellen. Dies bedeutet nicht, daß biologisch–funktionelle Zielsetzungen in den Hintergrund geraten. Vielmehr sollten alle Zielebenen verbunden werden. Derartige theoretische Rahmenkonzepte zeigen ihre Brauchbarkeit nicht dadurch, daß sie sich umfassend empirisch validieren lassen, sondern durch die Überprüfung der durch sie stimulierten Interventionen und der sich daraus ergebenden Probleme und Fragestellungen.

Die Gesundheitspsychologie ist dabei zur Systematisierung und Theoriebildung unerläßlich.

## Literatur


Abele, A., Brehm, W. (1990): Sportliche Aktivität als gesundheitsbezogenes Handeln. In: Schwarzer, R. (Hrsg.) (1990): Gesundheitspsychologie. Göttingen: Hogrefe 131–150

Ajzen, I. (1985): From intentions to actions: A theory of planned behavior. In: Kuhl, J., Beckmann, J. (eds.): Action control: from cognition to behavior. Heidelberg: Springer 11–39

Ajzen, I. (1988): Attitudes, personality, and behavior. Milton Keynes: Open University Press

Ajzen, I., Fishbein, M. (1977): Attitude – behavior relations: a theoretical analysis and review of empirical research. In: Psychological Bulletin 84, 888–918

Ajzen, I., Fishbein, M. (1980): Understanding Attitudes and Predicting Social Behavior. Englewood Cliffs, N.J.: Prentice Hall

Ajzen, I., Madden, T.J. (1986): Prediction of goal-directed behavior: Attitudes, Intentions and perceived behavior control. In: Journal of Experimental Social Psychology 22, 453–474

Antonovsky, A. (1974): Health, Stress and Coping. San Francisco: Jossey Bass

Antonovsky, A. (1987): Unraveling the mystery of health. San Francisco: Jossey Bass

Baltes, M.M., Zank, S. (1990): Gesundheit und Alter. In: Schwarzer, R. (Hrsg.) (1990): Gesundheitspsychologie. Göttingen: Hogrefe 199–213

Bandura, A. (1986): Social foundations of thought and action. Englewood Cliffs, New Jersey: Prentice Hall

Bandura, A., Cervone, D. (1986): Differential engagement of self-reactive influences in cognitive motivation. In: Organisational Behaviors and Human Decision Processes 38, 92–113

Becker, M.H. (1974): The health belief model and personal health behavior. In: Health Education Monographs 2/74, 323–473

Becker, M.H., Kirsch, J.P., Hafner, D.P., Drachman, R.H., Taylor, D.W. (1979): Patient perceptions and compliance. In: Haynes, R.W., Taylor, D.W., Sackett, D.L. (eds.) (1979): Compliance in health care. Baltimore: John Hopkins University press 75–92

Becker, M.H., Maiman, L.A. (1975): Social behavior determinants of complaints with health care and medical care recommendations. In: Medical care 13, 10–24

Becker, P., Bös, K., Opper, E., Woll, A., Bustmann, A. (1996): Vergleich von Hochgesunden, Normal- und Mindergesunden in gesundheitsrelevanten Variablen. In: Zeitschrift für Gesundheitspsychologie 4(1), 55–76

Bouchard, C., Shephard., R.J., Stephens, T. (eds.) (1994): Physical Activity, Fitness, and Health. International Proceedings and Consensus Statement. Champaign, Illinois: Human Kinetics

Cattel, R.B. (1987): Faktorenanalyse. Stichwort. In: Arnold, W., Eysenck, H.J., Meili, R. (Hrsg.) (1987): Lexikon der Psychologie. Freiburg im Breisgau: Herder 559–570, 2. Auflage

Clauß, G., Ebner, W. (1977): Grundlagen der Statistik. Frankfurt a.M., Thun: Harry Deutsch, 2. Auflage

Desharnais, R., Bouillon, J., Godin, G. (1994): Self-efficacy and outcome expections as determinants of exercise adherence. In: Psychological Reports 59, 1155–1159

DiClemente, C.C., Prochaska, J.O., Fairhurst, S., Velicer, W.F., Velasqez, M., Rossi, J.S. (1991): The process of smoking cessation: An analysis of pretemplation, contemplation, and prese-veration stages of changes. In: Journal of Consulting and Clinical Psychology 59, 295–304

Dishman, R. (1988): Behavioral barriers to health-related physical fitness. In: Hall, L.K., Meyer, G.C. (eds.): Epidemiology, behavior change, and intervention in chronic disease. Champaign, Illinois: Life enhancement publications 85–114

Dishman, R. (1994b): Predicting and Changing Exercise and Physical Activity: What's practical and what's not. In: Dishman, R. (ed.) (1994a): Advances in exercise adherence. Champaign, Illinois: Human Kinetics 7–17

Dishman, R. (ed.) (1988a): Exercise adherence. Champaign, Illinois: Human Kinetics

Dishman, R. (ed.) (1994): Advances in exercise adherence. Champaign, Illinois: Human Kinetics

Dishman, R.K., Sallis, J.F. (1994): The determinants and interventions for physical activity and exercise. In: Bouchard, C., Shephard, R.J., Stephens, T. (eds.) (1994): Physical activity, fitness and health. Champaign, Illinois: Human Kinetics 214–238

Dishman, R.K., Sallis, J.F., Orenstein, D.R. (1985): The determinants of physical activity and exercise. In: Public Health Reports 100, 158–171

Dishman., R.K. (1989): Determinants of Physical Activity and Exercise für Persons 65 Years of Age or Older. In: Spirduso, W.W., Eckert, H.E. (eds.) (1989): Physical Activity and Aging. Champaign, Illinois: Human Kinetics 140–162

Filipp, S.H. (1990): Subjektive Theorien als Forschungsgegenstand: Forschungspragmatische und ideengeschichtliche Aspekte. In: Schwarzer, R. (Hrsg.) (1990): Gesundheitspsychologie. Göttingen: Hogrefe 247–262

Fishbein, M., Ajzen, I. (1975): Belief, attitude, intention, and behavior: an introduction to theory and research. Reading, MA.: Addison-Wesley

Flammer, A. (1990): Erfahrung der eigenen Wirksamkeit. Einführung in die Psychologie der Kontrollmeinung. Bern: Hans Huber

Fuchs, R., Hahn, A., Schwarzer, R. (1994): Effekte sportlicher Aktivität auf Selbstwirksamkeit - Erwartung und Gesundheit in einer streßreichen Lebenssituation. In: Sportwissenschaft 24(1), 67–81

Fuchs, R., Schwarzer, R. (1994): Selbstwirksamkeit zur sportlichen Aktivität: Reliabilität und Validität eines Meßinstruments. In: Zeitschrift für differentielle und diagnostische Psychologie 15, 141–153

Godin, G. (1994): Social-cognitive models. In: Dishman, R.K.: Advances in exercise adherence. Champaign, Illinois: Human Kinetics 113–135

Godin, G., Shephard, R.J. (1986): The importance of type of attitude to the study of exercise behavior. Psychological Reports 58, 991–1000

Hayslip, B., Weigand, D., Weinberg, R., Richardson, P., Jackson, A. (1996): The development of new scales for assessing health belief model constructs in adulthood. In: Journal of Aging and Physical Activity 4, 302–332

Huber, G. (1990): Gesundheitspädagogische Aspekte in der Rückenschule. In: Binkowski, H., Huber, G. (Red.) (1990): Die Wirbelsäule, sporttherapeutische Aspekte. Köln: Echo, 142

Huber, G. (1996): Bewegung, Sport und Gesundheit – mögliche Zusammenhänge. In: Rieder, H., Huber G., Werle, J. (Hrsg.) (1996): Sport mit Sondergruppen – Ein Handbuch. Schorndorf: Hofmann 91-111

Huber, G. (1999): Evaluation gesundheitsorientierter Bewegungsprogramme. Waldenburg: Sport Consult-Verlag

Kendzierski, D. (1994): Schema-Theory: Information processing focus. In: Dishman, R.(ed.): Advances in Exercise Adherence. Champaign, Illinois: Human Kinetics 137–159

Lefcourt, H.M. (1982): Locus of control – current trends in theory and research. Hillsdale: Lawrence Erlbaum Associates

Marcus, B.H., Rossi, J.S., Selby, V.C., Niaura, R.S., Abrams, D.B. (1992): Stages and processes of exercise adoption and maintainance in a worksite center. In: Health Psychology 11(6), 386–395

O'Brien-Cousins, S. (1994): The role of social support in late life physical activity. In: Quinney, H.A., Gauvin, L., Wall, A.E.T. (eds.) (1994): Towards active living. Champaign, Illinois: Human Kinetics 247–254

Pahmeier, I. (1994): Drop out und Bindung im Breiten- und Gesundheitssport. In: Sportwissenschaft 24, 117–150

Petermann, F. Koch, U. (1998): Rehabilitationsforschung – Welchen Beitrag kann die Gesundheitspsychologie leisten? In Zeitschrift für Gesundheitspsychologie 3, 89

Prochaska, J.O., Marcus, B.H. (1994): The Transtheoretical Modell: Applications to Exercise. In: Dishman, R. (ed.) (1994): Advances in Exercise Adherence. Champaign, Illinois: Human Kinetics 161–180

Rotter, J.B. (1954): Social Learning and Clinical Psychology, New York: Prentice Hall

Rotter, J.B. (1966): Generalized expectancies for internal versus external control of reinforcement. In: Psychological Monographs 80 (Whole No. 609)
Schwarzer, R. (Hrsg.) (1990a): Gesundheitspsychologie. Göttingen: Hogrefe
Schwarzer, R. (1990b): Gesundheitspsychologie: Einführung in das Thema. In: Schwarzer, R. (1990a): Gesundheitspsychologie. Göttingen: Hogrefe 3–23
Schwarzer, R. (1990c): Theorien des Gesundheitsverhaltens: Eine kritische Analyse und Übersicht. In: Frey, D. (Hrsg.) (1990): Berichte über den 37. Kongress der Deutschen Gesellschaft für Psychologie. Göttingen: Hogrefe 440–446
Schwarzer, R. (1992): Psychologie des Gesundheitsverhaltens. Göttingen: Hogrefe
Schwarzer, R., Leppin, A. (1990): Sozialer Rückhalt, Krankheit und Gesundheitsverhalten. In: Schwarzer, R. (Hrsg.) (1990). Gesundheitspsychologie. Göttingen: Hogrefe 395–414
Shephard, R.J. (1994): Determinants of exercise in peoples aged 65 years and older. In: Dishman, R. (1994): Advances in Exercice Adherence. Champaign, Illinois: Human Kinetics 344–360
Sonstroem, R.J. (1988): Psychological models. In: Dishman, R.K. (ed.) (1994): Exercise adherence and its impact on public health. Champaign, Illinois: Human Kinetics 125–153
Wallston, B.S., Wallston, K.A.(1978): Locus of control and health: A review of the literature. In: Health Education Monographs (1978) 6, 107–117
Walschburger, P. (1990): Biopsychologische Aspekte der Gesundheit. In: Schwarzer, R. (Hrsg.) (1990): Gesundheitspsychologie. Göttingen: Hogrefe 25–35
Willis, J.D., Campbell, L.F. (1992): Exercise Psychology. Champaign, Illinois: Human Kinetics
Wurtele, S.K., Maddux, J.E. (1987): Relative Contributions of protection motivation theory components in predicting exercise intentions and behavior. In: Health Psychology 6, 453–466

# 5 Diagnostik

## 5.1 Einleitung

G. Huber

Mit Diagnostik bezeichnet man im allgemeinen die Feststellung des Vorhandenseins oder des Ausprägungsgrades eines bestimmten Merkmals. Diagnostik erlaubt auf dieser Grundlage Aussagen zur Bezeichnung und zu den möglichen Ursachen eines bestimmten Problems der körperlichen, psychischen oder sozialen Gesundheit. Diagnostik bezieht sich nicht nur auf abweichende Zustände, sondern kann das gesamte Spektrum möglicher Lebensaspekte umfassen. Diagnostik bildet somit die Grundlage jeglichen therapeutischen Handelns. Trotz dieser umfassenden Bedeutung kann Diagnostik aber nicht das gesamte Wesen oder die Persönlichkeit des Patienten erfassen, sondern soll die Merkmale des Patienten in einer spezifischen Weise beschreiben, die zu einer Lösung seines Problems führt. Dabei ist zu berücksichtigen, daß in der Rehabilitation Probleme in der Regel auf mehren Ebenen bestehen und deshalb unterschiedliche Zugangswege bestehen, um zur Entscheidung über die therapeutische Strategie zu gelangen.

Ludwig (Kap. 5.2) setzt sich einleitend mit dem Begriff der Diagnostik auseinander und zeigt die notwendigen Voraussetzungen zu ihrer Durchführung auf. Im Kapitel 5.3 stellt Wydra anschließend in einem pragmatischen Zugang eine Diagnosestrategie der Sporttherapie vor. Im Kapitel 5.4 erweitert Hölter diese Ansätze um die individuellen Aspekte des Erlebens und Verhaltens.

Der abschließende Beitrag (Kap. 5.5) zu dieser Thematik wählt bewußt einen etwas erweiterten Fokus und thematisiert den Ansatz des Assessments. Neben den spezifischen Diagnosemöglichkeiten hat insbesondere der Ansatz des Assessments in der Rehabilitation eine hohe Bedeutung. Dabei bezeichnet Assessment die regelmäßige Sammlung, Analyse, und Weitergabe von Information über

- Gesundheitszustände
- Gesundheitsrisiken
- Ressourcen zur Bewältigung auf individueller oder kollektiver Ebene

Die Funktion des Assessments besteht auch darin, Trends in der Entwicklung von Krankheiten zu erkennen, um dadurch Behandlungsmöglichkeiten und Gesundheitsressourcen besser ausschöpfen zu können. Insofern stellt Assessment eine übergeordnete und damit mulitfunktionelle Form der Diagnostik dar.

## 5.2 Bewegungsdiagnostik

G. Ludwig

**Gliederung**
- Einführung in die motorische Diagnostik
- Zum Begriff der Diagnostik
- Arbeitsschritte der Diagnostik
- Anforderungen an diagnostische Verfahren
- Diagnostische Methoden

**Lernziele**
- Kennenlernen allgemeiner Grundlagen und Anforderungen zur Anwendung diagnostischer Verfahren
- Vermittlung indikationsübergreifender motodiagnostischer Verfahren
- Kennenlernen ausgewählter psychodiagnostischer Verfahren zur Erfassung psychosozialer Komponenten

### 5.2.1 Einführung in die motorische Diagnostik

In dem Maße, wie die Mittel zur Finanzierung sporttherapeutischer Aufwendungen knapper werden, wo Sparzwänge die Arbeit der Therapeuten beeinflussen, wird es im gesamten therapeutischen Bereich um so bedeutsamer, die Wirksamkeit der Therapie zu belegen.

Ob im klinischen oder im ambulanten Bereich der Sporttherapie stehen aber auch immer die Fragen, mit welchen Mitteln ein Patient individuell angemessen optimal sporttherapeutisch versorgt werden kann und welche Formen des Sports indiziert sind

Zur Beantwortung dieser Fragen muß sich der Sporttherapeut eines Instrumentariums bedienen, das ihm hilft, das Medium Sport in Sinne von Prävention und Rehabilitation optimal zu nutzen, der Diagnostik.

#### Zum Begriff der Diagnostik

Im Sprachgebrauch impliziert man mit dem Begriff landläufig das Erstellen einer Diagnose auf der Grundlage einer Befunderhebung, z. B. eines Testes. Damit wäre dem prozeßhaften Geschehen der Diagnostik unzureichend Rechnung getragen. Der diagnostische Prozeß, *„dessen Aufgaben- und Zielstellungen von praktischen Anforderungen und/oder von wissenschaftlichen Erkenntnissen bestimmt werden“* (Bös 1987, 21) ist komplexer zu sehen.

Wichtige Säulen des diagnostischen Prozesses stellen dabei zweifelsohne die *Datenerhebung* und *Verarbeitung* dar.

Für das sporttherapeutische Arbeitsfeld, wo das Medium Sport mit seinen Potenzen als ganzheitlich wirkende Therapieform genutzt wird, erstreckt sich die Datenerhebung auf die Analyse des gesamten Entwicklungszustandes von Patienten.

Ziel dieser Stufe ist die Gewinnung umfassenden Wissens über das Ausprägungsniveau verschiedener Persönlichkeitsbereiche. Dazu zählen auch Daten über physiologische und psychologische Parameter, die vorrangig von Medizinern und Psychologen erhoben werden, die aber auch von den Sporttherapeuten in ihrer doppelten Bedeutung „gelesen“ werden sollten. Gerade psychologische Parameter wie Konzentration, Aufmerksamkeit und Willensstärke wirken sich direkt auf die Sporttherapie aus.

Stufen des diagnostischen Prozesses sind in Anlehnung an Clauss (1976):

- Beschreibung und Messung der Daten
- Erklärung ihres Zustandekommens
- Anwendung der gewonnen Erkenntnis in der Praxis.

Sie stehen *„zueinander in Systembeziehungen“* (Bös 1987, 21), d.h. sie beeinflussen sich gegenseitig.

Für die Erklärung des Zustandekommens des Datenmaterials ist auch die Erfassung von Daten des sozialen Umfeldes relevant, nicht zuletzt auch, um praktikable Hinweise für das Training bedeutsamer motorischer Handlungen zu erhalten, die für die Bewältigung der motorischen Anforderungen des täglichen Lebens unersetzbar sind. Im Sinne der Anwendung der gewonnenen Daten auf die Praxis sprechen Sprung & Sprung (1990, 35ff.) von einer *„gezielten Hypothesenbildung (Zustandshypothese und Zielhypothese), [...] in die letztendlich Wissen und Berufserfahrung über die Veränderbarkeit des ermittelten Zustandes einfließen. Bei dieser Ziel- und Prognosefixierung fließt das gesamte Kompetenzwissen des Sporttherapeuten ein, verstanden als Wissen des Fachmanns über einen gewonnenen Zustand, sein Zustandekommen und seine Veränderbarkeit.“*

In Anlehnung an Kaminski (1976) ist gerade für den sporttherapeutischen Prozeß die Bedeutung einer sequentiellen Arbeitsweise relevant, wie sie im nachfolgenden Kapitel 5.3 beschrieben wird. Er bedarf eines diagnostisch-therapeutischen Rückkopplungsprozesses, der in bezug auf verschiedene *„Variationsdimensionen“* (Sprung & Sprung 1990, 37) erweiterbar ist, bei dem verschiedene Diagnoseformen (der verschiedenen Fachdisziplinen) zu Therapieentscheidungen führen und diese wiederum – zumindest über einen Prä-Post-Test (i.S. von Eingangs-, Ausgangsdiagnostik) – hinsichtlich ihrer Wirksamkeit überprüft werden.

Für den Einsatz diagnostischer Verfahren ist zu entscheiden, ob sie zum Zweck der Entscheidung über eine bestimmte Eignung (Eingangsdiagnostik) eine Aussage zum Entwicklungsstatus und der Zuordnung zu einer bestimmten „Norm“-Population (Entwicklungsdiagnosen) oder zur Ermittlung eines meist sehr differenzierten fähigkeits- und fertigkeitsbezogenen Leistungsstandes eingesetzt werden (Abb. 5.1).

Die dominierende Fragestellung im Rahmen der *Eignungsdiagnostik* in der Sporttherapie ist die nach der Einordnung der Diagnostikanden (Patienten, Schüler) in eine bestimmte Einrichtung bzw. in ein bestimmtes Therapiekonzept. Aussagekräftige Screening-Verfahren, über die beispielsweise belastbarkeits- und fähigkeitsbezogene Daten gewonnen werden, finden Anwendung.

Die Einschätzung der motorischen Entwicklung als zentrales Anliegen der *Entwicklungsdiagnostik*, meist mit Hilfe altersabgestufter Tests hat, begonnen mit den motometrischen Stufenleitern von Oseretzky (1921), hauptsächlich im Kindesalter Bedeutung und bietet dafür einige Tests:

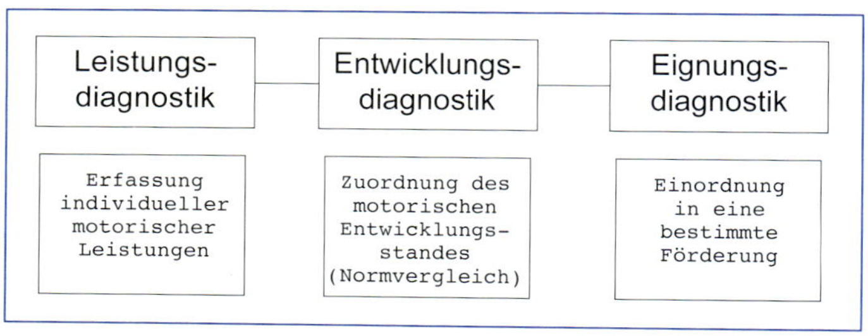


**Abb. 5.1**
Aufgabenbereiche motodiagnostischer Verfahren in der Sporttherapie

- ROS – Rostock-Oseretzky-Skala (Kurth)
- LOS-KF-18 – Lincoln-Oseretzky-Skala – Kurzform mit 18 Aufgaben (Eggert)
- MOT 4–6 – Motoriktests für 4–6 Jahre (Zimmer/Volkammer)

Sie sind in ihrem Aussagebereich bestenfalls auf eine Grobeinschätzung motorischer Komponenten gerichtet (z. B. statische Koordinaten der unteren Extremitäten oder Gesamtkoordinaten) und lassen zuverlässige, valide und auf ein hypothetisches Modell zu den Motorikkomponenten bezogene Aussagen nur bedingt zu. Auch die Entwicklungsprofile im Kleinkindalter (Doman u. Delecato, Kiphard, Hellbrügge u. a.), die sich an einer Bezugsnorm für das jeweilige Alter orientieren, sind personenbezogen weniger geeignet, das Prozeßgeschehen der individuellen Entwicklung abzubilden als für die *„Bewertung des aktuellen Leistungszustandes im normorientierten sozialen Vergleich"* (Bös 1987, 41f.).

Eine Beschreibung des individuellen Entwicklungsverlaufes ist gegenwärtig von höherem Aussagewert für die Sporttherapie. Dazu werden sogenannte *leistungsdiagnostische Verfahren* eingesetzt. Dabei wird von einem hypothetischen Modell über die verschiedenen Komponenten der Motorik, deren Abbildbarkeit und Veränderbarkeit unter dem Einfluß von Sporttherapie ausgegangen. Die individuelle Ausprägung der motorischen Leistungsfähigkeit mit konditionellen und koordinativen Fähigkeiten sowie motorischen Fertigkeiten wird von Bös (1987, 35) als personenbezogene Diagnose gekennzeichnet, bei der *„es um die Beschreibung, Erklärung und Prognose von Bewegungsleistungen oder nur die Initiierung bzw. Kontrolle von personenbezogenen Interventionsmaßnahmen"* geht.

Die Prüfung des individuellen motorischen Fähigkeits- und Fertigkeitsniveaus erfolgt zu einem bestimmten Zeitpunkt unter Berücksichtigung bestimmter Bedingungen, z. B. einer differenzierten motorischen Förderung. Aus stärker sportwissenschaftlicher Sicht können die Daten auch zur Aufhellung der komplexen und komplizierten Struktur motorischer Leistungen genutzt werden, wie es bei zahlreichen Forschungsuntersuchungen bereits erfolgte (Fleischmann 1954, Eggert 1973, Hirtz 1985, Ludwig 1989 u. a.).

## Arbeitsschritte der Diagnostik

Die diagnostische Vorgehensweise in der Sporttherapie unter Berücksichtigung des prozeßhaften Charakters beinhaltet in ihrer Phasenstruktur verschiedene Stufen (Abb. 5.2), die schematisch von Bös (1987) dargestellt sind.

Für die Sporttherapie sind in den Phasen *Vorbereitung, Durchführung, Auswertung* und *Verarbeitung* die charakteristische Wechselbeziehung zwischen dem Untersuchenden (Diagnostiker) und dem zu Untersuchenden (Diagnostikand) sowie die zu den diagnostischen Verfahren von Relevanz (siehe Abb. 5.4).

Dabei stellt die gewählte Methode *„das distanzierend-vermittelnde Glied in diesem Wechselverhältnis dar"* (Sprung & Sprung 1990, 47).

In einer ersten Phase gilt es, die Zielstellung der Diagnostik zu klären. Diese steht in engem Zusammenhang mit der diagnostischen Fragestellung. Sie wird wesentlich geprägt vom *Auftraggeber*, d. h. der Institution, in der die Sporttherapie durchzuführen ist (z. B. AHB, Kurklinik, ambulantes Rehabilitationszentrum) und damit im Zusammenhang auch mit den zu diagnostizierenden Personen. Aus deren Charakteristik (Alter, Geschlecht, sportliches Interesse, Leistungsvermögen, Indikation) ergibt sich die Frage nach den zu erfassenden Inhalten (Fertigkeiten, Fähigkeiten, Funktionen).

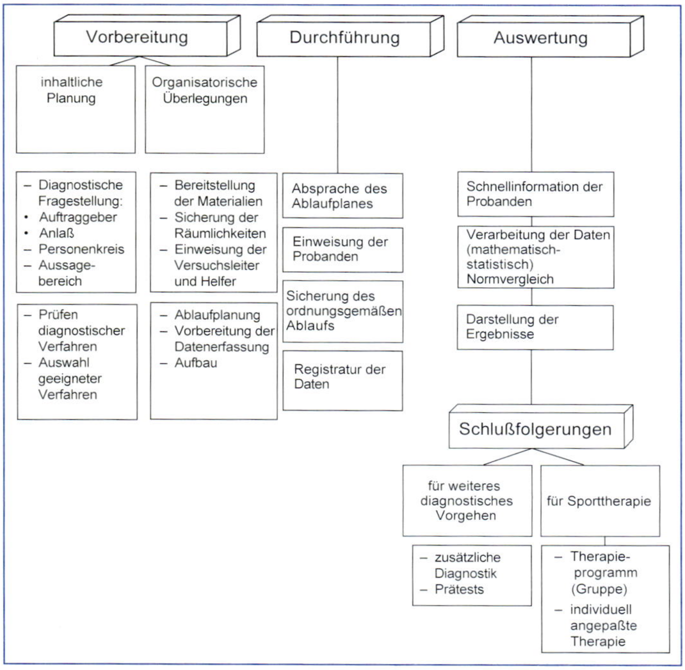


**Abb. 5.2**
Arbeitsschritte im diagnostischen Prozeß (nach Schnabel 1987)

Auf der Basis dieser Kenntnisse sind zur Verfügung stehende diagnostische Verfahren zu suchen und die zur Beantwortung der Fragestellung geeigneten auszuwählen.

Die Entscheidung über Eignung von diagnostischen Verfahren wird von testökonomischen Gesichtspunkten mitgeprägt. Entscheidend ist dabei die Berücksichtigung der Räumlichkeiten, des verfügbaren Materials und des erforderlichen Zeitaufwandes. Unter diesen Gesichtspunkten ist zu klären, ob auf ein standardisiertes Verfahren zurückgegriffen werden kann oder ob dieses gegebenenfalls zu modifizieren bzw. durch andere Methoden (z. B. Beobachtung, Befragung) zu ersetzen ist. In jedem Falle bedarf es beim weiteren Vorgehen des Wissens über zu berücksichtigende Kriterien, die den Wert und die Qualität der Verfahren sowie die durch sie gewonnenen Erkenntnisse maßgeblich prägen.

Abhängig von der Zielstellung der Diagnostik wird die Auswahl der Verfahren mitbeeinflußt durch die Fragen

- ob es sich um eine einmalige Niveaubestimmung handelt (z. B. im Sinne von Eignungsdiagnostik mit möglichen Screening-Verfahren oder Entwicklungstests, bei denen die dichotone Fragestellung *gelöst/nicht gelöst* hinlänglich ist)
- ob „die Leistungsentwicklung kontinuierlich verfolgt werden (soll), was eine Durchführung der Tests in kürzeren Zeitabständen erfordert" (Blume 1998, 379). Das bedeutet, daß auch bei Entwicklungsfortschritten noch ein gewisses Schwierigkeitsniveau der gewählten Aufgabe gewährleistet ist.

Vorrangiges Ziel der organisatorischen Vorbereitung ist die Sicherung einer hohen Durchführungsobjektivität. Das impliziert die Absicherung der erforderlichen Räumlichkeiten und Materialien zum gewünschten Zeitpunkt, ganz besonders aber die inhaltliche Einweisung der Versuchsleiter und Helfer.

Hierzu gehört neben ausführlichen Handlungsanweisungen und detaillierten Angaben zur Aufgabenausführung und Datenerfassung auch das vorherige Üben der Diagnostiker selbst.

In der sporttherapeutischen Praxis werden diagnostische Prozesse mehrheitlich in Gruppensituationen ablaufen bzw. auch bei Einzeldiagnostik werden verschiedene Bereiche der Persönlichkeit nacheinander erfaßt werden. Die im Interesse von *Durchführungsobjektivität* und Testökonomie erforderliche Aufstellung eines Ablaufplanes trägt dem Rechnung, indem

- eine exakte Zeitplanung für die einzelnen Verfahren bei *parallelem* Absolvieren verschiedener Stationen zur Vermeidung von Wartezeiten bzw. Zeitdrucksituationen vorliegt
- eine Ablaufplanung mit möglichst vergleichbarer Belastungsgestaltung an den Stationen (unter besonderer Beachtung von Ausdaueraufgaben) zu gewähren ist
- die Vorbereitung von Erfassungsbögen für die Registratur der Ergebnisse erfolgt ist

Die Durchführung wird durch den Aufbau der Stationen vor Testbeginn vorbereitet und erfolgt speziell unter dem Aspekt des Sicherns standardisierter Bedingungen. Die Absprache des Ablaufs bei paralleler Durchführung gewährt einen reibungslosen Verlauf und beeinflußt direkt die Qualität der Ergebnisse (Blume 1998).

Unmittelbar vor Beginn der Erhebung bedarf es einer Einweisung der Probanden. Im Sinne der motivationalen Vorbereitung erfolgt für die Patienten eine verständliche Erläuterung der Ziele, *„einschließlich des für sie individuell bedeutsamen Nutzen"* (Blume 1998, 331) sowie eine grobe Skizzierung (Zeitumfang) des Ablaufs. Die detaillierte Erklärung der konkreten Verfahren und des Aussagebereichs erfolgt jeweils an der entsprechenden Station.

Beim gruppenweisen Diagnostizieren an unterschiedlichen Stationen mit verschiedenen Diagnostikern empfiehlt es sich, daß sich ein Versuchsleiter für den störungsfreien Ablauf verantwortlich fühlt und möglichst frei verfügbar ist. Dadurch kann er auch das Verhalten von Patienten zusätzlich beobachten und bei Problemen Abhilfe schaffen.

Im Rahmen der Einweisung von Versuchsleitern und Helfern sollten diese entweder befähigt werden, sofort Informationen über Daten zu geben, günstigerweise sollte das aber Aufgabe des Versuchsleiters sein, wodurch er motivierend wirksam werden kann. Die exakte Registratur der Leistungen in den verschiedenen diagnostischen Verfahren zur Sicherung der *Auswertungsobjektivität* sollte so vorbereitet sein, daß die weitere Verarbeitung möglichst vereinfacht wird. Dabei hilft vor allem eine computergestützte Datenerfassung. Nach der Auswertung der Daten findet der diagnostische Prozeß seinen Abschluß in der Fixierung von individuellen Therapiemaßnahmen oder der Entscheidung über weitere differentialdiagnostische Verfahren.

### Anforderungen an diagnostische Verfahren

In der Sporttherapie werden diagnostische Verfahren mehrheitlich unter dem Gesichtspunkt der Wiederholbarkeit eingesetzt. Üblicherweise werden motorische Interventionen hinsichtlich ihrer Wirksamkeit über Prä- und Post-Test-Vergleiche bewertet. Unter den Aspekten der Vergleichbarkeit von Daten, der Reduktion von Einflußfaktoren auf die Ergebnisse und der daraus resultierenden Erhöhung des Wertes der Ergebnisse sind dem Sporttherapeuten als Diagnostiker Hilfsmittel gegeben, die ursprünglich unter dem Terminus *Testtheorie* entwickelt und publiziert wurden. „*Die klassische Testtheorie entwickelte sich vor allem als statistische Theorie*" (Sprung & Sprung 1990, 112f.) und versteht sich als „*Lehre von den methodentheoretischen (einschließlich meßtheoretischen) Grundlagen der Verfahrensentwicklung.*" Für den praktisch tätigen Sporttherapeuten bedarf es insofern des Wissens der theoretischen Grundannahmen, die im deutschsprachigen Raum Lienert (1967) lieferte, als man mit ihrer Hilfe Verfahren bewerten, anwenden und auswerten kann. Auf diese Weise erhält man zuverlässige Informationen über die Ausprägung von motorischen Fähigkeiten und Fertigkeiten der Patienten. Die Qualität, der Aussagewert oder die Authentizität von diagnostischen Verfahren läßt sich nach Lienert (1967) über die *Hauptgütekriterien*

- Validität
- Reliabilität und
- Objektivität

sowie über die *Nebengütekriterien*

- Ökonomie
- Normierung
- Nützlichkeit und
- Vergleichbarkeit

ausdrücken. Für die sporttherapeutische Praxis sind die Zusammenhänge zwischen Objektivität und Reliabilität einerseits und Objektivität und Validität andererseits bedeutsam (Abb. 5.3).

Die Validität, die sich auf den Grad der Genauigkeit eines Merkmals bezieht, mit dem es diesen auch tatsächlich erfaßt, gilt als zentra-

**Hauptgütekriterien für diagnostische Verfahren**

| **Validität** | **Reliabilität** | **Objektivität** |
|---|---|---|
| Grad der Genauigkeit, mit dem Verfahren das erfaßt, was es beabsichtigt<br>**(Gültigkeit)**<br><br>inhaltl./logische Validität<br><br>Kriteriumsvalidität<br><br>- Expertenrating<br>- Paralleltest | Grad der Genauigkeit und Beständigkeit bei Wiederholungen<br><br>**(Zuverlässigkeit)**<br><br>- Test-Retest-Methode<br>- Halbierungsmethode<br>- Paralleltestmethode | Grad der Unabhängigkeit von Untersuchern, Auswertern und Interpretation (auch: **Konkordanz**)<br><br>Durchführungs-, Auswertungs-, Interpretations-objektivität<br><br>- Test-Retest-Methode mit verschiedenen Testleitern |

**Abb. 5.3** Wechselbeziehungen der Hauptgütekriterien

les Gütekriterium. „Experten“ können z. B. etwas dazu aussagen (Experten-Rating), welches Persönlichkeitsmerkmal oder welche motorischen Leistungsvoraussetzungen durch ein Verfahren erfaßt werden.

„*Wenn auch die Validität des Tests als das wesentlichste Gütekriterium angesehen werden muß, weil es darüber Auskunft gibt, inwieweit das zu prüfende Merkmal tatsächlich erfaßt wird, so ist die Objektivität [...]*“ (Blume 1998, 360) mindestens ebenso wichtig für die Sicherung der Validität. In dem Maße, wie Durchführungs- und Auswertungsobjektivität nicht gesichert werden, ist letztendlich auch die erwünschte Aussage über die Ausprägung eines Merkmals fragwürdig.

Die Gewährung von Durchführungs- und Auswertungsobjektivität hängt in hohem Maße vom Diagnostiker und seinen Arbeitsschritten ab (Abb. 5.4).

Unter dem Aspekt der Sicherung der Durchführungsobjektivität ist pauschal erst einmal „*die exakte Einhaltung der im Testmanual festgelegten Durchführungsbestimmungen, besonders der standardisierten Bedingungen*“ (Blume 1998, 263) zu verstehen. Im Detail heißt das die Beachtung von:

- Zeitpunkt der Untersuchung (vorherige Belastungen)
- ausreichenden Testräumen
- Beschaffenheit der Räume (z. B. des Bodens, Störfaktoren)
- gut funktionierenden Geräten/Hilfsmitteln
- einheitlicher Motivierung (anschauliche Erklärungen)
- einheitlicher Durchführung (Demonstration, Probe-, Wertungsversuche), die im Wiederholungsfalle in gleicher Art und Weise erneut zu berücksichtigen ist.

Eine exakte Ergebnisregistratur (durch richtig funktionierende Meßinstrumente und dadurch dezimierte Meßfehler) sowie klare Beurteilungsmerkmale und fixierte Regeln der Datenauswertung bilden die Basis für eine hohe Auswertungsobjektivität.

In dem Maße, in dem die Objektivität hinreichend gewährt wird, wird bei einem validen Verfahren auch dessen Zuverlässigkeit oder Reliabilität beeinflußt. „*Die Reliabilität kommt darin zum Ausdruck, in welchem Maße bei ein und derselben Person unter gleichen Bedingungen adäquate Testergebnisse erreicht werden, das heißt in wie weit diese reproduzierbar sind*“ (Blume 1998, 361).

Über die Testwiederholung oder die Paralleltestreliabilität wird der Grad der Beständigkeit oder Stetigkeit der Leistung einer Person bei wiederkehrender Durchführung der gleichen oder eines bereits geprüften parallelen Verfahrens berechnet.

Für die Sporttherapie interessant sind zudem einige Nebengütekriterien. Nach Lienert (1967, 18f.) ist ein Test *vergleichbar* „*wenn ein oder mehrere Paralleltests und validitätsähnliche Tests verfügbar sind. Ein Test ist nützlich, wenn er ein Persönlichkeits-*

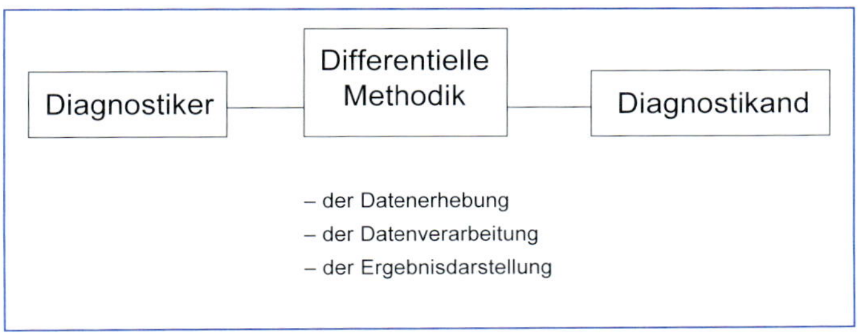


**Abb. 5.4**
Schematische Darstellung der Hauptkomponenten einer diagnostischen Situation (nach Sprung & Sprung 1990)

*merkmal mißt, für dessen Untersuchung ein praktisches Bedürfnis besteht, und er ist ökonomisch, wenn er schnell und einfach durchzuführen und auszuwerten ist*" (Bös 1987, 149). Geringe Dauer, geringer Materialaufwand und geringer personeller Aufwand sind für die praktische Anwendung diagnostischer Verfahren häufig entscheidend für oder gegen ein Verfahren. Gruppenweise Diagnostik mit parallelen Stationen sind deshalb anzustrebende Vorgehensweisen, wenn die dabei zu verwendenden Materialien auch in allen Turnhallen verfügbar sind. Dazu sind für eine Vielzahl von Fragestellungen (z. B. Erfassung koordinativer Fähigkeiten) Testgeräte ähnlich von Labortests im Dienste der Authentizität unentbehrlich.

Anzustreben ist ein gutes Verhältnis von über Screening Verfahren vorab zu klärenden Fragestellungen und differentialdiagnostischen Fragen.

### Diagnostische Methoden

Ausgehend von der Komplexität des diagnostischen Prozesses in der Sporttherapie stellen sich auch die zu nutzenden Methoden vielgestaltig dar. In Weiterführung der Darlegungen zu den Arbeitsschritten in der sporttherapeutischen Diagnostik ist Schnabel et al. (1987) zu folgen, die unterscheiden zwischen:

- Methoden zur Erfassung motorischer Leistungen und Voraussetzungen
- Methoden zur Erfassung von Zusammenhängen von Leistungen und Voraussetzungen
- Methoden zur Erfassung der Effektivität (d. h. Wirksamkeit) therapeutischer Förderung
- Methoden zur weiteren Strategieplanung (Abb. 5.5)

Die von Bös (1987) genannten diagnostischen Methoden der Datenerfassung *Beobachtung*, *Befragung*, *Experiment* und *Test* werden durch Schnabel et al. (1987) durch die *Messung* erweitert. Als Spezifik bewegungswissenschaftlicher Diagnostik wird, entgegen der Psychologie, zwischen Test und Messung unterschieden. Nach Blume(1983, 446) stellen sportmotorische Tests ein „*wissenschaftlich begründetes Untersuchungsverfahren, das durch Lösen einer motorischen Bewegungsaufgabe unter standardisierten Bedingungen motorische Fähigkeiten (konditionelle und koordinative) und die Stabilität und Rentabilität sportmotorische Fertigkeiten des Menschen prüft*" dar. Als standardisiertes

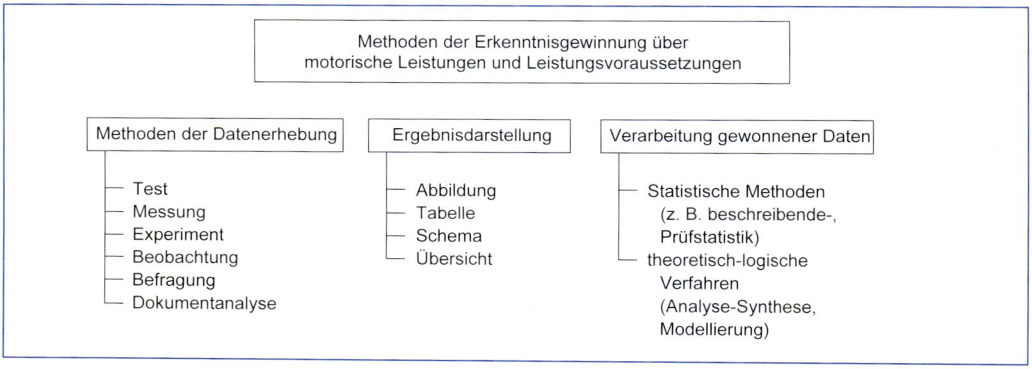


**Abb. 5.5** Ausgewählte Forschungsmethoden in sportwissenschaftlichen Problemfeldern (nach Schnabel et al. 1987)

Routineverfahren bedient sich der Test zwar des Messens von Daten, die Testleistung läßt aber darüberhinaus auf motorische Fähigkeiten und Fertigkeiten schließen, die einer direkten Erfassung nicht zugänglich sind. Dagegen wird die Methode der Messung zu Erfassung direkt zugänglicher sportmedizinischer oder biomechanischer Kenndaten eingesetzt, wie etwa Weg-Zeit-Verläufe oder Kraftimpulse.

Zu ergänzen wäre auch die Dokumentenanalyse (z. B. Krankengeschichte) als Verfahren zur Erkenntnisgewinnung (Sprung & Sprung 1990).

Die Methode der *Beobachtung* stellt ein häufig verwendetes Verfahren dar, das *„auf der bewußten, planmäßigen, zielgerichteten selektiven Wahrnehmung der Tätigkeit, sowie der spezifischen Bedingungen im Prozeß des Sporttreibens beruht"* (Schnabel et al. 1987, 193).

Beobachtbares äußeres Verhalten wie Bewegungstätigkeit, z. B. Bewegungsfluß, Bewegungsrhythmus, Bewegungsharmonie, soziale Verhaltensweisen (Interaktion, Kommunikation) und psychische Komponenten (Aufmerksamkeitsausrichtung, Stimmungslage, u. a.) sollten dabei möglichst auch *objektivierbar* gemacht werden, indem z. B. Beobachtungsschwerpunkte sowie Einschätzungskriterien fixiert werden. Blume (1998, 357) empfiehlt die kriteriengebundene ordinalskalierte Form: *„Dabei wird das Beobachtungskriterium in mehrere Qualitätsstufen unterteilt, die so genau wie möglich beschrieben werden müssen. Diese Qualitätsstufen werden mit Punktwerten versehen, es entsteht eine Punkteskala. Gebräuchlich sind 3er-, 5er-, oder 7er Skalen, die von groß bis immer feiner das Beobachtungskriterium erfassen."*

## Literatur

Blume, D.-D. (1983): Der sportmotorische Test als Forschungsmethode. In: Theorie und Praxis der Körperkultur 32 (1983)6, 446–448

Blume, D.-D.(1998): Zu Methoden im Anwendungsbereich Bewegungslehre, speziell zum motorischen Test. In: K. Meinel, G. Schnabel: Bewegungslehre/Sportmotorik. Berlin: Sportverlag

Bös, K. (1987): Handbuch sportmotorischer Tests. Göttingen: Hogrefe

Clauss, G. (Hrsg.) (1976): Wörterbuch der Psychologie. Leipzig: Bibliographisches Institut

Fleischman, E.A. (1954): Dimensional analysis of the psychomotoric abilities. In: J. of Exp. Psychol. 48 (1954), 437–454

Hirtz, P. et al. (1985): Koordinative Fähigkeiten im Schulsport. Berlin: Volk und Wissen Verlag

Kaminski, G. (1976): Rahmentheoretische Überlegungen zur Taxonomie psychodiagnostischer Prozeße. In: K. Pawlik (Hrsg.): Diagnose der Diagnostik. Stuttgart:

Ludwig, G. (1989): Untersuchungen zu Auffälligkeiten der koordinativ-motorischen Entwicklung im Vorschulalter. Ein Beitrag zur Theorie der Rehabilitation motorischer Erziehung. Berlin: Humboldt-Universität (Diss. B)

Lienert, G.A. (1967): Zu Methoden im Anwendungsbereich der Bewegungslehre, speziell zum motorischen Test. In: Kurt Meinel, Günther Schnabel: Bewegungslehre-Sportmotorik. 9., stark überarbeitete Auflage. Berlin: Sportverlag 355–358

Oseretzky. In: Eggert, D. (1971): Faktorenanalysen psychomotischer Tests bei sprachbehinderten, intelligenzbehinderten, schwerhörigen und normalen Kindern. In: Sonderpädagogik 2(3), 49–61

Schnabel, G. et al. (1987): Methoden zur Gewinnung empirischen Wissens. Wissenschaftliche Zeitschrift er DHfK 28(1987) Sonderheft 3: Forschungsmethoden in den sportmethodischen Wissenschaftsdisziplinen 181–230

Sprung & Sprung. In: Guthke, J. et al. (1990): Psychodiagnostik. Berlin: Deutscher Verlag der Wissenschaften

## 5.3 Problemorientierte Diagnosestrategie für die Sporttherapie

G. Wydra

**Gliederung**

- Fähigkeitsorientierung sporttherapeutischer Testverfahren
- Konzeptionelle Überlegungen zur Erstellung einer sequentiellen Diagnosestrategie
- Die motorische Basisdiagnostik
  - Grundüberlegungen
  - Testbeschreibung
  - Hinweise zur Testdurchführung
  - Interpretation der Ergebnisse
- Bewertung des vorgestellten Instrumentariums

**Lernziele**

- Kennenlernen der Bedeutung fähigkeitsorientierter Konzepte
- Kennenlernen des Konzepts einer sequentiellen Diagnosestrategie
- Kennenlernen der motorischen Basisdiagnostik

### 5.3.1 Fähigkeitsorientierung sporttherapeutischer Testverfahren

Sporttherapeutische Maßnahmen stellen hochkomplexe Beanspruchungen des Menschen dar. Hierbei spielt insbesondere die körperliche Leistungsfähigkeit eine leistungslimitierende Rolle. Die körperliche Leistungsfähigkeit ist abhängig von Alter, Geschlecht, Art und Schwere einer eventuell vorliegenden Erkrankung, Art und Dauer der körperlichen bzw. sportlichen Aktivität im Alltag etc. Im allgemeinen wird die Bedeutung der Art und Schwere einer Erkrankung für die Planung von sporttherapeutischen Programmen überschätzt. Medizinische Informationen beinhalten in der Regel keine Informationen über die Belastbarkeit eines Menschen. So hat selbst die Diagnose *Zustand nach Herzinfarkt* relativ wenig Aussagekraft für die Indikation zu bestimmten Bewegungsprogrammen. Erst die Angabe der symptomfreien fahrradergometrischen Leistungsfähigkeit erlaubt eine Abschätzung der körperlichen Belastbarkeit im Rahmen von Sportprogrammen.

Wichtiger als die Orientierung an Krankheiten (*impairments*) erscheint eine Orientierung an körperlichen Funktionen im Sinne von Funktionsstörungen oder Fähigkeiten (*disabilities* bzw. *abilities*).

Krankheitsorientierte Informationen lassen zwar vermuten, daß in einem bestimmten Fähigkeitsbereich Defizite zu erwarten sind, eine Bestätigung einer Funktionsminderung und vor allem die Stärke der Funktionseinschränkung wird jedoch erst über eine entsprechende *funktions- und fähigkeitsorientierte Diagnostik* möglich sein. Im Falle eines Herzinfarktes führt erst die Fahrradergometrie zu einer Aussage über die mit der Herzkreislaufleistungsfähigkeit gekoppelte allgemeine aerobe Ausdauer.

Für eine umfassende funktionsorientierte Diagnostik spricht auch die Tatsache, daß viele Patienten insbesondere in der Rehabilitation zumeist an mehreren Erkrankungen leiden. Der nur an einer Erkrankung leidende Rehabilitand stellt eher die Ausnahme als die Regel dar. In einer eigenen Untersuchung zur motorischen Leistungsfähigkeit von 1082 Rehateilnehmern an einer Fachklinik für internistische, orthopädische und neurologische Erkrankungen sowie Patienten mit Karzinomerkrankungen hatten 71 % der Patienten eine Zweit-, 54 % eine Dritt-,

34 % eine Viert- und 16 % sogar eine Fünftdiagnose. Das Durchschnittsalter dieser Patienten betrug 49,3 Jahr (s = ± 8,7 Jahre), wobei die Altersspanne von 19 bis 70 Jahre reichte. Bei einer älteren Klientel sind noch weitere Diagnosen zu erwarten.

Bei der *Diagnosestellung* hat des weiteren die fachliche Ausrichtung des diagnostizierenden Arztes einen Einfluß. In der Regel wird die jeweilige fachärztliche Diagnose als Hauptdiagnose genannt, während in andere medizinische Fachgebiete gehörende Diagnosen nachgeordnet oder gar nicht genannt werden.

### 5.3.2 Soviel Testen wie nötig und sowenig wie möglich

Aufgrund der Komplexität sporttherapeutischer Maßnahmen sollten des weiteren alle Funktionsbereiche abgetestet werden. Jede Belastung in der Sporttherapie stellt eine Beanspruchung aller motorischen Hauptbeanspruchungsformen dar: Ausdauer, Kraft, Beweglichkeit, Schnelligkeit und Koordination werden bei jeder motorischen Aktivität gefordert. Eine ausschließliche Orientierung an den Funktionsbereichen oder Fähigkeiten, die in einem direkten Bezug zur Hauptdiagnose stehen, ist nicht zu rechtfertigen. Dies gilt insbesondere dann, wenn sich das therapeutische oder rehabilitative Konzept an der *Handlungsfähigkeit des Menschen* und nicht nur an seinen Krankheiten orientiert.

Ein solches Anliegen erscheint auf den ersten Blick unrealistisch. Der Aufwand, der für eine umfassende Diagnostik betrieben werden muß, erscheint im Vergleich mit der Gesamtzeit, die für die Durchführung der Therapie zur Verfügung steht, unverhältnismäßig hoch.

**!** Bei der Durchführung von diagnostischen Maßnahmen sollte man sich deshalb von dem Grundsatz *soviel Testen wie nötig und sowenig wie möglich* leiten lassen. Diagnostik darf nicht zum Selbstzweck werden, sondern sollte ein Hilfsmittel für die Optimierung des therapeutischen Prozesses sein.

Es stellt sich deshalb an dieser Stelle die Frage, wie eine *Diagnosestrategie* aussehen muß, damit sie insbesondere dem Nebengütekriterium der Ökonomie genügt. Diagnostische Verfahren in der Sporttherapie dienen der Beantwortung von Fragen, die von Relevanz für die Planung und Durchführung von sporttherapeutischen Programmen sind. Die Diagnoseverfahren sollten in einer *bestimmten Reihenfolge* durchgeführt werden, so daß Schritt für Schritt die für eine Indikationsentscheidung wichtigen Fragen beantwortet werden. Für ein solches Vorgehen hat sich der Begriff der *sequentiellen Diagnosestrategie* etabliert (vgl. Bös 1987).

### 5.3.3 Konzeptionelle Überlegungen zur Erstellung einer sequentiellen Diagnosestrategie

Bös, Wydra & Karisch (1992) haben ein sequentielles Diagnoseschema für den Rehabilitationsbereich vorgestellt (siehe Abb. 5.6). Auf den verschiedenen Stufen der sequentiellen Diagnosestrategie werden unterschiedliche Fragen gestellt, deren Beantwortung letztendlich zu einer Indikation oder Kontraindikation zur Teilnahme an sporttherapeutischen Programmen führt.

Auf der *ersten Stufe* der sequentiellen Diagnosestrategie steht die *ärztliche Diagnostik*, bei der die Frage beantwortet wird, ob der Patient überhaupt an sporttherapeutischen

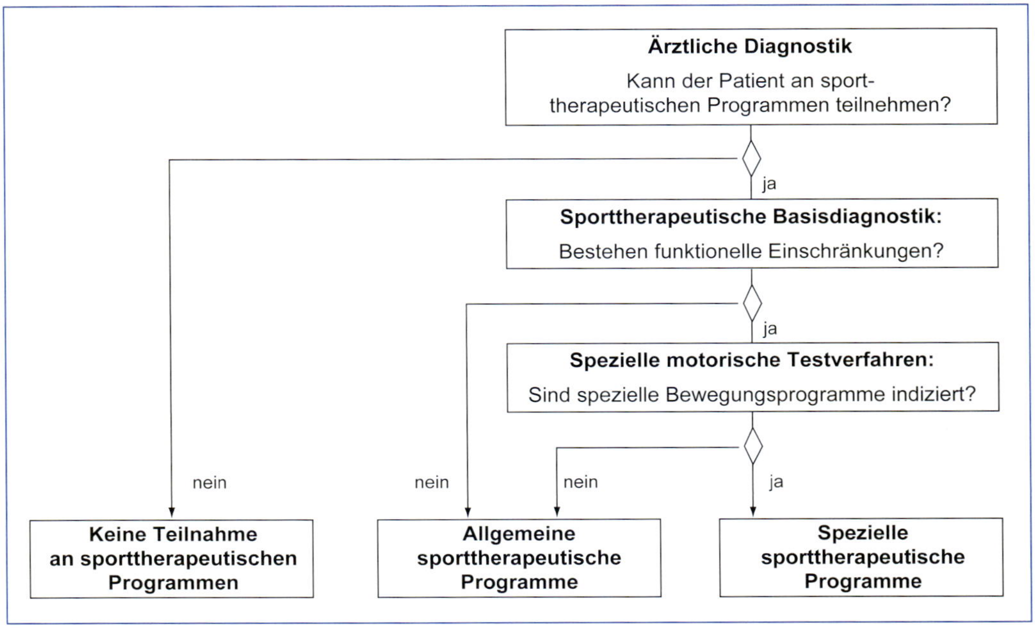


**Abb. 5.6** Interventionsbezogenes sequentielles Diagnoseschema

Programmen teilnehmen kann oder ob gesundheitliche Faktoren dagegen sprechen. Diese Frage kann nur über eine eingehende ärztliche Diagnostik abgeklärt werden. Auf die im einzelnen notwendigen diagnostischen Maßnahmen von Seiten des Arztes kann und soll an dieser Stelle nicht eingegangen werden.

Falls keine gravierenden gesundheitlichen Gründe gegen eine Teilnahme an sporttherapeutischen Programmen sprechen, stellt sich im weiteren die Frage, ob sportrelevante funktionelle Einschränkungen (*disabilities*) vorhanden sind. Wie wir in eigenen Untersuchungen an Rehateilnehmern zeigen konnten (vgl. Bös, Wydra & Karisch 1992), bestehen bei vielen Menschen Funktionseinschränkungen und motorische Leistungsminderungen, die, obwohl sie keinen pathologischen Wert besitzen, für die Planung und Durchführung von sporttherapeutischen Programmen von Bedeutung sind. Insbesondere Sportarten mit komplexen motorischen Anforderungen, wie z. B. Sportspiele, bergen beim Vorliegen latenter Funktionseinschränkungen die Gefahr der Überforderung in sich: Muskelverkürzungen im Bereich der Beine oder der Schulter, Schwächen im Bereich der Bein- und Rumpfmuskulatur, Gleichgewichtsstörungen oder eine mangelhaft entwickelte Ausdauerleistungsfähigkeit sollten vor Beginn eines sporttherapeutischen Programms aufgedeckt werden.

Auf der *zweiten Stufe* der sequentiellen Diagnosestrategie folgt deshalb eine *sporttherapeutische Basisdiagnostik.* Die sporttherapeutische Basisdiagnostik umfaßt ein anamnestisches Gespräch und eine bewegungsbezogene Diagnostik.

Aufgrund der im allgemeinen beschränkten zeitlichen und personellen Ressourcen im therapeutischen Bereich muß eine solche Basisdiagnostik als Screening-Verfahren durchführbar sein. *Screening-Verfahren* verzichten zugunsten der Testökonomie auf eine detailgetreue Erfassung aller einzelnen

Komponenten der motorischen Leistungsfähigkeit. Angestrebt wird, einen Überblick über die wichtigsten Facetten der Leistungsfähigkeit zu erhalten. Bei Screening-Verfahren sind Ergebnisbewertung und Ökonomie besonders wichtig, was aber nicht bedeutet, daß die teststatistischen Gütekriterien nicht beachtet werden müßten. Die weiter unten dargestellte motorische Basisdiagnostik stellt ein solches Screening-Verfahren dar. Aufgabe dieses Screening-Verfahrens ist es, Patienten mit sportrelevanten funktionellen Einschränkungen zu identifizieren.

Entsprechend dieser Aufgabenstellung hat auch das *anamnestische Gespräch* eine inhaltlich andere Ausrichtung als die von einem Arzt durchgeführte Anamnese. Im Vordergrund steht die Frage der körperlichen Belastbarkeit, d. h. welche Probleme hat der Patient, wenn er sich bewegt? Hierbei treten oftmals andere Aspekte zu Tage als beim Gespräch mit dem Facharzt. Insbesondere leichtere Einschränkungen, die im Alltag keine, aber beim Sporttreiben Probleme bereiten können, werden hierbei thematisiert. Des weiteren spielt auch die Frage der bisherigen körperlichen und sportlichen Aktivität eine wichtige Rolle. Bei einem sportlich aktiven Menschen sind bestimmte Probleme anders zu bewerten als bei einem körperlich inaktiven Menschen.

Bei Patienten, bei denen im Rahmen der sporttherapeutischen Basisdiagnostik funktionelle Einschränkungen gefunden werden, sollten in einem *weiteren Schritt* spezielle motorische Testverfahren durchgeführt werden, um den Schweregrad dieser Einschränkungen zu bestimmen. *Spezielle motorische Testverfahren* sind beispielsweise die Fahrradergometrie (vgl. Kindermann 1987), der Muskelfunktionstest nach Janda (1986), die Isokinetik oder der BKT-Kur (Wydra et al. 1989). Auf diese speziellen Diagnoseverfahren soll im Rahmen dieser Darstellung nicht eingegangen werden.

Mithilfe dieser Verfahren können die Funktionsstörungen sowohl qualitativ als auch quantitativ näher bestimmt werden. In der Regel handelt es sich um Verfahren, die verschiedene Aspekte der jeweiligen Funktion beleuchten:

- Bei der *Fahrradergometrie* werden neben der aeroben körperlichen Leistungsfähigkeit die Herzfrequenz, der Blutdruck und das EKG-Verhalten während und nach der Belastung erfaßt.
- Bei der *Isokinetik* werden neben der Maximalkraft, die isokinetischen Maxima in Abhängigkeit von Winkelgeschwindigkeit und Gelenkwinkel erfaßt.
- Im Rahmen von *Muskelfunktionsprüfungen* werden in der Regel neben der Muskeldehnbarkeit und -kraft auch Informationen über den Zustand des passiven Bewegungsapparates erfaßt.

**Ein Beispiel aus dem sporttherapeutischen Alltag**

Herr A., ein 53-jähriger normalgewichtiger Patient mit der Diagnose „Zustand nach Herzinfarkt", wird vom Arzt in einer stationären Heilbehandlung aufgrund der Ergebnisse der medizinischen Diagnostik zu einem Sportprogramm überwiesen.
Bei einem ersten Gespräch mit dem Bewegungstherapeuten in der Sporthalle klagt der Patient über Rückenschmerzen und berichtet, daß er früher beim Fußballspielen häufig Knieprobleme hatte. Aufgrund dieser Informationen stellt sich die Frage, inwieweit der Patient in Sportprogrammen belastet werden kann. Zur Beantwortung dieser Frage wird eine motorische Basisdiagnostik durchgeführt. Bei der motorischen Basisdiagnostik werden mehrere motorische Auffälligkeiten festgestellt, die vermuten lassen, daß Herr A. Muskelfunktionsstörungen hat. Da Beschwerden am Bewegungsapparat oftmals mit funktionellen Störungen einhergehen, wird zusätzlich ein Muskelfunktionstest durchgeführt, um den Schweregrad der Muskelfunktionsstörung zu bestimmen. Hierbei zeigt es sich, daß der Pa-

tient eine leichte Verkürzung der ischiocruralen Muskulatur und eine gravierende Schwäche der Bauchmuskulatur hat. Parallel dazu wird vom Arzt ein Belastungs-EKG durchgeführt. Hierbei erreicht der Patient eine Leistung von 2,5 Watt/kg. Pathologische EKG-Veränderungen wurden dabei nicht beobachtet.
Aufgrund der Ergebnisse dieser diagnostischen Maßnahmen wird der Patient einer Sportgruppe für Patienten ohne besondere Einschränkungen der Leistungsfähigkeit und einem speziellen Muskelfunktionstraining zugewiesen. Im allgemeinen Sportprogramm wird ein weites Spektrum sportlicher Bewegungs- und Spielformen vermittelt, die für Patienten des fünften und sechsten Dezeniums ohne Gefahr durchführbar sind. Im speziellen Muskelfunktionstraining werden Übungen angewandt, die direkt auf die Beseitigung der Muskelfunktionsstörung gerichtet sind.

## 5.3.4 Die motorische Basisdiagnostik (MBD)

Wie solche sportrelevanten funktionellen Einschränkungen identifiziert werden können, soll im folgenden dargestellt werden. Es wird eine bewegungsbezogene Basisdiagnostik vorgestellt, die sich sowohl im klinisch-rehabilitativen als auch im außerklinischen präventiven Bereich bewährt hat.

### Grundüberlegungen

Bei der *motorischen Basisdiagnostik* (MBD) *handelt es sich um ein Screening-Verfahren zur Aufdeckung von motorischen Auffälligkeiten.* Zielstellung der motorischen Basisdiagnostik ist die Identifikation von Teilnehmern mit latenten sportrelevanten Funktions- und Leistungseinschränkungen. Der Terminologie Israel's (1983) folgend, der den Normwertbegriff ausführlich diskutiert, wird eine Identifikation von Probanden angestrebt, die bestimmte Minimalnormen, die als notwendige Voraussetzung für das Sporttreiben angesehen werden, nicht erfüllen.

Entsprechend des von Bös & Mechling (1983) entwickelten *Motorikmodells* mit den unabhängigen Dimensionen Ausdauer, Kraft, Beweglichkeit und Koordination sowie weiteren Überlegungen zur Bedeutung von Muskeldysbalancen für die Ätiologie von orthopädischen Beschwerdebildern, wurde versucht, einen für die Sporttherapie in der Klinik geeigneten Itempool zusammenzustellen.

### Testbeschreibung

- **Testübungen zur Beurteilung der Beweglichkeit**
  Die Testübungen zur Beurteilung der Beweglichkeit sollen Muskelverkürzungen im Bereich der Funktionsbereiche Bein, Rücken und Schulter sowie eventuell bestehende arthrogene Beeinträchtigungen in diesen Funktionsbereichen identifizieren. Die Übungen wurden nach funktionellen Gesichtspunkten in Anlehnung an den Muskelfunktionstest von Janda (1986) entwickelt.

**Kurzbeschreibung der Übungen der motorischen Basisdiagnostik zur Aufdeckung von Beweglichkeitseinschränkungen**
**Rumpfbeugen:** Der Pbd. soll versuchen, aus dem Stand eine Rumpfflexion und -extension auszuführen.
**Beinstrecken:** Der Pbd. hält im Sitzen einen Fuß fest und versucht, das Bein mindestens 5 Sekunden lang durchzudrücken. Es werden beide Seiten getestet. Bei Patienten mit Rückenproblemen sollte die Übung im Liegen durchgeführt werden.
**Anfersen:** Der Pbd. versucht in der Bauchlage die Ferse mit der Hand an das Gesäß zu ziehen. Es werden beide Seiten getestet. Bei der

Übungsdurchführung ist darauf zu achten, daß die Hüfte gestreckt bleibt.
**Ausschultern an der Wand**: Der Pbd. steht mit dem Rücken zur Wand, wobei die Füße in ca. 40 cm Entfernung zur Wand auf einer Linie stehen. Gesäß, Rücken und Schulter haben Kontakt mit der Wand. Er versucht, die Hände mit gestreckten Armen überkopf an die Wand zu führen.

- **Testübungen zur Beurteilung der Kraftfähigkeiten**
Die Testübungen zur Beurteilung der Kraftfähigkeiten sollen Funktions- und Leistungsschwächen, insbesondere Muskelabschwächungen im Bereich der Bein- und Hüftstrecker, der Rumpfbeugemuskulatur und der Schulterblattfixatoren identifizieren. Die Übungen wurden z. T. nach funktionellen Gesichtspunkten in Anlehnung an den Muskelfunktionstest von Janda (1986) entwickelt.

**Kurzbeschreibung der Übungen der motorischen Basisdiagnostik zur Aufdeckung von muskulären Schwächen**
**Schulterwegdrücken**: Der Pbd. stellt sich mit dem Rücken zur Wand. Die Füße stehen dabei auf der Linie, die ca. 40 cm von der Wand entfernt ist. Gesäß, Rücken und Schulter haben Kontakt mit der Wand. Die Arme sind in Schulterhöhe seitlich angewinkelt. Er versucht, die Arme so kräftig nach hinten zu drücken, daß die Schultern keinen Kontakt zur Wand haben.
**Hüftestrecken**: Der Pbd. liegt auf dem Bauch. Die Knie sind angewinkelt. Die Hände sind auf dem Rücken verschränkt. Der Pbd. versucht, die Knie vom Boden abzuheben. Der Kopf bleibt bei der Übungsausführung auf dem Boden.
**Rumpfaufrichten**: Der Pbd. versucht, sich aus der Rückenlage aufzurichten. Die Knie sind angewinkelt und die Arme werden seitlich zum Körper gehalten.
**Einbeinaufstehen**: Der Pbd. sitzt auf einem Hocker oder Stuhl und versucht, mit einem Bein aufzustehen. Die Arme sind dabei vor dem Körper verschränkt. Getestet werden beide Seiten.

- **Testübungen zur Beurteilung der Koordination**
Die Testübungen zur Beurteilung der Koordination sollen Störungen und Schwächen im Bereich der koordinativen Fähigkeiten aufdecken. Die Auswahl der Testübungen erfolgte auf der Basis von Untersuchungen mit dem BKT-Kur zur Erfassung der allgemeinen Bewegungskoordination (vgl. Bös, Wydra & Karisch 1992) und dem GGT zur Erfassung der Gleichgewichtsfähigkeit (vgl. Wydra 1993). Die Übungen repräsentieren unterschiedliche Aspekte des koordinativen Fähigkeitsbereiches.

**Kurzbeschreibung der Übungen der motorischen Basisdiagnostik zur Aufdeckung von koordinativen Schwächen und Störungen**
**Achterkreisen**: Der Pbd. beschreibt im seitlichen Stand zu zwei im Abstand einer Keule stehenden Keulen eine Acht um beide Keulen. Der Pbd. führt einen Versuch mit offenen und einen Versuch mit geschlossenen Augen durch.
**Balancieren und Ballprellen**: Der Pbd. soll versuchen, vorwärts über einen 10 cm breiten und 5 cm hohen Balancierbalken zu balancieren und dabei einen Volley- oder Gymnastikball mit einer Hand zu prellen.
**Ballumgreifen**: Der Pbd. hält im Grätschstand einen Volley- oder Gymnastikball mit einer Hand von vorne und mit der anderen Hand von hinten zwischen den Beinen fest. Er soll den Ball loslassen und umgreifen, d. h. die hintere Hand greift nach vorne und die vordere Hand greift nach hinten. Der Ball darf nicht auf den Boden fallen.
**An der Wand entlang:** Der Pbd. stützt sich mit den Händen gegen die Wand. Die Füße sind etwa 50 cm von der Wand entfernt. Er soll im Kreuzgang an der Wand entlang gehen. Es beginnt die rechte Hand und gleichzeitig der linke Fuß. Es folgt die linke Hand und gleichzeitig der rechte Fuß.

- **Ein Test zur Beurteilung der Ausdauer**
Der kombinierte Geh- und Lauftest besteht aus 4 Belastungsstufen. Analog dem

Vorgehen bei der Ergometrie wird alle zwei Minuten die Belastungsstufe erhöht. Auf den beiden ersten Belastungsstufen erfolgt eine Gehbelastung, auf den beiden folgenden Stufen eine Laufbelastung. Die Geschwindigkeit beträgt 6 und 7 km/h bei der Gehbelastung (langsames bzw. schnelles Gehtempo). Bei der Laufbelastung beträgt die Geschwindigkeit 7 und 8 km/h (minimales bzw. langsames Lauftempo). Die Geschwindigkeit wird vom Therapeuten vorgegeben und mittels Stoppuhr kontrolliert. Bös, Wydra & Karisch (1992) empfehlen die Installation einer elektronischen Lauflichtsteuerung.

### Hinweise zur Testdurchführung

Es wurde versucht, die Testübungen so zu konzipieren, daß eine möglichst eindeutige Beurteilung der Ergebnisse gewährleistet ist. Die einzelnen Übungen werden dichotom bewertet: Es erfolgt lediglich eine Ja-Nein-Entscheidung bezüglich des zu erreichenden Kriteriums. Diese Entscheidung kann im allgemeinen auch von den Testteilnehmern selbst vorgenommen werden. Prinzipiell gilt, daß die Übungen ohne besondere Anstrengung durchgeführt werden sollten und daß hierbei keinerlei Beschwerden oder gar Schmerzen auftreten dürfen. Um eine möglichst ökonomische Testdurchführung zu gewährleisten, wurde der motorische Basistest so konzipiert, daß er als Gruppentest durchführbar ist. Ausführliche Hinweise zur Testdurchführung finden sich bei Bös, Wydra & Karisch (1992).

### Interpretation der Ergebnisse – Indikation zu weiterführenden diagnostischen Maßnahmen bzw. zu sporttherapeutischen Programmen

**Allgemeine Bewertung der Testergebnisse**

Tabelle 5.1 gibt einen Überblick über die Lösungsprozentsätze bei den einzelnen Übungen. Die Daten entstammen Untersuchungen an einem gemischten Patientenkollektiv mit internistischen, neurologischen bzw. orthopädischen Grunderkrankungen. In Abhängigkeit vom Erkrankungsbild kommt es in den einzelnen Fähigkeitsbereichen zu erheblichen Verschiebungen hinsichtlich der zu erwartenden Lösungsprozentsätze.

Für die Interpretation der Ergebnisse von Patienten mit motorischen Auffälligkeiten wird eine nach Funktions- und Fähigkeitsbereichen getrennte Bewertung vorgenommen.

Fast jeder Rehabilitand nicht nur jenseits des 50. Lebensjahres hat motorische Auffälligkeiten (siehe Tab. 5.1). Da nicht jede Auffälligkeit von gleicher therapeutischer Relevanz für die Indikation zu sportbezogenen Konzepten ist, muß eine *differenzierte qualitative Bewertung der Ergebnisse* vorgenommen werden (vgl. Bös, Wydra & Karisch 1992).

Es soll an dieser Stelle nochmals betont werden, daß die gesammelten bewegungsdiagnostischen Daten nur zusammen mit anderen Informationen über die Person zu einer Indikation zu sporttherapeutischen Programmen führen können. Unabdingbarer Bestandteil einer bewegungsbezogenen Diagnostik in der Sporttherapie ist ein *anamnestisches Gespräch.* Informationen über Alter, Größe, Gewicht, gesundheitliche Beeinträchtigungen, Risikofaktoren, zurückliegende und aktuelle sportliche Aktivitäten und individuelle Erwartungen an das Sporttreiben sollten zusammen mit den

**Tab. 5.1** Prozentsatz der Rehateilnehmer, die die einzelnen Übungen der Motorischen Basisdiagnostik gelöst haben (Gesamtstichprobe n=1082; Männer n=556; Frauen n=526).

| Funktions- und Fähigkeitsbereich | Testübung | Lösungsprozentsätze (Männer/Frauen) |
|---|---|---|
| **Beweglichkeit** | Ausschultern<br>Rumpfbeugen<br>Beinstrecken<br>Anfersen | 59 (54/65)<br>86 (85/87)<br>34 (21/47)<br>63 (59/66) |
| **Kraft** | Schulterwegdrücken<br>Rumpfanheben<br>Rumpfaufrichten<br>Einbeinaufstehen | 82 (88/67)<br>68 (69/69)<br>68 (67/70)<br>71 (75/67) |
| **Koordination** | Achterkreisen<br>Ballprellen<br>Ballumgreifen<br>An der Wand entlang | 45 (47/44)<br>55 (58/51)<br>66 (74/57)<br>62 (59/64) |
| **Ausdauer** | Gehen mit 6 $kmh^{-1}$<br>Gehen mit 7 $kmh^{-1}$<br>Laufen mit 7 $kmh^{-1}$<br>Gehen mit 8 $kmh^{-1}$ | 92 (92/92)<br>84 (88/80)<br>69 (80/59)<br>56 (69/43) |

diagnostischen Daten zu einer Entscheidung für oder gegen die Aufnahme eines Teilnehmers in ein Sportprogramm führen. Die im Rahmen des anamnestischen Gesprächs gesammelten Informationen sollten die Auswahl eventuell zusätzlicher diagnostischer Maßnahmen erleichtern.

### Qualitative Bewertung der Testergebnisse

- **Ausdauer**: Patienten, die alle vier Belastungsstufen absolvieren, können im allgemeinen hinsichtlich der Ausdauerleistungsfähigkeit als voll belastbar angesehen werden und an altersgemäßen Sportprogrammen für Patienten ohne besondere Leistungseinschränkungen teilnehmen.
  Bei Patienten, die nicht alle vier Belastungsstufen ohne Unterbrechung absolvieren, empfiehlt sich die Durchführung eines Belastungs-EKG's, um die kardiale Leistungsfähigkeit objektiv beurteilen zu können.
  Patienten, die nicht in der Lage sind die erste Belastungsstufe zu absolvieren, kommen erfahrungsgemäß für sportbezogene Konzepte nicht in Frage. Für Patienten, die die erste Stufe des Lauftests absolvieren, sind leichte Sportprogramme ohne hohe Ausdauerbeanspruchungen bzw. schnelle Gehvariationen geeignet. Intensive Gehbelastungen wie beim Wandern sind für diese Patienten ungeeignet. Patienten, die die zweite Stufe des Lauftests absolvieren, können an Sportprogrammen teilnehmen, in denen keine Laufbelastungen erfolgen. Auch ein Terraintraining ist für diese Patienten geeignet. Patienten, die die dritte Stufe des Lauftests absolvieren, können an einem Lauftraining teilnehmen. Aufgrund der eingeschränkten Ausdauer-Leistungsfähigkeit sollte diesen Patienten jedoch im Rahmen von allgemeinen Sportprogrammen besondere Beachtung geschenkt werden.
- **Kraft/Beweglichkeit:** Patienten, die alle Übungen im Funktionsbereich Kraft/

Beweglichkeit ohne Probleme absolvieren, können ohne Einschränkungen an Sportprogrammen teilnehmen. Patienten, die in einzelnen Funktionsbereichen Auffälligkeiten haben, sollten dem Muskelfunktionstest zugewiesen werden, um den Grad der Muskelfunktionsstörung zu quantifizieren.

Da die *Kraftfähigkeiten* im allgemeinen für die sportliche Belastbarkeit eine größere Bedeutung haben als die Beweglichkeit, sollten Patienten mit Auffälligkeiten im Kraftbereich einem reduzierten Sportprogramm zugewiesen werden. Dies gilt insbesondere für Patienten, die das „Einbeinaufstehen" nicht durchführen können. Wer auf einem Bein nicht aufstehen kann, ist bei allen Sportprogrammen, die mit Lauf- oder Sprungübungen verbunden sind, einer erhöhten Unfallgefahr ausgesetzt. Patienten, die Muskelschwächen im Bereich der Bauch- und/oder Hüftmuskulatur haben, sind bei allen Bewegungen gefährdet, da hierbei die muskuläre Fixierung der Lendenwirbelsäule nicht gewährleistet ist. Insbesondere, wenn die Kraft der Bauch- und Hüftstrecker reduziert ist, sollten die Patienten einem Sportprogramm zugewiesen werden, das funktionelle Gesichtspunkte verstärkt berücksichtigt.

Muskuläre, ligamentäre bzw. arthrogene Störungen im Bereich der Schulter haben sich für die Belastbarkeit in Sportprogrammen als weniger gravierend herausgestellt, so daß diese Patienten in der Regel an Sportprogrammen für Patienten ohne besondere Auffälligkeiten teilnehmen können.

Bei *Einschränkungen der Beweglichkeit* sollte insbesondere berücksichtigt werden, ob diese Einschränkungen auch mit einer bestimmten Beschwerdesymptomatik verbunden sind. Bei einer einzelnen isolierten Einschränkung der Beweglichkeit ist unseres Erachtens die Sporttauglichkeit der Patienten nicht in Frage zu stellen. Da Muskelfunktionsstörungen bei Rehabilitanden sehr häufig auftreten, ist bei der Planung von Sportprogrammen dieser Tatsache entsprechend Rechnung zu tragen. Bei mehreren Beweglichkeitseinschränkungen, bzw. wenn diese mit entsprechenden Muskelschwächen gekoppelt sind, sollte eine Zuweisung der Patienten zu einem Sportprogramm mit dem Schwerpunkt *Funktionsgymnastik* erfolgen.

- **Koordination:** Patienten mit drei Punkten und mehr können als koordinativ unauffällig betrachtet werden und ohne Einschränkungen an Sportprogrammen teilnehmen. Bei Patienten mit weniger als drei Punkten empfiehlt es sich einen *Koordinationstest*, z. B. den BKT-KUR (vgl. Wydra, Bös & Karisch 1989), durchzuführen, um den Grad der Koordinationsstörung zu quantifizieren. Wenn ein Patient die beiden Gleichgewichtsübungen nicht richtig absolviert, sollte ein *Gleichgewichtstest*, z. B. der GGT (vgl. Wydra 1993) durchgeführt werden, um den Grad der Gleichgewichtsstörung zu quantifizieren. Dies gilt insbesondere für Patienten mit einer entsprechenden Beschwerdesymptomatik. Für die Belastbarkeit in Sportprogrammen sind Störungen des Gleichgewichts von besonderer Bedeutung. Patienten mit Gleichgewichtsstörungen sollten aufgrund der damit verbundenen Unfallgefahr lediglich Sportprogrammen zugewiesen werden, bei denen dieser Tatsache entsprechend Rechnung getragen wird.

### 5.3.5 Bewertung des vorgestellten Instrumentariums

Die vorgestellte motorische Basisdiagnostik (MBD) hat sich insbesondere im klinischen Bereich bewährt. Während sich die medizinische Diagnostik schwerpunktmäßig an Krankheiten, Schäden und Funktionsstörungen (*impairments*) orientiert, ist die motorische Basisdiagnostik an den daraus resultierenden funktionellen Einschränkungen beim Sporttreiben (*disabilities*) interessiert. Die motorische Basisdiagnostik kann als Screening-Verfahren nur die Frage beantworten, ob funktionelle Einschränkungen vorliegen. Die Art und Schwere dieser funktionellen Einschränkungen muß über spezielle Verfahren bestimmt werden. Die Ursache von solchen funktionellen Einschränkungen muß folglich wiederum über eine medizinische Diagnostik ermittelt werden. *Ärztliche Diagnostik und motorische Basisdiagnostik können sich auf diese Weise für sporttherapeutische Fragestellungen sinnvoll ergänzen.*

Für den routinemäßigen Einsatz der Basisdiagnostik spricht auch die hohe Durchführungsökonomie des Verfahrens. Hierbei ist jedoch zu berücksichtigen, daß für die Testdurchführung entsprechend ausgebildete Fachkräfte gebraucht werden.

Zusammenfassend läßt sich festhalten, daß mit der motorischen Basisdiagnostik ein vollkommen neues Testverfahren zur Verfügung steht, das sich vor allem durch seine Einbettung in eine sequentielle Diagnosestrategie, seine Orientierung an gesundheitsrelevanten Kriterien und seine hohe Durchführungsökonomie auszeichnet.

## Literatur


Bös, K., Mechling, H. (1983): Dimensionen sportmotorischer Leistungen. Schorndorf: Hofmann

Bös, K., Wydra, G., Karisch, G. (1992): Gesundheitsförderung durch Bewegung, Spiel und Sport. Erlangen: perimed

Bös, K. (1987): Handbuch sportmotorischer Tests. Göttingen: Hogrefe

Israel, S. (1983): Körperliche Normbereiche in ihrem Bezug zur Gesundheitsstabilität. Theorie und Praxis der Körperkultur 32/5, 360–363

Israel, S. (1988): Der Normbegriff in Sportwissenschaft und Praxis. Theorie und Praxis der Körperkultur 37/1, 64–66

Janda, V. (1986): Muskelfunktionsdiagnostik. Berlin: VEB

Kindermann, W. (1987): Ergometrie – Empfehlungen für die ärztliche Praxis. Sportmedizin 38/6, 244–268

Klauer, K.-J. (1978): Perspektiven pädagogischer Diagnostik. In: Klauer, K.-J. (Hrsg.): Handbuch der Pädagogischen Diagnostik. Düsseldorf: Schwan 3–14

Wydra, G., Bös, K., Karisch, G. (1989): BKT-Kur – Ein Bewegungskoordinationstest für Kurteilnehmer. In: H. Eberspächer, D. Hackfort: Entwicklungsfelder der Sportpsychologie. Köln: Betrifft: Psychologie & Sport 50–57

Wydra, G. (1993): Bedeutung, Diagnose und Therapie von Gleichgewichtsstörungen. Motorik 16/3, 100–107

## 5.4 Diagnostik des körper- und bewegungsbezogenen Erlebens und Verhaltens

G. Hölter

**Gliederung**

- Einleitung
- Gesundheitsmodelle und Förderdiagnostik
- Verfahren zur Erfassung des körper- und bewegungsbezogenen Erlebens und Verhaltens
- Ergebnisdiagnostik
- Prozessdiagnostik
- Zusammenfassung

**Lernziele**

- Kennenlernen verschiedener Gesundheitsmodelle
- Kennenlernen von Verfahren zur Erfassung des körper- und bewegungsbezogenen Erlebens und Verhaltens
- Kennenlernen von *Ergebnis*- und *Prozeß-Diagnostik*

### 5.4.1 Einleitung

Die Ausweitung der Sporttherapie auf Adressatengruppen, deren Behandlungsbedürftigkeit nur begleitend durch motorische Auffälligkeiten begründet ist – und dies ist insbesondere in der Psychiatrie, der Psychosomatik und der Suchtbehandlung der Fall – erfordert eine Diagnostik, die stärker körper- und bewegungsbezogene Erlebens- und Verhaltensaspekte thematisiert. Daraus folgt, daß die vorwiegend funktionell orientierten Begründungsmodelle für die Sporttherapie um Modelle ergänzt werden müssen, die eine Diagnose und Veränderung des psychischen und psychosozialen Verhaltens zum Gegenstand haben.

Als Voraussetzung für eine zielgerichtete Diagnostik in diesem Bereich werden einige wesentliche Elemente aktueller Gesundheitsmodelle skizziert, um hieraus praktische Vorschläge für das diagnostische Vorgehen abzuleiten. Die Anwendung einzelner Verfahren ist von der organischen Einbettung der Diagnostik in den Gesamtablauf des sporttherapeutischen Geschehens abhängig. Hierzu wird ein Spiralmodell des therapeutischen Prozesses vorgeschlagen, das besonders förderdiagnostische Aspekte betont.

### 5.4.2 Gesundheitsmodelle und Förderdiagnostik

Die seit Beginn der 80er Jahre entwickelten komplexen Modellvorstellungen zur Gesundheit und zur Veränderung des Gesundheitsverhaltens können dabei helfen, die sporttherapeutische Diagnostik zielgerichtet auf solche Verhaltenselemente zu richten, die im Laufe einer therapeutischen Behandlung tatsächlich auch veränderbar erscheinen. Ohne auf die Details dieser Modelle einzugehen (vgl. Becker 1982, Dlugosch 1994), wird die sogenannte habituelle und aktuelle Gesundheit bzw. Krankheit auf das komplexe Zusammenspiel von Faktoren zurückgeführt, die einerseits als Disposition vom Individuum abhängen oder von ihm beeinflußbar sind und die andererseits genetisch oder psychosozial mit- oder vorbestimmt sind.

Den individuellen und sozialen Anforderungen bzw. Stressoren entsprechen individuelle und soziale Ressourcen bzw. *„generalisierte Widerstandsquellen"* („Generalized Resistance Resources") (Antonovsky 1979), die vom Individuum zur Beeinflussung seiner Position auf einem Gesundheits-Krankheitskontinuum (HE-DE-Kontinuum) eingesetzt werden (Abb. 5.7). Gesundheit ist dabei das Ergebnis einer Balance von Spannungszuständen, die durch externe (z.B. Krankheitserreger) oder interne (z.B. Anspruchsniveau) Stressoren verursacht werden, denen aber eigene interne oder externe Ressourcen entgegengestellt werden können.

In den meisten Modellen werden körper- und bewegungsbezogene Aspekte in zweifacher Weise thematisiert: Einmal als *„interne physische Ressourcen"* (Becker 1982) bzw. als *„Stabilisierungsfaktor der organischen Basis"* und zum anderen als *„interne psychische und psychosoziale Ressourcen"* (Antonovsky 1979 und 1997).

**!** Nach den bisher bekannten empirischen Befunden können durch Bewegung und Sport vor allem das Selbst- und Körperkonzept, das Gefühl eigener Kontrolle und Wirksamkeit sowie das soziale Unterstützungssystem gestärkt und verändert werden (vgl. Biddle 1996, Fox 1997).

Neben dem Rückbezug der Diagnostik auf Gesundheitsmodelle ist es für die sporttherapeutische Praxis sinnvoll, die Diagnostik als Prozeß- bzw. Förderdiagnostik, d.h. als Teil eines komplexeren Geschehens zu verstehen (Abb. 5.8)

Diagnostik ist zunächst bei der Bestimmung der Ausgangslage als eine Voraussetzung zur zielgerichteten Indikation und Intervention wichtig. Zum Abschluß einer Behandlungssequenz oder einer gesamten Behandlung ist die Ausgangsdiagnostik Bestandteil der Evaluation und kann evtl. Hinweise auf die Schwerpunkte einer weite-

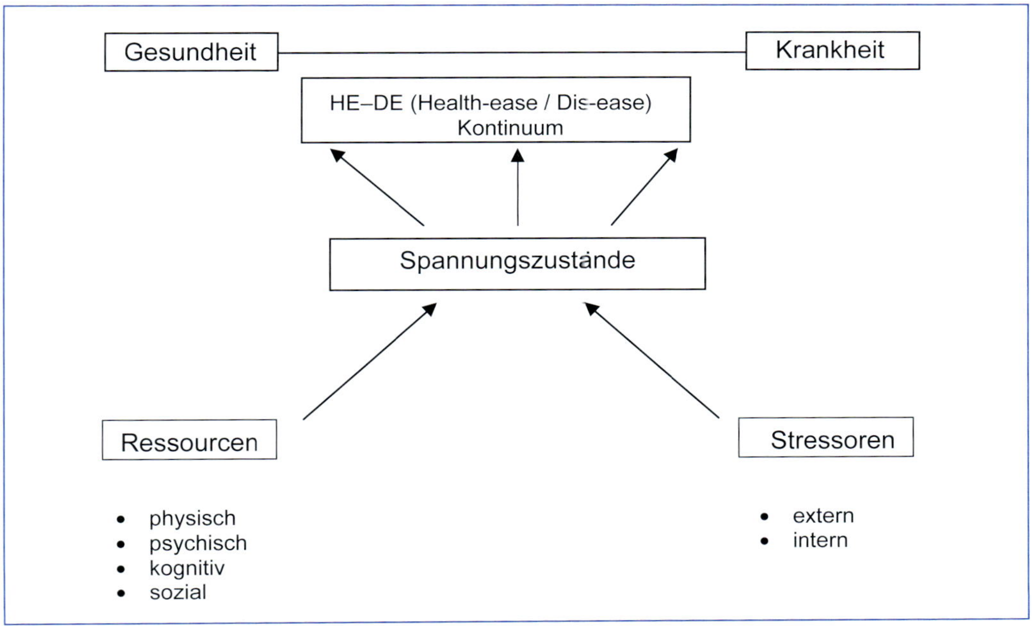


**Abb. 5.7** Vereinfachtes Modell der Salutogenese nach Antonovsky (1979)

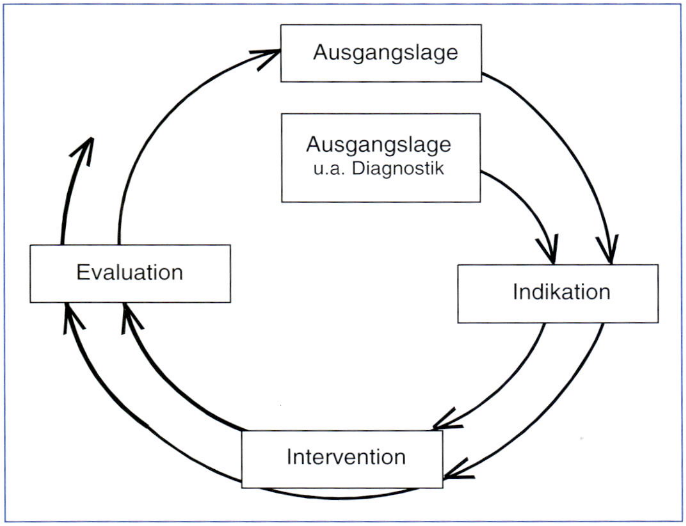


**Abb. 5.8**
Spiralmodell des therapeutischen Prozesses nach Hölter (1993b, 54)

ren Behandlung oder Behandlungssequenz liefern.

Aber auch die Intervention selbst kann nach diagnostischen Gesichtspunkten strukturiert werden (wie z. B. in LOVIPT), um so die Trennung von Erhebung und Behandlung im Sinne einer Förderdiagnostik zu überwinden.

### 5.4.3 Verfahren zur Erfassung des körper- und bewegungsbezogenen Erlebens und Verhaltens

Eine Möglichkeit der Darstellung der zahlreichen diagnostischen Verfahren ist eine Untergliederung nach ihrer Funktion im therapeutischen Prozess. Dient die Diagnostik mehr der Therapievorbereitung und der zielgerichteten Indikation sowie der Therapieevaluation zum Abschluß, dann können Verfahren zur Anwendung gelangen, die ausgewählte Aspekte des Erlebens und Verhaltens quantitativ zu erfassen suchen. Die hierfür z. Z. empfehlenswerten Verfahren sind unter dem Stichwort *Ergebnisdiagnostik* in Tab. 5.2 zusammengestellt.

Hat die Diagnostik mehr eine therapiebegleitende, eine explorierende und eine kontrollierend-korrigierende Funktion, dann gewinnen solche Verfahren an Bedeutung, die Interpretationen, Eindrücke und Selbsteinschätzungen beinhalten und stärker qualitativ orientiert sind. Die hierzu geeigneten Verfahren werden unter dem Stichwort *Prozessdiagnostik* in Tab. 5.3 aufgeführt.

> **!** Es ist zu beachten, daß die Unterscheidung in *Ergebnis-* und *Prozeßdiagnostik* z. T. eine künstliche Orientierungshilfe darstellt, da manche Verfahren sowohl am Anfang und Ende der Therapie, als auch therapiebegleitend eingesetzt werden können, wie z. B. einige Befindlichkeitsskalen oder auch Beobachtungsinstrumente, die sich auf das komplexe Verhalten beziehen.

#### Ergebnisdiagnostik

Die für die Ergebnisdiagnostik vorgeschlagenen Verfahren sind größtenteils in Fragebogenform erhältlich. Sie setzen in der Regel ein Mindestmaß an Introspektions- und Reflexionsfähigkeit auf seiten der Adressaten voraus, und sie sind bei solchen Patientinnen und Patienten kontraindiziert, die zum Ausagieren neigen oder die sich in einem psychotischen Schub befinden.

Für die Erfassung des *Körperkonzeptes* als Teil des Selbstkonzeptes liegt mit den *Frankfurter Körperkonzeptskalen* (FKKS) seit kurzem ein umfassendes Befragungsinstrument mit 64 Items und 9 Subskalen vor, das an über 2000 Personen unterschiedlichen Alters und unterschiedlicher gesundheitlicher Zustände erprobt wurde und das umfassend wesentliche Aspekte des körperlichen Erlebens und Verhaltens erfaßt. Hierzu gehören das Befinden, die körperliche Funktions- und Leistungsfähigkeit, der Körperkontakt, die Sexualität, die Selbstakzeptanz und die Akzeptanz des Körpers durch andere, die äußere Erscheinung sowie der Körpergeruch.

Die weiterhin genannten Methoden korrelieren z. T. hoch mit einzelnen Subskalen des FKKS, so daß sie eher zur Differenzierung einzelner Aspekte eingesetzt werden können.

Stärker für die Anwendung im klinischen Bereich ist der *Fragebogen zur Beurteilung des eigenen Körpers* (FBeK) von Strauss & Richter-Appelt (1996) konzipiert. Er besteht aus 52 Items, die unter die Skalen Unsicherheit/Mißempfinden (*Ich kann mich auf meinen Körper verlassen.*), Attraktivität/Selbstvertrauen (*Ich bin mit meiner Größe und meinem Gewicht zufrieden.*) und Akzentuierung des Körpers/Sensibilität (*Wenn mich etwas beunruhigt, greift es stark auf meinen Körper über.*) eingeordnet werden. Die Skalen stehen z. T. in korrelativen Zusammenhängen mit Aspekten der Körperzufriedenheit und Körperausgrenzung sowie mit ausgewählten anderen Persönlichkeitsmerkmalen. Im klinischen Bereich wurde das Verfahren zur Unterscheidung von gesunden und psychosomatisch sowie neurotisch erkrankten Patientinnen und Patienten mit Erfolg eingesetzt.

In Medizin und Psychologie gewinnen in neuerer Zeit Untersuchungen zum *Wohlbefinden* und zur Stimmungsveränderung an Bedeutung. Sie hängen eng mit Fragen der Lebensqualität und der psychischen Gesundheit zusammen (vgl. Abele & Becker 1991,

**Tab. 5.2** ‚Ergebnisdiagnostische' Verfahren zur Erfassung des körper- und bewegungsbezogenen Erlebens und Verhaltens

| Parameter | Methoden |
|---|---|
| 1. Körperkonzept | – FKKS (I. Deusinger 1998)<br>– FBeK (B. Strauß, H. Richter-Appelt 1996) |
| 2. Wohlbefinden | – FAW (R. Frank 1991)<br>– BFS (A. Abele, W. Brehm 1986)<br>– Bf-S (D. von Zerssen 1981) |
| 3. Körperkontakt | – S. Jourard (1966) |
| 4. Körperschema, -bild | – EDQ (S. Fisher 1970)<br>– EAT (M. Probst 1997)<br>– FKB-20 (U. Clemens, B. Löwe 1996) |
| 5. Körperzufriedenheit | – BCS (P. Secord, S. Jourard 1953) |
| 6. Kontrollüberzeugung | – KLC (J. Mrazek 1989) |
| 7. Allgemeine Wirkfaktoren | – DFBT (G. Hölter 1996) |

Frank 1991). In den Erhebungsinstrumenten wird das Wohlbefinden als körperliches, psychisches und soziales Wohlbefinden verstanden und in der Regel durch Eigenschaftslisten bzw. Kurzaussagen operationalisiert, die vor und nach einer Aktivität beurteilt werden. Im klinischen Bereich besonders etabliert sind die *Befindlichkeitsskalen* (Bf-S) von v. Zerssen (1981), die aus 28 Gegensatzpaaren von Eigenschaftsworten (z. B. *ausgeglichen – rastlos, erschöpft – erholt*) bestehen. Dabei wird die momentane Beeinträchtigung des subjektiven Wohlbefindens gemessen. Ein differenzierteres Instrument ist die Erhebung des aktuellen körperlichen Wohlbefindens (CFAW) von Frank (1991). In folgenden sieben Faktoren

- Zufriedenheit mit dem momentanen Körperzustand
- Gefühl von Ruhe und Muße
- Vitalität und Lebensfreude
- nachlassende Anspannung
- angenehme Müdigkeit
- Genuss, Freude/Lustempfinden
- Konzentrations-/Reaktionsfähigkeit
- Gepflegtheit, Frische, angenehmes Körperempfinden

werden unterschiedliche Aspekte des Wohlbefindens abgebildet, die u. a. in einem Zusammenhang mit Selbstzufriedenheit, sozialen Kontakten und körperlichen Kontrollüberzeugungen stehen. Die Autorin weist explizit auf eine mögliche Anwendung in der therapeutischen Behandlungskontrolle, z. B. von psychosomatisch gestörten Patientinnen und Patienten hin, die ihrem gesunden Körpererleben gegenüber oft nur geringe Beachtung zeigen und die in der Therapie eine gezielte Anleitung zu angemessener Konzentration auf körperliche Vorgänge und positivem genußvollen Körpererleben erfahren sollten (vgl. Frank 1991).

Im Zusammenhang mit sportlichen Aktivitäten wurden bisher besonders häufig die *Befindlichkeitsskalen* von Abele und Brehm (1986) eingesetzt, die in vierzig Adjektiven und acht Unterkategorien (*Aktiviertheit, gehobene Stimmung, Besinnlichkeit, Ruhe, Ärger, Erregtheit, Deprimiertheit, Energielosigkeit*), auf den Polen Spannung/Lösung und negative/positive Bewertung die Stimmung erfassen. In Längsschnittuntersuchungen zu Stimmungsveränderungen bei sportlichen Aktivitäten stellen die Autoren u. a. Zusammenhänge zwischen Wohlbefinden und mittlerer Belastung, Zufriedenheit mit der Leistung, Rhythmisierung der Aktivität und Förderung des Erlebens- und Spaßaspektes fest. Dabei scheinen sich sportliche Aktivitäten in der Gruppe besonders gut zur Förderung des Wohlbefindens zu eignen, da sich in ihnen physische, psychische und soziale Aspekte gut miteinander verbinden lassen.

Ein weiterer auch für den klinischen Bereich interessanter Parameter ist der *Körperkontakt*, der eng mit Aspekten der Körpergrenze, des Körperschemas und der körperlichen Attraktivität zusammenhängt. Die Informationsvermittlung über die hautnahe Annäherung und Berührung stellt nach Argyle (1979) die ursprünglichste Form der sozialen Kommunikation dar. Neben der Berührung von anderen Menschen als Ausdruck des sozialen Kontakts wird als weitere grundlegende Dimension des Körperkontakts die Selbstberührung beschrieben. Systematisch untersucht wurden bisher insbesondere die mit der persönlichen Kinesphäre zusammenhängende *body-buffer-zone* (Horowitz 1964) und die interpersonellen Körperkontakte (vgl. Jourard 1966). Bei den interpersonellen Kontakten kann nach vergangenen und gegenwärtigen Erfahrungen, nach dem Real- und dem Idealbild (*wie war bzw. ist der Körperkontakt, wie wünsche ich ihn mir?*) und nach den Berührungspartnern und der Berührungsrichtung (selbst berühren bzw. berührt wer-

**2. Körperkontakt als Erwachsener:**

Bitte kreuzen Sie in dieser Liste an, welche Körperteile bei Ihnen als Erwachsener von anderen Menschen berührt worden sind.

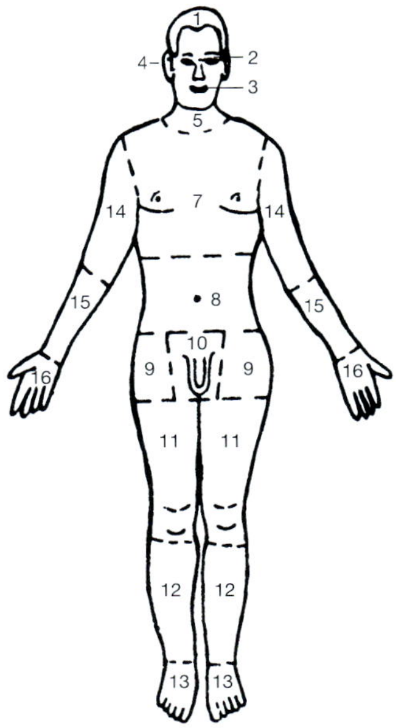


| | häufig | manchmal | nie |
|---|---|---|---|
| 1 Haare | | | |
| 2 Gesicht | | | |
| 3 Mund | | | |
| 4 Ohren | | | |
| 5 Hals | | | |
| 6 Schultern | | | |
| 7 Brust | | | |
| 8 Bauch | | | |
| 9 Hüfte | | | |
| 10 Penis/Hoden | | | |
| 11 Oberschenkel | | | |
| 12 Unterschenkel | | | |
| 13 Füße | | | |
| 14 Oberarme | | | |
| 15 Unterarme | | | |
| 16 Hände | | | |
| 17 Rücken | | | |
| 18 Hintern | | | |

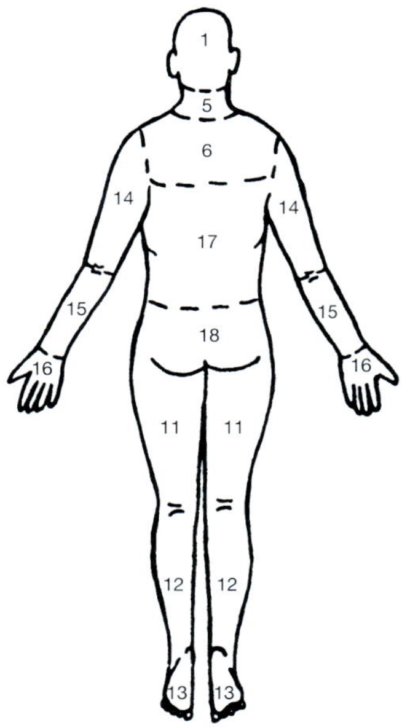


**Abb. 5.9** Fragebogen zur Erfassung des Körperkontakts in Anlehnung an Jourard (1966)

den von Vater, Mutter, Freund, Freundin) gefragt werden (Abb. 5.9).

Bei einer Untersuchung von alkoholkranken Männern ließen sich z. B. Kontaktdefizite im Kindesalter feststellen, die dann häufig im Erwachsenenalter durch ein vermehrtes Kontaktbedürfnis kompensiert werden (vgl. Stoll 1989).

Mit dem Begriff des *Körperschemas* wird ein Parameter angesprochen, der seit Beginn dieses Jahrhunderts in zahlreichen experimentellen und theoretischen Arbeiten erforscht wird. So bemerkte Schilder in seinen Arbeiten zum Körperschema aus dem Jahre 1923, daß das „*Bewußtsein vom eigenen Körper, die Anschauung des eigenen Körpers und die Verwertung dieser Anschauung im Handeln eines der zentralen Probleme der Psychologie und Psychiatrie*“ sei (zit. nach Paulus 1982, 25). Dabei versteht er unter Körperschema „*das Raumbild, das jeder von sich selber hat. Man darf annehmen, dieses Schema in sich enthalte die einzelnen Teile des Körpers in ihrer räumlichen Beziehung zueinander.*“ Als Evaluationsverfahren zum Körperschema kommen unterschiedliche Methoden der Größeneinschätzung des Körpers bzw. von Körperteilen zur Anwendung, in neuerer Zeit auch mit Hilfe von Videoverzerrtechniken (vgl. Probst 1997). Als Fragebogenverfahren wurde u. a. auf anorektische Patientinnen bezogen der *Body Attitude Test* (BAT) entwickelt, der in 20 Items mit einer 4-Faktoren Struktur die negative Einschätzung des Körperumfangs, die allgemeine Unzufriedenheit mit dem

Körper sowie den Grad der Vertrautheit mit dem eigenen Körper mißt (Probst 1997). Für die Anwendung in der Psychiatrie existiert der *Body Distortion Questionnaire* (BDQ; Fisher 1970), der in 82 Items neben ungewöhnlichen Empfindungen der Größe, den Verlust von Körpergrenzen, die Blockierung von Körperöffnungen, ungewöhnliche Hautempfindungen, Empfindungen von Schmutz und Unsauberkeit sowie Gefühle der Entfremdung vom Körper erfaßt. Ein ökonomisches Verfahren zur Erfassung des Körperbildes ist der *Fragebogen zum Körperbild* (FKB-20) von Clement und Löwe (1996), der in 20 Items die zwei unabhängigen Skalen *ablehnende Körperbewertung* und *vitale Körperdynamik* thematisiert.

Bei der *Körperzufriedenheit* spielen nach neueren faktorenanalytischen Untersuchungen die Zufriedenheit mit Gesundheit/Fitneß, mit der Figur und dem Körperbau sowie mit dem manipulierbaren Aussehen eine Rolle. Als „klassisches" Erhebungsinstrument liegt hierzu die sog. *Body-Cathexis-Scale* von Secord & Jourard (1953) vor, die in einem Fragebogen mit ursprünglich 46 Items die Zufriedenheit mit Teilen des Körpers bzw. mit seinen Funktionen erfragt. Therapeutisch besonders relevant ist der von den Autoren festgestellte Zusammenhang zwischen der Zufriedenheit mit dem Körper und der Selbstzufriedenheit, die bei unterschiedlichen klinischen Populationen bestätigt werden konnte.

Das subjektive Gefühl der Steuerung des körperlichen Erlebens und Verhaltens wird u.a. in der Erfassung der körperbezogenen *Kontrollüberzeugung* thematisiert (Mrazek 1989). Hierbei läßt sich eine direkte Beziehung zu dem eingangs dargestellten Gesundheitsmodell herstellen. Die *Kontrollüberzeugung* als Teil des besonders von Antonovsky (1979 u. 1997) auch empirisch erfassten Kohärenzsinns ist eine wichtige psychische Ressource bei der Aufrechterhaltung von Gesundheit. Die *Körperbezogene Locus of Control Skala* (KLC) von Mrazek umfaßt 18 Items und bezieht sich auf die internale und externale Kontrolle von Gesundheit, Aussehen und körperlicher Leistungsfähigkeit (z.B. *Gutes Aussehen ist überwiegend Zufall* – external; *Jeder ist für sein Aussehen selbst verantwortlich* – internal).

Die bisher als *Ergebnisdiagnostik* beschriebenen Methoden stehen größtenteils in einem Zusammenhang zu funktionellen und motorischen Aspekten von Bewegung bzw. zu Beobachtungen und Empfindungen, die sich auf unterschiedliche Aspekte der Körperlichkeit beziehen. Veränderungen bei diesen Parametern lassen sich relativ plausibel mit den Merkmalen einer therapeutischen Methode verbinden, die ausdrücklich auf körper- und bewegungsorientierten Medien wie Sport, Spiel und Bewegung beruht. Im Gegensatz zur Diagnostik in der allgemeinen Psychotherapie können in der Sporttherapie zumindest für den funktionell-motorischen Teil, die spezifischen therapeutischen Interventionen mit ihren erwarteten Wirkungen relativ genau beschrieben und in ihrer Veränderung gemessen werden. Wird jedoch dieser Begründungsrahmen verlassen und eine Wirksamkeit auf weitergehende persönlichkeitsstabilisierende und -verändernde Merkmale erwartet, die ja bei Patienten in der Psychiatrie, Psychosomatik und Suchtbehandlung den eigentlichen Grund für die Behandlungsbedürftigkeit darstellen, dann gerät die Sporttherapie ähnlich wie die Psychotherapie in Argumentationsschwierigkeiten. Für die Psychotherapie – und ich vermute dies für die über funktionelle Veränderungen hinausgehenden Ansprüche der Sporttherapie ähnlich – ist zwar bekannt, daß *„der durchschnittliche Therapiepatient am Ende der Behandlung besser dasteht, als 80% vergleichbarer Personen, die keine*

*Behandlung erhalten haben"* (Grawe 1988), jedoch kann bisher die differentielle Indikationsfrage, d. h. *welche sport- und bewegungstherapeutischen Maßnahmen, durch wen angewandt, unter welchen Bedingungen, bei welchen Patientinnen und Patienten, welche Effekte bewirken,* bisher kaum befriedigend beantwortet werden. Um diesem Problem näher zu kommen, wurde in der Psychotherapieforschung der Bestimmung von sog. *unspezifischen Wirkfaktoren* eine zunehmende Aufmerksamkeit zuteil, d. h. solchen Elementen in der Therapie, die weniger mit inhaltlichen Merkmalen der Methode, sondern mit allgemeinen Charakteristika der therapeutischen Beziehung zu tun haben. So bemerkt z. B. Grawe (1989, 24): „*Wenn wir etwas über die differentielle Wirkung und Wirkungsweisen von Therapien herausbekommen wollen, dann sollten wir vielleicht, das legt der Mißerfolg mit den bisher verwendeten Maßen nahe, Maße verwenden, die sich viel direkter auf das therapeutische Geschehen und seine unmittelbaren Auswirkungen beziehen, als die bisher üblichen Erfolgskriterien.*"

In methodischer Anlehnung an die von Yalom (1989) ermittelten Wirkfaktoren der Gruppenpsychotherapie, haben wir für die Sport- und Bewegungstherapie ein Fragebogeninstrument mit 60 Items entwickelt, das sog. unspezifische bzw. allgemeine Wirkfaktoren dieser Intervention zu erfassen versucht. Die sieben Subskalen des *Dortmunder Fragebogens für Bewegungstherapie* (DFBT) *Bewußtheit, Wohlbefinden, Lernen, Katharsis, Gruppenkohäsion, Einsicht* und *Wiedererleben* wurden aufgrund von Expertenurteilen und Patientenbefragungen zusammengestellt und erfolgreich im klinischen Bereich eingesetzt (vgl. Hölter et al. 2000).

## Prozeßdiagnostik

In den Beiträgen zur Bewegungs- und Leistungsdiagnostik ist schon darauf hingewiesen worden (Kap. 5.2 und 5.3), daß sich im motorischen Verhalten auch weitere Verhaltensmerkmale z. B. sozialer oder emotionaler Art widerspiegeln können. Dies wird besonders dann deutlich, wenn die motorische Leistung komplexer ist und sich wie z. B. Rhythmik, Raumverhalten, Haltung, Gang, Mimik und Gestik auf schwer operationalisierbare – für den Gesamteindruck allerdings äußerst wichtige – Formen des Bewegungsausdrucks bezieht.

Im Rahmen der Kommunikation haben diese sog. *Gestaltcharakteristika der Bewegung* (vgl. Wallbott 1982) äußerst bedeutsame Funktionen: so können sie u. a. sprachliche Äußerungen verstärken, modifizieren oder ersetzen bzw. dem Inhalt der verbalen Äußerung widersprechen. In den Gestaltcharakteristika der Bewegung teilt der Handelnde seine Befindlichkeit, seine Gefühle und Einstellungen zu seinen Handlungen, den Handlungsobjekten und den Interaktionspartnern in einer z. T. schwer entschlüsselbaren Weise mit. Die Entschlüsselung einiger dieser Parameter, wie z. B. die Untersuchung des Gangverhaltens bei psychiatrischen Patienten hat in Deutschland eine lange Tradition (vgl. Hölter 1989).

Mit Hilfe von durch Beobachtungsbögen gestützten qualitativen Bewegungsbeobachtungen können einige dieser Merkmale wie z. B. die Dynamik oder die äußere Form systematisch beschrieben werden.

> **!** Es ist günstig, Bewegungsbeobachtungen in solchen Handlungssituationen vorzunehmen, die nicht zu schnell zu standardisierten Bewegungsmustern verführen.

**Tab. 5.3** ‚Prozeßdiagnostische' Verfahren zur Erfassung des körper- und bewegungsbezogenen Erlebens und Verhaltens

| Parameter | Methoden |
|---|---|
| 1. Motorische Parameter | – CMV (F. Schilling 1976)<br>– Bewegungsstil (H. Wallbott 1982)<br>– freie Bewegungsbeobachtung |
| 2. Psychomotorische Parameter | – LOVIPT (J. Simons et. al. 1989)<br>– KMP (P. Lewis, S. Loman 1990)<br>– LMA (H. Lausberg 1994) |
| 3. Körper- und bewegungsbezogenes Erleben und Verhalten | – Interviews, Gespräche<br>– Tagebücher<br>– Zeichnungen<br>– Videoaufzeichnungen |

So hat sich bei Kindern besonders das Bewegen auf dem Trampolin als Beobachtungssituation bewährt; durch die „Lupenwirkung" des Gerätes werden Schwierigkeiten in der Harmonie, der Koordination, der Antizipation usw. sehr schnell sichtbar. Die ursprünglich für Kinder konzipierte motoskopischen Verfahren wie der *Trampolinkoordinationstest* (TKT; Kiphard 1980) und die *Checkliste motorischer Verhaltensweisen* (CMV; Schilling 1976) lassen sich auf Erwachsene übertragen. Wallbott (1982) entwickelte speziell für das gestische Verhalten und den allgemeinen Bewegungsstil im Rückgriff auf die Checkliste und nach Einordnung von 20 Beurteilern eine Adjektivliste von 18 Adjektiven, die das Bewegungsverhalten auf einer Skala von 0 (Merkmal nicht vorhanden) bis 8 (Merkmal eher stark vorhanden) unipolar beurteilt (vgl. Tab. 5.4).

Während sich die bisher genannten Methoden noch sehr stark auf die Art und Weise der Bewegungsausführung konzentrieren, nehmen die sog. *psychomotorischen Parameter* stärker solche Verhaltensmerkmale in den Blick, die in der Bewegungsausführung sichtbar werden und auf weitergehende Persönlichkeitsaspekte verweisen. Ausgangspunkt der Beobachtung sind Alltags- oder sportlich-spielerische Situationen, die im Hinblick auf vorher definierte Kategorien systematisch beobachtet und analysiert werden. Für die sporttherapeutische Praxis besonders gut geeignet ist das *Löwener Beobachtungsverfahren* (LOVIPT), das nach genauen Regeln *emotionale Beziehungen, Selbstsicherheit, Aktivität, Entspannung, Bewegungskontrolle, situatives Interesse, Expressivität in der Bewegung, verbale Kommunikation* und *Anpassung* mißt (vgl. Simons et al. 1989). In diesem Zusammenhang sind die auf den Überlegungen Labans aufbauenden komplexen Systeme der Bewegungsnotation wie die *LMA (Laban Movement Analysis)* und KMP *(Kestenberg Movement Profile)* von Bedeutung. So wird z. B. beim KMP neben der differenzierten qualitativen Bewegungsbeschreibung versucht, die Verbindung zu einer psychologischen Entwicklungstheorie herzustellen, um so Ansatzpunkte für gezielte bewegungs- und psychotherapeutische Interventionen zu gewinnen (Kestenberg et al. 1999). Allerdings ist es bisher nicht gelungen, diese Systeme so handhabbar zu machen, daß sie in der täglichen Therapiepraxis einsetzbar wären. In der Forschung liegen allerdings hierzu für den deutschsprachigen Raum erste Untersuchungsergebnisse vor (vgl. Lausberg 1994).

**Tab. 5.4** Adjektivliste zur Beurteilung des gestischen Verhaltens und des allgemeinen Bewegungsstils nach Walbott (1982)

| | nicht vorhanden | | | | | | | | sehr stark vorhanden |
|---|---|---|---|---|---|---|---|---|---|
| 1. lebhaft | 0 | 1 | 2 | 3 | 4 | 5 | 6 | 7 | 8 |
| 2. verkrampft | 0 | 1 | 2 | 3 | 4 | 5 | 6 | 7 | 8 |
| 3. unbeholfen | 0 | 1 | 2 | 3 | 4 | 5 | 6 | 7 | 8 |
| 4. heftig | 0 | 1 | 2 | 3 | 4 | 5 | 6 | 7 | 8 |
| 5. unkontrolliert | 0 | 1 | 2 | 3 | 4 | 5 | 6 | 7 | 8 |
| 6. unruhig | 0 | 1 | 2 | 3 | 4 | 5 | 6 | 7 | 8 |
| 7. ausladend | 0 | 1 | 2 | 3 | 4 | 5 | 6 | 7 | 8 |
| 8. energisch | 0 | 1 | 2 | 3 | 4 | 5 | 6 | 7 | 8 |
| 9. ruckartig | 0 | 1 | 2 | 3 | 4 | 5 | 6 | 7 | 8 |
| 10. hastig | 0 | 1 | 2 | 3 | 4 | 5 | 6 | 7 | 8 |
| 11. schwungvoll | 0 | 1 | 2 | 3 | 4 | 5 | 6 | 7 | 8 |
| 12. unbeherrscht | 0 | 1 | 2 | 3 | 4 | 5 | 6 | 7 | 8 |
| 13. zitterig | 0 | 1 | 2 | 3 | 4 | 5 | 6 | 7 | 8 |
| 14. intensiv | 0 | 1 | 2 | 3 | 4 | 5 | 6 | 7 | 8 |
| 15. abrupt | 0 | 1 | 2 | 3 | 4 | 5 | 6 | 7 | 8 |
| 16. langsam | 0 | 1 | 2 | 3 | 4 | 5 | 6 | 7 | 8 |
| 17. fließend | 0 | 1 | 2 | 3 | 4 | 5 | 6 | 7 | 8 |
| 18. eckig | 0 | 1 | 2 | 3 | 4 | 5 | 6 | 7 | 8 |

Neben den zahlreichen formellen diagnostischen Verfahren gibt es eine Reihe weiterer Informationsquellen, die als Teil eines diagnostischen Netzwerks ebenfalls Grundlage für Indikation und Intervention sein können. Hierzu gehören z. B. das anamnestische Gespräch, offene Interviews sowie Zeichnungen und Videoaufzeichnungen, die von den Patienten selbst kommentiert werden. Die Selbstdiagnostik mit informellen Methoden gewinnt auf dem Hintergrund der Erkenntnis an Bedeutung, daß *„die körpersprachlich entcodierten Botschaften in der Regel von einem Empfänger nicht zuverlässig richtig verstanden werden“* (Rumpf & Schomann 1983).

**!** Es ist für eine umfassende Diagnostik notwendig, daß Interpretationen und Deutungsmuster der Patienten gehört und ernstgenommen werden.

## 5.4.4 Zusammenfassung

Während sich die Bewegungs- und Leistungsdiagnostik vor allem auf die funktionell-motorische Seite der Bewegung bezieht, wird in den hier vorgestellten diagnostischen Zugängen das komplexe mit Körperlichkeit und Bewegung zusammenhängende

Erleben und Verhalten thematisiert. Dies ist den sporttherapeutisch Tätigen z.T. über Beobachtung zugänglich, größtenteils erfolgen jedoch die Informationen durch die Patienten selbst. Hierdurch wird zwar die Objektivität im streng empirischen Sinne eingeschränkt, gleichzeitig wird jedoch in der Bewertung eine größere Nähe und Authentizität erreicht sowie der zielgerichtete therapeutische Zugang erleichtert.

## Literatur


Abele, A., Becker, P. (Hrsg.): Wohlbefinden. München: Juventa

Abele, A., Brehm, W. (1986): Zur Konzeptualisierung und zur Messung von Befindlichkeit. Die Entwicklung der Befindlichkeitsskalen (BFS). In: Diagnostica 23, 209–229

Antonovsky, A. (1979): Health, Stress and Coping. San Francisco: Jossey-Bass

Antonovsky, A. (1993): Gesundheitsforschung versus Krankheitsforschung. In: Franke, A. und Broda, M. (Hrsg.): Psychosomatische Gesundheit. Tübingen: dgvt 3–14

Antonovsky, A. (1997): Salutogenese. Zur Entmystifizierung der Gesundheit. Dt. Herausgabe von Franke, A., Tübingen: dgtv

Argyle, M. (1979): Körpersprache und Kommunikation. Paderborn: Junfermann

Becker, P. (1982): Psychologie der seelischen Gesundheit. Bd.1: Theorien, Modelle, Diagnostik. Göttingen, Toronto, Zürich: Hogrefe

Biddle, St. (1996): Exercise and Psychological Well-Being. In: Coppenolle, H. van et al.: Second European Conference on Adapted Physical Activity and Sports. Leuven: Acco 33–37

Clement, U., Löwe, B. (1996): Fragebogen zum Körperbild – FKB-20 Handanweisung. Göttingen, Bern, Toronto, Seattle: Hogrefe

Deusinger, I. (1998): Die Frankfurter Körperkonzeptskalen – FKKS. Handanweisung. Göttingen, Bern, Toronto, Seattle: Hogrefe

Dlugosch, G.E. (1994): Modelle in der Gesundheitspsychologie. In: Schwenkmetzger, P., Schmidt, L.R. (Hrsg.): Lehrbuch der Gesundheitspsychologie. Stuttgart: Enke 101–118

Fisher, S. (1970): Body experience In fantasy and behavior. New York: Appleton – Crofts

Fox, K.R. (1997): The Physical Self and Processes in Self-Esteem Development. In: Fox, K.R. (Ed.): The Physical Self From Motivation to Wellbeing. Champaign: Human Kinetics 111–139

Frank, R. (1991): Körperliches Wohlbefinden. In: Abele, A. und Becker, P. (Hrsg.): Wohlbefinden. München: Juventa 71–93

Grawe, K. (1988): Psychotherapeutische Verfahren im wissenschaftlichen Vergleich. In: Praxis der Psychotherapie und Psychosomatik 33, 153–167

Grawe, K. (1989): Von der psychotherapeutischen Outsome-Forschung zur differentiellen Prozeßanalyse. In: Zeitschrift für klinische Psychologie 18, 23–24

Hölter, G. (1989): Qualitative Bewegungsanalysen in der Motodiagnostik von psychisch kranken Erwachsenen. In: Motorik 12, 1, 9–18

Hölter, G. (1993a): Selbstverständnis, Ziele und Inhalte der Mototherapie. In: Hölter, G. (Hrsg.): Mototherapie mit Erwachsenen. Schorndorf: Hofmann 12–33

Hölter, G. (1993b): Ansätze zu einer Methodik der Mototherapie. In: Hölter, G. (Hrsg.): Mototherapie mit Erwachsenen. Schorndorf: Hofmann 52–80

Hölter, G. (1996): ‚Spaß, Körperbewußtheit und Angstproblem'. Ziele der Sporttherapie aus professioneller Sicht. In: Gesundheitssport und Sporttherapie 12, 7–12

Hölter, G. et al. (2000): Körperkonzept und Bewegungstherapie in der Psychosomatik. Explorative Studien zu Struktur und Verlauf i. V.

Horowitz, M.J. et al. (1964): The body buffer zone. An exploration of personal space. In: Arch Gen Psych. II, 651–656

Jourard, S.U. (1966): An exploratory study of body accessibility. In: Brit. J. Soc. Clin. Psychol. 5, 4, 221–231

Kestenberg, A.J. et al. (1999): The meaning of movement. Gordon Breach: New York

Kiphard, E.J. (1980): Der Trampolin-Koordinationstest (TKT). In: Motorik 3, 2, 78–83

Lausberg, H. (1994): Vergleichende Bewegungsanalyse von vier Patientengruppen mit psychosomatischen Erkrankungen und einer gesunden Kontrollgruppe. Unveröff. Diss. Med. Univ. Lübeck

Mrazek, J. (1989): Die Erfassung körperbezogener Kontrollüberzeugungen. In: Krampen, G. (Hrsg.): Diagnostik von Attribution und Kontrollüberzeugungen. Göttingen, Bern, Toronto, Seattle: Hogrefe 112–118

Paulus, P. (1982): Zur Erfahrung des eigenen Körpers. Weinheim, Basel: Beltz
Probst, M. (1997): Body experience in Eating Disorders Patients. Diss. KU Leuven
Rumpf, D., Schomann, H. (1983): Die Möglichkeiten der Körperdiagnostik in der Therapie. In: Gruppendynamik 14, 26–33
Schilling, F. (1976): Checkliste motorischer Verhaltensweisen – CMV Handanweisung. Braunschweig: Westermann
Simons, J. et al. (1989): Zielgerichtete Beobachtung des Bewegungsverhaltens in der Psychiatrie. In: Motorik 12, 2, 66–71
Stoll, C. (1989): Körperkontakt als Element der Mototherapie – eine Erkundungsstudie bei alkoholkranken Männern. Unveröffent. Dipl.-Arbeit Motologie Philipps-Universität Marburg
Strauss, B., Richter-Appelt, H. (1996): Fragebogen zur Beurteilung des eigenen Körpers – FBeK Handanweisung. Göttingen, Bern, Toronto, Seattle: Hogrefe
Wallbott, H. (1982): Bewegungsstil und Bewegungsqualität. Weinheim, Basel: Beltz
Yalom, I.D. (1989): Theorie und Praxis der Gruppenpsychotherapie, 4. Aufl. München: Pfeiffer
Zerssen, D. von (1981): Befindlichkeitsskala Bf-S. In: CIPS (Hrsg.): Internationale Skalen für Psychiatrie. Weinheim, Basel: Beltz

## 5.5 Sporttherapeutisches Assessment

G. Huber

**Gliederung**

- Was ist sporttherapeutisches Assessment?
- Das methodische Inventar des sporttherapeutischen Assessments
- Multidimensionale Gesundheitsprofile
- Indikationsspezifische Verfahren
- Interventionsspezische Verfahren
- Lebensqualität als Gegenstand des Assessments
- Zusammenstellung eines sporttherapeutischen Assessments
- Sporttherapeutisches Assessment und Statistik
- Konsequenzen

**Lernziele**

- Erkennen der Notwendigkeit für ein Assessment innerhalb der Sporttherapie
- Vermittlung grundlegender Kenntnisse über die Möglichkeiten und Methoden des sporttherapeutischen Assessments

### 5.5.1 Was ist ein sporttherapeutisches Assessment?

Ein elementarer Bestandteil des Begriffes *Therapie* ist in aller Regel der individuell geplante Einsatz geeigneter therapeutischer Inhalte und Methoden über einen definierten und begrenzten Zeitraum. Dieses findet sich sowohl in der spezifischen Definition als auch im tätigen Selbstverständnis der Sporttherapie. Therapeutisches Handeln kann deshalb idealtypisch als ein komplexer Entscheidungsprozeß gesehen werden, der zum Ziel hat, die jeweils bestmögliche Behandlung für den Patienten auszuwählen. In der täglichen sporttherapeutischen Praxis wird jedoch Art und Umfang der Intervention selten auf der Grundlage von wissensbasierten Bewertungen geplant, sondern häufig gilt das Prinzip „Glaube und Hoffnung" oder die Therapie wird von den institutionellen Gepflogenheiten determiniert. Dabei bestimmen viel weniger die objektiven Bedürfnisse des Patienten die Selektion der therapeutischen Maßnahmen (wenn überhaupt eine Wahlmöglichkeit besteht), als die vorhandene Infrastruktur und die traditionellen Methoden der jeweiligen Rehabilitationseinrichtung. Angesichts der wachsenden Bedeutung der Evaluation und der Qualitätssicherung bedarf es wenig hellseherischer Fähigkeiten, um einer solchen undifferenzierten Form der Sporttherapie keine große Zukunft einzuräumen. Inzwischen sind zahlreiche Methoden und Instrumente zugänglich, die sowohl die Therapieplanung erleichtern, als auch geeignet sind, die erzielten Therapieeffekte zu dokumentieren. Diese lassen sich zu einem jeweils spezifischen Inventar zusammenfassen, welches unter der Bezeichnung *sporttherapeutisches Assessment* eingesetzt wird.

**!** *Sporttherapeutisches Assessment* sammelt, analysiert und kommuniziert die für die Planung und Durchführung der Sporttherapie relevanten Merkmale eines Patienten oder einer Patientengruppe. *Sporttherapeutisches Assessment* liefert damit die Entscheidungsgrundlage über Art und Umfang der sporttherapeutischen Intervention und bildet bei einer mindestens zweimaligen Durchführung auch die Grundlage für Veränderungsmessungen im Rahmen einer qualitätssichernden Evaluation.
*Sporttherapeutisches Assessment* ist multifunktional und kann auch als Grundlage für Entscheidungen über die Gestaltung des Gesundheitssystems und Ressourcenallokation dienen.

Im Gegensatz zu einer medizinischen Diagnostik ist das sporttherapeutische Assessment durch eine Betrachtungsweise gekennzeichnet, die die gestörte Funktion und der hieraus resultierenden Fähigkeitsstörungen (im Sinne der WHO-Defintion vor allem die *Activities* und die *Participation*) und weniger die pathologischen Prozesse in den Mittelpunkt rückt. Dieses umfaßt auch die Bewertung eines Ist-Zustandes in Relation zu einem möglicherweise anzustrebenden Zielzustand. Die Bewertung soll dabei möglichst viele Komponenten des „gestörten" Systems erfassen, wobei auch die individuellen Bewältigungsressourcen einbezogen werden. Das erfordert die Verknüpfung mehrerer Beobachtungsebenen.

Aufgrund der Mehrdimensionalität der Sporttherapie werden entsprechend mehrere Merkmale einer Person oder Personengruppe erfaßt, um zu einer Aussage darüber zu kommen, in welcher Weise die Intervention durchgeführt und gegebenenfalls optimiert werden kann. Eine möglichst umfassende Merkmalserfassung innerhalb des sporttherapeutischen Assessments kann auch dazu dienen, die im Therapieprozeß notwendigen Rückmeldungen für den Patienten sinnvoll zu gestalten. Dies gilt insbesondere vor dem Hintergrund der gesundheitspsychologischen Überlegungen zu Kontrollüberzeugung (vgl. Kap. 4.2).

Sporttherapeutisches Assessment muß in diesem Kontext als eine spezifische Erfassung des *Health Outcome* betrachtet werden, welches geeignet ist, effektive von ineffektiven Interventionen zu unterscheiden und die

Basis für eine Ressourcenallokation in der Rehabilitation zu bilden. Im weiteren Verlauf soll der Begriff *Health Outcome* beibehalten werden, da er international eingeführt und umfassender als *Effekt* oder *Ergebnis* ist.

> **!** *Health outcome* ist die Veränderung der Gesundheit eines Individuums oder einer Gruppe, welche aufgrund einer Intervention oder einer Reihe von Interventionen eingetreten ist (nach der Definition des NSW Health Departments, 1992).

## 5.5.2 Methodisches Inventar des sporttherapeutischen Assessments

Es existieren vielfältige Möglichkeiten, die für die Sporttherapie relevanten Merkmalsausprägungen eines Patienten zu erfassen. Dabei ist einerseits zwischen einem *informellen Assessment*, welches das therapeutische Handeln begleitet und steuert und mehr oder weniger unbewußt durchgeführt wird und der *formellen Form* des Assessments zu unterscheiden. Letzteres ist durch den Einsatz von standardisierten Instrumenten gekennzeichnet (vgl. dazu als Übersicht aus der psychologischen Diagnostik Zimbardo 1992, 433–468), wird dokumentiert und ist deshalb für Außenstehende nachvollziehbar. Das formelle Assessment stützt sich auf Verfahren, die *objektiv* (d. h. die Ergebnisse sind vom Untersucher unabhängig), *reliabel* (zuverlässig) und *valide* (gültig) sind. Dagegen ist im Rahmen der Therapie das informelle Assessment als beständiges und implizites Beobachten, Bewerten und Einordnen des Patienten ein wichtiger Teil des therapeutischen Handelns, welches aber in diesem Kontext weniger thematisiert werden soll.

Die klassischen Datenebenen der Epidemiologie wie Mortalität, Morbidität, Inzidenz etc. bilden die Planungs- und Steuerungsgrundlage für gesundheitspolitische Entscheidungen. Dadurch wird festgelegt, ob überhaupt und unter welchen Bedingungen eine Störung der Gesundheit behandelt wird. Langfristig können Evaluationen auch diese strukturellen Entscheidungen beeinflussen (z. B. ob eine therapeutische Intervention finanziert wird).

Im Mittelpunkt des sporttherapeutischen Assessments stehen zunächst aber eher interventionsspezifische Verfahren, die durch subjektive patientenbezogene Daten ergänzt werden und zur Erfassung eines umfassenden *Health Outcome* benutzt werden.

Im weiteren Verlauf soll die Vielzahl von in Frage kommenden Instrumenten in der folgenden Weise differenziert werden:

1. Multidimensionale Gesundheitsprofile (*generic instruments*)
2. Indikationsspezifische Instrumente
3. Interventionsspezische Instrumente

Das sporttherapeutische Assessment kann, aber muß sich nicht aus Instrumenten und Methoden zusammensetzen, die aus allen drei Gruppen stammen. In der Regel wird ein Assessment zu Beginn und zum Ende der Behandlung durchgeführt. Letztendlich entscheidet aber der Verwertungszusammenhang und das Erkenntnisinteresse sowohl über die Zahl und Anordnung der Meßzeitpunkte als auch über die Zusammenstellung des methodischen Inventars. So sind kurzfristige *Outcomes* während oder kurz nach der Intervention vor allem für die Therapeuten und den Patienten interessant, während gesundheitsökonomische und gesundheitspolitische Fragestellungen langfristige und längsschnittlich erfaßte Daten erfordern.

### Multidimensionale Gesundheitsprofile (*generic health instruments*)

Mit diesen Instrumenten soll ein möglichst vollständiges Bild des Gesundheitszustands des Patienten erfaßt werden. Solche notwendigerweise recht umfangreichen Instrumente sind zu einem hohen Grad standardisiert, d.h. sie müssen für eine definierte Stichprobe in der gleichen Weise und unter vergleichbaren Bedingungen angewandt werden, um zu aussagekräftigen Normwerten zu gelangen. Dazu liegen inzwischen mehrere Verfahren wie das *Duke Health Profile* (Schuntermann 1997), das *Nottingham Health Profile* oder aus dem deutschen Sprachraum der *IRES Fragebogen* (Indikatoren des Reha-Status; Gerdes & Jäckel, 1995) vor. Aus der Vielzahl von unterschiedlichen Verfahren hat sich der *SF-36 Health Survey* als das Instrument erwiesen, welches vor allem unter internationalen Gesichtspunkten die weiteste Verbreitung findet. Der SF-36 wurde teilweise im Zuge einer synoptischen Zusammenstellung und Integration anderer Instrumente (z.B. *FIM, Functional Independence Measure* und *MOS Medical Outcome Study*) entwickelt, welche auf insgesamt 36 Items reduziert wurden, daher auch der Name „SF" für *Short Form.* In einer weiteren Verdichtung auf 12 Items wurde der SF-12 entwickelt, der aber nur dann zum Einsatz kommen sollte, wenn deutliche und generelle Effekte erwartet werden und keine Informationen über Wirkmechanismen und Teildimensionen nötig sind. Für vergleichende Evaluationen sollte jedoch der SF-36 eingesetzt werden.

Mehrdimensionale Gesundheitsprofile im allgemeinen und der SF-36 im besonderen sind indikationsübergreifende Verfahren, die die subjektive Wahrnehmung der psychischen, körperlichen und sozialen Ebenen erfassen und insbesondere das Wahrnehmen und das Erleben der Funktionsfähigkeit in den Mittelpunkt stellen. Der SF-36 eignet sich sowohl für gesunde wie auch für kranke Menschen im Alter ab 14 Jahren und wurde sehr ausführlich an verschiedensten Populationen validiert, unter anderem auch mit einer Studie, die über das Internet Daten von ca. 5000 Probanden sammelte. Die meisten Arbeiten, in denen das Verfahren eingesetzt wurde, stammen aus dem anglo-amerikanischen Raum (ein nahezu vollständiger Überblick über die wichtigsten Reverenzstudien sowie zusätzliche Informationen findet sich im Internet unter der Adresse http://www.sf36.com.).

Inzwischen liegt auch eine deutsche Version des SF-36 vor (Bullinger 1996, Bullinger und Kirchberger 1998). Die folgende Tabelle zeigt die zugrunde gelegten zehn Dimensionen und ihre deutsche Entsprechung:

Der SF-36 stellt ein Verfahren dar, dessen psychometrische Qualität inzwischen ausreichend unter Beweis gestellt wurde und welches sich auch im Rahmen von vergleichenden und evaluativen Studien hervorragend einsetzen läßt. Die hohe Eignung gerade für ein sporttherapeutisches Assessment ergibt sich aus den konstruktiven Grundannahmen des Verfahrens und der daraus resultierenden Konzentration auf die subjektive Lebensqualität und die erlebte Funktionsfähigkeit. Diese Aspekte haben nicht nur eine hohe Vorhersagekraft für die Patientenzufriedenheit und Lebensqualität, sondern korrelieren auch hoch mit der Inanspruchnahme von medizinischen Leistungen. Damit kann dieses Verfahren auch im Kontext von gesundheitsökonomischen Fragestellungen benutzt werden.

### Indikationsspezifische Verfahren

In der Regel ist es notwendig, ein spezifisches Assessment für ein Krankheitsbild

**Tab. 5.5** Dimensionen des SF-36 und ihre deutsche Entsprechung (Bullinger 1996)

| Dimension | Erläuterung | Items |
|---|---|---|
| Körperliche Funktionsfähigkeit *Physical Functioning* | Beeinträchtigung bei körperlichen Alltagsaktivitäten wie z.B. Treppensteigen, bücken, heben, tragen etc. | 10 |
| Körperliche Rollenfunktion *Role Physical* | Krankheitsbedingte Einschränkungen der gesamten Lebensführung | 4 |
| Körperliche Schmerzen *Bodily Pain* | Ausmaß und Auswirkungen der Schmerzwahrnehmung und –verarbeitung | 2 |
| Allgemeine Gesundheit *General Health* | Subjektive aktuelle Einschätzung der Gesundheit und zukünftige Erwartungen | 5 |
| Vitalität *Vitality* | Lebensenergie | 4 |
| Soziale Funktionsfähigkeit *Social Functioning* | Einschränkungen durch die beeinträchtigte Gesundheit auf die soziale Interaktion und fehlende soziale Unterstützung | 2 |
| Emotionale Rollenfunktion *Role Emotional* | Einschränkung der Lebensqualität durch emotionale Probleme | 3 |
| Psychisches Wohlbefinden *Mental Wellbeing* | Umfassende psychische Gesundheit | 5 |
| Veränderung der Gesundheit *Self reported Healt Transition* | Wie wird die Gesundheit im Vergleich zu einem Jahr zuvor beurteilt ? | 1 |

durchzuführen. Eine zweite Gruppe von Methoden ist deshalb aus einer indikationsspezifischen Perspektive zusammengestellt, wobei wiederum medizinische, funktionsbezogene und psychosoziale Methoden zu einem geeigneten Inventar kombiniert werden. Am Beispiel der Rehabilitation mittels Totalendoprothese des Hüftgelenks (TEP) vor dem Hintergrund der WHO-Klassifikation kann dies exemplarisch skizziert werden (Tab. 5.6):

**Tab. 5.6** Rehabilitation der Hüft-Totalendoprothese anhand der WHO-Klassifikation

| Bereich | Beispiele |
|---|---|
| Impairment | • Medizinische Daten wie Röntgen, CT, MRT, Laborbefunde |
| Disability *(Activities)* | • Spezifische Hüftscores wie z.B. von Merle d'Aubigne oder Harris (vgl. dazu Krämer, Maichl & Franz 1993)<br>• Schmerzskalen (vgl. Basler et al. 1999) |
| Handicap *(Participation)* | • Erfassung der Einschränkung der Alltagsaktivitäten<br>• Erfassung der Abhängigkeit von Gehhilfen, Rollstuhlabhängigkeit<br>• Erfassung der Bewältigungsbedingungen (z.B. FKV; Muthny 1996)<br>• Erfassung der psychosozialen Folgen der Erkrankung (z.B. SONET, Laireiter et al. 1997) |

### Interventionsspezische Verfahren

Jede der verschiedenen Interventionen innerhalb des Rehabilitationsprozesses bewirkt spezifische Effekte. Diese müssen vorwiegend dann erfaßt werden, wenn es darum geht, den Anteil der jeweiligen Intervention am Erfolg oder Nichterfolg der Maßnahme zu evaluieren. Der Anlaß dazu ist in aller Regel kein Dominanzstreben bestimmter Ansätze, sondern der Versuch, interdisziplinäre Rehabilitationsstrategien zu optimieren und eine begründete Entscheidung zur Allokation von Ressourcen zu ermöglichen.

Für die Sporttherapie in Frage kommende Methoden müssen deshalb geeignet sein, die auf der funktionellen, pädagogischen und psychosozialen Ebene erzielten Veränderungen zu erfassen. Diese Mehrdimensionalität läßt sich in Analogie zu den übergeordneten Zielsetzungen der Rehabilitation wie folgt strukturieren (vgl. dazu Protz et al. 1998):

- somatisch-funktionsbezogene Ebene
- psychosoziale Ebene
- edukative Ebene

Im Zusammenspiel mit den generischen und/oder indikationsspezifischen Instrumenten kann deren Bedeutung für die Rehabilitation insgesamt eingeordnet werden. Dabei genügen z. B. im Bereich der Gesundheitsförderung durch Bewegung schon sehr einfache Ansätze. So umfaßt das *Health & Fitness Assessment* der Stanford University lediglich folgende Parameter:

| | |
|---|---|
| • Ruhepuls & Blutdruck | • Ernährungsfragebogen |
| • Gesamtcholesterin und HDL | • Körperfettanteil |
| • Ausdauertest | • Muskelkraft |
| • Muskelausdauertest | • Flexibilität |

Die Ergebnisse werden in einem individuellen Ergebnisheft festgehalten, wobei in der Regel Re-Tests vereinbart werden.

Vor dem Hintergrund der übergeordneten Zielsetzungen der Sporttherapie läßt sich ein interventiosspezifisches Asssessment mit den folgenden Elementen bilden (Tab 5.7).

### Lebensqualität als Gegenstand des Assessments

Die Effektivität therapeutischen Handelns wird in aller Regel durch konsensual festgelegte Meßgrößen erfaßt, die den Kriterien der Vergleichbarkeit und Kontrollierbarkeit entsprechen (z. B. Laborwerte oder gesundheitsökonomische Variablen). Gerade im Rahmen eines sporttherapeutischen Assessments spielen die Veränderungen der Lebensqualität eine bedeutsame Rolle, da quantitative Daten z. B. zur Überlebenszeit „lebensqualitätsbereingt" werden müssen, d. h. in bezug auf die dadurch gewonnenen Lebensjahre relativiert werden. Solche Überlegungen wurden insbesondere in der Onkologie angestellt, da die bis heute noch mitunter aggressive Therapie zwar das Leben verlängert, die Qualität hierdurch jedoch sehr eingeschränkt wird. Üblicherweise versucht man mit Hilfe der Erfassung der Lebensqualität auch Einsicht darüber zu bekommen, wie der objektive funktionelle Zustand des einzelnen in Relation zu dessen subjektiver Einschätzung der dadurch beeinflußten Lebensqualität ist (vgl. Wilson & Cleary 1995, die u. a. darauf verweisen, daß sich solche Messungen auch gegenseitig validieren können).

Inzwischen liegen zahlreiche Instrumente zur Erfassung der Lebensqualität vor, die sowohl indikationsspezifisch als auch indikationsübergreifend entwickelt wurden. Insofern scheint es berechtigt, Messungen

**Tab. 5.7** Elemente des interventionsspezifischen Assessments

| Zielsetzung | Merkmale | Hinweise oder Beispiel |
|---|---|---|
| Verbesserung funktioneller und physiologischer Abläufe | z.B. motorische Tests, physiologische Tests | Überblick über motorische Tests in Bös 1987, über leistungsphysiologische Aspekte in Roberg & Roberts 1996, 485–545 |
| Schmerzreduzierung | Schmerzfragebogen, VAS, Schmerztagebuch | Überblick bei Basler et al. 1999 |
| Verbesserung der subjektiven Lebensqualität | Fragebogen zur Lebensqualität | z.B. IRES , SF-36 oder spezifische Lebensqualitätsfragebogen |
| Wiederherstellung und Erhalt der Arbeitsfähigkeit oder Erwerbsfähigkeit | Erfassung der AU Tage | Sekundäranalyse von Daten der Kostenträger oder eigene Erhebungen (z.B katamnestische Telefoninterviews nach der Behandlung) |
| Erkundung von individuellen Ressourcen und Potentialen | Erfassung der körperlichen Aktivität oder Inaktivität. Erfassung der gesundheitsbezogenen Selbstwirksamkeit | Strukturierte Befragung Fragebogen zur Selbstwirksamkeit Schwarzer & Fuchs 1995 |
| Verbesserung im Bereich der Alltagsaktivitäten | ADL Fragebogen | z.B. Funktionsfragebogen Hannover (Kohlmann & Raspe 1996) |
| Verbesserung der sozialen Interaktion | Soziale Unterstützung, soziale Interaktion, Isolation | SONET (Laireiter et al. 1997) |

zur Lebensqualität zu einem festen Bestandteil des sporttherapeutischen Assessments zu machen.

### 5.5.3 Zusammenstellung eines sporttherapeutischen Assessments

Die Vielzahl von Indikationsgebieten, Interventionen, und individuellen Gegebenheiten macht es erforderlich, ein jeweils spezifisches Instrumentarium zusammenzustellen. Trotz dieser Spezifität lassen sich übergeordnete Richtlinien und Empfehlungen formulieren, die die Wahrscheinlichkeit von Planungsfehlern und „Fehlgriffen in die Methodenkiste" reduzieren. Die folgenden Leitfragen und Ausführungen orientieren sich teilweise am Statement der *European Research Group on Health Outcomes: Choosing a Health Outcome Measurement Instrument.*

1. Worin besteht das Erkenntnisinteresse? Auf der ersten Ebene sollte entschieden werden, ob es darum geht, bestimmte Merkmale und deren Veränderungen zu beschreiben, diese zu vergleichen oder Vergleiche mit anderen Behandlungsstrategien durchzuführen, etwa in Form einer Evaluation der Sporttherapie. Es ist zu berücksichtigen, daß ein Assessment therapierelevante Informationen liefern muß und deshalb nicht die Ausnahme, sondern die Regel sporttherapeutischen Handelns darstellen sollte. Damit steht auch der zweite Aspekt in enger Verbindung.
2. Was sind die Ziele? Ziele bestimmen und formulieren!

Forschung hat sehr häufig einen erkundenden und explorierenden Charakter. Das sporttherapeutische Assessment folgt jedoch in aller Regel (s. o.) einem vorher festgelegten Ziel, welches sich an den übergeordneten Zielen der Rehabilitation orientiert.

3. Welche Datenquellen sind innerhalb des Assessments zugänglich, welche Testverfahren können durchgeführt werden? Hiermit wird oft ein sehr heikler Punkt berührt, denn es ist häufig notwendig, Kompromisse zwischen dem Wünschenswerten und dem Machbaren zu schließen. Erzwungen wird dieses durch die Tatsache, daß Evaluationen hinter dem Primat der Therapie und den Patienteninteressen zurückzustehen haben. Die ethische Zumutbarkeit der Belastung durch die Datengewinnung für den Patienten, die Ökonomie oder auch Bestimmungen des Datenschutzes sind hier zu berücksichtigen. Dabei sollte vermittelt werden, daß Assessment keinen Selbstzweck darstellt, sondern als Teil der Behandlung zu betrachten ist und letztendlich dem Patienten nützt.
4. Wer soll die Daten nutzen? Dieser Frage wird üblicherweise wenig Beachtung geschenkt, weil Forscher davon ausgehen, daß alle an ihren Ergebnissen interessiert sind. Obwohl also eine potentiell sehr große Zahl von Nutzern existiert und diese vorher nicht exakt einzugrenzen sind, lassen sich im wesentlichen drei Zielgruppen erkennen, für die die Ergebnisse eines Assessments von Nutzen sind:
   - Behandler zur Therapieplanung
   - Patienten als Rückmeldung zum Therapieverlauf
   - Entscheidungsträger im weitesten Sinn: Dazu gehören in erster Linie Ärzte, Wissenschaftler, Kostenträger und Gesundheitspolitiker.

   Für jede dieser Gruppen sind unterschiedliche Daten von Bedeutung, und je besser deren Bedürfnisse antizipierend in die Planung des Assessments integriert werden, desto effektiver kann das Assessment genutzt werden.
5. Wieviele Patienten/Probanden stehen zur Verfügung und wie viele müssen untersucht werden? Der zu einer gegenüber dem Zufall abgesicherten Aussage notwendige Stichprobenumfang ist abhängig vom erwarteten therapeutischen Effekt (Effektgröße), der Angemessenheit der eingesetzten Methoden (Teststärke) und dem angestrebten Signifikanzniveau. Dazu ist es nicht immer notwendig, komplexe Berechnungen der erwarteten Effektgröße vorzunehmen, da auf der Basis von Erfahrungen in etwa abgeschätzt werden kann, ob ein großer, mittlerer oder nur geringer Effekt zu erwarten steht. So finden sich bei Bortz & Doering (1995) in Abhängigkeit von den genannten Aspekten die folgenden Stichprobenumfänge:

**Tab. 5.8** Stichprobenumfänge (vgl. Bortz & Doering 1995)

| Effektstärke | Klein | Mittel | Groß | Klein | Mittel | Groß |
|---|---|---|---|---|---|---|
| Mittelwertsunterschiede | 503 | 82 | 33 | 310 | 50 | 20 |
| Korrelationen | 998 | 107 | 36 | 618 | 68 | 22 |
| Varianzanalyse df = 3 | 388 | 63 | 25 | 274 | 45 | 18 |
| | | $p \leqq .05$ | | | $p \leqq .01$ | |

**!** Eine besondere Form der Evaluation und des Assessments sind die sogenannten *Cochrane Reports*. Die *Cochrane Collaboration* hat sich zur Aufgabe gemacht, systematische Beurteilungen auf der Basis von randomisierten Kontrollstudien (RCT, *Randomized Control Trial*) vorzunehmen. Dabei wird davon ausgegangen, daß solche Studien wahrscheinlich mehr zuverlässige Informationen liefern als andere Forschungsarbeiten, die sich mit differentiellen Effekten unterschiedlicher Behandlungsstrategien in der Gesundheitsversorgung auseinandersetzten (vgl. Batalden et al. 1993, 1994). Systematische *Reviews* von anderen Studientypen können aber auch für diejenigen hilfreich sein, die ihre therapeutischen Entscheidungen besser begründen möchten. Dies gilt insbesondere für Bereiche, in denen randomisierte Kontrollstudien noch nicht durchgeführt wurden oder nicht das geeignete Evaluationsverfahren darstellen.
Die Prinzipien bei der Bewertung von Forschungsarbeiten sind im Grunde immer die gleichen. Obwohl sich die *Cochrane Reports* auf die Analyse von RCT konzentrieren, können unter pragmatischen Gesichtspunkten auch andere Arbeiten berücksichtigt werden. *Cochrane Reviews* haben ein standardisiertes Format, welches u. a. folgende Abschnitte enthält:

- Beschreibung des Forschungsproblems
- Recherche und Auswahl der Studien
- Kritische Bewertung der Studien
- Interpretation der Bewertungsergebnisse.

*Cochrane Reports* können einen Beitrag zur Optimierung von Therapieentscheidungen leisten.

## Sporttherapeutisches Assessment und Statistik

Statistik beschäftigt sich mit der Sammlung, Aufbereitung, Präsentation und Interpretation von Datenmaterial auf Zahlenbasis. Neben dieser deskriptiven Funktion hat die Statistik die Aufgabe, Ergebnisse gegen Zufallsbefunde abzusichern (schließende Statistik) und vertiefte Datenanalysen vorzunehmen. Die Funktion der Statistik muß in einem größeren Zusammenhang gesehen werden. So ist es nach Popper (1996) die Aufgabe der Sozialwissenschaften, bestimmte Regeln (Gesetze) abzuleiten, die eine klügere Wahl von Handlungen ermöglichen, womit sich Popper dicht am heutigen Verständnis von Evaluation befindet. Als Werkzeuge dienen dabei die Methoden der empirischen Wissenschaft, die *Objektivität*, hier verstanden als *intersubjektive Nachprüfbarkeit*, ermöglichen soll. Dazu dienen die statistischen Verfahren. Theoretische Annahmen können deshalb nicht falsch oder richtig sein, sondern sich bewähren oder nicht bewähren.

Die Beurteilung und Bewertung von therapeutischen Interventionen ist ohne den Einsatz von statistischen Methoden nur unvollständig zu verwirklichen. An dieser Stelle kann nicht auf die Grundlagen der Statistik und der Forschungsmethoden in all ihren Facetten eingegangen werden. Dazu liegen didaktisch überzeugende Standardwerke vor, z. B. Bortz (1993) oder für den Einsatz von Softwareprogrammen Brosius & Brosius (1995). Es sei jedoch daran erinnert, daß ein sporttherapeutisches Assessment den Prinzipien der klassischen Testtheorie zu gehorchen hat und damit deren Axiomen folgt (vgl. Bortz & Doering 1995, 179–180). Jedes Testergebnis setzt sich demnach aus dem tatsächlichen Wert und einem „Meßfehler" zusammen. Dieser Meßfehler hat bei wiederholter Anwendung (gleiche Messung bei mehreren Patienten oder mehrere Messungen beim gleichen Patienten) den Mittelwert Null. Ebenfalls gelten für das sporttherapeutisches Assessment die klassischen Testgütekriterien nach Objektivität, Reliabilität und Validität, wobei in der täglichen Praxis der Testökonomie eine besondere Bedeutung zukommt.

Damit müssen Überlegungen zur Statistik in folgenden Zusammenhängen gesehen werden:

- Es besteht eine begründete Annahme über den positiven Einfluß einer therapeutischen Intervention auf den Gesundheitszustand.
- Es besteht jedoch keine *Gewißheit* darüber, ob und in welchem Umfang der therapeutische Effekt vorhanden ist.
- Der Effekt wird mit Hilfe von geeigneten Methoden (z. B. sporttherapeutisches Assessment) untersucht.
- Die Entscheidung, ob der Effekt entstanden ist, wird nach festgelegten statistischen Richtlinien (Signifikanzniveau) getroffen. Auf der Grundlage dieser Entscheidung können allgemeinere Schlüsse gezogen werden.

### 5.5.4 Konsequenzen

- Qualitätssichernde Evaluation und Assessment sind als komplementäre Bestandteile zu verstehen, die sich gegenseitig bedingen.
- Deshalb müssen neben dem *informellen* Assessment, das zu jeder Therapieplanung notwendig ist, in der Sporttherapie *formale* Assessmentstrategien etabliert werden.
- Dabei muß indikationsbezogen der *Health Outcome* (und nicht die alleinige Verbesserung motorischer Parameter) erfaßt werden.
- Das sporttherapeutische Assessment soll in hohem Maße standardisiert sein, gleichzeitig aber auch spezifische und individuelle Aspekte berücksichtigen.
- Das sporttherapeutische Assessment soll eine Verbindung zwischen der Wirksamkeit der Therapie, der subjektiven Lebensqualität und dem objektiven Gesundheitszustand schaffen. Dazu müssen die eingesetzten Methoden reliabel und valide sein und Veränderungen erfassen, die sowohl klinisch als auch subjektiv für den Patienten bedeutsam sind.
- Das sporttherapeutische Assessment muß auch für Rückmeldeprozesse zum Patienten genutzt werden.
- Insgesamt muß das sporttherapeutische Assessment dazu beitragen, unnötige Behandlungen zu eliminieren und sinnvolle Ansätze zu fördern.

## Literatur


Basler, H.D., Franz, C., Kröner-Herwig, B., Rehfisch, H.- P., Seeman, H. (Hrsg.)(1999): Psychologische Schmerztherapie: Grundlagen – Diagnostik – Krankheitsbilder – Behandlung Berlin, Heidelberg, New York: Springer, 4. korr. u. erw. Auflage

Batalden, P.B., Nelson, E.C., Roberts, J.S. (1994): Linking outcomes measurement to continual improvement. JCAHO J Qual Improvement 1994; Vol.20, 67–80

Batalden, P.B., Stolz, P.K.(1993): A framework for the continual improvement of health care: building and applying professional and improvement knowledge to test changes in daily work. JCAHO J Qual Improvement 1993; Vol.19, 424–52

Bortz, J. (1993): Statistik für Sozialwissenschaftler. Berlin, Heidelberg, New York: Springer 4. Auflage

Bortz, J., Doering, N. (1995): Forschung, Forschungsmethoden und Evaluation. Berlin, Heidelberg, New York: Springer

Bös, K. (1987): Handbuch sportmotorischer Tests. Göttingen: Hogrefe

Brosius, G., Brosius, F. (1995): SPSS base system and professional statistics. Bonn, Albaney: International Thompson Publishing

Bullinger, M. (1996): Erfassung der gesundheitsbezogenen Lebensqualität mit dem SF-36 Health Survey. In: Die Rehabilitation, 35(1). Stuttgart: Thieme xvii–xxx

Bullinger, M., Kirchberger, I. (1998):SF-36. Fragebogen zum Gesundheitszustand. Handanweisung. Göttingen: Hogrefe

Ernst, E., Pittler, M.H. (1998): Wie effektiv sind Kuren? In: Dtsche. Med. Wochenschrift 123 (10) 273–277

Gerdes, N., Jäckel, W.H. (1995): Der IRES Fragebogen für Klinik und Forschung. In: Die Rehabilitation 34. Jg. XIII –XIV

Kohlmann, T., Raspe, H.(1996): Der Funktionsfragebogen Hannover zur alltagsnahen Diagnostik der Funktionsbeeinträchtigung durch Rückenschmerzen (FFbH_R). In: Die Rehabilitation 35. Jg. I–VIII

Krämer, K., Maichl, L., Franz, P. (1993): Scores, Bewertungsschemata und Klassifikationen in Orthopädie und Traumatologie. Stuttgart: Thieme

Laireiter, A.R., Baumann, U., Feichtigner, L., Reisenzein, E., Untner, A. (1997): Interview und Fragebogen zum Sozialen Netzwerk und zur Sozialen Unterstützung (SONET). In: Die Rehabilitation 36. Jg. XV–XXX

Mulrow, C.D., Oxman, A.D. (Eds.)(1997): Cochrane Collaboration Handbook [updated 1 March 1997]. In: The Cochrane Library [database on disk and CDROM]. The Cochrane Collaboration. Oxford: Update Software; 1996–. Updated quarterly

Muthny, F.A. (1996): Erfassung von Verarbeitungsprozessen mit dem Freiburger Fragebogen zur Krankheitsverarbeitung (FKV). In: Die Rehabilitation 35. Jg. IX–XVI

Nelson, E.C., Berwick, D.M. (1989): The measurement of health status in clinical practice. Med Care 1989 (Supp); 27, 77–89

Popper, K. (1996): Alles Leben ist Problemlösen. München: Piper

Protz, W., Gerdes, N., Maier-Riehle, B., Jäckel, W. H. (1998): Therapieziele in der medizinischen Rehabilitation. In: Die Rehabilitation, 37(1). Stuttgart: Thieme 24–29

Reerink E. (1990): Improving the quality of hospital services in The Netherlands: the role of CBO. Qual Ass Health Care; 2, 13–19

Reerink E. (1991): Arcadia revisited: quality assurance in hospitals in The Netherlands. Br. Med. J. 302, 1443–5

Roberg, R.A., Roberts, S.O. (Eds.) (1996): Exercise Physiology. St. Louis: Mosby

Schuntermann, M.F.(1997): Das DUKE Gesundheitsprofil. In: Die Rehabilitation 36. Jg. I– XIV

Schwarzer, R., Fuchs, R. (1995): Changing risk behaviors and adopting health behaviors: The role of self-efficacy beliefs. In A. Bandura (Ed.) Self Efficacy in changing societies. New York: Cambridge University Press 259–288

Wilson I.B., Cleary, P.D. (1995): Linking clinical variables with health related quality of life: a conceptual model of patient outcomes. JAMA 1995; 273, 59–65

Zimbardo, P.G. (1992): Psychologie. Berlin, Heidelberg, New York: Springer 5. Auflage

# 6 Evaluation in der Sporttherapie – ein Beispiel zum Qualitätsmanagement

G. Huber

**Gliederung**

- Einleitung
  - Zielsetzungen der Rehabilitation
  - Zielsetzungen der Sporttherapie
- Qualitätsmanagement im Gesundheitswesen
  - Differenzierung der Qualitätssicherung
- Evaluation als sporttherapeutisches Handlungsfeld
  - Formen der Evaluationsforschung
  - Kosten – Nutzen Evaluationen
- Möglichkeiten der Umsetzung
  - Strategien des Qualitätsmanagements in der Rehabilitation
  - Qualitätsmanagement in der Sporttherapie
- Konsequenzen

**Lernziele**

- Kennenlernen der grundsätzlichen Bedeutung des Qualitätsmanagements im allgemeinen und der Evaluation im besonderen
- Erwerb von Fertigkeiten zur Evaluation der Sporttherapie
- Erwerb von Kenntnissen zur Bewertung von Evaluationsergebnissen

## 6.1 Einleitung

Evaluation war schon immer notwendiger Bestandteil jedes therapeutischen Handelns. Aufgrund der sich wandelnden Rahmenbedingungen im Gesundheitswesen gewinnt dieser Aufgabenbereich an Bedeutung (Ackerknecht 1979, Viethen 1995, Rische 1999). Evaluation bildet die Grundlage aller Maßnahmen zur Sicherung der Qualität und erweist sich deshalb für die zukünftige Etablierung der Sporttherapie im Spektrum der Leistungen des Gesundheitswesens als unverzichtbar. Dies gilt in besonderer Deutlichkeit angesichts der dringlicher werdenden Forderungen nach verstärktem Qualitätsmanagement auch für die Sporttherapie.

Die Allokation und Distribution von Mitteln im Gesundheitswesen provoziert einen beständigen Wettbewerb und Verteilungskampf zwischen den einzelnen Leistungserbringern und Interventionen, wobei diejenigen Maßnahmen, denen es am besten gelingt, ihre spezifische Notwendigkeit, Wirtschaftlichkeit und Zweckmäßigkeit nach dem sozialrechtlichen Wirtschaftlichkeitsgebot (§§ 2, 12; SGB V) unter Beweis zu stellen, die besten Chancen in diesem Wettbewerb haben. In diesen Gesetzesvorgaben ist die Frage nach dem Nachweis der Effizienz der Maßnahmen impliziert. Dies gilt in hohem Maße für alle rehabilitativen Bemühungen. Aus einer wissenschaftlichen Perspektive stellt sich diese Frage im Sinne der beweisgestützten Medizin nach einer empirisch nachgewiesenen Verbesserung der Lebensqualität und Lebenserwartung.

Diese Forderungen finden unter dem Begriff der *Evidence Based Medicine* verstärkt Eingang in die Diskussion um die Berechtigung und solidarische Finanzierung von Leistungen im Gesundheitswesen. Dazu stellt Porzsolt (1998, 192) fest:

*„Letztlich kommen wir zu dem Schluß, daß Evidence Based Medicine derzeit die beste verfügbare Methode ist, moderne Medizin zu praktizieren."*

So mündet die ökonomische Perspektive direkt in die ökonomisch orientierte Fragestellung: *Lohnt sich Rehabilitation?* Die Beantwortung dieser Fragen sowohl nach der Effektivität als auch nach der Effizienz der Rehabilitation ist aber erst dann möglich, wenn ein Konsens darüber hergestellt wird, welche übergeordneten Zielsetzungen im Rahmen der Rehabilitation überhaupt erreicht werden sollen und wodurch ein *rehabilitativer Mehrwert* zu erzielen ist.

Dabei bildet das *sporttherapeutische Assessment* (siehe Kap. 5.5) ein interventionsspezifisches Methodeninventar, welches zu Zwecken der Evaluation und Qualitätssicherung herangezogen werden kann, wenn die im weiteren Verlauf skizzierten Kriterien des wissenschaftlichen Arbeitens eingehalten werden.

### 6.1.1 Zielsetzungen der Rehabilitation

Aus Sicht der Kostenträger konzentriert sich das Ziel der beruflichen und medizinischen Rehabilitation vor allem auf das Kriterium der Arbeitsfähigkeit und Wiedereingliederung in die Erwerbstätigkeit. So hält die Bundesversicherungsanstalt für Angestellte (BfA), der größte Rentenversicherungsträger, eine Rehabilitation dann für angezeigt,

*„wenn die Erwerbsfähigkeit erheblich gefährdet oder bereits gemindert ist und wenn sie durch diese Voraussetzungsmaßnahme wesentlich gebessert oder wiederhergestellt werden kann"* (BfA Informationen 1998).

Die bereits in den 50er Jahren formulierte gesundheitspolitische Leitlinie *Rehabilitation vor Rente* ist auch heute noch gültig und ausdrücklich im Rentenrecht verankert. Deshalb prüft der Träger der Rentenversicherung jeden Antrag auf Rente wegen verminderter Erwerbsfähigkeit darauf, ob Rehabilitionsmaßnahmen die vorzeitige Rentenleistung vermeiden könnten. Aus diesem und anderen Grundprinzipien der Rehabilitation leiten sich jedoch noch keine konkreten Ziele für das „operative Tagesgeschäft" der Rehabilitation ab. Dies ermöglicht eine vergleichende Sichtung der Vielzahl von unterschiedlichen Therapiezielen. Auf der Basis der WHO-Klassifikation (ICIDH) wurden deshalb für verschiedene Indikationsbereiche Zielsetzungen auf der somatischen (z. B. Verbesserung der Ausdauer, muskuläre Stabilisierung), funktionalen (z. B. Verbesserung der Alltagsaktivitäten), psychosozialen (z. B. verbesserte Krankheitsbewältigung) und edukativen Ebene (z. B. bessere Kenntnisse über die Krankheit, Erlernen von Selbsthilfetechniken) formuliert (Protz et al. 1998). Als Methode wurden neben der Sichtung der bereits vorliegenden Zielexplikationen Konsensuskonferenzen in Form von Expertenworkshops durchgeführt.

Die Benennung solcher Ziele allein reicht als Grundlage noch nicht aus. Vielmehr lassen sie sich erst dann zum Gegenstand einer Evaluation im Rahmen der Qualitätssicherung machen, wenn sie den folgenden Kriterien entsprechen:

> **!** RUMBA-Regeln:
> - **R**elevant: Die Therapieziele müssen sowohl subjektiv für den Patienten als auch für den Rehabilitationsprozeß insgesamt bedeutsam sein (z. B. Schmerzreduktion, Arbeitsfähigkeit).
> - **U**nderstandable: Die Ziele müssen verständlich formuliert werden und nachvollziehbar sein.
> - **M**easurable: Die Ziele müssen quantifizierbar/meßbar sein.
> - **B**ehavioral: Die Ziele müssen durch das Verhalten des Patienten und/oder Therapeuten beeinflußbar sein.
> - **A**ttainable: Die Ziele müssen innerhalb der Rehabilitation erreichbar sein (vgl. dazu CBO 1998, Reerink 1990, 1991).

### 6.1.2 Zielsetzungen der Sporttherapie

Die Ziele der Sporttherapie leiten sich interventionsbezogen aus den übergeordneten Rehabilitationszielen ab, wobei die oben genannten Regeln voll gültig bleiben. Dabei muß auf lange Sicht differenziert werden zwischen den allgemeinen Zielen der Rehabilitation, die von diesem Bereich mitgetragen werden und denen, die nur mit einem entsprechenden Sporttherapieprogramm zu erreichen sind. Die für die Sporttherapie spezifischen Zielsetzungen und Maßnahmen werden im *Indikationskatalog sporttherapeutischer Interventionen*, der sich im Anhang findet, dargestellt.

Die Evaluation zur Qualitätssicherung der Sporttherapie muß konsequenterweise den Beweis führen, daß die dort genannten Ziele nur durch ein solches sporttherapeutisches Konzept innerhalb der bestehenden Strukturen der Rehabilitation zu verwirklichen sind. Vorschläge für eine Umsetzung finden sich unter 4.3, sowie im Kapitel 5.5. Individuelle oder kollektive Ziele lassen sich leichter konkretisieren, wenn folgende Struktur zugrunde gelegt wird:

- Identifizieren von Zielen (Was sind eigentlich die Rehabilitationsziele?)
- Priorisieren von Zielen (Wie ist die Reihenfolge nach deren Wichtigkeit?)
- Realisieren (Durchführung einer zielorientierten Therapie)
- Evaluieren (Überprüfung, ob die Ziele erreicht wurden)

## 6.2 Qualitätsmanagement im Gesundheitswesen

Der Gesetzgeber räumt der Sicherung der Qualität im Gesundheitswesen einen relativ hohen Stellenwert ein. So findet sich im Sozialgesetzbuch V (SGB V), § 2, Abs. 4 die Forderung, daß „*Leistungen wirksam und wirtschaftlich erbracht und nur im notwendigen Umfang in Anspruch genommen werden sollen.*“ Diese noch sehr allgemeine Forderung wird konkretisiert in den §§ 135–139; 9. Abschnitt des SGB V; Bestimmungen zur Qualitätssicherung.

„*Die Krankenhäuser sowie die Vorsorge- und Rehabilitationseinrichtungen [...] sind verpflichtet, sich an Maßnahmen zur Qualitätssicherung zu beteiligen. Die Maßnahmen sind auf die Qualität der Behandlung, der Versorgungsabläufe und der Behandlungsergebnisse zu erstrecken*“ (SGB V, § 137 vgl. dazu den § 135 mit analogen Bestimmungen für den ambulanten Bereich).

Die Sporttherapie muß als Teil der dort angesprochenen Rehabilitationsleistungen verstanden werden. Für eine innovative und sich neu etablierende Arbeitsrichtung gilt diese Forderung in besonderem Maße.

Innerhalb der politischen Systemgestaltung des Gesundheitswesens hat folgender Aspekt zukünftig große Bedeutung:

*„Die Sicherung der Qualität der Leistungserbringung hat in der staatlich verordneten Reform des Gesundheitssystems einen hochrangigen Stellenwert bekommen“* (Deppe, Friedrich & Müller 1995, 7).

Ein zukunftsorientiertes Konzept der Sporttherapie muß die Erfüllung dieser Forderung antizipieren und mit entsprechenden Evaluationen verknüpfen.

Im Rahmen des Qualitätsmanagements ist es unstrittig, daß

*„Qualitätssicherung auch Probleme der Qualitätsherstellung und fortlaufenden Qualitätsverbesserung umfaßt“* (Renn 1993, 3, vgl. zum Zusammenhang von Qualitätsmanagement und Qualitätssicherung Eversheim 1997).

Allerdings muß der für Waren oder Dienstleistungen noch recht präzise Begriff der *Qualität* in seiner eingeschränkten Brauchbarkeit für den Bereich der Gesundheitsversorgung betrachtet werden. Laut Definition der nationalen und internationalen Normierungsinstitute (DIN 55350; ISO 8402) ist *„Qualität die Gesamtheit der Merkmale und Merkmalswerte eines Produktes oder einer Dienstleistung, bezüglich ihrer Eignung, festgelegte und vorausgesetzte Erfordernisse zu erfüllen.“*

Diese Überlegung impliziert, daß die „Erfordernisse“ vom Kunden oder im weitesten Sinne vom potentiellen Abnehmer der Ware oder Dienstleistung festgelegt werden kann. Diese Kriterien sind im täglichen Leben zwar häufig gegeben, lassen sich aber nur mit Einschränkungen auf das Gesundheitswesen übertragen, und die geringe Brauchbarkeit solcher Überlegungen für diesen Bereich zeigt sich sehr schnell. Dafür gibt es zahlreiche Gründe, die hier nur kurz skizziert werden können (einen guten Überblick über diese Thematik liefern Deppe et al. 1995, aus historischer Sicht Ackerknecht 1979, vgl. dazu auch Huber & Baldus 1997):

- Die Vorstellungen von Gesundheit sind subjektiv und produzieren unterschiedliche Zielvorstellungen an die erwartete Qualität.
- Qualität im Sinne eines Behandlungserfolges läßt sich nicht mechanistisch vorhersagen.
- Die eindeutige und langfristige Festlegung von Behandlungszielen ist sehr schwierig und ihre Erreichung ist nicht allein von der Qualität des therapeutischen Handelns abhängig.
- Der Patient ist kein Kunde und kann in aller Regel keine Qualitätsforderungen stellen.
- Zwischen dem Leistungserbringer und dem Kunden/Patienten besteht keine finanzielle Beziehung. Der Kunde, der den Wert der Leistung (subjektiv) beurteilt, kennt nicht den Preis, der dafür bezahlt wird. Umgekehrt weiß der Kostenträger (z. B. die Krankenkasse) nicht, wie zufrieden der Kunde mit der Leistung ist. Diese *third-payer-party* erschwert Qualitätssicherung.

Vor diesem Hintergrund ist es nicht verwunderlich, wenn Qualität im medizinischen Kontext nur sehr undifferenziert definiert wird. Während in der Vergangenheit (vgl. Clade 1993) Qualität als das Ergebnis jedes medizinischen Wirkens betrachtet wurde, wird diese (z. B. Nash et al. 1993) sehr häufig in einer pragmatischen Annäherung als individuell unterschiedlich zu erreichendes Behandlungsergebnis in Relation zum medizinisch-technologisch Machbaren gesehen.

Die Qualität medizinischer Leistung ist auch nach der Formel: *erzieltes Behandlungsergebnis geteilt durch mögliches Behandlungsergebnis* nicht unmittelbar einsichtig und bedarf deshalb eines umfassenden Qualitätsmanagements.

Um das Verhältnis zwischen erwünschter und tatsächlich vorhandener Qualität festzustellen, muß systematisch evaluiert werden. So versteht Wittmann (1985, 46) unter Evaluation

*„den Prozeß der Beurteilung des Wertes eines Produktes, Prozesses oder Programms"*, wohingegen *„Evaluationsforschung die explizite Verwendung von wissenschaftlichen Forschungsmethoden"* integriere.

Dabei besteht zwischen den einzelnen Elementen des Qualitätsmanagements und der Evaluation eine sehr enge Verknüpfung.

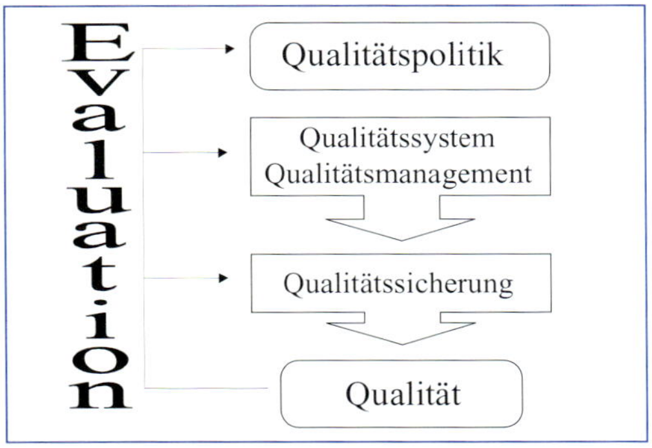


**Abb. 6.1** Strukturelle Elemente der Qualitätspolitik

!

- **Qualitätspolitik:** Dieser Begriff steht zunächst für die Verpflichtung der jeweiligen Entscheidungsträger, ein stringentes Qualitätssystem zur Erreichung und Sicherstellung einer konsensual festgelegten Qualität einzurichten und die dafür notwendigen Ressourcen bereitzustellen. Diese Verpflichtung kann auch (wie im Gesundheitswesen) gesetzlich eingefordert werden.
- **Qualitätssystem:** Umfaßt die Gesamtheit aller Maßnahmen zur konkreten Umsetzung der Qualitätspolitik und hat die Aufgabe, eine einmal festgelegte Qualitätsausprägung langfristig zu reproduzieren.
- **Qualitätsmanagement:** Alle Maßnahmen zur Planung, Lenkung und Sicherung der Qualität sowie eventueller Veränderungen am Therapieprozeß lassen sich in diesem Begriff integrieren.

Erst wenn alle beteiligten Instanzen im Gesundheitswesen, Kostenträger, Leistungserbringer und Leistungsempfängern, zu einem Konsens in der Qualitätspolitik gelangen, kann mit Hilfe eines speziellen Instrumentariums (Qualitätssystem) Qualitätssicherung betrieben werden. Das Ergebnis (Qualität) hat wiederum rückkoppelnden Einfluß auf alle Teilschritte, so daß Qualitätspolitik eher als dauerhafter Prozeß denn als einmalige Überprüfung zu verstehen ist.

Der potentielle Nutzen solcher Maßnahmen ergibt sich nicht nur aus der Erfüllung der vorgegebenen Gesetzesnormen, sondern auch aus:

- einer verbesserten Transparenz der Vielzahl von unterschiedlichen rehabilitativen Maßnahmen
- einer umfassenden Legitimation der Maßnahmen innerhalb des gesamten Leistungsspektrums des Gesundheitswesens (vgl. Zimmermann 1993)
- einer Kontrolle für die Durchführenden selbst im Sinne einer internen Qualitätskontrolle

### 6.2.1 Differenzierung der Qualitätssicherung im Gesundheitswesen

Um dem Dilemma des in der Medizin sehr unscharfen Begriffes *Qualität* zu entgehen, hat sich auch die Auffächerung in unterschiedliche Dimensionen bewährt. So hat sich als übergeordnete Strukturierung der Bewertung von Dienstleistungen im Sektor der Gesundheitsversorgung die Differenzierung in die drei Bereiche *Struktur*, *Prozeß* und *Ergebnis* etabliert (Donabedian 1992, vgl. dazu auch v. Troschke 1993, Zimmermann 1993). Damit wird auch deutlich, daß die alleinige Konzentration auf das

Ergebnis einer Intervention noch keine dauerhafte und ausreichende Qualitätssicherung garantiert. Gerade im gesundheitlichen Kontext ist es in aller Regel nicht möglich, schlechte Therapieergebnisse ohne weiteres und ohne Belastung für den Patienten „nachzubessern". Vielmehr ist hier explizit zu berücksichtigen, *„daß jede Art von Qualitätssicherung, die nicht auf alle drei Qualitätsmomente Bezug nimmt, unzureichend ist"* (Kannheiser 1996, 164).

Wenn jedoch qualitätssichernde Maßnahmen erstmalig und schrittweise implementiert werden, so ist es durchaus angemessen, einen Qualitätsaspekt, z. B. den der Ergebnisqualität, zeitlich begrenzt in den Mittelpunkt zu stellen. Langfristig ist es jedoch notwendig, Qualitätssicherung als einen permanenten Prozeß in allen drei Dimensionen zu betrachten.

1. **Strukturqualität**
   Die Strukturqualität (*appraisal of structure*) ist als Grundlage der qualitativen Leistungserstellung zu verstehen und bezieht sich auf die Qualität der dazu eingesetzten Produktivfaktoren und der Qualität von Aufbau- und Ablauforganisation. Dabei wird davon ausgegangen, daß eine positive Korrelation zwischen der Qualität der eingesetzten Mittel einerseits und Qualität der medizinischen Versorgung andererseits besteht. Allerdings ist qualifiziertes Personal, entsprechende apparative Ausstattung, Räumlichkeiten und gute Organisation allein noch kein Garant für hervorragende medizinische Resultate.
2. **Prozeßqualität**
   Die Prozeßqualität (*assessment of process*) bezieht sich auf die Durchführung des Behandlungsprozesses. Grundlegend ist die Annahme, daß Art, Umfang und Ablauf der diagnostischen und therapeutischen Maßnahmen den anerkannten Regeln und der allgemeinen Berufspraxis der Medizin und den am Rehabilitationsprozeß beteiligten Disziplinen entsprechen. Hier ist davon auszugehen, daß ein qualitativ hochwertiger Behandlungsprozeß ein gutes Behandlungsergebnis bewirkt.
3. **Ergebnisqualität**
   Die Ergebnisqualität (*assessment of outcomes*) bezieht sich auf das Ausmaß der Erreichung vorher definierter Behandlungsziele. Die Beurteilung des Behandlungsergebnisses erfolgt sowohl im Hinblick auf den Gesundheits- und Zufriedenheitszustand des Patienten als auch auf objektive medizinische Variablen und bildet die Grundlage für die ökonomische Evaluation in Form der Kosten-Nutzen-Bewertung. Die Ergebnisqualität ist der primäre Beurteilungsmaßstab für eine medizinische Leistung, wobei vor einer einseitigen Fixierung auf die Evaluation der Behandlungsresultate gewarnt werden muß. Für die inhaltliche Weiterentwicklung im Sinne von Verbesserungen des zu evaluierenden therapeutischen Ansatzes ist die prozeßbegleitende Evaluation ebenso unerläßlich wie deren Dokumentation.

Die hier genannten Aspekte sind sehr stark an einer nach außen gerichteten therapeutischen und ökonomischen Legitimation orientiert. Qualitätsmanagement bezieht sich jedoch auch auf eine *interne Qualität* die sich insbesondere im Falle der Sporttherapie erst schrittweise entwickelt und etabliert. Die interne Qualität findet sich in einer gemeinsam definierten *handwerklichen Qualität* und in den *Grundregeln* der Sporttherapie.

Obwohl Maßnahmen des Qualitätsmanagements innerhalb des Gesundheitswesens aktuell und grundsätzlich eine bedeutende Rolle spielen (Williamson et al. 1991, Häussler 1998, Kohlmann & Raspe 1998), so müssen diese bei allem Bemühen um eine einheitliche und vergleichbare Struktur zunächst spezifisch entwickelt und umgesetzt werden, um dann in ein Gesamtkonzept integriert zu werden. Für die perspektivische Entwicklung der Sporttherapie bietet sich deshalb an, die vorgegebene allgemein akzeptierte Struktur zu nutzen, um die Weiterentwicklung in diesem Arbeitsgebiet zu steuern.

! Zusammenfassend kann davon ausgegangen werden, daß *Qualitätsmanagement*

- kein festgelegtes und standardisiertes Verfahren darstellt
- eher eine „Philosophie" ist, die von einer konsensualen Zielsetzung aller Beteiligten abhängig ist
- als dynamischer Prozeß verstanden wird, dessen Ziele und Methoden modifizierbar sind
- in erster Linie anwendungsbezogen und problemorientiert vorgeht, aber erst durch den Einsatz der Evaluationsforschung in Entscheidungszusammenhängen verwertbar wird
- Veränderungsbereitschaft voraussetzt

## 6.3 Evaluation als sporttherapeutisches Handlungsfeld

Qualität darf in der Rehabilitation nicht als bloßes Etikett benutzt werden, sondern muß für alle Beteiligten transparent und nachvollziehbar gemacht werden. Um dies zu erreichen, bedarf es besonderer Techniken der Bewertung, der Evaluationsforschung. Die Legitimation von Programmen oder Interventionen in Zeiten knapper finanzieller Mittel war nicht nur der „Geburtshelfer" der Evaluationsforschung, sondern bleibt, zumindest vordergründig, auch ihre zentrale Aufgabe.

Den Aspekt des expliziten Einsatzes wissenschaftlicher Methoden im Gegensatz zu einer „naiven" Evaluationstechnik wird auch von Rossi, Freemann & Hoffmann (1988, 3) betont: Hier wird Evaluationsforschung als *„systematische Anwendung sozialwissenschaftlicher Forschungsmethoden zur Beurteilung der Konzeption, Ausgestaltung, Umsetzung und des Nutzens sozialer Interventionsprogramme"* verstanden.

Die hier betonte systematische Anwendung geeigneter Forschungsmethoden impliziert die Einhaltung wissenschaftlicher Spielregeln und methodischer Standards. Erst dadurch wird der *Interpretationsspielraum* des Beobachters eingeschränkt, Beobachtungen und Ergebnisse lassen sich verallgemeinern und werden übertragbar und entsprechen somit den Grundforderungen der Qualitätssicherung nach Belegbarkeit, Kontrollierbarkeit und Vergleichbarkeit.

*„Evaluationsforschung betont die Möglichkeit des Beweises anstelle der reinen Behauptung bezüglich des Wertes und Nutzens einer bestimmten sozialen Aktivität"* (Wottawa & Thierau 1990, 5).

! Übertragen auf das Feld der Sporttherapie lassen sich für die Evaluation folgende Kennzeichen festhalten:

Evaluationsforschung bedeutet in diesem Zusammenhang den Einsatz von wissenschaftlichen Methoden, um die konzeptionelle Planung, die Umsetzung, den Nutzen und die Effizienz von sporttherapeutischen Programmen im ambulanten und stationären Bereich zu bewerten. Die Ergebnisse bilden die Grundlage der Qualitätssicherung, entweder nur der Sporttherapie und/oder als Teil eines umfassenden Rehabilitationskonzeptes.

Nach der eingangs zitierten Definition des Qualitätsbegriffs bedeutet dies, daß die Sporttherapie bezüglich ihrer Eignung, einen rehabilitativen Mehrwert zu schaffen, überprüft wird.

### 6.3.1 Formen der Evaluationsforschung

Aufgrund der Vielfalt der zu evaluierenden Leistungen, der unterschiedlichen Erkenntnisinteressen und Verwertungszusammenhänge hat sich ein differenziertes Spektrum von Evaluationsformen entwickelt. Aus einer dieser Formen oder einer Kombination läßt sich in aller Regel ein dem Erkenntnisinteresse angemessener Untersuchungsplan erstellen. In einem vereinfachenden Überblick lassen sich drei verschiedene Evaluationsansätze unterscheiden (vgl. dazu Bortz & Doering 1995, 110, Wottawa & Thierau 1990):

- **Explorative Evaluationsansätze**
  In sich gerade etablierenden, sich neu entwickelnden und deshalb noch spärlich erforschten Bereichen ist es dringend notwendig, zu Beginn einen Überblick über den genauen Entwicklungs- und Forschungsstand zu bekommen. Dies bezieht sich zunächst meist auf einen Literaturüberblick zum Stand der Forschung und ist heute rechnergestützt über entsprechende Datenbanken im Internet (z. B. über medline© oder DIMDI©) nicht sehr aufwendig. Darüberhinaus müssen für die Rehabilitationsforschung im angemessenen Umfang vorliegende epidemiologische Daten gesammelt und bewertet werden, ebenso Querschnittsuntersuchungen zur Allokation oder Nichtallokation zu rehabilitativen Leistungen. So zeigen z. B. Untersuchungen zur Teilnehmerstruktur von Gesundheitsförderungsprogrammen, daß gerade Menschen mit höchsten Gesundheitgefährdungen am wenigsten vertreten waren (vgl. Huber 1997). Obwohl es hier nicht darum geht, Wirkungshypothesen zu überprüfen, sollte die Bedeutung dieses Ansatzes nicht unterbewertet werden und am Beginn jedes umfassenden Evaluationsprojektes stehen. Als Methoden kommen hier vor allem Literaturanalysen, Analysen von Datenmaterial oder querschnittliche Erhebungen (z. B. Fragebogen) zum Einsatz. Ein Beispiel für explorative Evaluationen sind Gesundheitsberichte, auf deren Basis im betrieblichen, kommunalen, nationalen und internationalen Bereich gesundheitsbezogene Maßnahmen geplant und gesteuert werden.
- **Formative Evaluationsansätze**
  Hier steht die prozeßbegleitende und beschreibende Funktion im Vordergrund. Das Ziel besteht darin, durch die genaue Analyse der Projektimplementation die dabei eventuell auftretenden Schwachstellen und Probleme zu identifizieren. Dazu werden gemeinsam mit den Prozeßbeteiligten Alternativen oder Veränderungsvorschläge erarbeitet und dadurch der Projektablauf optimiert. Als Evaluationsmethoden sind daher eher qualitative Forschungsansätze wie z. B. Interviews, Inhaltsanalysen oder Aktionsforschung verbreitet. Formative Ansätze sind vor allem dann gefragt, wenn es um Evaluationen auf der Prozeßebene geht.
- **Summative Evaluation**
  Dieser produktorientierte Ansatz entspricht am ehesten den landläufigen Vorstellungen von Evaluation, nach der, bezogen auf das Endergebnis, der Effekt einer Maßnahme oder Intervention überprüft wird. Hier muß auch die Forderung nach Einhaltung der wissenschaftlichen Gütekriterien einer Erfolgskontrolle eingelöst werden: Dabei kommt neben der Objektivität, Validität und Reliabilität den sogenannten Nebenkriterien *Vergleichbarkeit, Normierung, Wirtschaftlichkeit* und *Nütz-*

*lichkeit* eine nahezu gleichrangige Bedeutung zu. Obwohl sich summative Evaluationen auf das Resultat einer Intervention konzentrieren, sind die Ergebnisse nur dann verwertbar, wenn entsprechende Kontrollverfahren die interne (z. B. die Einwirkung von anderen Einflüssen) und externe Validität (z. B. ungenügende Testinstrumente oder verzerrte Stichproben) des Ergebnisses sichern. So reicht ein Fragebogen für die Teilnehmer an der Sporttherapie nach Ende der stationären Rehabilitationsmaßnahme sicher nicht aus, um deren Wirksamkeit zu belegen. So sind bei der Interpretation von Evaluationsergebnissen aus Versuchsplänen mit eingeschränkter Aussagekraft mögliche Alternativerklärungen zu beachten (vgl. Campbell & Stanley 1963). Dabei sind besonders bedeutsam:

- externe und interne Entwicklungen (z. B. Spontanremission)
- Probandenselektion
- Placeboeffekte
- Interaktion und *carry-over*-Effekte multipler Behandlungselemente (z. B. Kontrolle der Pharmakawirkungen)

Die drei skizzierten Ansätze konkurrieren nicht miteinander, sondern ergänzen sich gegenseitig und verbinden sich idealtypisch zu einer umfassenden Evaluationsstrategie mit dem Ziel eines wirksamen Qualitätsmanagements. Dabei können die Evaluationsstrategien, die sich bewährt haben, langfristig zu routinemäßigen Qualitätssicherungsinstrumenten werden. Dies geschieht quasi über eine Evaluation der Evaluation, wobei die Kriterien der Machbarkeit und Konsensfähigkeit einen hohen Rang besitzen. Dann kann eine meist formative Evaluation auch intern von den beteiligten Mitarbeitern selbst durchgeführt werden, während eine externe Evaluation, die von Personen durchgeführt wird, die mit der Leistungserstellung nichts zu tun haben, bei summativen Evaluationen unverzichtbar ist.

### 6.3.2 Kosten-Nutzen-Bewertung

Eine Sonderform der summativen oder produktorientierten Evaluation, die angesichts der Diskussion um die Kosten im Gesundheitswesen eine zunehmende Bedeutung erlangt, ist die Kosten-Nutzen-Analyse (vgl. Schwartz 1993, 414–417 zu den verschiedenen gesundheitsökonomischen Analyseformen). Dabei werden die durch eine Intervention hervorgerufenen Kosten der Maßnahme den in Geldeinheiten umgerechneten erzielten Effekten gegenübergestellt.

Die Erfassung der Kostenseite umfaßt dabei sowohl die direkten (z. B. Tagessatz im stationären Bereich, Preis pro Behandlung etc.) und indirekten Kosten (z. B. Arbeitsausfall) der Rehabilitation, als auch die direkten (z. B. Reduzierung der Arbeitsunfähigkeit, späterer Renteneintritt) und indirekten (Verbesserung der Lebensqualität) Nutzeffekte. Sowohl auf der Nutzen- als auch auf der Kostenseite müssen sogenannte intangible, d. h. nicht quantifizierbare und deshalb nicht berechenbare Aspekte berücksichtigt werden, wobei insbesondere die Umrechnung der Nutzeffekte in *geldwerte Einheiten* Schwierigkeiten bereitet. Dies gilt auch trotz der zahlreichen Versuche, klinische Effekte und die Aufrechterhaltung oder Verbesserung der Lebensqualität zu einer gemeinsamen Bewertung zu integrieren und ethische mit monetären Aspekten zu verknüpfen.

Ein dabei häufig benutzter Index ist der *Zuwachs an qualitätsbereinigten Lebensjahren* (*Quality adjusted life years*: „Qalys“, vgl.

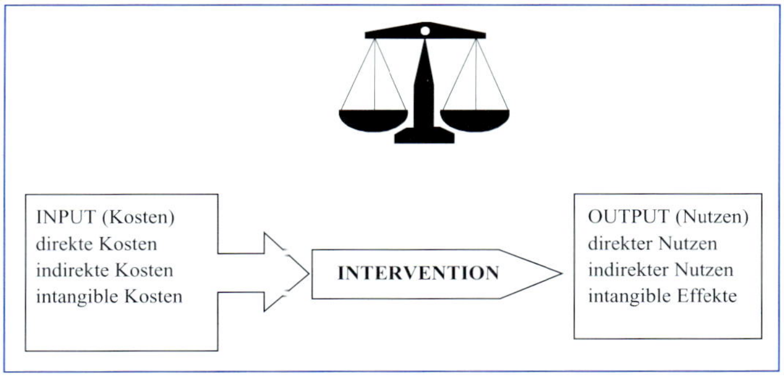


**Abb. 6.2**
Kosten-Nutzen-Analyse

dazu als Übersicht Breyer & Zweifel 1997, 49–51). Die Komplexität solcher umfassenden Systemberechnungen wird deutlich, wenn man berücksichtigt, daß nur gesunde Menschen Einkommen erwirtschaften können und daß kranke Menschen tendenziell weniger konsumieren.

Grundsätzlich gilt, daß man sich für die praktischen Implikationen *„aus ökonomischer Perspektive weniger mit den Ausgabengrößen beschäftigen sollte, als mit den Regeln, nach denen die Mittelverteilung im Gesundheitswesen erfolgt“* (Breyer & Zweifel 1997, 4).

Bisher verhindern innerhalb des Systems der Gesundheitsversorgung die Pluralität der verschiedenen Kostenträger die Schaffung von Anreizstrukturen für eine ökonomische Bewertung und Ressourcenallokation. So wird Rehabilitation häufig zu einem ineffektiven Verschiebebahnhof, bei dem die Verantwortung für die Finanzierung und damit auch für die Sicherung der Qualität nahezu beliebig weitergereicht werden kann.

Die sich abzeichnende Neuordnung der Medizin nach Marktprinzipien wie z. B. *Managed Care Modellen* (Kühn 1997) ist nur auf der Basis von solchen Kosten-Nutzen-Analysen möglich. Damit ist aber nur ein Aspekt eines Szenarios genannt, innerhalb dessen sich ein Paradigmenwechsel im Gesundheitswesen vom geldverschlingenden Fürsorgesystem zu einer zukunftsorientierten Wachstumsbranche vollzieht. Dieser Entwicklung muß sich die Sporttherapie stellen und deshalb die Evaluation der Kosten-Nutzen-Dimension rechtzeitig in ihre Qualitätsmaßnahmen einbeziehen.

## 6.4 Möglichkeiten der Umsetzung

Als Beispiel für die Umsetzung der genannten Aspekte soll im folgenden auf den Bereich der stationären Rehabilitation eingegangen werden, da hier in Zeiten knapper Ressourcen vor allem deshalb ein gewisser Legitimationsdruck besteht, weil bis jetzt nur wenig überzeugende Studien zur Gesamtwirksamkeit vorliegen. In einer Übersicht (Ernst et al. 1998) finden sich lediglich drei Studien, die den geforderten Kontrollkriterien entsprechen und die Vorteile einer stationären Maßnahme demonstrieren. Dies stellt nach Meinung der Autoren das *„enttäuschendste und beeindruckendste Resultat der Analyse“* (a. a. O. 273) dar. Im Zuge der umfassenden Qualitätsbemühungen wird sich dies dann ändern, wenn die im folgenden skizzierten Maßnahmen ernsthaft und stringent umgesetzt werden.

### 6.4.1 Strategien des Qualitätsmanagements in der Rehabilitation

Die vorgestellte Differenzierung des Qualitätsmanagements hat sich im Gesundheitswesen etabliert und wird auch im Rahmen des Qualitätssicherungsprogramms der Rentenversicherungsträger als Basis benutzt. Dabei kommen folgende Methoden zum Einsatz (vgl. dazu Tiefensee et al. 1998):

- Zur Erfassung der *Strukturqualität* (z. B. Personal, Räumlichkeiten, Geräte, Infrastruktur) wird ein Erhebungsbogen eingesetzt (Koch et al. 1998), der eine Vergleichbarkeit dieser Aspekte zwischen den verschiedenen Einrichtungen herstellen soll. Dabei wird zwischen qualitätsneutralen (z. B. Indikation, Bettenzahl etc.) und qualitätsrelevanten (z. B. Betten pro Psychologe) Faktoren unterschieden. Es hat sich ebenfalls bewährt, auf dieser Ebene zwischen den Kriterien zu differenzieren, die zur Struktur im eigentlichen Sinne gehören (vergleichbar der Hardware) und der konzeptionellen Struktur (vergleichbar einer Software).
- Die *Prozeßqualität* wird als externe Evaluation mit sogenannten *Peer Reviews* erfaßt. Dabei evaluieren geeignete Fachkollegen (peers) die Qualität des Rehabilitationsprozesses auf der Basis vorliegender Patientendokumentationen. Nach den bisherigen Ergebnissen scheinen hier Defizite vor allem in der Formulierung und Präzisierung der Rehabilitationsziele zu liegen. Damit zeigen sich Schwachstellen gerade da, wo Qualitätssicherung beginnt.
- Der zunächst vorrangige Aspekt der *Ergebnisqualität* erschließt sich in diesen Maßnahmen über eine Befragung der Patienten bezüglich der Zufriedenheit und der Einschätzung des Rehabilitationserfolges.

Es wird deutlich, daß diese Bemühungen als erste Schritte zu begreifen sind, da hier unter dem Blickwinkel der *Evaluation der Evaluation* noch etliche Lücken zu einem umfassenden Qualitätssystem bestehen. So ist der Aspekt einer systematischen Kosten-Nutzen-Analyse nicht möglich, wie auch insgesamt die Ergebnisqualität nur sehr einseitig erfaßt wird. Eine Rehabilitation mit dem Ziel eines zufriedenen Patienten ist nicht zwangsläufig eine gute Rehabilitation. Zukünftig sollten diese Ansätze um Instrumente erweitert werden, die auch internationale Vergleiche zulassen, da sich Qualitätsmanagement auch einer europäischen Perspektive stellen muß. Die deutsche Version des SF–36 *Health Surveys* (vgl. Bullinger 1996) bietet sich hier an. Eventuelle inhaltliche Kritik sollte kompromißbereit zugunsten der internationalen Vergleichsmöglichkeit zurückgestellt werden.

Es bleibt auch zweifelhaft, ob mit diesen Aktivitäten eine zentrale Frage des Qualitätsmanagements, nämlich inwieweit Merkmale der Struktur- und Prozeßqualität einen steuernden Einfluß auf die Ergebnisqualität haben, beantwortet werden können. Allerdings muß auch berücksichtigt werden, daß eine breite und flächendeckende Umsetzung notwendigerweise Kompromißlösungen provoziert. Deshalb erweitern einige Einrichtungen ihre Qualitätsbemühungen unabhängig vom Kostenträger unter Marketingaspekten.

**!** Zertifizierungssysteme

Dieses Bemühen um eine umfassende und objektive Qualitätssicherung veranlaßt Rehabilitationseinrichtungen mit zunehmender Tendenz, auch die in der Industrie verbreiteten Zertifizierungen nach vorgegebenen DIN Normen anzustreben. In Ermangelung einer klar zu definierenden Qualität wird versucht, die Leistungserbringung möglichst frei von Fehlern zu

machen. In diesem Sinne bestätigen solche aufwendigen Verfahren vor allem die Prozeßqualität. Das Qualitätsmanagementsystem nach DIN/ISO 9000ff. ist lediglich ein Normensystem, welches auf einer prozessorientierten Dokumentation aufbaut. Erweitert werden kann dieses System zu einem europäischen Qualitätsmodell (*European Foundation for Quality Management* / EFQM-Modell als Referenzmodell) welches die in der folgenden Abbildung gezeigten Aspekte berücksichtigt.
Trotz der starken Prozeßorientierung setzen Zertifizierungen folgende Kriterien voraus:

- ein einheitliches Bewußtsein über Qualität
- eine funktionierende interne und externe Kommunikation
- die Einbettung von Einzelzielen in eine klare Gesamtkonzeption.

Die Abstimmung einzelner Leistungsbereiche aufeinander, die Optimierung der Unternehmensstrukturen und Abläufe sowie die Überwindung von Schnittstellenproblemen soll aus einem Nebeneinander von Einzelinteressen einen stabilen und wettbewerbsfähigen Leistungsverbund schaffen.

Es bleibt abzuwarten, ob sich solche Systeme in der Rehabilitation etablieren können und wenn ja, ob für Teilbereiche, wie z. B. die Sporttherapie, eigene Verfahren zu entwickeln sind (vgl. Kap 5.5).

### 6.4.2 Qualitätsmanagement in der Sporttherapie

Betrachtet man die vorgestellten Konzepte, so wird deutlich, daß diese eher umfassenden Bewertungen wenig geeignet sind, die Wertigkeit einzelner Therapieelemente zu untersuchen. Vielmehr wird hier Rehabilitation als ein komplexer Gesamtprozeß bewertet und die Frage, welche Teilmaßnahme besonders viel oder besonders wenig zum Erfolg oder Nichterfolg beigetragen hat, läßt sich damit nicht beantworten. Eine

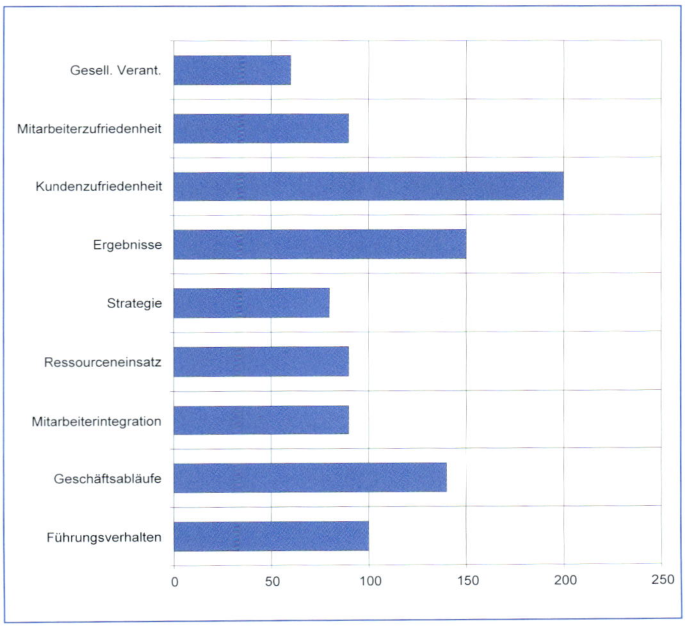


**Abb. 6.3**
Faktoren des Total Quality Management. Die maximale Gesamtpunktzahl, die sich auf die dargestellten Faktoren verteilt, beträgt 1000

**Tab. 6.1** Kriterien und deren Umsetzungsmöglichkeiten

| | |
|---|---|
| **Strukturqualität** | |
| Definition von Zielgruppen (Indikationen) und Behandlungszielen | Indikationskatalog |
| Systematisches Vorgehen mit folgenden Bestandteilen: Diagnostik, Problemdefinition, Zieldefinition, Therapieplanung, Behandlung, Erfolgskontrolle | Peer Reviews und/oder jederzeit nachvollziehbare Dokumentation der sporttherapeutischen Intervention<br>Systematische Patientenbefragung |
| Existenz eines Organisationsplan, der Mindest- und Regelbesetzung festschreibt | Dokumentation des Organisationsplanes |
| Qualifikation des therapeutischen Personals | Dokumentation und Strukturvergleiche |
| Konzeptionelle Qualität des Therapieprogramms | Peer Review und/oder Konsensuskonferenz einer interdisziplinären Expertenkonferenz |
| Infrastrukturelle Voraussetzungen (Geräte, Räumlichkeiten)<br>Außendarstellung der Einrichtung | Strukturvergleich (z.B. Hallenfläche pro Patient)<br>Systematische Patientenbefragungen |
| **Prozeßqualität** | |
| Konzeptionelle Berücksichtigung der medizinisch, sportwissenschaftlich und sozialwissenschaftlich begründeten Vorgaben<br>Interdisziplinarität und Einsatz angemessener Methoden | Prozeßevaluation durch Peer Reviews und/oder nachvollziehbare Dokumentation der sporttherapeutischen Intervention |
| Diagnostik, Auswahl, Dosierung und Abfolge der durchgeführten therapeutischen Maßnahmen | Peer Reviews und/oder jederzeit nachvollziehbare Dokumentation der sporttherapeutischen Intervention |
| Klare Zuständigkeits- und Verantwortlichkeitsregelungen, Reduzierung von Schnittstellenproblemen (Einbindung in die Kette stationär, teilstationär, ambulant und wohnortnah)<br>Ausreichende Zeiten für Teambesprechungen | Prozeßevaluation durch systematische Patientenbefragung zu Schnittstellenproblemen<br>Dokumentation eines Organisationsplanes<br>Nachvollziehbare Dokumentation (Dokumentationsmappe statt „Hinterkopf des Therapeuten") |
| Patientenfreundliche Rahmenbedingungen | Systematische Patientenbefragungen |
| Überprüfung, ob die Zielgruppe überhaupt erreicht wurde (strukturelle Passung, Allokation) | Untersuchungen zur Teilnehmerstruktur, Analyse von Nutzerbarrieren (Interviews, Fragebogen) |
| **Ergebnisqualität** | |
| Therapiekontrolle:<br>Verbesserung funktioneller und physiologischer Abläufe | z.B. durch Funktionstests, motorische Tests, physiologische Tests, mit oder ohne apparative Unterstützung |
| Schmerzreduzierung | z.B. Schmerzfragebogen, VAS, Schmerztagebuch |
| Verbesserung der subjektiven Lebensqualität | Systematischer Einsatz von Verfahren zur Messung der Lebensqualität |
| Qualität der Patientenberatung | Patientenbefragung |
| Wiederherstellung und Erhalt der Arbeitsfähigkeit, respektive der Erwerbsfähigkeit | Erfassung von sozialmedizinischen Daten (z.B. Arbeitsunfähigkeitstage) |
| Verbesserung im Bereich der Alltagsaktivitäten | Systematischer Einsatz von Verfahren zur Messung der Alltagsaktivitäten |
| Verbesserung der sozialen Interaktion | Befragungen zur sozialen Interaktion und zur sozialen Unterstützung |

strukturelle und inhaltliche Optimierung der Rehabilitation ist jedoch erst dann möglich, wenn differenziert (d. h. über die übliche, zwar individuelle, aber wenig planmäßige Verordnung von Anwendungen hinaus) bestimmte Personengruppen geeigneten Rehabilitationsstrategien zugewiesen werden. Eine Voraussetzung für eine solche Differenzierung mit dem Ziel einer besseren Allokation von Rehabilitationsmaßnahmen ist die Evaluation dieser Einzelbereiche.

Die für die Sporttherapie notwendigen Aspekte sollen vor dem Hintergrund der etablierten Überlegungen von Donabedian (1992) aufgezeigt werden. Allerdings zeigt sich hier, daß wir, wie insgesamt in der stationären Rehabilitation, erst am Anfang einer notwendigen Entwicklung stehen, und die Ausführungen erst perspektivisch konkretisiert werden müssen. Im Rahmen der ambulanten Rehabilitation finden sich zumindest auf der Ebene der Strukturqualität genauere Vorgaben (vgl. zu den inhaltlichen Aspekten Froböse & Nellessen 1998, zu den Rahmenbedingungen siehe Kapitel 13).

Eine wichtige Handlungsanleitung liefert dazu der im Anhang zu findende Indikationskatalog. Die folgende Übersicht enthält tabellarisch (und sicher nicht für alle Indikationsgebiete vollständig) die wesentlichen Kriterien der Qualitätsebenen in der linken Spalte und Vorschläge für deren Operationalisierung zur Evaluation im Sinne eines umfassenden Qualitätsmanagements.

Während Donabedian die Gleichwertigkeit der drei Dimensionen *Struktur*, *Prozeß* und *Ergebnis* betont, gehen Williamson et al. (1991) davon aus, daß Qualitätssicherung vor allem von der Ergebnisqualität ausgehen sollte. Sein Konzept der erreichbaren, aber nicht erreichten Nutzeffekte (*Achievable Benefits not Achieved*, ABNA) basiert darauf, daß über mangelnde Ergebnisqualität Defizite in der Struktur und im Prozeß jederzeit zurückverfolgt werden können. Alleiniges Ziel jeglicher Therapie sind demnach gute Ergebnisse und nicht gute Strukturen und gute Prozesse.

Im Kapitel 5.5 finden sich nähere Angaben zum hierfür einsetzbaren methodischen Inventar.

Die Erfassung der Ergebnisdimension geschieht zu großen Teilen mit den Methoden, die innerhalb des sporttherapeutischen Assessments Anwendung finden. Valide Meßergebnisse setzen jedoch mehrmalige Messungen voraus, so daß Art und Umfang der Ergebnisqualität nur erfaßt werden können, wenn zu Beginn der Intervention mindestens eine Messung vorgenommen wurde. Die Validität kann durch zusätzliche Messungen erhöht werden. Insbesondere sogenannte katamnestische Daten, die zeigen, welche überdauernden Effekte 6 oder 12 Monate nach Ende der Rehabilitationsmaßnahme noch erhalten sind, spielen im Rahmen des Qualitätsmanagements eine große Rolle

## 6.5 Perspektiven

Es läßt sich unschwer prophezeien, daß die Bedeutung der Qualitätssicherung in Zukunft größer werden wird. Um diese Entwicklung zu antizipieren müssen Arbeitsbereiche mit Legitimationsdruck im Gesundheitswesen – und zu diesen gehört die Sporttherapie – noch verschiedene Arbeitsschritte bewältigen. Die bis jetzt erkennbaren Punkte seien abschließend skizziert:

- Nutzen, Effektivität und Effizienz der Rehabilitation im Sinne eines komplexen *Health Outcomes* müssen als erster Schritt noch deutlicher und differenzierter nachgewiesen werden.
- Dabei darf es weniger um die Frage gehen, ob ambulant oder stationär, als

vielmehr darum, jedem Patienten differenzierte und optimierte Rehabilitationsmaßnahmen anzubieten.

- Neben der übergeordneten Evaluation des *Health Outcome* muß die Sporttherapie ihren Beitrag zum Rehabilitationsergebnis evaluieren und dokumentieren.
- Forschungsarbeit im Bereich Sporttherapie darf sich nicht nur auf die inhaltliche Weiterentwicklung konzentrieren, sondern muß Aspekte der qualitätssichernden Evaluation stärker berücksichtigen.
- Die entsprechenden Qualifikationen müssen im Rahmen der Ausbildungen so vermittelt werden, daß von jedem Sporttherapeuten begleitende Qualitätssicherung durchgeführt werden kann.
- Die Evaluationen sollte sowohl kurzfristig als auch langfristig die Kosten-Nutzen-Dimension erfassen.

## Literatur

Ackerknecht, E.H. (1979): Kurze Geschichte der Medizin. Stuttgart: Enke

Arnold, M., Paffrath, D. (1993): Krankenhausreport '93. Stuttgart: Fischer

Beske F. (1989): Qualitätssicherung im Krankenhaus in der Bundesrepublik Deutschland. Bericht für die GSD Berlin

Bortz, J., Doering, N. (1995): Forschung, Forschungsmethoden und Evaluation. Berlin, Heidelberg, New York: Springer

Breyer, F., Zweifel, P. (1997): Gesundheitsökonomie. Berlin, Heidelberg, New York: Springer, 2. Auflage

Bührlen-Armstrong, B., de Jager, U., Schochat, T., Jäckel, W.H. (1998): Patienenzufriedenheit in der Rehabilitation muskuloskelettaler Erkrankungen – Einfluß von Merkmalen der Patienten, der Behandlung, des Meßzeitpunkts und Zusammenhang mit dem Behandlungsergebnis. In: Die Rehabilitation, 37(1), 38–46

Bullinger, M. (1996): Erfassung der gesundheitsbezogenen Lebensqualität mit dem SF-36 Health Survey. In: Die Rehabilitation, 35(1). Stuttgart: Thieme, xvii–xxx

Campbell, D.T., Stanley, J.C. (1963): Experimental and quasi experimental designs for research. Chicago: RandMcNally

CBO (1998): Centraal Begeleidingsorgaan: National Organization for Quality Assurance in Hospitals; WHO Collaborating Centre for Quality Assurance In Health Care im Internet unter http://www.cbo.nl

Clade, H. (1993): Qualitätssicherung – originäre ärztliche Gemeinschaftsaufgabe. Dt. Ärztebl. 1993, 20: B-1068 ff.

Deppe, H.U., Friedrich, H., Müller, R. (Hrsg.) (1995): Qualität und Qualifikation im Gesundheitswesen. Frankfurt am Main, New York: Campus

Deutsches Institut für Normung DIN ISO 9000 (1990): Qualitätsmanagement und Qualitätssicherungsnormen – Leitfaden zu Auswahl und Anwendung. Berlin: Beuth

Donabedian, A. (1992): The role of outcomes in quality assessment and assurance. In: Qual Rev Bull. Nov, 18(11): 356–60

Ernst, E., Pittler. M.H. (1998): Wie effektiv sind Kuren? In: Dt. Med. Wochenschrift 123 (10) 273–277

Eversheim, W. (Hrsg.) (1997): Qualitätsmanagement für Dienstleister. Berlin, Heidelberg: Springer

Froböse, I., Nellessen , G. (Hrsg.) (1998): Training in der Therapie. Wiesbaden: Ullstein Medical

Häussler, B. (1998): Qualitätszirkel in Rehabilitationskliniken. In: Die Rehabilitation, 37(1), 20–23

Huber, G. (1997): Analyse von Teilnehmerstrukturen in Bewegungsangeboten zur Gesundheitsförderung. In: Schulke, H.J., Troschke, J. v., Hoffmann, A. (Hrsg.) Gesundheitssport und Public Health 86–96. Freiburg: Schriftenreihe der Deutschen Koordinierungsstelle für Gesundheitswissenschaften Band 7

Huber, G., Baldus, A. (1997): Qualitätssicherung in Bewegungsprogrammen. In: Gesundheitssport und Sporttherapie, 13. Jg,. (1) 4–9.

Kannheiser, W. (1996): Qualitätssicherung und Qualitätsmanagement im Gesundheitsbereich: Perspektiven aus psychologischer Sicht. In: Praxis der klinischen Verhaltensmedizin und Rehabilitation, 35, 158–165

Kirkman L.B., Neubauer, G. (1992): The development of quality assurance in the German health care system. Qual Rev Bull. Aug, 18(8): 266–74

Koch, U., Tiefensee, J., Kawski, S., Arentewicz, G. (1998): Strategien zur Taxonomie von Rehabilitationskliniken auf der Basis von Strukturgleichheit. In: Die Rehabilitation, 37(1), 8–14

Kohlmann, T., Raspe, H. (1998): Zur Messung patientennaher Erfolgskriterien in der medizinischen Rehabilitation: Wie gut stimmen „indirekte“ und „direkte“ Methoden der Veränderungsmessung überein? In: Die Rehabilitation, 37(1). Stuttgart: Thieme 30–37

Kühn, H. (1997): Managed Care: Medizin zwischen kommerzieller Bürokratie und integrierter Versorgung. In: Public Health Forum 18 (1997) 2–4

Nash D., Markson, L.E., Howell, S., Hildreth, E.A. (1993): Evaluating the competence of physicians in practice: from peer review to performance assessment Acad Med. Feb, 68 (2 Suppl) 19–22

Porzsolt, F. (1998): Evidence – Based Medicine: Attitude – Skills – Knowledge. Die Reihenfolge ist entscheidend. In: Ges. ök. und Qual. Man. 3 (1998) 192–197

Protz, W., Gerdes, N., Maier-Riehle, B., Jäckel, W.H. (1998): Therapieziele in der medizinischen Rehabilitation. In: Die Rehabilitation, 37(1), 24–29

Reerink E. (1990): Improving the quality of hospital services in The Netherlands: the role of CBO. Qual Ass Health Care 2: 13–19

Reerink E. (1991): Arcadia revisited: quality assurance in hospitals in The Netherlands. Br Med J. 302: 1443ff.

Renn, H. (1993): Editorial und Einführung. In: Prävention 1/93, 2–4

Rische, H. (1999): Gesundheitsökonomische Kompetenz erweitern. In: Forum für Gesellschaftspolitik. Januar 1999, 7–30

Rossi, P.H., Freemann, H.E., Hofmann, G. (1988): Programm Evaluation. Stuttgart: Enke

Schwartz, F.W. (1993): Evaluation und Qualitätssicherung im Gesundheitswesen. In: Hurrelmann, K., Laaser, U. (Hrsg.) Gesundheitswissenschaften. Weinheim: Beltz 399–420

Selbmann, H.K. (1990): Konzeption, Voraussetzung und Durchführung qualitätssichernder Maßnahmen im Krankenhaus. In: Krankenhaus. 1990, 11: 470–4

Spyra, K., Müller-Fahrnow, W. (1998): Rehabilitanden-Management-Kategorien (RMKs). In: Die Rehabilitation, 37(1), 47–56

Tiefensee, J., Arentewicz, G., Bergelt, C., Koch, U. (1998): Konzepterfassung in der medizinischen Rehabilitation: Ein Instrument der Qualitätssicherung. In: Die Rehabilitation, 37(1), 15–19

Troschke, J. v. (1993): Qualitätssicherung in der Prävention und Gesundheitsförderung. In: Prävention, 1/93, 3–8

Viethen, G. (1995): Qualität im Krankenhaus Stuttgart: Schattauer

Williamson, J.W., Moore, D., Sanzaro, P. (1991): Moving from small qa to large QA: an outcomes framwork for improving quality management. In: Eval. Hatl Profess. 14, 138–161

Wilson IB, Cleary PD. (1995): Linking clinical variables with health related quality of life: a conceptual model of patient outcomes. JAMA 1995; 273: 59–65

Wittmann, W.W. (1985): Evaluationsforschung – Aufgaben, Probleme und Anwendungen. Berlin, Heidelberg, New York: Springer

Wottawa, H., Thierau, H. (1990): Evaluation. Stuttgart: Huber

Zimmermann, U. (1993): Erwartung der Leistungserbringer an die Qualitätssicherung. In Prävention 1/93, 15–17

# 7 Methoden – Sporttherapeutische Interventionen

**Gliederung**
- Einführung
- Terminologie ausgewählter sporttherapeutischer Grundbegriffe
- Herz-Kreislaufbereich (Innere Medizin)
- Stütz- und Bewegungsapparat (Orthopädie)
- Entspannungsverfahren
- Zur pädagogischen Dimension in der Sporttherapie

## 7.1 Einführung

K. Schüle

Sporttherapeutische Intervention zeichnet sich durch eine *Methodenvielfalt* aus. Die Auswahl und Zusammenstellung hängt im wesentlichen vom jeweiligen Krankheitsbild, dem Reha-Status des Betroffenen sowie den gegebenen örtlichen Rahmenbedingungen ab. Mitunter beinhaltet Sporttherapie auch Elemente anderer bewegungstherapeutischer Maßnahmen, wie etwa der Physio- und Ergotherapie. Ein Überblick wichtiger Methoden (u. a. von der Verbesserung energetisch-konditioneller Fähigkeiten, motorisch-koordinativer Fähigkeiten, dem Spiel, Tanz, der Atemtherapie bis zur konzentrativen Bewegungstherapie) ist im Band 1 des Methodenmanuals von van der Schoot et al. (1990) nachzulesen.

Auf einzelne Verfahren bei speziellen Indikationen wird in dem vorliegenden Grundlagenbuch nicht eingegangen. Hier muß auf die nachfolgenden Bände (s. Einleitung) verwiesen werden.

Das vorliegende Kapitel startet mit einer Klärung ausgewählter sporttherapeutischer Grundbegriffe aus der internistischen (Völker) und orthopädischen (Hoster/Nepper) Sportmedizin (Kap. 7.2).

Exemplarisch werden dann Entspannungsverfahren als in fast allen Bereichen angewandte Verfahren von Deimel (siehe Kap. 7.3) bearbeitet. Huber stellt im Kapitel 7.4 die Bedeutung der pädagogischen Komponente der Sporttherapie heraus, ein Aspekt, der sich auch bei den Kostenträgern erst mühsam durchgesetzt hat. Dort war man lange der Auffassung, daß „Pädagogik" nicht Aufgabe der Renten- und Krankenversicherung sei. Dieses war umso unverständlicher, da längst bekannt war, daß mehr als die Hälfte aller Erkrankungen zu den *Zivilisationserkrankungen* zu rechnen sind, die neben einer medikamentösen Therapie meist nur mit *edukativen* Elementen erfolgreich anzugehen sind.

### Literatur


van der Schoot, P., Seeck, U. (Hrsg.) (1990): Bewegung, Spiel und Sport mit Behinderten und von Behinderung Bedrohten. Indikationskatalog und Methodenmanual. Bonn: BMA

## 7.2 Terminologie ausgewählter sporttherapeutischer Grundbegriffe

### 7.2.1 Herz-/Kreislaufbereich (Innere Medizin)

K. Völker

#### Kreislaufreaktion unter Belastung

Sinn jeder Kreislaufreaktion auf Belastung ist möglichst lange, möglichst viel Sauerstoff zur arbeitenden Muskulatur zu transportieren. Dabei hängt die Reaktion der Kreislaufkenngrößen sehr von der Art der muskulären Arbeitsweise ab. Bei dynamischer Belastungsform steht die Volumenarbeit im Vordergrund, bei statischer Muskelarbeit die Druckarbeit.

#### Steigerung der Pumpleistung des Herzens

Bei Belastung erfolgt über zentrale Mitinnervation und über Stimuli aus der Peripherie der arbeitenden Muskulatur eine Steigerung der Pumpleistung des Herzens. Dies geschieht auf der einen Seite über eine Steigerung der Herzfrequenz, die linear mit der Belastungsintensität ansteigt, zumindest bis in den Grenzbereich der Leistungsfähigkeit. Dort flacht die Kurve dann etwas ab. Die Herzfrequenzsteigerung allein erklärt nicht die Größenordnung der Steigerung des Herzzeitvolumens. Es kommt zu einer Steigerung des Schlagvolumens um gut 50 %. Dies erfolgt jedoch nur zu Beginn der Belastung, im weiteren Verlauf bleibt das Schlagvolumen gleich.

#### Die Herzfrequenz in Ruhe und bei Belastung

Basis für die Größenordnung der Herzfrequenz ist das für die Situation (Ruhe oder Belastung) erforderliche Herzzeitvolumen und die Größe des Herzens selbst. Bei einem Ruhebedarf von ca. 5 l/min. schlägt ein kleines Herz (Schlagvolumen ca. 70 ml) 70 mal, also öfter als ein großes Herz (Schlagvolumen z. B. 100 ml), das für die gleiche Pumpleistung nur 50 Schläge benötigt. Die Ruheherzfrequenz ist also in erster Linie abhängig von der Herzgröße, aber auch andere vegetative, psychische und endogene Faktoren beeinflussen die Ruheherzfrequenz und sind für die große interindividuelle Variabilität verantwortlich. Unter Belastung gelten die gleichen Gesetzmäßigkeiten. Große trainierte Herzen steigern die Frequenz relativ langsam, sie nutzen die größere Schlagvolumenreserve aus. Kleinere Herzen weisen einen steileren Frequenzanstieg auf. In beiden Fällen ist eine lineare Beziehung zwischen Leistung und Herzfrequenz individuell nachweisbar, interindividuell bestehen zum Teil erhebliche Unterschiede. Faustformeln für die Herzfrequenzangaben sind daher immer mit Vorsicht zu betrachten.

#### Die Kreislaufreaktion bei dynamischer Belastung

Bei dynamischer Belastung kommt es zu einer deutlichen Steigerung des Herzzeitvolumens, parallel dazu nimmt der Abflußwiderstand (peripherer Widerstand) in der arbeitenden Muskulatur ab und zwar, vermittelt über lokale Mechanismen, nur in der arbeitenden Muskulatur. In der nicht arbeitenden Muskulatur überwiegt die Vasokonstriktion, das heißt der Widerstand ist hoch. Die Öffnung der Peripherie kann jedoch nicht verhindern, daß der Druck im Herz-Kreislauf-System ansteigt. Dies betrifft vor allen Dingen den systolischen Wert, während der diastolische Wert sich nicht oder nur wenig verändert. Bei Sportarten wie dem Laufen, mit relativ kleinen Kraftkomponenten und nur sehr kurzen Unterbrechungen der Durchblutung während der Muskelaktion, steigt der diastolische Blutdruck nicht. Bei größeren Kraftkomponenten und längerem Krafteinsatz (Fahrradfahren, Rudern) bleibt die Peripherie während der muskulären Aktionen länger verschlossen, was zu einem Anstieg des diastolischen Blutdrucks führt.

### Kreislaufreaktion bei statischer Arbeit

Statische Arbeit mit mehr als 50–60 % der individuellen Maximalkraft führt zu einem vollständigen Durchblutungsstop der arbeitenden Muskulatur. Der periphere Widerstand steigt an. Gleichzeitig wird durch den Sauerstoffmangel in der arbeitenden Muskulatur das Herz-Kreislauf-System angeregt, wenn auch nicht so deutlich wie bei dynamischer Arbeit. Die Steigerung des Herzzeitvolumens bei gleichzeitig peripher erhöhtem Widerstand läßt bei statischer Arbeit den systolischen und diastolischen Druck ansteigen, und zwar um so höher, je größer die eingesetzte Muskelmasse und je länger die Haltezeit ist.

### Preßdruck

Der Preßdruck ist ein physiologisches Phänomen, das immer dann einsetzt, wenn mehr als 70–80 % der individuellen Maximalkraft gefordert sind. Dies gilt für alle statischen aber auch dynamischen Belastungsformen. Sinn des Preßdrucks ist die Stabilisierung des Rumpfes. Dazu wird die Stimmritze geschlossen, die Ausatemmuskulatur angespannt und die Bauchpresse eingesetzt. Auf diese Art wird der Rumpf „verblockt“ und bietet den Extremitäten ein festes Widerlager für den Einsatz. Was den Blutdruck betrifft, so führt der Preßdruck zu deutlichen Ondulationen des Blutdrucks mit zwei Druckspitzen während der Preßaktion und einer Druckspitze nach der Preßaktion. Für vorgeschädigte Gefäße ist dies eine bedenkenswerte Belastung. Die starken Schwankungen im Schlagvolumen mit entsprechender Gegenregulation der Herzfrequenz können ebenfalls, z. B. bei einer Disposition für eine Rhythmusstörung, Probleme provozieren.

### Abschätzung der Herzbelastung durch Herzfrequenz und Blutdruck

Eine niedrige Herzfrequenz, sofern nicht durch eine Insuffizienz des Schrittmachers ausgelöst, ist für das Herz günstig. Die verlängerte Systolen- und Diastolendauer führt auf der einen Seite zu einer Reduzierung der aufzubringenden Kontraktionskraft (Kontraktilität), auf der anderen Seite zu einer verlängerten Erschlaffung in der Diastole. Dies ist gleichbedeutend mit einer längeren Ernährungsphase des Herzens, da die Durchblutung des Herzmuskels selbst nur dann erfolgen kann, wenn der Muskel nicht angespannt ist.

Die Herzfrequenz alleine reicht jedoch nicht zur Beurteilung der Herzarbeit aus. Auch der Blutdruck ist zu berücksichtigen. Je höher der Blutdruck, desto höher die Herzarbeit. Da sich systolischer und diastolischer Druck unterschiedlich verhalten können, ist der arterielle Mitteldruck das geeignete Maß zur Abschätzung der Belastung.

> **!** Der arterielle Mitteldruck ist nicht das arithmetische Mittel zwischen Systole und Diastole, sondern errechnet sich aus der Formel:
> diastolischer Druck plus 1/3 der Amplitude zwischen systolischem und diastolischem Druck

Das heißt, diastolische Druckerhöhungen haben immer deutlicheren Einfluß auf die Herzarbeit als systolische.

Eine andere Art der Abschätzung der Herzarbeit ist das Druck-Frequenz-Produkt. Es wird die Herzfrequenz und der systolische Blutdruck miteinander multipliziert.

### Messung von Herzfrequenz und Blutdruck

Die Ermittlung der Herzfrequenz anhand des peripheren Pulsschlags (z. B. am Handgelenk) spiegelt zumeist exakt die Herzfrequenz wider. Nur bei Rhythmusstörungen kann es gelegentlich zu einem Pulsdefizit kommen, das heißt, nicht jeder Herzschlag kommt als periphere Pulswelle an. Es können daher Pulsfrequenz und Herzschlag voneinander abweichen.

Die Messung des Blutdrucks erfolgt indirekt. Mit einer Manschette, zumeist am Oberarm, werden alle Gefäße, auch die arteriellen, zugedrückt. Der Druck wird nun langsam (2–3 mm/Hg pro Sekunde) abgelassen, bis irgendwann der systolische Druck den Manschettendruck übersteigt. Der Verschluß wird kurzzeitig geöffnet und das Blut strömt wie durch eine Düse durch den Manschettenbezirk hindurch. Der Düseneffekt führt zu Verwirbelungen des Blutes, das als akustisches Phänomen mit einem Stethoskop unterhalb der Manschette wahrgenommen werden kann. Solange ein Düseneffekt durch Teilkompression der arteriellen Gefäße vorhanden ist, läßt sich das *Korotkowgeräusch* (benannt nach seinem Entdecker) wahrnehmen. Unterschreitet der Manschettendruck den diastolischen Druck, so verschwindet das Geräusch. Auftreten und Verschwinden des Geräusches sind die Kriterien für den systolischen bzw. diastolischen Druck.

Die Beziehung des indirekt gemessenen Blutdrucks und des direkt gemessenen Blutdrucks sind in Ruhe relativ eng. Unter Belastung kommt es bei der indirekten Messung, bedingt durch die erhöhte Fließgeschwindigkeit, zu Beeinflussung des Düseneffektes mit der Tendenz, daß der systolische Druck etwas, der diastolische Druck deutlich zu tief gemessen werden.

Gelegentlich kommt es unter bestimmten Umständen (z. B. Blutarmut, kleine Gefäße) dazu, daß das Korotkowgeräusch permanent, also auch dann noch zu hören ist, wenn kein Druck mehr in der Manschette ist. Man nennt dies ein Nullphänomen, was bedeutet, daß die diastolischen Druckwerte nicht zu ermitteln sind.

### Belastungsrelevante Medikation

Belastungsrelevante Medikationen sind Medikamente, die die Herzarbeit beeinflussen und solche, die das Gerinnungssystem beeinflussen.

Die Herzarbeit wird am deutlichsten durch Beta-Rezeptorenblocker beeinflußt. Sie senken abhängig von Präparat und Dosierung die Herzfrequenz in Ruhe und bei Belastung. Die Herzarbeit wird ökonomisiert. Das bei niedriger Herzfrequenz erhöhte Schlagvolumen ist in Ruhe und bei Belastung mittlerer Dauer nicht problematisch. Bei Dauerbelastung sollte jedoch darauf geachtet werden, daß starke Beanspruchung des Schlagvolumens das Herz dehnt. Da häufig durch die Betablockade auch die Freisetzung von Fetten aus den Depots blockiert wird, wird der Betablocker ohnehin von Ausdauersportlern, die bei längeren Belastungen auf ihre Fettreserven angewiesen sind, schlecht toleriert.

Bedenkenswert ist die Herabsetzung der Gerinnungsfähigkeit. Während die Beeinflussung der Thrombozytenfunktion durch ASS unproblematisch ist, ist die Beeinflussung durch Marcumar wegen des Blutungsrisikos äußerst bedenkenswert. Da sich die Indikationen zur Einsetzung des Medikaments deutlich erweitert haben, sind in zunehmendem Maße Patienten marcumarisiert. Derartige Patienten haben bei Prellungen, Stürzen usw. ein deutlich erhöhtes Blutungsrisiko, was zur Konsequenz hat, ihnen bezüglich des Sportverhaltens Einschränkungen aufzuerlegen.

## Fahrradergometrie

Die Fahrradergometrie ist das gebräuchlichste Testverfahren zur Beurteilung der allgemeinen und insbesondere Herzkreislauf-Leistungsfähigkeit. Sie wird zumeist in sitzender Position durchgeführt, da hier der Einsatz der Kraft am günstigsten ist. Zudem entspricht diese Position auch einer im Alltag häufig eingenommenen Position. Von daher ist der Transfer von Ergebnissen besser möglich. Durch die relativ ruhige Körperposition, vor allem des Oberkörpers, können bei der Fahrradergometrie Parameter wie EKG und Blutdruck störungsfrei und in guter Qualität ermittelt werden.

Zumeist wird die Belastung in einem Stufenschema bis in den Grenzbereich der Leistungsfähigkeit gesteigert. Die Funktionen der Kreislauforgane können hierbei in Relation zur Belastung gewertet werden.

Wegen der exakten Dosierbarkeit und Kontrollierbarkeit wird die Fahrradergometrie auch als ein bevorzugtes Trainingsgerät benutzt, vor allen Dingen bei Patienten, bei denen eine exakte Dosiseinhaltung notwendig ist.

## Thermoregulation und körperliche Belastung

Muskuläre Tätigkeit erzeugt Wärme, die an die Umgebung abgegeben werden muß. Bei leichter muskulärer Wärmeproduktion kommt es zur allmählichen Erwärmung der Körperschale, und von der Körperoberfläche wird die Wärme als Strahlung oder Konvektion (Erwärmung des umgebenden Mediums) abgegeben. Bei großer Wärmeproduktion muß die Wärme aktiv durch das Blut an die Oberfläche transportiert werden. Die Hautrötung ist hier ein sichtbares Zeichen. Je mehr Wärme abgegeben werden muß, je geringer die Temperaturdifferenz zur Umgebung und je höher die Luftfeuchtigkeit, um so eher muß der Körper durch die Schweißproduk-tion eine adäquate Wärmeableitung erreichen. Bei hoher Luftfeuchtigkeit und hoher Außentemperatur kann die Wärmeabgabe eine erhebliche Kreislaufbelastung darstellen.

## Wassertherapie – kardiovaskuläre Aspekte

Die physikalischen Eigenschaften des Wassers bieten in der Therapie eine Reihe von Möglichkeiten:

- Der Auftrieb kann zur Entlastung des Bewegungsapparates genutzt werden.
- Der Widerstand erlaubt die fein abgestufte Dosierung von Kraftbeanspruchungen und erhöht die Möglichkeit der Eigenkontrolle der Bewegung.
- Die Wassertemperatur kann zu Entspannung führen, wenn sie in einem entsprechenden Temperaturbereich liegt.
- Der Wasserdruck führt zu einer Drainage des Lymphsystems und zu einem verbesserten Rückfluß des Blutes aus den Beinen zum Herzen.

Die meisten Aspekte haben jedoch auch eine Kehrseite:

- Der höhere Wasserwiderstand behindert auch das Vorwärtskommen im Wasser und macht das Schwimmen insbesondere bei schlechter Technik so anstrengend.

- Zu kalte oder zu warme Wassertemperaturen beanspruchen die Thermoregulationsmechanismen erheblich. Kalte Temperaturen reduzieren zudem Beweglichkeit und Viskosität der Muskulatur.
- Die Verschiebung des Blutvolumens aus den Beinvenen in die Lunge und zum rechten Herzen führen zunächst zu einem größeren Schlagvolumen und langsamer Herzfrequenz.
- Ein in der Leistungsfähigkeit eingeschränktes Herz kann hierdurch überfordert werden und durch Pumpinsuffizienz und/oder Rhythmusstörungen reagieren.
- Die Belastungsfrequenzen im Wasser sind aufgrund der andersartigen Rückflußverhältnisse tiefer als bei vergleichbaren Belastungsintensitäten an Land.

## Belastungssteuerung durch die Pulsfrequenz

Es besteht eine lineare Beziehung zwischen Pulsfrequenz und Belastungsintensität.

Eine Ermittlung oder Steuerung der Intensität über die Pulsfrequenz ist daher prinzipiell möglich. Es müssen jedoch einige Einschränkungen und Relativierungen bedacht werden:

- Die Beziehung zwischen Belastungsintensität und korrespondierender Pulsfrequenz ist individuell. Normative Anwendungen sind nur Grobanwendungen.
- Es bestehen deutliche Unterschiede in Abhängigkeit von der Sportart. Bei gleicher Intensität liegt die Pulsfrequenz beim Schwimmen (bedingt durch die physikalischen Verhältnisse) am tiefsten. Etwas höher liegt sie beim Radfahren, Rudern und Skilanglaufen, und noch einmal höher liegt sie beim Laufen.
- Die Pulsfrequenz gibt nur bei Dauerbelastungen die Intensität adäquat wider. Je mehr eine Belastung intervallartigen Charakter hat, um so weniger kann die Pulsfrequenz als Indikator der Belastung dienen. Spiele z. B. sind nicht über die Pulsfrequenz zu steuern. Die Pulsfrequenz kann lediglich als Indikator für die Gesamtbelastung angesehen werden.
- Kraft-, Dehnungs-, Koordinationbeanspruchungen oder ähnliches fordern das Herzkreislaufsystem nur wenig. Die Pulsfrequenz ist hier ein inadäquater Parameter.

## Musik und Belastung

Musik als externer Taktgeber kann zur Ökonomisierung von Bewegungsabläufen beitragen und über die motivationale und emotionale Schiene den Erlebnisgehalt von Bewegung erweitern.

Musik kann auch als Antreiber wirken und über externe Stimulation die Selbstwahrnehmung übersteuern und zur Überforderung beitragen.

Die Auswahl der Musik muß also unter folgenden Gesichtspunkten erfolgen:

- Trainingsintention (*Was will ich erreichen?*)
- Trainingsgruppe (*Mit wem will ich trainieren?*)
- Traininszustand (*Welche Voraussetzungen liegen vor?*).

Die Adressaten sollten zudem in die Lage versetzt werden, selbsttätig den Takt zu variieren, d. h. ihn zu halbieren oder zu verdoppeln. Hierdurch werden Möglichkeiten einer Binnendifferenzierung bei gleichem Musikangebot eröffnet.

## Belastungsspezifische Altersveränderungen

Altern fängt schon ab dem dreißigsten Lebensjahr oder sogar noch früher an. Nach dem dreißigsten Lebensjahr gehen viele biologische Lebensfunktionen zurück, die die Leistungsfähigkeit und Belastbarkeit beeinflussen.

- Die Herzkreislaufleistungsfähigkeit nimmt um ca. 1 % pro Jahr ab. Die Kraft reduziert sich je nach Qualität und Quantität des Aktivitätsniveaus. Die Beweglichkeit nimmt bei Männern stärker als bei Frauen ab. Die Koordinationsfähigkeit und vor allem die Schnelligkeit reduzieren sich.
- Die Steuerungs- und Regulationsvorgänge zeigen Veränderungen. Die Regulationsmechanismen des Herzkreislaufsystems und der Atmung erlahmen, die Adaptionsmechanismen verlangsamen sich und die Regenerationsfähigkeit ist reduziert.

Diese globale Tendenz kann durch spezifische Reizsetzung in vielen Bereichen kompensiert oder zumindest verlangsamt werden.

Bedenkenswert ist, daß sich auf den physiologischen Altersabbau krankhafte Tendenzen aufpropfen können. So führt die Kombination von Altersabbau und Arteriosklerose zu einer deutlichen Einbuße der Leistungsfähigkeit des Herzkreislaufsystems. Die Kombination von Muskelabbau und Arthrose zieht gleichgerichtete Einschränkungen des Bewegungsapparates nach sich.

### Literatur

Rost, R. (1995): Sport- und Bewegungstherapie bei Inneren Krankheiten, Köln: Deutscher Ärzte-Verlag

Rost, R., Lagerstrom, D., Völker, K. (1991): Fahrradergometrische Belastungsuntersuchungen bei Herz-Kreislauf-Patienten. Köln: Echo

Völker, K., Madsen, O., Lagerstrom, D. (1983): Fit durch Schwimmen. Erlangen: perimed-Fachbuch-Verlagsgesellschaft

Weidemann, H., Meyer, K. (1991): Lehrbuch der Bewegungstherapie mit Herzkranken, Darmstadt: Steinkopff Verlag

## 7.2.2 Stütz- und Bewegungsapparat (Orthopädie)

M. Hoster, H.-U. Nepper

### Biomechanik

Die Biomechanik untersucht Strukturen und Funktionen biologischer Systeme mit Hilfe von Methoden und Gesetzmäßigkeiten der Mechanik.

Mit den entsprechenden biomechanischen Meßmethoden (Abb. 7.1) werden u. a. Bewegungs- und Sporttherapeuten in die Lage versetzt, innere und äußere Kräfte messen, bzw. abschätzen zu können.

Die alltägliche Praxis erfordert permanent Kenntnisse über Belastungen und die daraus resultierenden Beanspruchungen von Körperstrukturen und Implantaten (vgl. Burstein & Wright 1997). Selbst im Rahmen einer präventiven Funktionsgymnastik ist es z. B. notwendig, verschiedene Ausgangsstellungen und die sich dabei ändernden Kraft- und Lastmomente zu kennen, um Beanspruchungen im lumbosakralen Übergangsbereich zu reduzieren, wenn dies angezeigt ist. In diesem Zusammenhang sind spezifische biomechanische Beanspruchungsarten zu unterscheiden (Tab. 7.1), die gegebenenfalls eine pathogenetische Wirkung haben können.

Hierbei muß allerdings davon ausgegangen werden, daß die Biomechanik nicht in der Lage ist, physiologische Grenzbelastungswerte exakt zu bestimmen, umsomehr als individuelle anatomische und physiologische Gegebenheiten stark differieren können. In solchen Fällen können biomechanische Analysen mit Hilfe qualitativer Plausibilitätsbetrachtungen erstellt und in die Praxis umgesetzt werden.

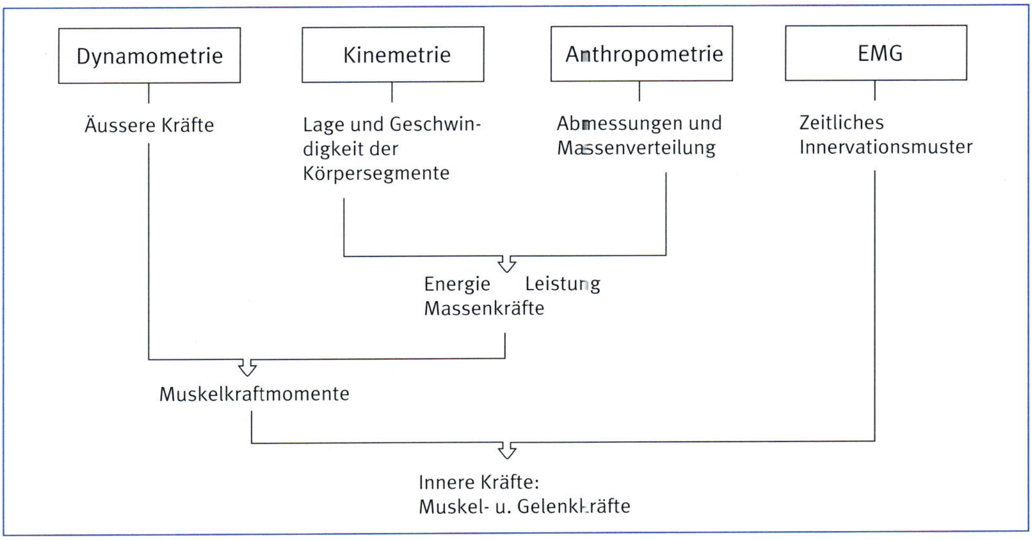


**Abb. 7.1** Meßmethoden und ihre Bestimmungsgrößen (nach Ballreich u. Baumann 1988)

**Tab. 7.1** Pathogenetische Wirkung mechanischer Beanspruchung auf Strukturen des Bewegungsapparates (nach Debrunner 1985)

| Teilsystem | Spezifische mechanische Beanspruchung | Pathogenetische Wirkung |
|---|---|---|
| Knochen | Biege-, Scherbeanspruchung | Fraktur, Ermüdungsbruch, schleichende Fraktur |
| Gelenkknorpel | Scher-, Druckbeanspruchung | Verschleiß, Degeneration, Arthrose |
| Bänder | Zugbeanspruchung | Überdehnung, Schlottergelenk |
| Muskulatur | Zugbeanspruchung | Spannungen, Verkrampfungen, Schmerzen, Myogelosen, Kontrakuren |
| Sehnenansätze | Zugebeanspruchung | Tendoperiositis |

## Isokinetik

Im *Medical Center* der Universität von New York entwickelte ein Team von Biomechanikern, Physiotherapeuten und Rehabilitationsmedizinern unter der Leitung von J. J. Perrine das isokinetische Muskeltraining. Bei einem Kongress für Physikalische Medizin in San Francisco wurde im Jahre 1966 dieses Trainingskonzept erstmals vorgestellt.

Der Begriff Isokinetik beinhaltet die gleichbleibende Bewegungsgeschwindigkeit, welche für diese Trainingsform charakteristisch ist. Eine erste klinische Studie zeigte überraschende Erfolge beim Quadrizeps-Training mit Hemiplegikern. Das isokinetische Training stellt eine dynamische Muskelarbeitsweise dar, welche in den ersten Jahren, bedingt durch die entsprechenden Geräte, nur konzentrisch durchgeführt wurde. Die isokinetischen Trainingsgeräte zeichnen sich gegenüber den herkömmlichen Kraftmaschinen dadurch aus, daß sich der Widerstand, den das Gerät aufbaut, den Kraftmomenten des Muskels im jeweiligen Gelenkwinkel anpaßt. Dadurch wird der Spannungsreiz des Muskels über die gesamte Bewegungsbahn weitestgehend konstant gehalten und somit die Reizumfangkomponente optimiert.

Neuere Gerätegenerationen erlauben auch eine exzentrische isokinetische Arbeitsweise des Muskels, so daß die trainingsphysiologischen Vorteile der Exzentrik ebenfalls genutzt werden können.

Die Krafttrainingspraxis profitierte insofern deutlich von der Isokinetik, als diese Geräte größtenteils durch ihre computergesteuerte Technik die Möglichkeit einer objektiven Kraftdiagnostik eröffneten. So können mit Hilfe der dynamografisch aufgezeichneteten Kraft-Zeit-Kurven und der parallell dargestellten Gelenkwinkel Daten festgehalten werden, die für eine Trainingssteuerung von besonderer Bedeutung sind.

Diese und weitere Vorzüge der Isokinetik führten dazu, daß z. B. die Kostenträger im Rahmen der Medizinischen Trainingstherapie isokinetische Trainingsgeräte verbindlich vorgeschrieben haben.

Ausführliche Darstellungen zur Bedeutung und zu den Möglichkeiten der Isokinetik in der Therapie sind u. a. bei Froböse (1993) zu finden.

### Zur Reaktiven-Fähigkeit des Muskels

Hierunter versteht man die Fähigkeit des Muskels, aus nachgebender, exzentrischer Arbeit schnell bzw. zügig in die überwindende, konzentrische Arbeit umzuschalten. Dieses reaktive Bewegungsverhalten, welches einen optimalen *Dehnungs-Verkürzungs-Zyklus* (DVZ) der Muskulatur voraussetzt, wird insbesondere in den Schnellkraftsportarten als motorische Voraussetzung gefordert.

Abgeschreckt von den höchst intensiven Trainingsübungen (z. B. Tiefsprünge) wurde diese Form des Muskeltrainings für die Prävention und Rehabilitation abgelehnt.

Da jedoch der Dehnungs-Verkürzungs-Zyklus des Muskels selbst in der Alltagsmotorik und erst recht in der Sportmotorik eine bewegungslimitierende Rolle spielt, sind reaktive Übungs- bzw. Trainingsformen speziell im rehabilitativen, aber auch im präventiven Muskeltraining vorzufinden.

Selbst im Sport mit Älteren sind reaktive Übungen angezeigt, um z. B. ein Ausrutschen auf einer Treppe oder ein unbeabsichtigtes Hinabtreten von einem Bordstein schadlos zu überstehen.

Reaktives Muskeltraining ist demnach die Schulung von adäquaten Innervationsmustern, die zum Schutz passiver Strukturen des Bewegungsapparates beitragen (vgl. Schmidtbleicher 1989).

### Kraftausdauer

Eine eindeutige trainingswissenschaftliche Bestimmung dieser Fähigkeit steht bis heute noch aus. Weitgehende Übereinstimmung findet in der Trainingspraxis jedoch die Definition von Schmidtbleicher (1989): *„Kraftausdauer ist die Fähigkeit des neuromuskulären Systems, eine möglichst große Impulssumme in einem Zeitraum von: ca. 30 Sek. bis 2 Minuten bei max. Auslastung gegen Lasten, die über 30 % der Grundkraft liegen, zu produzieren und dabei die Reduktion der Impulse möglichst gering zu halten.“*

Schließt man sich dieser Definition an, so muß festgestellt werden, daß das vielfach in Prävention und Rehabilitation empfohlene Kraftausdauertraining nicht unproblematisch ist, da eine Muskelarbeit mit über 30 % der Grundkraft und einer Zeitdauer von mehr als 30 Sekunden eine vorwiegend anaerob-laktazide Energiegewinnung voraussetzt. Welchem Herz- oder Rheumapatienten möchte man eine derartige Belastung zumuten?

Untersuchungen von Pampus et al. (1989) bestätigen die untergeordnete Rolle eines Kraftausdauertrainings, indem nachgewiesen wurde, daß ein Grundkrafttraining – wie es im Rahmen des Muskelaufbautrainings praktiziert wird – zu optimalen Kraftausdauerwerten führte.

### Propriozeptives Training (Sensomotorisches Training)

Das bewußte Erfassen der Lage der einzelnen Körpersegmente im Raum sowie der ökonomische Krafteinsatz hängt wesentlich von der Information von Sinnesorganen ab, die in Gelenken, Muskulatur, Sehnen und Faszien lokalisiert sind. Der Informationsfluß aus diesen Rezeptorensystemen wird als Propriozeption (Tiefensensibilität) bezeichnet und kann durch Verletzungen des Halte- und Bewegungsapparates, operative Eingriffe sowie durch Immobilisation gestört werden. Die gestörte Tiefensensibilität ist häufig Ursache für eine unzureichende aktive Gelenksicherung und gestörte Gelenkkontrolle. Beim sensomotorischen Training sollen der defizitäre Informationsstrom aus den verletzten Körperregionen durch entsprechende Trainingsverfahren kompensiert und die normale muskuläre Reaktionsbereitschaft wiederhergestellt werden. Trainingswissenschaftliche Grundlage für das propriozeptive Training sind die Grundlagen des koordinativen Trainings sowie die Basis des motorischen Lernens.

### Physiotherapie

Werden Kräfte und Energieformen aus dem Bereich der klassischen Physik (Lehre von der unbelebten Natur) methodisch zu Heilzwecken eingesetzt, spricht man von Physiotherapie (Physikalische Therapie, Physikalische Medizin). Physiotherapie veranlaßt den Körper zu einer eigenständigen, aktiven Überwindung von gestörten physiologischen Reaktionen bzw. pathologischen Prozessen, die er eigenständig nur schlecht überwinden kann (vgl. Cordes et al. 1989). Die therapeutisch wirkenden physikalischen Kräfte beeinflussen Stoffwechsel und Energiebereitstellung der verschiedensten Gewebe (Reiz- und Reaktionstherapie) nicht nur lokal, sondern es entstehen über sog. vegetative Reflexmechanismen indirekte Reaktionen an entfernten Strukturen (Reflextherapie). Die physikalischen Behandlungsmethoden können aus der Sicht des Patienten in eine *passive* und *aktive* Physiotherapie unterteilt werden:

- **Passive Physiotherapiemethoden**
  - *Aerosoltherapie*: Durch das Zerstäuben von Heilwässern (z. B. Sole) oder verschiedensten Medikamenten mit speziellen Aggregaten (z. B. Ultraschall) werden unter Ausnutzung der natürlichen Atembewegung die Inhaltsstoffe in die Atemwege gebracht. Meist wird die Aerosoltherapie durch eine Atemgymnastik oder passive Techniken der Atemtherapie (Lagerungen, Vibrationen, Reflexzonenbehandlungen) ergänzt.
  - *Balneotherapie*: Hierzu zählt man die Applikation ortsgebundener Heilmittel, wie Heilwässer, Heilgase oder Peloide (Schlick, Schlamm, Moor).
  - *Elektrotherapie* ist die Behandlung mit elektrischem Strom und elektromagnetischer Energie. Elektrotherapeutische Behandlungsmethoden beeinflussen das Ionen- und Elektrolytmilieu im

menschlichen Körper, weiterhin können durch spezifische Impulsströme Muskulatur und neuronale Strukturen selektiv stimuliert werden.

- *Hydrotherapie*: Bei dieser sehr alten Methode kommt es zur Anwendung von Wasser in all seinen Aggregatzuständen. Neben den thermischen Therapieeffekten (Wärmezufuhr oder -entzug) spielen der Auftrieb (Archimedisches Prinzip) und Reibungswiderstand eine wesentliche Rolle z. B. in der Behandlung von orthopädisch/traumatologischen Patienten (Wassergymnastik, Aquajogging).
- *Klimatherapie*: Werden gezielt die klimatischen Eigenschaften einer Region zur Behandlung von Symptomen eingesetzt, spricht man von Klimatherapie. Diese passiven Klimareize werden meist durch spezielle sport- und bewegungstherapeutische Maßnahmen ergänzt (Asthmabehandlung im Hochgebirgsklima).
- *Massage*: Durch die gezielte Anwendung von mechanischen Reizen auf die Körperoberfläche (Druck, Reibung, Dehnung) können bei der Massagebehandlung Gewebe in ihrem Stoffwechsel, Tonus und Elastizitätsverhalten beeinflußt werden. Weiterhin können durch spezielle Massagetechniken Schmerzentstehung und Schmerzwahrnehmung deutlich reduziert werden. Bei der sog. Reflexzonenmassage soll über eine Stimulation umschriebener Regionen in der Körperoberfläche eine therapeutische Fernwirkung auf innere Organe und das vegetative Nervensystem erreicht werden.
- *Manuelle Lymphdrainage*: Für die Behandlung von Schwellungen und lymphatischen Ödemen hat Dr. phil. Emil Vodder die Methode der manuellen Lymphdrainage entwickelt. Mit speziellen Behandlungsgriffen und Kompressionstechniken soll die Drainagewirkung (Rückflußoptimierung) zwischen interstitiellem Geweben und den Lymph- und Blutkapillaren verbessert werden.
- *Manuelle Therapie*: Findet man Bewegungsstörungen oder sog. „Blockierungen" an den Gelenken der Wirbelsäule oder der Extremitäten, so können diese mit spezifischen Handgriffen oder Behandlungstechniken gelöst werden. Manuelle Therapie orientiert sich streng an der Biomechanik und an der funktionellen Anatomie der Gelenke.
- *Phototherapie*: Bei einer Nutzung des natürlichen Spektrums der Sonne zu Heilzwecken spricht man von Heliotherapie; kommen künstliche Strahlungsquellen zum Einsatz, bezeichnet man diese Methode als Phototherapie. Das Infrarotlicht hat primär eine thermotherapeutische Wirkung, während die ultraviolette Strahlung mehr photochemische Reaktionen in der Haut auslöst und den Stoffwechsel elementar beeinflußt (z. B. antirachitische Wirkung des UV-B).
- *Ultraschalltherapie*: Über einen Hochfrequenzgenerator und einen speziellen Ultraschallkopf werden mechanische Schwingungen in einem Frequenzbereich um 800 kHz erzeugt. Werden diese Schwingungen auf Körpergewebe appliziert, entstehen mechanische Effekte (Schwingungen von Zellen und Geweben um einen Ruhepunkt), die zu einer Auflockerung der Strukturen und einer Verbesserung der Diffussion und Stoffwechselaktivität führen. Infolge der Absorption des Ultraschalls kommt es zu einer Umwandlung von Bewegungsenergie in Wärmeenergie (Erwärmung der Gewebe).

Passive physiotherapeutische Anwendungen beeinflussen den Stoffwechselprozeß, somit können Regenerations- und Überkompensationszeiten erheblich verändert werden.

- **Aktive Physiotherapiemethoden**
  - *Atemtherapie*: Eine normale Atemfunktion ist nur dann gewährleistet, wenn die intermuskuläre Koordination der Atemmuskulatur, die Regulation des Bronchiallumens und eine normale Elastizität der Lungen und der Pleura gewährt sind. Nach einem speziellen Atembefund werden verschiedenste Techniken eingesetzt, um funktionelle Störungen zu beeinflußen.
  - *Bobath-Konzept*: Dr. Karel Bobath und seine Frau Berta haben durch ihre Beobachtungen an zerebralparetischen Kindern ein neurophysiologisches Behandlungskonzept aufgebaut. Zentralmotorische Bewegungsstörungen führen zu einem abnormalen Haltetonus, veränderter reziproker Innervation sowie gestörten Bewegungsmustern. Aus reflexhemmenden Ausgangsstellungen werden neue Bewegungsmuster gebahnt und eingeschliffen.
  - *Entwicklungskinesiologische Behandlung nach Vojta*: Für die Behandlung von Teilschädigungen des zentralen Nervensystems mit Beteiligung der motorischen Zentren hat Voijta eine Behandlungsmethodik erarbeitet, die sich an der Entwicklung der kindlichen Motorik orientiert. Das Behandlungskonzept wird hauptsächlich in der Behandlung von frühkindlichen Störungen der motorischen Steuerung eingesetzt.
  - *Krankengymnastik*: Das zentrale Ziel einer krankengymnastischen Behandlung ist es, Krankheiten oder verschiedenste Leiden zu beeinflussen bzw. Heilungsprozesse zu beschleunigen. Der krankengymnastische Behandlungsaufbau orientiert sich an einem speziellen Befund, der die Defizite der verschiedensten Körperfunktionen erfassen soll. In der Therapie kommen aktive und passive Therapiemethoden zum Einsatz.
  - *Propriozeptive Neuromuskuläre Facilitation (PNF)*: PNF ist eine aktive Technik der Krankengymnastik mit dem Ziel, das Zusammenspiel von Muskulatur und dem neuronalen System durch funktionelle Reize an Mechanorezeptoren und anderen Sinnesorganen zu optimieren. Die Methode wurde 1946 von Kabat und Knott am Kaiser Foundation Rehabilitations-Center (USA) entwickelt. Im Gegensatz zu anderen krankengymnastischen Techniken arbeitet man beim PNF immer mit dreidimensionalen Bewegungsmustern für alle Körperabschnitte.
  - *Stemmführung nach Brunkow*: Bei diesem Konzept wird versucht, über Koaktivierung von Agonist und Antagonist Wirbelsäule bzw. Extremitätengelenke isometrisch zu stabilisieren. Die optimale Spannungsentwicklung der Muskulatur soll durch Druck auf Handwurzel oder Ferse eingeleitet werden und von distal nach proximal weiterlaufen.

## Haltungsbeurteilung (Haltungsstatus)

Auf den menschlichen Halte- und Bewegungsapparat wirkt permanent die Erdgravitation. Menschliche Haltung kann als Gleichgewichtszustand zwischen Schwerkraft und der aktiven kompensatorischen Aufrichtung gesehen werden. Die Haltung einer bestimmten Körperposition ist niemals ein statisches Geschehen, sondern ein dynamischer Prozeß. Haltung wird dadurch gesteuert, daß verschiedene Rezeptorensysteme (Propriozeptoren, Vestibulärorgan, visuelles System usw.) die Stellung des Körpers im Raum wahrnehmen, diese Informationen werden in den zentralmotorischen Regel- und Steuerungszentren verarbeitet und lösen unwillkürliche Muskelreaktionen aus.

Jede Haltung ist ein individueller Ausdruck der körperlichen und psychischen Gesamtpersönlichkeit. Der psycho-somatische Einfluß auf die Körperhaltung ist nicht starr, sondern verändert sich mit psychischer Disposition, Stimmung, Krankheitsverlauf (z. B. Depression) und Alter.

*Haltungsbestimmende Faktoren* sind:

- Konstitution: passiver Bewegungsapparat (Hyper-, Hypomobilitat der Kapsel-Bandstrukturen, Geometrie des Skelettsystems, Form von Menisken)
- Trainingszustand der Muskulatur (z. B. Dehnfähigkeit, Entspannungsfähigkeit, Kraftqualitäten)
- neuro-muskuläre Steuerung
- kinästhetische Analyse
- optische und akustische Wahrnehmung
- Körperbild und Körperschema
- Atemmechanik
- soziale, gesellschaftliche Normen
- Umweltfaktoren (z. B. Mode)
- Pathologie und Schmerz

Die Normalhaltung im aufrechten Stand ist gekennzeichnet durch eine gleichmäßige Belastungsverteilung auf beide Beinsäulen. Die Füße sind im Bereich der Großzeh-, Kleinzehballen und der Ferse symmetrisch belastet. Die Kniegelenke zeigen eine fast vollständige Streckung (aber keine Überstreckung). Die Wirbelsäule wird axial belastet und die Arme hängen seitlich am Körper die Daumen sind nach vorne gerichtet (Abb. 7.2).

Fällt man bei einer sog. Normalhaltung ein Lot im Bereich des Gehörganges, so liegt das Schultergelenk, der Trochanter major, das Knie und die Vorderkante des Außenknöchels auf dieser Lotlinie (siehe Abb. 7.3).

Im Bereich der Wirbelsäule schneidet die Lotlinie die Mitte des dritten Lendenwirbelkörpers. Die Wirbelsäule zeigt eine physiologisch harmonische Schwingung (gleichmäßige Hals- und Lendenlordose sowie eine physiologische Kyphose der Brustwirbelsäule). Alle Teilkörperschwerpunkte liegen in unmittelbarer Nähe dieser Lotlinie, so daß die großen Gelenke in einer physiologischen, aufrechten Haltung nur mit geringen Lastmomenten belastet werden. Die Beibehaltung eines stabilen Gleichgewichts ist mit einem geringen muskulären Energieaufwand ohne kompensatorische Halteleistung von passiven Gelenkstabilisatoren möglich, deshalb ist eine gute Körperhaltung durch ein Höchstmaß an Ökonomie gekennzeichnet.

Neben der Gesamtkörperhaltung werden bei der Haltungsinspektion auch sog. *Teilhaltungen* (Fußhaltung, Beckenhaltung, Rumpfhaltung, Schultergürtel, Kopfhaltung) durchgeführt.

Wird eine Haltungsbeurteilung im Rahmen eines Therapie- oder Trainingsprozesses zur sog. *Ist-Wertbestimmung* oder zur Verlaufsdokumentation eingesetzt, sollten möglichst phototechnische Verfahren genutzt werden.

Die Beurteilung eines Haltungsstatus und die daraus resultierenden Ergebnisse sind immer personenbehaftet und deshalb subjektiv. Zur Ergänzung dieser sog. *weichen Daten* sollten deshalb Test- und Meßverfahren zum Einsatz kommen, die eine objektive Aussage (sog. *harte Daten*) über die Funktion und Leistungsfähigkeit des Halte- und Bewegungsapparates erlauben, deshalb kann eine Haltungsbeurteilung noch keine Aussage über sog. muskuläre Dysbalancen oder den konditionellen Leistungszustand einzelner Muskelgruppen oder Bewegungseinschränkungen liefern.

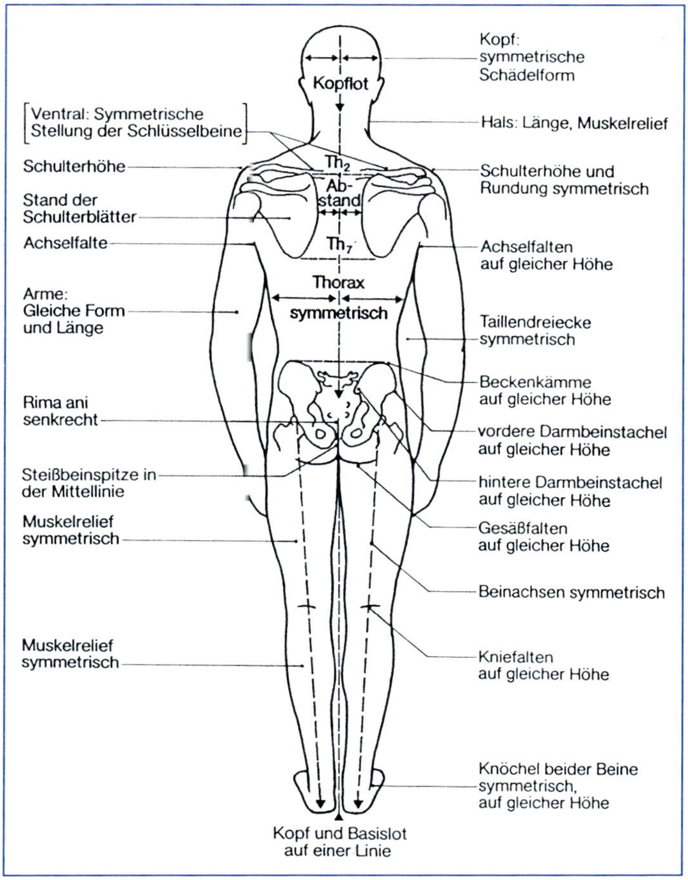


**Abb. 7.2**
Gesamtinspektion dorsal (nach Kuprian 1990)

## Krafttrainingsgeräte

Ursprünglich wurden Krafttrainingsgeräte ausschließlich für das Muskelaufbautraining im Leistungssport und das Bodybuilding entwickelt. Die Konstrukteure waren bestrebt, die Gefahren und Risiken des sog. „Freihanteltrainings" zu minimieren. Die Konstruktion der Trainingsmaschinen orientierte sich an der Kinesiologie klassischer Hantelübungen mit der Zielsetzung, einzelne Muskeln bzw. Muskelgruppen isoliert aufzubauen, ohne auf die Komplexität von Bewegungsmustern Wert zu legen. Ende der 60er Jahre setzten *Rehabilitationstrainer* und *Sportphysiotherapeuten* erfolgreich Kraftmaschinen in der Rehabilitation von Hochleistungssportlern ein, um die klassische Physiotherapie durch Elemente des Krafttrainings zu ergänzen. Die Erfahrungen des Rehabilitationsteams haben die Entwicklung von Trainingsgeräten bezüglich der funktionellen Aspekte erheblich beeinflußt, funktionsanatomische und biomechanische Gesichtspunkte fanden in der Konstruktion Berücksichtigung.

Krafttrainingsgeräte für den rehabilitativen bzw. präventiven Einsatz sollten folgende Kriterien erfüllen:

- Die Lastentwicklung des Gerätes sollte sich der physiologischen Kraftentwicklung der Muskulatur in jeder Gelenkstellung an-

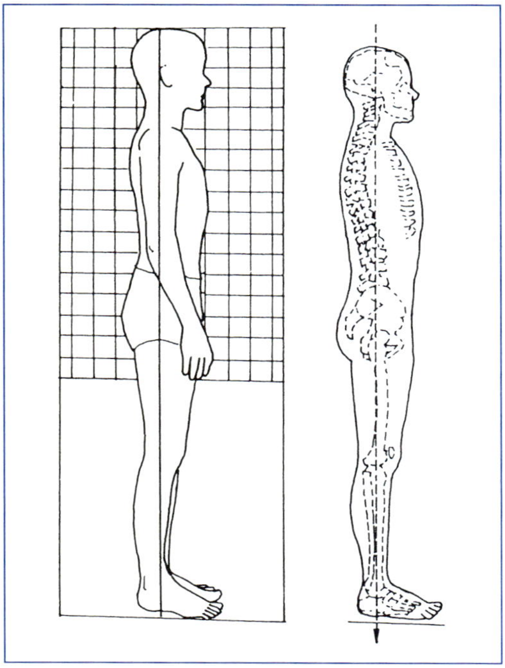

**Abb. 7.3** Normalhaltung zur Bestimmung der Rückenform (nach Kuprian 1990)

passen, da sich während eines Bewegungsablaufs permanent der Kraftarm (Abstand der Wirkungslinie der Kraft zur Gelenkachse) und der Vordehnungszustand des Muskels verändert. Belastungsspitzen während des Trainings sollten nicht auftreten.

- Wenn die Kinematik der Maschine nicht mit der Bewegung der zu trainierenden Gelenke übereinstimmt, können schädigende Scher- und Schubbelastungen entstehen. Dies ist unter anderem der Fall, wenn die Drehachse der Maschine nicht auf Höhe der Bewegungsachse des Gelenkes liegt.
- Die Hebelsysteme und Sitze müssen sich auf die anthropometrischen Verhältnisse und pathologischen Gegebenheiten einstellen lassen. Ebenso muß die Bewegungsbahn des Trainingsgerätes individuell auf die Bedürfnisse des Patienten abgestimmt werden. Für das Training des Schultergürtels sind mehrdimensionale Bewegungsmuster sinnvoll.
- Patienten und Anfänger zeigen oftmals einen schlechten Trainingszustand, deshalb ist eine Feinabstufung der Belastungswiderstände notwendig.
- Die Ausgangsstellungen für das Gerätetraining sollten möglichst variiert werden können. Ein Einsatz für Rollstuhlfahrer wäre wünschenswert.
- Die Handhabung der Trainingsgeräte muß vom Patienten selbständig realisiert werden, nur dann ist ein eigenständiges Training unter Supervision eines Therapeuten möglich.
- Alle Trainingsgeräte müssen einen sicherheitstechnischen Standard (TÜV-Norm) erfüllen.

## Weiterführende Literatur

Ballreich, R., Baumann, W. (1988): Grundlagen der Biomechanik des Sports. Stuttgart: Enke

Burnstein, A.H., Wright, T.M. (1997): Biomechanik in Orthopädie und Traumatologie. Stuttgart: Thieme

Bührle, M., Werner, E. (1985): Muskelquerschnittraining der Bodybilder. In: Bührle, M.: Grundlagen des Maximal- und Schnellkrafttrainings, Schorndorf 199–212

Cochran, G. van B. (1988): Orthopädische Biomechanik, Stuttgart: Enke

Cordes, C., Arnold, W., Zeibig, B. (1989)(Hrsg.): Physiotherapie. Berlin: VEB

Debrunner, H.U. (1985): Orthopädie. Bern, Stuttgart, Toronto: Enke

Dittel, R. (1992): Schmerzphysiotherapie. Stuttgart: Gustav Fischer

Froböse, I. (1993): Isokinetisches Training in Sport und Therapie. Schriften der DSHS Köln Bd. 28, St. Augustin: Academia

Hollmann, W., Hettinger, Th. (Hrsg.) (2000): Sportmedizin. Grundlagen für Arbeit, Training und Präventivmedizin. 4. Auflage. Stuttgart: Schattauer

Hüter-Becker, A., Schewe, H., Heipertz, W. (1996) (Hrsg.): Lehrbuchreihe „Physiotherapie“ Band 1–14. Stuttgart: Thieme

Junghans, H. (1986): Die Wirbelsäule unter den Einflüssen des täglichen Lebens, Stuttgart: Hippokrates

Kummer, B. (1985): Einführung in die Biomechanik des Hüftgelenkes. Berlin, Heidelberg: Springer

Kuprian, W. (1990) (Hrsg.): Sportphysiotherapie. Stuttgart: Fischer

Pampus, B. et al. (1989): Die Wirkung unterschiedlicher Belastungsintensitäten auf die Entwicklung von Maximalkraft und Kraftausdauer. In: Leistungssport. Münster 19, 4, 5–10

Reuter, I., Engelhard, M., Freiwald, J. (1994): Sensorische Rückmeldung aus arthronalen Systemen als Steuerungsvoraussetzung der Muskulatur. In: Zichner L., Engelhard M.,

Sachse, J. (1986): Manuelle Untersuchung und Mobilisationsbehandlung der Extremitätengelenke. Stuttgart: Fischer

Sachse, J. (1992) (Hrsg.): Massage. Berlin: Ullstein Mosby

Schmidt, K.L., Drexel, H.K., Jochheim, K.-A. (1995)(Hrsg.): Lehrbuch der Physikalischen Medizin und Rehabilitation. Stuttgart: Gustav Fischer

Schmidtbleicher, D. (1989): Zum Problem der Definition des Begriffs Kraftausdauer. In: Kraftausdauertraining Köln (1989) BISP-Schriftenreihe 7/89, 10–31

Senn E. (1990): Elektrotherapie. Stuttgart: Thieme

## 7.3 Entspannungsverfahren in der Sporttherapie

H. Deimel

**Gliederung**

- Einsatzfelder von Entspannungsverfahren
- Theoretische Begründung
- Entspannungsverfahren in der Sporttherapie
- Entspannungsreaktion
- Streßreaktion
- Auswahl der Verfahren
- Methodik

**Lernziele**

- Kennenlernen der Einsatzbereiche der Entspannungsverfahren in der Sporttherapie
- Kennenlernen der Begründungen zur Integration von Entspannung in die Sporttherapie
- Kennenlernen der Grundlagen zur Streß- und Entspannungsreaktion
- Anwendungsaspekte, Indikationen, Kontraindikationen
- Methodische Hinweise

### 7.3.1 Einleitung

Entspannungsverfahren nehmen in den meisten bewegungs- und sporttherapeutischen Konzeptionen einen gewichtigen Platz ein. Dies erklärt sich aus der Tatsache, daß bei einer Reihe chronisch verlaufender Krankheitsformen und Behinderungen psycho-soziale Belastungsreaktionen als mitverursachende Faktoren in der Pathogenese nachgewiesen sind oder zumindest diskutiert werden. Zudem können die betroffenen Personen unabhängig von der Verursachung ihrer Krankheit bzw. Behinderung durch Entspannungsverfahren Selbstregulationskompetenzen erwerben, die ihnen bei dem Verarbeitungs- und Bewältigungsprozeß (*coping*) dieses Geschehens dienlich sein können. Die *Selbstregulationskompetenz* wird hierbei in der Form entwickelt und erweitert, daß die Rehabilitanden in einer für sie schwierigen Lebenssituation oder bei der Verarbeitung kritischer Lebensereignisse bezüglich ihrer Fähigkeiten zur Findung individueller Problemlösungen, zur Gefühls-, Belastungs- oder Konfliktregulierung durch derartige Maßnahmen unterstützt werden.

**!** Der Einsatz von Entspannungsverfahren erstreckt sich neben solch klassischen Bereichen wie der Suchtbehandlung, Psychiatrie, Psychosomatik und Inneren Medizin mittlerweile auch auf eine psychosomatisch orientierte Onkologie, Orthopädie und Neurologie bzw. in ersten Ansätzen ebenso auf die Erweiterte Ambulante Physiotherapie (EAP/AOTR).

Entspannungsverfahren kommen weiterhin sowohl im klinisch-stationären als auch im ambulanten Bereich der Rehabilitation zur Anwendung. Als ein klassisches Beispiel hierfür können die unterschiedlichen Konzepte zur Rückenschulung herangezogen werden, in denen die Entspannung als ein allen gemeinsames Element verankert ist und im kurativen, stationären und ambulanten Bereich angeboten wird (Kempf 1995). Weiterhin sind die unterschiedlichen Methoden und Verfahren zur Entspannung inzwischen ein fest integrierter Bestandteil in präventiv ausgerichteten Bewegungs- und Sportkonzepten sowie in der Gesundheitsbildung und -förderung. Ihr Anwendungsbereich erstreckt sich heute zudem auf alle Altersgruppen, also Kinder, Jugendliche, Erwachsene und Senioren (Hoffmann 1997, Petermann & Vaitl 1993, Petermann 1996).

### 7.3.2 Theoretische Begründungen

Als Begründung für die gezielte Einbeziehung der Entspannungsverfahren als eine Interventionsform innerhalb der Bewegungs- und Sporttherapie lassen sich folgende Argumente heranziehen:

- Differenzierte bewegungs- und sporttherapeutische Konzeptionen verfolgen einen *ganzheitlichen Ansatz*, bei dem neben der Verbesserung motorischer und organismischer Funktionen psychische und soziale Verhaltens- und Handlungsweisen mit ihren wechselseitigen Bezügen zu sozialen, gesellschaftlichen und ökologische Bedingungen thematisiert werden.
- Mit der Einbeziehung von Entspannungsverfahren lassen sich ergänzende und sinnvolle *individuelle Handlungskompetenzen* und *Bewältigungsstrategien* bezüglich des Erhaltes, der Wiederherstellung oder Verbesserung der eigenen Gesundheit und psycho-physischen Belastungsfähigkeit in präventiven wie rehabilitativen Kontexten vermitteln.
- Aspekte wie Regeneration, Revitalisierung oder Streßregulation, aber auch der Umgang mit eigenen Energien einschließlich ihrer Begrenzungen werden erfahr- und thematisierbar.
- *Körperwahrnehmung* und *Körpererfahrung* sind wesentliche Bestandteile einer differenzierten und sich um eine mehrperspektivische Betrachtung bemühenden Bewegungs- und Sporttherapie.

- Entspannungsverfahren können nicht nur objektivierbare Trainings- oder Veränderungsprozesse auslösen, sondern auch Veränderungen der subjektiven Wahrnehmungs-, Erlebens- und Verhaltensweisen bewirken. Entspannungsverfahren fokussieren in diesem Zusammenhang die Körperwahrnehmung und fördern die Sensibilisierung für körperliche Vorgänge sowie die Besinnung auf die eigene Leiblichkeit.
- Bewegung, Spiel und Sport können unter bestimmten Bedingungen als eigenständige Selbstregulationstechnik in Form der *psycho-physischen Regulation* eingesetzt werden. Hierbei geht es darum, über eine individuell zu gestaltende Belastungsintensität, Belastungsdauer und -häufigkeit unter Einbeziehung entsprechender Pausen, die z. B. mit Selbstinstruktionen (*Ich schaffe die Prüfung, wenn ich planvoll und regelmäßig lerne! Schritt für Schritt! Ich konzentriere mich auf das Wesentliche.*) und Autosuggestionen (*Ich bin und bleibe ganz ruhig und frei von Angst.*) gefüllt sind, eine entlastende, erholende und entspannende Wirkung im pysischen und psychischen Bereich zu erzielen.
- Sowohl die Bewegungs- und Sporttherapie als auch die klassischen Entspannungsverfahren sind unter wissenschaftlichen Gesichtspunkten zumindest in dem Bereich der physischen Reaktionen und Auswirkungen umfangreich untersucht und ihre Effekte gut belegt.
  Ebenso lassen sich theoretische Erklärungsansätze zur Begründung für die präventive und rehabilitative Anwendung heranziehen (z. B. aktivierungs-, streß-, system- und handlungstheoretische Überlegungen). Beide Verfahren kennzeichnen sich durch eine vergleichsweise leichte Anwendbarkeit, Lehr- und Lernbarkeit sowie durch klinische Wirksamkeit und Kontrollierbarkeit aus. Zur Erlangung dieses *Selbsthilfepotentials* ist bei beiden allerdings ein gewisses Maß an Einsichts- und Reflexionsfähigkeit, Motivation und Eigenaktivität vonnöten (Müller 1987, Nitsch 1981, Petermann & Vaitl 1993).
- Entspannung wie auch dosiertes körperliches Training lassen sich nach dem *Salutogenese-Konzept* von Antonovsky (1997) zu den *protektiven Faktoren* rechnen, die einem Individuum trotz der ständigen Auseinandersetzung mit teilweise hohen, verschiedenartigen Belastungen zum Erhalt, ja sogar zur Verbesserung seiner Gesundheit als Ressourcen zur Verfügung stehen.
  Sie zählen im Sinne des erfolgreichen *Coping* gegenüber bestehenden Stressoren zu den *generalisierten Widerstandsquellen.* Diese umfassen z. B. Einstellungen und Überzeugungen der eigenen Person und der Umwelt gegenüber, Kompetenzen, Wertvorstellungen und soziale Unterstützungssysteme, mit denen die eigene Gesundheit im Gleichgewicht gehalten werden kann. In ihrer Gesamtheit wirken sie auf das *Kohärenzgefühl* des Menschen, das sich durch das Maß definiert, *„in dem man ein durchdringendes, andauerndes aber dynamisches Gefühl des Vertrauens hat, daß die eigene interne und externe Umwelt vorhersagbar ist und daß es eine hohe Wahrscheinlichkeit gibt, daß sich die Dinge so entwickeln werden, wie vernünftigerweise erwartet werden kann"* (Antonovsky 1997, 16).

### 7.3.3 Entspannung als Bestandteil der Sporttherapie

Entspannungsverfahren ergänzen und erweitern unter den vorausgenannten Gesichtspunkten die Therapieinhalte der Bewegungs- und Sporttherapie. Sie können dabei in folgender Art und Weise zur Anwendung gelangen:

- Entspannung als *Teilelement* einer Bewegungs- und Sporttherapie-Stunde, z. B. als thematischer Schwerpunkt oder als Abschluß einer Stunde, in der jedoch auch noch andere Inhalte und Zielsetzungen verfolgt werden. Vorteile ergeben sich hier aus den vorausgegangenen Bewegungs- und Sportaktivitäten, die in Abhängigkeit zu den Inhalten günstige physiologische und energetische Voraussetzungen wie beispielsweise intensive muskuläre Durchblutung und Lockerung, intensivierte Atmung oder Streßabbau durch körperliches Agieren für die Entspannung schaffen. Gerade für Anfänger mit gering entwickelter Körperwahrnehmungsfähigkeit oder Menschen mit einem hohem Grad an Nervosität bzw. geringer Konzentrationsfähigkeit sowie für Kinder bietet sich dieser Einstieg vorteilhaft an. Nachteilig ist der relativ kurze Zeitraum innerhalb einer Therapie- oder Unterrichtsstunde, in der ausgewählte Elemente und Sequenzen aus den einzelnen Entspannungsverfahren vermittelt werden können, was langfristig die qualitative Vertiefung der Entspannungseffekte begrenzt. Ebenso eignet sich nicht jede Sporthalle für diese Form der Angebote. Die Größe der Gruppe verhindert in vielen Fällen eine individuellere Betreuung und Beratung.
- Entspannung als *eigenständiger Schwerpunkt* in Ergänzung zur Bewegungs- und Sporttherapie, z. B. in Form eines Kursangebotes, einer die Bewegungstherapie begleitenden Maßnahme oder eines Bausteins innerhalb eines kompakten Therapie-Konzepts. Die Vorteile liegen hier in dem längeren Zeitraum, der ausschließlich zum Einführen, Üben und Lernen der einzelnen Schritte der angebotenen Entspannungsverfahren zur Verfügung steht. Zudem ergeben sich günstigere Bedingungen für eine intensivere Auseinandersetzung mit Lernschwierigkeiten einzelner Teilnehmer, zur Korrektur nichtförderlicher Einstellungen und Haltungen sowie zur Klärung bzw. Verarbeitung emotionaler Reaktionen. Weiterhin steht ein genügender Zeitumfang zur Sachinformation z. B. über die Wirkweisen von Entspannungsverfahren oder ihre Einsatzmöglichkeiten im Alltag zur Verfügung. Die vielfach benutzten kleineren Räumlichkeiten (größeres Zimmer, Gymnastikraum) begünstigen das Lernen und das Gruppenklima. Bei Menschen mit großer Selbstunsicherheit und Ängstlichkeit kann sich diese Form aufgrund intensiverer gruppendynamischer Bedingungen als nachteilig erweisen, so daß ein Widerstand gegen dieses Angebot entwickelt wird.

### 7.3.4 Entspannungsreaktion

Entspannung läßt sich als ein lebenswichtiges Prinzip verstehen, das allen lebenden Organismen in ihrem Wechselspiel mit Erregung, Spannung und Anforderung zueigen ist. Sie fügt sich normalerweise als Teil eines harmonisch verlaufenden Prozesses ein in die Polarität beispielsweise von Ein- und Ausatmung, Anspannung und Lockerung, Systole und Diastole oder Leistung und Erholung.

> **!** Die Entspannung kann als ein dynamisches, komplexes Gleichgewichtsspiel verstanden werden, das sensibel als Ausgleich auf die energetischen Anforderungen des Alltags mit seinen jeweilig unterschiedlichen Belastungen reagiert.

Die Grundlage dazu bildet die *Entspannungsreaktion*, die auf einer physiologischen (*physiotropen*) und einer psychologischen (*psychotropen*) Ebene verläuft und sich empirisch nachweisen läßt; dabei bedingen und ergänzen sich beide Ebenen wechselseitig. Insofern handelt es sich immer um eine ganzheitliche *(psychophysische)* Reaktion, in der sich muskuläre, vegetative und psychische Funktionen gegenseitig beeinflussen.

Auf der *physiologischen Ebene* ist die Entspannungsreaktion hauptsächlich durch Veränderungen in folgenden Körperfunktionen gekennzeichnet, wobei jedoch anzumerken ist, daß diese Reaktionen in Abhängigkeit zu den eingesetzten Entspannungsverfahren in unterschiedlicher Art und Intensität auftreten können:

- **neuromuskuläre Veränderungen**: Diese zeigen sich besonders in Form einer Tonussenkung der Skelettmuskulatur und in einer Veränderung der Reflex-Tätigkeit.
- **kardiovaskuläre Veränderungen:** Hierunter fallen die periphere Gefäßerweiterung, die Senkung des arteriellen Blutdrucks und in Abhängigkeit zum Übungsstand eine geringfügige Senkung der Herzfrequenz.
- **respiratorische Veränderungen:** Diese sind gekennzeichnet durch eine Verlangsamung der Atemfrequenz, eine Gleichmäßigkeit der einzelnen Atemzyklen sowie eine Abnahme des Sauerstoffverbrauchs.
- **elektrodermale Veränderungen:** Hierzu zählt in besonderem Maße die Zunahme der Hautleitfähigkeit, aber auch in einzelnen Fällen ihre Abnahme je nach eingesetztem Entspannungsverfahren.
- **zentralnervöse Veränderungen:** Die besonderen Kennzeichen liegen hier in der Veränderung der hirnelektrischen Aktivität mit einem Überwiegen von Alphawellen bzw. bei vertieften Entspannungszuständen von Theta-Gehirnwellen.
- **gastrointestinale Veränderungen:** In Abhängigkeit zum gewählten Verfahren ergibt sich eine Zunahme der gastrischen Peristaltik, eine Tonussteigerung der glatten Muskulatur des Magens, ein Anstieg der Säureproduktion des Magens sowie eine Zunahme der gastrischen Temperatur (Petermann & Vaitl 1993, Schultz 1982).

Die *psychologischen Kennzeichen* einer Entspannungsreaktion beziehen sich primär auf die

- *Resonanzdämpfung der Affekte,* d.h. Affekte und Emotionen verlaufen als Reaktionen auf äußere Ereignisse gelassener bzw. sie lassen sich schwerer provozieren
- *mentale Frische,* d.h. nach dem Training überwiegt ein Gefühl der körperlichen und geistigen Frische und des Erholtseins sowie einer ausgeglicheneren Befindlichkeit
- *Erhöhung der Introspektion* sowie der Wahrnehmungsschwellen, d.h. die Sinnesempfindungen im und am Körper treten in den Vordergrund, während Außenreize kaum mehr wahrgenommen werden (Bernstein & Borkovek 1990, Hoffmann 1997).

> **!** Die *Qualität der Entspannungsreaktion* ist in entscheidendem Maße von dem Übungs- bzw. Trainingszustand der Teilnehmer abhängig; durch regelmäßiges und beständiges Üben und Anwenden eines Verfahrens im Alltag fällt diese intensiver, vertiefter und effektiver aus.

Erklären läßt sich dieses durch die zeitliche Dauer, in der die Entspannungsreaktion in Form einer entspannten Wachheit und eines *Vorschlafstadiums* gehalten werden kann. Entspannung wird in dieser Phase als ein Absenken des Bewußtseins verstanden, in der die Vigilanz äußerst niedrig, jedoch nicht ausgeschaltet ist. Auf der Empfindungsebene geht dies mit einem Schwere- und Wärmegefühl einher, fließender Atmung, aber auch einem Gefühl von Gelassenheit und Ausgeglichenheit.

### 7.3.5 Streßreaktion

Das Erlernen von Entspannungsverfahren ist unter heutigen Gesellschaftsbedingungen in der Regel auf dem Hintergrund der Streßproblematik zu begründen. Der Streßbegriff im umgangssprachlichen Verständnis umfaßt dabei Gefühle und Zustände von Überforderung, Überbelastung, Anpassungszwang, Ärger, Gereiztheit und nervöse Anspannung, sei es in beruflichen, schulischen oder privaten Situationen und Zusammenhängen.

Als unmittelbare Reaktion auf derartige Belastungen setzt ein bestimmter, vielfach untersuchter Ablauf im physischen wie psychischen Bereich ein, der mit hormoneller Aktivierung (Adrenalin, Noradrenalin, Cortisol-Ausschüttung), muskulärer Anspannung (Tonussteigerung), kardiologischen Reaktionen (Blutdruckanstieg, Herz- und Atemfrequenzsteigerung) sowie emotionalen (Angst, Panik, Nervosität, Ärger, Wut) und kognitiven Begleiterscheinungen (Wahrnehmungs- und Konzentrationseinschränkungen, Denkblockaden, negatives Denken) einhergeht (Selye 1988).

Derartige Bedingungen korrespondieren mit dem Empfinden, aus dem körperlichen und seelischen Gleichgewicht geraten zu sein, insbesondere dann, wenn sich diese Belastungssituationen über längere Zeiträume erstrecken oder schon chronisch geworden sind. Damit verbunden sind vielfältige Konsequenzen für das subjektive Wohlbefinden, für den Gesundheits- bzw. Krankheitszustand (Schwächung des Immunsystems) oder für die Lebensqualität.

Allerdings bleibt zu beachten, daß der populäre Hinweis vieler Menschen auf zu viel Streß als universeller Erklärungsansatz für individuelles Mißempfinden, für Beschwerden und Krankheiten ambivalent zu bewerten ist. Einerseits verbindet sich damit eine Sicht, sich als hilf- und wehrlos gegenüber den äußeren Bedingungen und Anforderungen wahrzunehmen, möglicherweise auch um eigenes kritisches Handeln oder bestimmte Fehlverhaltensweisen nicht in Betracht ziehen zu müssen, andererseits wird gleichzeitig aber auch ein bestimmtes Prestige, eine Bedeutsamkeit und Wichtigkeit der Person einschließlich seiner Tätigkeiten signalisiert.

In streßtheoretischen Konzepten wird zudem unterschieden zwischen Anforderungs- und Belastungsformen, die als positiv, herausfordernd und aktivierend wahrgenommen werden *(Eustreß)* und zu Überzeugungen führen, den gestellten Aufgaben und Anforderungen des Lebens gerecht zu werden, und Formen, die mit aversiven Wahrnehmungen, Empfindungen sowie Überforderungsgefühlen einhergehen *(Distreß)* und aus denen zumindest langfristig negative Folgen resultieren.

Insofern spielen bei einer komplexen Streßanalyse nicht nur die äußeren Verhältnisse wie zum Beispiel die jeweiligen Umweltbedingungen, -situationen und Ereignisse (z. B. der Grad der Unkontrollierbarkeit, Unvorhersehbarkeit und Ungewißheit) sowie kurz- bzw. langfristig gestellte und zu bewältigenden Aufgaben (z. B. Komplexität, Wertigkeit, Zeitdruck) eine Rolle, sondern auch die Person mit den ihr zur Verfügungen stehenden Kompetenzen und Bewältigungsstrategien, ihren Einstellungen, Bewertungen und ihrer Belastungsfähigkeit (Kaluza 1996, Nitsch 1981).

**!** Streß definiert und konstituiert sich aus *internen* und *externen Stressoren* sowie der damit einhergehenden Streßreaktion als eine Verknüpfung von individuell streßerzeugenden Verhaltensweisen in bezug zu Umwelt-, Arbeits- und Lebensverhältnissen.

Stressoren lassen sich nach Kaluza (1996, 15f.) überblicksartig einteilen in:

- physikalische Stressoren (z. B. Lärm, Hitze, Kälte)
- Leistungsstressoren (z. B. Überforderung, Unterforderung, Prüfungen)
- soziale Stressoren (z. B. Konkurrenz, Isolation, zwischenmenschliche Konflikte, Trennung)
- körperliche Stressoren (z. B. Verletzung, Schmerz, Hunger, Behinderung, Krankheit)

Dabei werden die Auslösebedingungen von jedem Individuum unterschiedlich aufgenommen und empfunden. Ebenso entwickeln kritische Lebensereignisse wie auch die Alltagsbelastungen (*daily hassles*) nicht per se eine Pathogenität, sondern erst aus der Wahrnehmung, Bewertung und Verarbeitung der betroffenen Person. Ergänzend werden allerdings von vielen Menschen der permanente und rapide Wandel, die Auflösung sozialer Netzwerke, der Verlust von Traditionen, Werten und religiösen Orientierungen als Quelle von Streß empfunden.

Die Steßreaktion kann in vier verschiedenen Verhaltensebenen beobachtet werden, wobei sich bei Dauerstreß Symptome auf folgenden Ebenen zeigen können:

- kognitive Ebene (z. B. Konzentrations- und Gedächnisstörungen, Leistungsabfall, Alpträume, negatives Denken)
- emotionale Ebene (z. B. Aggressionsbereitschaft, Angstgefühle, Reizbarkeit, Enttäuschung, Depressionen)
- vegetativ-hormonelle Ebene (z. B. Herz-Kreislauf-Beschwerden, hoher Blutdruck, Magen-Darm-Beschwerden, Schlafstörungen, geringe Widerstandsfähigkeit gegenüber Krankheiten)
- muskuläre Ebene (z. B. allgemeine Verspannheit, Rücken-, Nacken- und Kopfschmerzen, leichte Ermüdbarkeit)

In ihrer Bündelung führen die oben genannten Faktoren unter Umständen bei chronisch anhaltenden Bedingungen zu dem vielfach beschriebenen *Burn-out-Syndrom* (Fengler 1994).

### 7.3.6 Anwendung von Entspannungsverfahren

Aus den bisherigen Ausführungen wird deutlich, daß das Erlernen von selbstinduzierbarer Entspannung eine sinnvolle und hilfreiche Maßnahme zur Bewältigung und Regulation der Folgen streßprovozierender Verhältnisse darstellt. Die Fähigkeit zur Erhaltung der eigenen inneren Balance und zur Verbesserung des eigenen Gesundheitszustandes wird hierdurch unterstützt. Darüber hinaus ergeben sich günstige präventive Effekte hinsichtlich der bewußten Ausschaltung, Minderung und Verarbeitung streßerzeugender Einflußfaktoren.

**!** Durch die regelmäßige Anwendung gelingt es Teilnehmern zunehmend besser, die Alltagshektik durch ein gezieltes „Innehalten" zu unterbrechen und eine innere, gesunde Distanzierung zu den Aufgaben, Anforderungen und Belastungen sowie den damit einhergehenden eigenen Verhaltensweisen herzustellen. Damit verbunden ist die Fähigkeit zur Entwicklung von mehr Gelassenheit und einem „Loslassen-Können".

Dies korrespondiert auch mit einer gewissen Resonanzsenkung der Affekte, was jedoch nicht bedeutet, daß Gefühle unterdrückt werden, vielmehr werden diese differenzierter, aber weniger impulsiv wahrgenommen. In bestimmten Kontexten können sie sogar später für eine psychotherapeutische Bearbeitung herangezogen werden.

Als *Zugänge zur Entspannung* im Rahmen der Bewegungs- und Sporttherapie lassen sich im wesentlichen drei unterschiedliche Wege und Ansätze aufweisen, wobei es jedoch bei einzelnen Methoden und Verfahren zu Überschneidungen kommen kann:

- Methoden, die am Körper bzw. an der Bewegung ansetzen und nach innen wirken (z. B. Progressive Muskelrelaxation, Eutonie, Massagen, Yoga, Tai chi, Qigong, Biofeedback)
- Methoden, bei denen die Atmung im Vordergrund steht (z. B. Atemtherapie nach Middendorf (1984), krankengymnastische Ansätze der Atemtherapie)
- Methoden, bei denen über mentale Vorstellungen eine Entspannung induziert wird (z. B. Autogenes Training, Mentales Training, Phantasiereisen, imaginative Verfahren, Meditation)

Für die bewegungs- und sporttherapeutische Praxis ist es wichtig zu betonen, daß sich verschiedene Verfahren durchaus kombinieren oder annähern lassen, z. B. die progressive Muskelrelaxation und Atemtherapie oder bestimmte Übungen der Eutonie mit dem autogenen Training. Zudem erweist es sich in den meisten Fällen sogar als vorteilhaft, Teilnehmern verschiedene Zugänge anzubieten, da erfahrungsgemäß nicht alle Menschen mit einem Verfahren gleich gut zurechtkommen. Als für diesen Bereich relevante Methoden und Verfahren gelten:

- Autogenes Training (Unterstufe)
- Progressive Muskelrelaxation
- Atemtherapie (auch mit Elementen des Tai chi, Qigong, Yoga)
- Körper- und Phantasiereisen (als unspezifischer Einstieg)

Zudem können Aufgaben, Elemente und Übungen aus solchen Verfahren wie z. B.:

- Eutonie
- Feldenkrais
- Massagen

ergänzend hinzugezogen werden, vor allem dann, wenn bei den Klienten eine noch wenig differenzierte Körperwahrnehmungs- und -empfindungsfähigkeit vorhanden ist. Die Schulung der Körperwahrnehmung ist eine prinzipiell sinnvolle und fast immer unumgängliche Vorbereitung auf Entspannungsverfahren, die zudem bei vielen bewegungs- und sporttherapeutischen Inhalten gut mit einbezogen werden kann, z. B. bei der Gymnastik, bei dem Krafttraining, bei der Ausdauerschulung oder bei bestimmten Koordinationsaufgaben. Die Körperwahrnehmung erfolgt über die Integration von Empfindungen verschiedener Sinnesrezeptoren, besonders der Hautsinne und der Propriozeptoren, und schließt sowohl die Orientierung am und im Körper als auch Erlebens- und Verhaltensprozesse im Hinblick auf den eigenen Körper mit ein. Damit verbunden ist eine Fokussierung und Konzentrierung der Wahrnehmung auf innere Vorgänge, wie sie im Augenblick spürbar werden. Eine Verbindung wird so zu den verschiedenen Entspannungsverfahren eingeleitet.

Die Frage, welche Entspannungsverfahren konkret angeboten werden, muß unter folgenden Gesichtspunkten beantwortet werden:

- Die meisten Entspannungsverfahren haben eine relativ weitgefaßte Indikationsstellung, so daß ein großer Teil der Klienten in der Rehabilitation, aber auch

der präventiv orientierte Teilnehmer unabhängig von der gewählten Entspannungsmethode davon profitieren kann. Zudem kann das Entspannungstraining – durch *formelhafte Vorsatzbildungen* differenziert – auf einzelne, vor allem psychosomatische Krankheitsbilder spezifiziert werden. Diese werden nach dem Eintreten der Entspannung eingesetzt, um individuelle Ziele zu erreichen oder bestimmte anzustrebende Verhaltensweisen zu unterstützen.
Dennoch existieren auch *Kontraindikationen*, über die der vermittelnde Bewegungstherapeut informiert sein muß. Beispielsweise ist das Autogene Training für akut psychotisch erkrankte Menschen in dieser Phase kontraindiziert, während die Progressive Muskelrelaxation hier durchaus in geringem Zeitumfang anwendbar ist. Dennoch können auch psychotisch erkrankte Menschen nach wiedergewonnener Stabilisierung das Autogene Training erlernen. Weitere Kontraindikationen beim Autogenen Training umfassen z. B. schwerere Erscheinungsformen der Depression (*major depression*), Zwangsstörungen, Hypochondrie oder Hysterie (Hoffmann 1997).

- Ein ähnliches breites *Indikationsspektrum* bietet die *Progressive Muskelrelaxation*, für die eine Reihe von Studien die Wirksamkeit als unterstützende Behandlungsmaßnahme bei Angststörungen, Phobien, Spannungskopfschmerzen, Migräne, Rückenschmerzen, bei Schlafstörungen oder weiteren psychosomatischen Beschwerden bestätigt hat. *Kontraindikationen* bestehen z. B. bei solchen neurologischen Störungen, bei denen der überwiegende Anteil der Muskulatur nicht innerviert werden kann, bei Störungen mit Krampfanfälligkeit oder bei hochgradigen Erregungsprozessen; gelegentlich werden auch bestimmte internistische Erkrankungen und asthmatische Erkrankungen genannt (Bernstein & Borkovec 1990).
- Zur Anwendung gelangen sollten nur diejenigen Entspannungsverfahren, in denen der Bewegungs- und Sporttherapeut selbsterfahren und vertraut ist. Dies gilt nicht nur für die Vermittlung der jeweiligen Verfahren, sondern auch für die Bewußtmachung der erlebten Reaktionen und ihrer Wirkweisen. Zu empfehlen ist daher eine *regelmäßige Supervision* derjenigen Bewegungstherapeuten, die bisher wenig Erfahrung in diesem Bereich gesammelt haben.
- Die *Länge des Zeitraumes*, in der ein Klient in einer Institution betreut wird, bildet ein weiteres Kriterium für die Wahl des Verfahrens. Bei kürzeren Aufenthalten über etwa ein bis zwei Monate empfehlen sich eher die körperorientierten Ansätze, bei längeren Zeiträumen oder in Kursen zur Gesundheitsförderung bietet sich eine Kombination aus körperorientierten und mentalen Verfahren an.
- Im rehabilitativen und therapeutischen Kontext ist zu beachten, daß im Zweifelsfall bezüglich einer Indikation zur Entspannung oder bei auftretenden Problemen während des Trainings eine Beratung und Absprache mit dem behandelnden Arzt oder dem Psychologen notwendig ist. Hierzu zählt auch die Beachtung der Grenzen fachlicher Kompetenz von Bewegungs- und Sporttherapeuten, d. h. biografisch bedingte, nicht verarbeitete Konflikte oder Traumata müssen von qualifizierten Psychotherapeuten behandelt werden.

### 7.3.7 Methodische Aspekte

Die klassischen Entspannungsverfahren sind in der Literatur von ihren konzeptionellen Ansätzen und von den Inhalten her vielfältig, umfassend und differenziert beschrieben worden, so daß sie an dieser Stelle nicht weiter dargestellt werden müssen. Dagegen fehlen in vielen Fällen genauere methodische Hinweise und Hilfen bei der Vermittlung, die deshalb an dieser Stelle auszugsweise als abschließende Ergänzung angeführt werden:

- Der Bewegungstherapeut sollte neben guten theoretischen Kenntnissen und einer fundierten Selbsterfahrung mit der Entspannungsmethode besonders in der *Vermittlung* geschult sein. So ist es wesentlich, das er die Texte, Anweisungen oder Formeln frei sprechen kann unter Beachtung entsprechender Pausen zwischen den Sätzen. Dies ermöglicht ihm eine bessere Wahrnehmung und einen günstigen Kontakt zu den Teilnehmern und damit auch die Wahl der richtigen Vermittlungsgeschwindigkeit.
- Der Bewegungstherapeut sollte auf günstige *räumliche* und *atmosphärische Bedingungen* achten, z. B. vorherige gute Belüftung, gedämpftes Licht, Ausschaltung von Lärmquellen, Bereitstellung bequemer Unterlagen sowie die Beachtung günstiger Entspannungshaltungen der Teilnehmer.
- Bei der Auswahl von *Musik als Hintergrundeffekt* zur Verstärkung der Entspannung sind die Hörgewohnheiten der Teilnehmer zu beachten. Zudem sollte die Lautstärke der Musik die eigenen Anweisungen nicht überlagern.
- Der Bewegungstherapeut selbst sollte eine möglichst entspannte Sitzposition einnehmen, so daß er sich selbst durch die Vermittlung mitentspannt. So ist ein guter Sitz wichtig zur Nutzung der Brustraum-Resonanz, um die eigene Stimme möglichst suggestiv wirken zu lassen. Darüber hinaus sollte er seine Position so wählen, daß er alle Teilnehmer gut wahrnehmen kann und daß diese ihn ebenfalls gut hören können.
- In Kursen und Angeboten, die sich über einen längeren Zeitraum erstrecken und bei denen eine konstante Teilnehmerzahl existiert, empfiehlt sich der *Einsatz von Testverfahren* zur *Überprüfung der Effektivität* (z. B. Beschwerde- Liste, Streßverarbeitungs-Bogen).
- Bei dem Einsatz von Entspannungsverfahren bei Kindern ist besonderer Wert auf eine kindgerechte, lustvolle und phantasiereiche Ein- und Durchführung zu achten. Dieses kann beispielsweise durch die Einführung zwingender Spielsituationen, in denen auch ein Moment der Ruhe vorkommt, geschaffen werden; z. B. können beim „Autofahrer-Spiel“ durch einen „Reifenwechsel, eine Inspektion in der Werkstatt oder ein Garagen-Stop“ Pausen mit Entspannungssequenzen eingebaut werden. Auch bei Kindern ist die Förderung der Körperwahrnehmung durch Partner- und Kleingruppenarbeit (z. B. „Wir backen eine Pizza“ auf dem Rücken des liegenden Partners) eine notwendige Voraussetzung für weitergehende Vertiefungen. Zudem muß dem momentanen Aktivierungszustand besonders Rechnung getragen werden, d. h. erst nach wahrnehmbaren Ermüdungsreaktionen sollten Entspannungssequenzen im Unterricht angeschlossen werden. Weiter ist darauf zu achten, daß die entsprechenden Übungen und Aufgaben regelmäßig, aber in anfänglich kurzen Einheitenangeboten werden, um sie dann mit zunehmender Gewöhnung und Vertrautheit zu verlängern (Friebel et al. 1998, Köckenberger & Gaiser 1996, Krowatschek 1994, Petermann 1996).

Entspannung erweist sich unter den zuvor genannten konzeptionellen und methodischen Bedingungen als eine wertvolle Interventionsmöglichkeit im Spektrum der Bewegungs- und Sporttherapie, mit der es gelingen kann, Präventions- wie Rehabilitationsprozesse sinnvoll und zielgerichtet zu unterstützen. Dazu bedarf es jedoch einer qualifizierten fachlichen Kompetenz sowie eines sachgerechten Umganges mit den Entspannungsverfahren.

## Literatur


Aden, P. (1992): Autogenes Training mit Kindern und Jugendlichen. Freiburg: Herder

Alexander, G. (1986): Eutonie. Ein Weg der körperlichen Selbsterfahrung. 6. Auflage, München: Kösel

Antonovsky, A. (1997): Salutogenese – Zur Entmystizifierung der Gesundheit. Tübingen: Dgvt-Verl

Bernstein, D.A., Borkovek, T.D. (1990): Entspannungs-Training. Handbuch der progressiven Muskelentspannung. 5. Auflage, München: Pfeiffer

Biermann, G. (1996): Autogenes Training mit Kindern und Jugendlichen. 3. Auflage, München, Basel: Reinhardt

Fengler, J. (1994): Helfen macht müde. Zur Analyse und Bewältigung von Burn-out und beruflicher Deformation. München: Pfeiffer

Friebel, V., Erkert, A., Friedrich, S. (1998): Kreative Entspannung im Kindergarten. 2. Auflage, Freiburg i.B.: Lambertus

Friedrich, S., Friebel, V. (1995): Entspannung für Kinder – Übungen zur Konzentration und gegen Ängste. Reinbek: Rowohlt

Hoffmann, B. (1997): Handbuch des Autogenen Trainings. Grundlagen-Technik-Anwendung. 12. Auflage, München: dtv

Kaluza, G. (1996): Gelassen und sicher im Streß. 2. Auflage: Berlin, Heidelberg, New York: Springer

Kempf, H.-D. (1995): Die Rückenschule. Reinbek: Rowohlt

Köckenberger, H., Gaiser, G. (1996): „Sei doch endlich still!“ Entspannungsspiele und -geschichten für Kinder. Dortmund: Borgmann

Krowatschek, D. (1994): Entspannung in der Schule. Dortmund: Borgmann

Krowatschek, D. (1998): Entspannung für Jugendliche. Dortmund: Borgmann

Middendorf, I. (1984): Der erfahrbare Atem. Eine Atemlehre. Paderborn: Junfermann

Müller, E. (1987): Entspannungsmethoden in der Rehabilitation. Erlangen: Perimed

Müller, E. (1994): Inseln der Ruhe – ein neuer Weg zum Autogenen Training für Kinder und Erwachsene. München: Kösel

Müller, E. (1994): Hilfe gegen Schulstreß. Übungsanleitungen zu Autogenem Training, Atemgymnastik und Meditation. Reinbeck: Rowohlt

Neumann, U. (1995): Autogenes Training für Kinder. München: Südwest

Nitsch, J.R. (1981): Stress. Theorie, Untersuchungen, Maßnahmen. Bern, Stuttgart, Wien: Huber

Petermann, F., Vaitl, D. (Hrsg.)(1993): Handbuch der Entspannungsverfahren. Grundlagen und Methodik. Band 1. München: Beltz

Petermann, U. (1996): Entspannungstechniken für Kinder und Jugendliche. Weinheim: Psychologie Verlags Union

Rücker-Vogler, U. (1994): Bewegen und Entspannen. Ravensburg: Ravensburger Buchverlag

Rücker-Vogler, U. (1995): Yoga und autogenes Training mit Kindern. München: Don Bosko

Schultz, J.H. (1982): Das Autogene Training. Konzentrative Selbstentspannung. Versuch einer klinisch-praktischen Darstellung. 17.Auflage, Stuttgart: Thieme

Selye, H. (1988): Streß – Bewältigung und Lebensgewinn. München: Piper

Windels, J. (1984): Eutonie mit Kindern. München: Kösel

## 7.4 Zur pädagogischen Dimension der Sporttherapie

G. Huber

**Gliederung**

- Pädagogische Aspekte in der Rehabilitation
- Gesundheitspädagogische Potentiale der Sporttherapie
- Was bedeutet die *pädagogische Dimension* der Sporttherapie?
- Didaktische Aspekte
- Lernzieltaxonomien in der Sporttherapie
- „Und wie kann ich das umsetzen?" – Methodische Aspekte
- Voraussetzungen für den Sporttherapeuten

**Lernziele**

- Schaffung einer verbesserten Einstellung zur pädagogischen Orientierung der Rehabilitation
- Verbesserte Integration der pädagogischen Dimension in die Planung und Durchführung der Sporttherapie
- Verbesserung der methodischen Kompetenzen durch lernziel-orientierte Planung

### 7.4.1. Pädagogische Aspekte in der Rehabilitation

„Jeder sein eigener Arzt!" forderte der Dichter Novalis bereits in der Aufklärung des 18. Jahrhunderts und charakterisiert damit einen Aspekt, der für die Rehabilitation insgesamt mehr und mehr prägenden Charakter bekommt. Der demographische Wandel sowie die damit einhergehenden Veränderungen des Krankheitsspektrums stellen erhöhte Anforderungen an die Rehabilitation sowohl in quantitativer als auch in qualitativer Hinsicht. Auf der qualitativ-inhaltlichen Ebene geht es vor allem darum, die Idee einer ganzheitlichen, auf die Veränderung des Lebensstils abzielende Rehabilitation zu verwirklichen und dabei auch die individuellen Ressourcen und Selbsthilfemöglichkeiten des Patienten zu wecken und zu stärken.

*„Rehabilitation im Bereich der Rentenversicherung ist geprägt von Mulitmorbidität einerseits und einem großen Anteil psychosozialer und edukativer Therapieelemente andererseits"* (Rische 1999, 29).

Dieser multidimensionale Charakter der Rehabilitation mit einer dafür geeigneten Verbindung von edukativen, psychosozialen und funktionellen Elementen wird zwar sehr häufig gefordert, jedoch finden sich noch wenig Konzepte, die diesem Anliegen auch tatsächlich gerecht werden. Solche mehrdimensionalen, ganzheitlichen Überlegungen in der Medizin sind keine neuzeitlichen Strömungen. Dies zeigt ein Blick auf die antiken Begründer der diätetischen Lebensführung, bei denen eine untrennbare Verbindung von pädagogisch zu vermittelnder Lebensordnung und Gesundheitsbildung besteht (vgl. Jacob & Schipperges 1981). Gleiches gilt für die ebenfalls deutlich pädagogisch orientierten hippokratischen oder galenischen Wurzeln der mittelalterlichen und teilweise auch der neuzeitlichen Medizin.

Obwohl sich eine solche geschichtliche Perspektive langfristig als fruchtbar erweisen könnte, soll anstelle von medizinhistorischen Reminiszenzen zur *Gesundheitspädagogik*, die u. a. ein umfangreiches und nicht sehr übersichtliches Nomenklaturensystem (vgl. dazu Haug 1990) zutage fördern würden, hier weniger auf die medizinischen als auf die in diesem Kontext bisher vernachlässigten pädagogischen Quellen eingegangen werden. Die folgenden Ausführungen orientieren sich also weniger an der Frage: *Welche pädagogischen Erkenntnisse liefert die Medizin?*, sondern an der Frage: *Welche Erkenntnisse der Pädagogik sind für die Medizin und besonders für die Rehabilitation von Bedeutung?*

Dabei stellen wir fest, daß *Gesundheit* in der Pädagogik eine grundlegende Zielorientierung darstellt und oft eine Basis bildet, auf der sich die weitergehenden Erziehungsziele überhaupt erst aufbauen lassen: *„[...] so erstreben wir durch die Erziehung eine Gesundheit und Leistungsfähigkeit des Zöglings, die ihm die eigentliche menschliche Existenz ermöglicht und auf alle Arten erleichtert“* (Flitner 1950, zit. nach der Neuauflage von 1980, 130). Die *„pädagogische Aufgabe lautet“*, so Flitner weiter, *„ den Menschen unter den beschränkenden Bedingungen zu helfen, ihre Lebensaufgaben zu meistern, die ihnen auferlegt wurden“*. Edukative Ziele in der Rehabilitation meinen daher nichts anderes, als die Bewältigung von Lebensaufgaben unter den durch Erkrankung eingeschränkten Bedingungen. Diese Analogien finden sich auch bezogen auf die Zielsetzung der Rehabilitation in der klassischen Pädagogik:

*„Als Endpunkt der Bildungsprozesse, die der Zögling durchlaufen soll, darf die Schwelle gesehen werden, an welcher er selbständig und mündig wird“* (Flitner 1980, 135).

Die eigentliche *wissenschaftliche* Bedeutung der Pädagogik liegt im Versuch, die implizite „naive“ Theorie des erzieherischen Handelns auf ein reflektiertes Niveau zu heben. Dies ist gerade im Handlungsfeld Rehabilitation dringend nötig, weil hier *„der sogenannte pädagogische Hausverstand, die Intuition der vielberufenen Erziehungskunst in unserer verwissenschaftlichten und institutionell verunsicherten Welt“* (Derbolav 1959!) sicher keine ausreichende Handlungsgrundlage darstellt.

Auch vor dem Hintergrund der Forderung innerhalb des ICIDH der Weltgesundheitsorganisation mit den veränderten Kategorien *Impairment, Activity und Participation* ergibt sich ein erhöhter Bedarf an pädagogisch orientierten Interventionen.

Angesichts dieser jetzt schon vorhandenen und perspektivisch zunehmenden Bedeutung der pädagogischen Aspekte in der Rehabilitation überrascht deren mangelnder konzeptioneller Stellenwert, der in keiner Weise dieser Bedeutung gerecht wird. Konsequenterweise müßte diese Dimension eine gleichberechtigte Ergänzung zu den bisher dominierenden funktionell-medizinischen Ansätzen bilden. Es gibt innerhalb der tradierten Rehabilitationsberufe mit Ausnahme der vereinzelten Rehabilitationspädagogen noch kein etabliertes Berufsbild mit einer pädagogischen Basisqualifikation. Deshalb überrascht es auch nicht, wenn pädagogische Zielsetzungen nur sehr verschwommen erkennbar sind und, wenn sie schon aufgezählt werden, in einem schwer zu entflechtenden Wust nicht überprüfbarer Vorgaben verschwinden (vgl. Protz et al. 1998). Dieser Mangel an präzisen Zielvorstellungen ist auch für den fehlenden Konsens über Inhalte und Methoden in diesem Bereich verantwortlich.

### 7.4.2. Gesundheitspädagogische Potentiale der Sporttherapie

Für lange Zeit war die pädagogisch orientierte Beeinflussung des gesundheitsorientierten Verhaltens vom Gedanken getragen, daß die Vermittlung von Informationen ausreicht, um Einstellungen zu schaffen, die dann für gesundheitlich richtiges Verhalten sorgen. Allerdings zeigte sich, daß der lineare Zusammenhang zwischen Informationsvermittlung und Verhaltensänderung nicht zu finden war (z. B. überdurchschnittlich viele Raucher beim Krankenpflegepersonal; vgl. dazu v. Troschke 1993). Diese zwischen Wissen, Einstellung und Verhalten entstehenden *kognitiven Dissonanzen* haben in der Sporttherapie geringere Entwicklungsmöglichkeiten, da die Vermittlung von Wissen und konkretes Tun oft gleichzeitig stattfinden oder zumindest zeitlich sehr eng beieinander liegen. Allerdings reicht allein dieser Umstand nicht aus, um der Sporttherapie ausgeprägte pädagogische Potentiale innerhalb des Maßnahmenspektrums der Rehabilitation zuzuweisen. Solche Potentiale hatten in der Vergangenheit oft hinter einer dominierenden, funktionellen Trainingsdimension zurückzustehen, die in der Rehabilitation von Herz-Kreislauferkrankungen ihren Ursprung nahm und von der die Legitimation der Sporttherapie abgeleitet wurde. Auch die wissenschaftliche Evaluation ist in aller Regel bestimmt von funktionellen Aspekten (vgl. Bouchard, Shepard & Stevens 1994), die die pädagogischen und psychosozialen Aspekte zu Begleiterscheinungen oder gar zu Abfallprodukten degradieren.

Für eine weitere Erörterung scheint es notwendig, kurz zu skizzieren, was pädagogisches und therapeutisches Handeln in diesem Kontext verbindet und trennt:

- Pädagogik und Therapie versuchen, menschliche Entwicklung zu beeinflussen.
- Therapeutisches Handeln konstituiert sich aus einer möglichst klaren Diagnose, einer darauf aufbauenden Intervention und der Kontrolle des erzielten Ergebnisses.
- Pädagogik vollzieht sich in einem Wechselspiel von autonomen Prozessen wie Wachstum, Reifung oder Anpassung, der Eigenaktivität des Patienten und der pädagogischen Einwirkung von außen.
- Pädagogisches Handeln gleicht eher einer bewußt gesteuerten und *„provozierten Auseinandersetzung“* (Derbolav 1959), die die Potentiale des Patienten zur Bewältigung seiner Krankheit freisetzt.
- Die Sporttherapie bietet ein Szenario, welches pädagogisches Handeln in der Rehabilitation ermöglicht.

Die Teilnahme an der Sporttherapie wird aus Sicht der Teilnehmer (und häufig auch aus der der Ärzte) verordnet, um dort zu „trainieren“. Im Verlauf der Teilnahme verbindet sich dieses Zuwendungsmotiv *Training* mit der Erfahrung des *Lernens* über sich selbst, über die Krankheit und deren Bewältigung.

*Lernen* und *Trainieren* sind nicht dasselbe, dürfen sich aber nicht gegenseitig ausschließen, sondern müssen sich ergänzen.

> **!** *Trainieren* dient der Optimierung und/oder der Stabilisierung von konditionellen oder koordinativen Eigenschaften (vgl. dazu Letzelter 1987, Rieder & Lehnertz 1991).
>
> *Lernen* bezeichnet im allgemeinen einen Prozeß, der zu relativ stabilen Veränderungen im Verhalten oder der Verhaltenspotentiale führt und in der Regel auf Erfahrungen aufbaut (vgl. dazu Zimbardo 1992).

*Training* bezeichnet eine längerfristige Aktivität, deren Gelingen neben der Trainingsplanung vor allem vom zeitlichen Aufwand (Trainingsumfang) abhängig ist. Im Gegensatz dazu kann sich *Lernerfolg* sehr kurzfristig einstellen und ist weniger von der Zeit als von Voraussetzungen der Lernenden und der Planung und Organisation des Lernprozesses abhängig. Eine praxisorientierte und anwendungsbezogene Perspektive macht darüber hinaus die besonderen pädagogischen Möglichkeiten der Sporttherapie deutlich. Dies läßt sich durch folgende Aspekte begründen:

- Die Konzeption und Durchführung der Sporttherapie basiert auf der Verbindung von *Lernen* und *Trainieren* und zielt nicht nur auf die Verbesserung einer Funktion ab, sondern nutzt diese Verbesserung für darauf aufbauende Lernprozesse. Innerhalb der Sporttherapie werden somit gleichzeitig funktionelle, psychosoziale und pädagogische Ebenen verknüpft. Zur Planung und Steuerung dieses Prozesses bedarf es Kompetenzen auf allen drei Ebenen.
- Sporttherapie beruht auf einer pädagogischen Basisqualifikation und wird in aller Regel von Personen vermittelt, deren Qualifikation auf einer sportpädagogischen Ausbildung aufbaut. Diese befähigt sie nicht nur dazu, die methodisch-didaktischen Aspekte des Sports im engeren Sinne zu berücksichtigen, sondern umfaßt auch eine breit angelegte Kompetenz in der didaktischen Analyse, der methodischen Umsetzung, der kommunikativen Vermittlung und der Kontrolle der Zielerreichung.
- Salutogenetische Potentiale der Sporttherapie:
  Vor dem Hintergrund einer salutogenetischen Perspektive in der Rehabilitation wird versucht, die Ressourcen und Faktoren zu stärken, die dem Patienten helfen, seine gesundheitsbezogenen Probleme mit einer möglichst geringen Einschränkung an Lebensqualität zu bewältigen (vgl. dazu Kapitel 4.2 sowie Huber 1996). Gerade diese Konzentration auf die Stärkung der *gesunden Potentiale* des Patienten aus einer salutogenetischen Perspektive ist charakteristisch für die Sporttherapie und ohne pädagogische Einwirkung nicht denkbar. In diesem Zusammenhang sind auch *Aktivierung* und *Hilfe zur Selbsthilfe* als identische Elemente zu sehen, die sich sowohl in der Sporttherapie als auch in gesundheitspädagogischen Überlegungen finden.

### Was bedeutet die pädagogische Dimension der Sporttherapie?

**!** Unter der *pädagogischen Dimension* der Sporttherapie verstehen wir alle Maßnahmen und Interventionswirkungen, die geeignet sind, über die Vermittlung von Erfahrungen, Kenntnissen und Fertigkeiten das individuelle oder kollektive gesundheitsbezogene Handeln des Patienten zu optimieren. Dabei handelt es sich in der Regel nicht um ein Nacheinander von Trainieren und Lernen, sondern um eine eng verknüpfte Gleichzeitigkeit im Sinne einer Synchronisierung von Trainieren, Erleben und Lernen.

Eine passende Beschreibung hierfür ist das von Pestalozzi geforderte *Lernen mit Kopf, Herz und Hand.* Durch dieses Lernen werden Potentiale geschaffen, um aktuelle und künftige Herausforderungen in Bezug auf die Gesundheit besser zu bewältigen. Weiterhin ist dieses Lernen durch den wechselseitigen Bezug auf die eingeschränkte Gesundheit einerseits und die soziale und gesellschaftliche Situation andererseits gekennzeichnet.

Allerdings wird sich an der bisherigen Geringschätzung und am eher „beiläufigen Charakter“ der pädagogischen Dimension nicht viel ändern, wenn diese nicht

- im Rahmen einer zielorientierten Rehabilitationsplanung berücksichtigt wird
- konzeptionell besser verankert wird
- intensiver genutzt wird und
- innerhalb von wissenschaftlichen Evaluationen ausreichend berücksichtigt wird

Diese Aspekte stehen in einem engen Bezug zueinander und bedingen sich gegenseitig.

Ein möglicher Zugang zur konzeptionellen Weiterentwicklung der pädagogischen Dimension soll im folgenden anhand der Schlüsselbegriffe *Didaktik*, *Methodik* und *Lernziele* gezeigt werden. Betrachten wir die pädagogische Dimension der Sporttherapie unter den vorgestellten Handlungsebenen *Konzeption*, *Realisation* und *Evaluation* so finden sich hier die folgenden Entsprechungen:

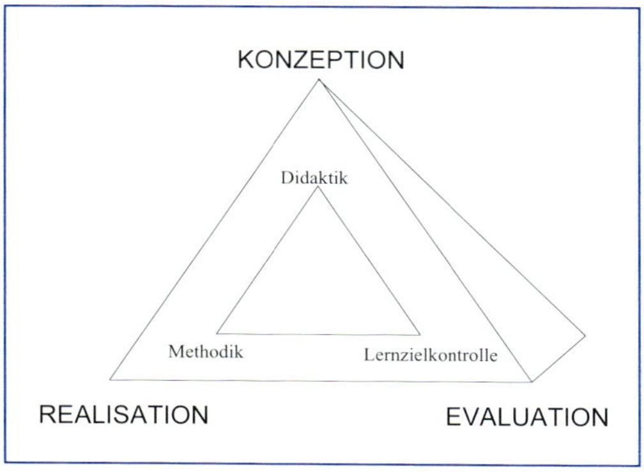


## Didaktische Aspekte

Die angesprochenen strukturellen und konzeptionellen Defizite in der Rehabilitation liegen auch darin begründet, daß sich pädagogische Ziele im Gegensatz zu funktionellen Zielen häufig einer Konkretisierung und Operationalisierung entziehen. Die Verbesserung der Ausdauerleistungsfähigkeit um 20 % ist leichter zu konkretisieren und zu operationalisieren als die häufig sehr diffusen Veränderungswünsche bezogen auf den Lebensstil.

So liefert allein der Begriff *Didaktik*, der hier eine zentrale Funktion innehat, auf den ersten Blick mehr Verwirrung als Klarheit.

Der Zugang zur pädagogischen Dimension in der Rehabilitation erweist sich deshalb zunächst als sehr sperrig. So bezeichnet v. Hentig (1981) Didaktik als eine *Korrelation*, als das *„Verhältnis der in den Unterricht eingehenden Größen“*, wodurch Didaktik ein offenes System wird, *„ein methodisches Bemühen um ständige Selbsterneuerung“* (v. Hentig 1981, 290).

In einer traditionellen und pragmatischen Sichtweise wird Didaktik oft als die Zielvorgabe gesehen, während die Methodik den Weg beschreibt, um dieses Ziel zu erreichen. Der Didaktik wird deshalb auch eine übergeordnete Rolle zugesprochen, weil erst nach einer Präzisierung der Ziele über den Weg dorthin entschieden werden kann. Klafki (1977) betont deshalb das *Primat der Didaktik*. Unter den Bedingungen der Rehabilitation mit einem sehr geringen Spielraum für Experimente scheint diese Sichtweise die angemessene zu sein und soll, ergänzt um lerntheoretische und kognitionswissenschaftliche Ansätze, auch die Grundlage für die weiteren Überlegungen bilden.

Lange Zeit war die Didaktik durch normativ oder per Erfahrung gewonnene Prinzipien geprägt, die auch für die Sportpädagogik von großer Bedeutung waren und noch sind. Deren Erfolg beruht weniger auf empirisch abgesicherten Lernerfolgen als auf der Tatsache, daß sie relativ eindeutige und konkrete Praxisanleitungen liefern.

Wesentlich mehr Tragfähigkeit für den Bereich der Rehabilitation zeigt sich in der sogenannten *didaktischen Analyse*, aus der sich durch eine inhaltliche Ausdifferenzierung und Strukturierung des Themas umsetzbare Hinweise zur Methodik ableiten lassen. Diese könnten z. B. in Form der folgenden Gliederung umgesetzt werden, wobei beispielhaft die für die Sporttherapie in Frage kommenden Aspekte die Überlegungen veranschaulichen:

| | |
|---|---|
| Intention | • Schaffung von Grundlagen für eine gesundheitsfördernde Lebensweise durch die Stärkung salutogener Potentiale und die Kontrolle von Risikofaktoren<br>• Ermöglichung eines selbständigen *Disease Managements* mit dem Ziel der Erwerbs- und Arbeitsfähigkeit<br>• Unterstützung der Krankheitsbewältigung |
| Inhalte | • z. B. Vermittlung von Kenntnissen **und** positiven Erfahrungen zur angemessenen körperlichen Aktivität und Sport bei chronischen Erkrankungen<br>• Vermittlung einer positiven Einstellung gegenüber körperlicher Aktivität<br>• Vermittlung von dazu notwendigen Fertigkeiten (*skills*, z. B. einfache gymnastische Übungen, Lauftechnik, Pulskontrolle etc.)<br>• Ermöglichen von Transferleistungen |
| Methoden | Sporttherapeutische Intervention mit folgenden Elementen:<br>• Wissensvermittlung und angeleitetes Üben<br>• Anregung zum selbsttätigen Trainieren<br>• Erlernen von Möglichkeiten zur Selbstkontrolle |
| Anthropologische Voraussetzungen | Beachtung der<br>• individuellen Bedingungen (z. B. Alter, Geschlecht, Einstellungen, Kenntnisse)<br>• psychosozialen Bedingungen (z. B. Schichtzugehörigkeit, Wertvorstellungen, Normen)<br>• infrastrukturellen Bedingungen (z. B.Wohnort, wohnortnahe Angebotsstrukturen) |

Die vorgestellten Ansätze der Gesundheitspsychologie (vgl. dazu Kap. 4.2) liefern durch die modellhafte Reduktion komplexer Zusammenhänge wertvolle didaktische Vorgaben zur Optimierung der Sporttherapie. Dabei sind folgende Punkte von Bedeutung:

- Vermittlung von sozialer Interaktion
- Vermittlung von Selbstwirksamkeit
- Stärkung der Kontrollwahrnehmung auf der körperlichen Ebene
- Vermittlung eines Alltagsbezugs

Diese ansonsten nicht bewußt angesteuerten Ziele bilden übergeordnete didaktische Vorgaben, die mit einer großen Bandbreite methodischer Maßnahmen realisiert werden können.

In bezug auf die Vorgaben der Weltgesundheitsorganiation WHO konzentrieren sich diese pädagogischen Zielsetzungen vor allem auf die Ebenen der *Disabilities* (*activities*) und der *Handicaps* (*participation*).

### Taxonomie von Lernzielen in der Sporttherapie

Neben der Integration bekannter grundlegender Lernarten wie der klassischen Konditionierung, der operanten Konditonierung und dem Beobachtungslernen (vgl. Weinert et al. 1983, Zimbardo 1992) sind in der Sporttherapie vor allem zwei Aspekte des *Lernens* von Bedeutung:

- Es geht vorwiegend um das *Lernen von Problemlösungsstrategien*, wobei das zu bewältigende Problem darin besteht, mit einer eingeschränkten Gesundheit unter den gegebenen Umständen ein möglichst hohes Maß an Lebensqualität zu erzielen.
- Lernen wird im Rahmen der Rehabilitation erst durch Transfer verwertbar. Nur wenn es gelingt, Kenntnisse, Fähigkeiten und Fertigkeiten so zu vermitteln, daß diese im Alltag umgesetzt werden können, kann von einem Lernerfolg gesprochen werden. Der Lernprozeß wird erst dann im Sinne des Rehabilitationszieles ergiebig.

Vor diesem Hintergrund ergibt sich die Notwendigkeit, die unterschiedlichen Lernziele sorgfältig zu identifizieren, zu priorisieren und zu ordnen (vgl. dazu auch Kap. 5.5). Dabei eignen sich als didaktische Strukturierungshilfen sogenannte *Taxonomien.* Unter dem Begriff versteht man ein „*Klassifikationsschema für eine Phänomenvielfalt. Aber das Klassifikationsschema ist nicht beliebig. Eine Taxonomie soll eine Ordnung der betreffenden Phänomene aufgrund von theoretischen Prinzipien darstellen*" (Heckhausen 1978, 193). Dies impliziert eine vorgedachte, aufeinander aufbauende Sequenz von Lernzielen. Im folgenden sollen kurz einige geeignete taxonomische Entwürfe vorgestellt werden. Deren Vielfalt soll aber nicht dazu beitragen, die pädagogische Dimension der Sporttherapie in einem Nebel von beliebig auszuwählenden Zielvorstellungen verschwinden zu lassen, sondern soll deren Vielschichtigkeit analysieren und ordnen. Dies sollen Beispiele zur inhaltlichen Konkretisierung der Taxonomien im Rahmen von sporttherapeutischen Interventionen verdeutlichen. Über deren Auswahl und Brauchbarkeit entscheidet letztendlich die Zielsetzung, der institutionelle Rahmen sowie einfließende Therapeutenmerkmale.

In einer ersten Taxonomie übergeordneter und verhaltensbezogener Lernziele zeigt sich, daß die Kompetenz zu Problemlösungen das am höchsten angesiedelte Lernziel darstellt:

| | |
|---|---|
| Reproduktion | Vormachen – Nachmachen mit Korrektur |
| Reorgansation | Eigenständiges Üben (z. B. einfache Stretchingübungen zur Erwärmung) |
| Transfer | Übertragen auf die individuelle Alltags- und Berufssituation (z. B. Bewegungspause am Arbeitsplatz) |
| Problemlösung | Anwendung des Erlernten auf ein neues Problem |

Bei einer kritischen Bewertung der gebräuchlichen sporttherapeutischen Konzepte zeigt sich eine Dominanz der Reproduktion: Der Sporttherapeut motiviert und demonstriert: üben und trainieren findet unter Anleitung statt. Um Transferleistungen überhaupt zu ermöglichen, ist es notwendig, Transfer zu üben (Reorganisation) und die Situationen, in denen dieser Transfer geleistet werden soll (z. B. im Alltag und am Arbeitsplatz), zu kennen und entsprechend zu integrieren. Der besonderen Bedeutung des Transferlernens muß auch auf der Ebene der methodischen Umsetzung Rechnung getragen werden und soll dort nochmals angesprochen werden. Für solche Transferleistungen und daraus resultierende Problemlösungen ist es notwendig, Kreativität mit Wissen zu verbinden. Eine dafür geeignete Taxonomie wurde von Bloom (1972) entwickelt. Sie erweist sich in zweifacher Hinsicht als hilfreich: Sie dient zur Präzisierung der Lernziele der Patienten und erleichtert die Strukturierung der für den Sporttherapeuten notwendigen Wissensbestände. Dazu finden sich Beispiele aus dem Bereich der Rückenbeschwerden:

| | |
|---|---|
| Wissen | *Patient*: z. B. Funktion und Anatomie der Wirbelsäule |
| Verstehen | *Patient*: Verständnis für die Funktion der Bandscheibe in Ruhe und Bewegung |
| Anwenden | *Patient*: Erkennen von besonders belastenden Situationen und Anpassung von Haltung und Bewegung in Beruf, Alltag und Freizeit |
| Analysieren | *Sporttherapeut:* Herausfiltern der lernrelevanten Informationen |

| | |
|---|---|
| Synthetisieren | *Sporttherapeut:* Verbindung mit geeigneten methodischen Vermittlungsstrategien |
| Evaluieren | *Sporttherapeut*: Bewertung des Lernerfolgs |

Hier sind für den Patienten insbesondere die drei ersten Lernziele von Bedeutung, im Gegensatz dazu muß der Sporttherapeut, der in diesem Kontext als „Lehrer" im klassischen Sinne fungiert, auch Kompetenzen in der Analyse und Synthese von Wissensbeständen und deren Evaluation besitzen.

Die Mehrdimensionalität der Sporttherapie erfordert auch unterschiedliche Perspektiven in der Lernzielformulierung. Dies gilt in hohem Maße für den Bereich, der für die Sporttherapie von zentraler Bedeutung ist, dem des motorischen Lernens. Für diesen hat Gage (1972) die folgende Lernzieltaxonomie formuliert, die sich ohne größere Schwierigkeit auf das motorischen Lernen in der Rehabilitation übertragen läßt:

| | |
|---|---|
| Beachtung | Konzentration auf die zu vermittelnden Bewegungshandlungen |
| Handhabung | Methodische Hinführung und Korrektur unter besonderer Berücksichtigung der Körpererfahrung |
| Ausführung | Übung und Verfeinerung (evtl. Automatisieren) der Bewegung |
| Beherrschung | Anwendung unter schwierigen Bedingungen, selbständig und unter Alltagsbedingungen |

Auch hier nimmt die (selbständige) *Beherrschung* einer Bewegung als Lernziel einen hohen Rang ein. Ein anderer Vorschlag zur taxonomischen Gliederung, der vor allem auf das koordinative Lernen abgestellt ist, berücksichtigt auch die *Qualität* der Bewegung mit der expliziten Forderung nach *Gleichgewicht* und *Rhythmisierung* (vgl. dazu Hotz 1991). Dabei ist zu berücksichtigen, daß Bewegungsqualität nicht nur als ästhetische Forderung oder zur Optimierung von sportlichen Leistungen Bedeutung hat, sondern in der Rehabilitation auch unter dem Gesichtspunkt der schonenden Ausführung als ein relevantes Lernziel zu betrachten ist. Die Beispiele in der folgenden Übersicht werden in Form von didaktisch-methodischen Leitfragen präsentiert:

| | |
|---|---|
| Orientieren | Wie sieht die Bewegung aus? |
| Differenzieren | Auf was muß besonders geachtet werden? |
| Integration | Wie lassen sich Verbindungen zu bekannten Bewegungsabläufen herstellen? |
| Rhythmisieren und ins Gleichgewicht bringen | Wie läßt sich die Bewegung unter Berücksichtigung krankheitsbezogener, biomechanischer und energetischer Aspekte optimieren? |

Die oben angesprochene Gleichzeitigkeit der Wirkung der sporttherapeutischen Dimensionen findet ihre Entsprechung in der Parallelität von unterschiedlichen Lernzieltaxonomien. Im Kontext von motivationalen und affektiven Lernzielen eignet sich die folgende einfache Strukturierung:

| | |
|---|---|
| Aufmerksamkeit | Weckung des Interesses für den zu vermittelnden Stoff, z. B. durch Bezug auf Situation des Patienten (*individuelle Betroffenheit)* |
| Bereitschaft | Schaffung von Motivation, um *sich auf diesen Stoff einzulassen*. Dies geschieht in aller Regel durch die Vermittlung einer Verwertbar- |

| | |
|---|---|
| | keit und des Nutzens für den Patienten. |
| Identifikation | Diese wird dann wahrscheinlich, wenn zum individuellen Bezug, zur Wahrnehmung des Nutzens die geeignete Auswahl und Vermittlung der Inhalte kommt. Ein Patient, der von „seinen" Übungen spricht, zeigt Identifikation. |

Das Wecken von Interesse für das Thema *Bewegung und Sport* und der in diesem Zusammenhang wichtigen Informationen, die Bereitschaft, Gelerntes umzusetzen und die Identifikation mit dem Gelernten gehen fließend ineinander über und sind nur analytisch zu trennen. Aber gerade die zumindest partielle Identifikation mit dem erworbenen Wissen bildet die Grundlage für einen langfristigen Rehabilitationserfolg.

## „Und wie kann ich das umsetzen?" – Methodische Aspekte

Die Methodik der Sporttherapie kann nicht identisch mit der Methodik des (traditionellen) Sportunterrichts sein, da mit gleichen Methoden nicht unterschiedliche Zielsetzungen erreicht werden können. Allerdings liefert die Sportpädagogik ebenso wie die Erwachsenenpädagogik ein orientierendes Grundgerüst. Dies gilt z. B. für die Ordnung möglicher methodischer Maßnahmen (z. B. verbal, visuell, instrumentell-taktil, vgl. dazu Grössing 1997).

Aus der Perspektive der Gesundheitserziehung gibt es zahlreiche Belege dafür, daß es nicht genügt, sich klar und verständlich auszudrücken, um verstanden zu werden. Ebenso erwiesen ist es, daß Wissen allein nicht ausreicht, um Verhalten zu ändern und daß Angst als Emotion wenig geeignet ist, um Motivation zu einer langfristigen Verhaltensänderung zu schaffen (vgl. dazu Hurrelmann & Laaser 1993). Das Nebeneinander von Wissensvermittlung und sportlichem Training reicht dazu ebenfalls nicht aus.

Je sorgfältiger die didaktischen Überlegungen gemacht werden, desto klarer und logischer gestaltet sich die Auswahl des methodischen Weges. Differenziert man die Ergebnisse solcher Überlegungen nach der in den USA gebräuchlichen Differenzierung in *Knowledge, Attitude* und *Skills* (Wissen, Einstellung und Fertigkeiten), so ist auf der Wissensebene die Antwort auf die folgende Frage als Einstieg sehr hilfreich:

*Welcher Patient braucht welche Information, wie oft, unter welchen Bedingungen und mit welchem Ergebnis?*

Darin enthalten ist auch das notwendige Herausfiltern der für den Rehabilitationserfolg relevanten Informationen. Das notwendige gleichzeitige Erwerben und Lernen von *Skills* und *Attitudes* stellt in erster Linie ein Problem des Übertragungslernens dar. Dieses soll sicherstellen, daß der Patient innerhalb der Rehabilitation dazu qualifiziert wird, die durch die Krankheit entstandenen Lebensprobleme weitgehend selbst zu lösen. In der Rehabilitation ist Lernen kein Selbstzweck, sondern soll einen Transfer zur unmittelbaren Anwendung im Alltagsleben ermöglichen. Die pädagogische Dimension der Sporttherapie muß deshalb zuerst auf ein solches direkt verwertbares Lernen abgestellt sein. In zahlreichen Forschungsarbeiten konnte gezeigt werden, daß der Erfolg des Übertragungslernens und Lehrens von bestimmten Bedingungen abhängig ist (vgl. dazu Weinert et al. 1978). Die Beachtung und Integration dieser Aspekte hat für die Methodik der Sporttherapie maßgebliche Bedeutung:

- Die Art und Weise der Gestaltung von *Lernaufgaben* sollte eine möglichst große Ähnlichkeit mit den Arbeits- und Lebens-

bedingungen haben. Dazu ist es notwendig, diese Lebensumstände zu kennen und die Rehabilitation daran zu orientieren. In den amerikanischen *Work-Hardening-* und *Work-Conditioning-*Ansätzen ist dies bereits verwirklicht.
- Der Erfolg der Lernübertragung ist von den kognitiven Voraussetzungen der Lernenden abhängig und davon, in welchem Umfang diese bereits über verwertbare Lernstrategien verfügen.

Eine zentrale Rolle für den Lernerfolg spielt aber die konkrete methodische Umsetzung mit folgenden Merkmalen:
- Der Patient muß erkennen, welcher Zweck mit einer bestimmten Übung verfolgt wird.
- Es muß klar werden, nach welchen Prinzipen die Übertragung erfolgen kann.
- Die Lernaufgaben sollten möglichst variabel gestaltet werden.
- Schließlich fördert die Übungshäufigkeit die Wahrscheinlichkeit des Transfers.

Methodische Überlegungen zur Sporttherapie sollten immer unter dem Gesichtspunkt einer Transferförderung angestellt werden. Hierbei besteht eine intensive Wechselwirkung mit Merkmalen wie der gesundheitsbezogenen Kontrollüberzeugung und der wahrgenommenen Selbstwirksamkeit (vgl. dazu Kap. 4.2). Diese bilden einerseits die Grundlage für die Lernübertragung, andererseits bildet die erfolgreiche Lernübertragung die Basis für die Wahrnehmung von Selbstwirksamkeit und eine erhöhte internale Kontrollüberzeugung.

Ein wesentlicher Bestandteil des Übertragungslernens ist die Initiierung von Selbstlernprozessen, da die Anwendung auf eine konkrete Alltagssituation immer neue Überlegungen des Patienten erfordert. Gerade diese *Hilfe zur Selbsthilfe* bildet die Grundlage für langfristige Verhaltens- und Einstellungsänderungen, die wiederum die Basis für den rehabilitativen Mehrwert der Sporttherapie bilden.

Dazu braucht der Therapeut nicht nur Vermittlungskompetenz, sondern auch Kompetenzen im Erkennen von Ressourcen und in der Erschließung neuer Potentiale des Patienten. Angemessenes pädagogisches Verhalten heißt in diesem Falle auch rechtzeitig das enge *therapeutische* Verhältnis zu lockern und die zum Selbstlernen notwendige Distanz zu ermöglichen, was nicht immer mit der verinnerlichten *kompetenten* Therapeutenrolle in Einklang zu bringen ist. Dabei sind natürlich mögliche Risiken zu beachten; der Herzpatient sollte seine Belastungsgrenzen beim Lauftraining nicht selbst entdecken oder der Bandscheibenpatient alleine die Möglichkeiten von Krafttrainingsgeräten erkunden.

**!** Die Nutzung der Potentiale der Patienten im Sinne der *Hilfe zur Selbsthilfe* oder der Anregung des selbständigen Lernens stellen wichtige Ziele der Sporttherapie dar. Die Forderung des selbsttätigen Lernens findet sich in zahlreichen klassischen pädagogischen Ansätzen, von denen nur einige zitiert sein sollen:
- So besteht für Maria Montessori das Ziel der Pädagogik überhaupt in der *„Begrenzung des Einschreitens"*.
- Jean Piaget formuliert als Ziel: *„Der gute Pädagoge arbeitet an seiner Entbehrlichkeit"* und stellt fest: *„Immer wenn wir den Kindern etwas beibringen, hindern wir sie daran, es selbst zu entdecken."*
- Die Begründerin der Transaktionsanalyse, Ruth Cohn, fordert rigoros: *„Wer weniger gibt als nötig, ist ein Dieb; wer mehr gibt, ist ein Mörder."*

Aufgrund der Vielzahl von Indikationen und daraus abgeleiteter Zielsetzungen erscheint es wenig ratsam, methodische Rezepte zu verbreiten. Statt dessen ist ein möglichst hohes Maß an notwendigen Kenntnissen und Fertigkeiten des Sporttherapeuten zu fordern.

### 7.4.3 Voraussetzungen für den Sporttherapeuten

Trotz der für den Sporttherapeuten postulierten pädagogischen Basisqualifikation muß angesichts der komplexen Integration von psychischen, pädagogischen und funktionellen Dimensionen darauf verwiesen werden, daß gerade die pädagogische Arbeit eine Reihe von Kompetenzen erfordert, die nicht innerhalb einer grundständigen Sportausbildung vermittelt werden. Auch mit dem Studium des vorliegenden Bandes werden diese nicht völlig beherrscht, sondern sie werden in der Interdependenz von Wissen und Praxiserfahrung zur Kompetenz gestaltet. Insbesondere die folgenden Punkte sind zu fordern:

- profunde Kenntnisse von Gesundheitskonzepten. Dazu gehören gesundheitspsychologische und salutogenetische Konzepte ebenso wie krankheitsbezogenes Wissen.
- die Fähigkeit, gesundheitspädagogisch relevante Information zu sammeln, zu analysieren, zu strukturieren und anzuwenden. Dies erfordert interdisziplinäres Wissen.
- die Kompetenz, handlungsleitende Emotionen und Kognitionen des Patienten zu erkennen und zu berücksichtigen.
- die Kompetenz, gemeinsam mit dem Patienten Ziele zu definieren, ihn in Entscheidungsfindungen zu unterstützen und Konsequenzen seines Handelns aufzuzeigen (*goal setting and decision making)*
- die Fähigkeit, Methoden anzugeben, die den Patienten zu einer Zielerreichung führen sowie mögliche Handlungsalternativen anzugeben
- die Fähigkeit, Ressourcen und Potentiale des Patienten zu erkennen und zu stärken
- die Fähigkeit, effektive Kommunikationsstrategien zu entwickeln und anzuwenden

Die Fülle dieser Aspekte signalisiert einen hohen Bedarf an qualifizierenden Maßnahmen.

### 7.4.4 Zusammenfassung und Konsequenzen

Die *Gesundheitspädagogik* läßt sich allein schon deshalb nur schwer darstellen, weil es ein solches definiertes und in sich abgeschlossenes System nicht gibt. Vielmehr muß Gesundheitspädagogik als ein bedeutender dialogischer Partner und ein vermittelndes Element zwischen den Rehabilitionszielen im allgemeinen und den Möglichkeiten der Sporttherapie im besonderen verstanden werden. Weiterhin dient Gesundheitspädagogik der Umsetzung der gesundheitspsychologischen Ansätze und der Erschließung salutogenetischer Potentiale des Patienten. Dabei sollen in verstärktem Maße pädagogisch orientierte Verfahren wie didaktische Analysen oder die Nutzung von Lernzieltaxonomien zu Planung und Umsetzung sporttherapeutischer Interventionen eingesetzt werden.

Allerdings braucht Pädagogik Zeit. Die Betonung der edukativen Funktion der Rehabilitation und die gleichzeitige zeitliche Kürzung der Rehabilitationsmaßnahmen stehen sich diametral gegenüber. Deshalb sollten gesundheitspädagogische Überlegungen auch dort einbezogen werden, wo es um die Entwicklung neuerer Formen der Rehabilitation zwischen ambulanten und stationären Maßnahmen geht. Gerade Transferlernen kann nur gelingen, wenn der Patient nach einem stationären Aufenthalt Erlerntes anwendet, diese Anwendung aber noch kontrolliert und angeleitet werden kann.

Das Desiderat nach einer stärkeren Betonung der pädagogische Dimension ist nur dann umfassend zu realisieren, wenn die Kooperation oder zumindest ein Konsens aller am Rehabilitationsprozeß beteiligten Professionen vorliegt.

Hier wurden Ansätze vor allem aus sporttherapeutischer Perspektive entwickelt. Diese dürfen nicht isoliert gesehen werden und bilden aufgrund der hohen pädagogischen Potentiale der Sporttherapie eine gute Ausgangsbasis für weitere konzeptionelle Entwicklungen.

## Literatur


Bloom, B.S. (1972): Taxonomie der Lernziele im kognitiven Bereich. Weinheim: Beltz

Bouchard, C., Shephard, R.J., Stephens, T. (eds.) (1994): Physical Activity, Fitness, and Health. International Proceedings and Consensus Statement. Champaign, Illinois: Human Kinetics

Cohn, R.C. (1998): Es geht ums Anteilnehmen. Die Begründerin der TZI zur Persönlichkeitsentfaltung. Freiburg: Herder, 3. Auflage

Derbolav, J. (1959): Die Stellung der Pädagogischen Psychologie im Rahmen der Erziehungswissenschaften und der Psychologie. In: Handbuch der Psychologie Band 10: Pädagogische Psychologie. Göttingen: Hogrefe, 1. Auflage, 3–42

Flitner, W. (1980): Allgemeine Pädagogik. Frankfurt a. M.: Ullstein Taschenbuchausgabe der vergriffenen Monographie aus dem Jahr 1950 bei Klett in Stuttgart

Gage, N., Berliner, D.C. (1996): Pädagogische Psychologie Weinheim: Psychologie Vlgs. Union, 5. überarb. Auflage

Grössing, S.(1997): Einführung in die Sportdidaktik. Lehren und Lernen im Sportunterricht München: UTB

Grupe, O., Krüger, M. (1997): Einführung in die Sportpädagogik. Schorndorf: Hoffmann

Haug, C.V. (1990): Gesundheitsbildung im Wandel. Bad Heilbrunn (Obb.): Klinkhardt

Heckhausen, H. (1974): Einflußfaktoren der Motiventwicklung. In: Weinert, F.E., Graumann, C.F., Heckhausen, H., Hofer, M. (1974): Pädagogische Psychologie. Frankfurt a. M.: Fischer 173–250

Hentig, H. (1981): Spielraum und Ernstfall. Frankfurt a.M., Berlin, Wien: Ullstein

Hoffmann, J., Kintsch, W. (1996): Lernen.(Enzyklopädie der Psychologie) Göttingen: Hofgrefe

Hotz, A. (1991): Praxis der Trainings- und Bewegungslehre (1991). Aarau, Frankfurt a.M.: Sauerländer

Huber, G. (1996): Bewegung, Sport und Gesundheit – mögliche Zusammenhänge. In: Rieder, H., Huber G., Werle, J. (Hrsg.) (1996): Sport mit Sondergruppen – Ein Handbuch. Schorndorf: Hofmann 91–111

Hurrelmann, K., Laaser, U. (Hrsg.) (1993): Gesundheitswissenschaften – Handbuch für Lehre, Forschung und Praxis. Weinheim: Beltz

Jacob, W., Schipperges, H. (Hrsg.)(1981): Kann man Gesundsein lernen? Stuttgart: Gentner

Klafki, W.: (1977): Zum Verhältnis von Didaktik und Methodik. In: Zeitschrift für Pädagogik 22.Jg. 77–94

Kohl, J., Heckhausen, H. (1996): Motivation, Volition und Handlung. Enzyklopädie der Psychologie. Göttingen: Hogrefe

Letzelter, M. (1987): Trainingsgrundlagen. Reinbek: rororo, 4. Auflage

Piaget, J. (1992): Biologie und Erkenntnis über die Beziehungen von organischen Regulationen und kognitiven Prozessen. Frankfurt a.M.: Fischer Taschenbuch

Protz, W., Gerdes, N., Maier-Riehle, B., Jäckel, W.H. (1998): Therapieziele in der medizinischen Rehabilitation. In: Die Rehabilitation, 37(1). Stuttgart: Thieme 24–29

Rieder, H., Lehnertz, K. (1991): Bewegungslernen und Techniktraining. Schorndorf: Hofmann

Schäfer, H. (1980): Perspektiven und Strategien der Gesundheitspolitik. In: Jacob, W., Schipperges, H.(Hrsg.): Kann man Gesundheit lernen? Stuttgart: Gentner 191–201

Shephard, R.J. (1994): Challenge to an Active Future: Limitations of our Current Knowledge Base. In: Quinney. H A., Gauvin, L., Wall, A.E. (eds.) (1994): Towards Active Living. Champaign Illinois: Human Kinetics 289–294

v. Troschke, J. (1993): Gesundheits und Krankheitsverhalten. In: Hurrelmann, K., Laaser, U. (Hrsg.) (1993): Gesundheitswissenschaften – Handbuch für Lehre, Forschung und Praxis. Weinheim: Beltz 155–175

Weinert, F.E., Graumann, C.F., Heckhausen, H., Hofer, M. (1974): Pädagogischen Psychologie. Frankfurt a.M.: Fischer

Weinert, F.E., Kluwe, R.H. (1984): Metakognition, Motivation und Lernen. Stuttgart: Kohlhammer

Zimbardo, P.G. (1992): Psychologie. Berlin, Heidelberg, New York: Springer, 5. Auflage

# 8 Leistungs- und Trainingssteuerung

I. Froböse

**Gliederung**

- Training und Leistung – eine begriffliche Einordnung
- Bestimmungsmerkmale von Training und Übung
- Steuerungs- und Regelungsprozesse – allgemeine Hinweise
- Allgemeine Ziele des Trainings
- Anpassungserscheinungen durch Training
- Trainingsplanung
- Vorgehensweise in der Sporttherapie

**Lernziele**

- Einordnung des Trainingsprozesses in die Sporttherapie
- Steuerung der Leistung unter Berücksichtigung individueller Aspekte
- Erarbeitung von leistungsbeeinflussenden Faktoren
- Anwendung von leistungsbeeinflussenden Maßnahmen
- Kennenlernen von Planungsmethoden

## 8.1 Training und Leistung – eine begriffliche Einordnung

Mit dem Begriff der Leistung wird sowohl der Vorgang als auch das Ergebnis von Handlungen verbunden. Häufig werden auch die Anforderungen, die an jemanden gestellt werden, als Leistung bezeichnet. Somit ergeben sich zwei Sichtweisen, unter denen der Begriff der Leistung in der Regel gesehen wird. Leistung im allgemeinen Kontext bezeichnet das Ergebnis von Handlungen, Vollzügen und Prozessen, während eine normative Betrachtung Leistung eher als erfolgreiche oder bestmögliche Bewältigung einer Aufgabe begreift (Röthig 1983).

Dementsprechend wird der Begriff der Leistung in den verschiedenen Wissenschaftsdisziplinen sehr unterschiedlich gesehen. Aus einer Vielzahl von Ansätzen sollen an dieser Stelle nur einige, für den Bereich der Sporttherapie wichtige, vorgestellt werden.

Aus *kultur-philosophischer* Sicht betrachtet stellt sich Leistung als Handlung heraus, die nur dann positiv bewertet und als solche anerkannt wird, wenn sie auf das Erreichen gesellschaftlich akzeptierter Ziele ausgerichtet ist.

Die *Medizin* mißt die Leistung in mkp/sec bzw. Watt und setzt diese in Relation zu physiologischen Parametern.

Aus *pädagogischer Sicht* versteht man unter dem Begriff der Leistung die Relativierung der objektiv erbrachten Leistung auf die subjektiv wirkenden Faktoren des Lehr- und Lernsystems. Dabei liegt der Schwerpunkt der Betrachtung eher auf dem Leistungsvollzug als auf dem Ergebnis (Grosser et al. 1986).

Daraus wird ersichtlich, daß die Definition des Begriffes Leistung je nach Standpunkt und Sichtweise sehr unterschiedlich gesehen wird. Für den Bereich der Sporttherapie läßt sich deswegen keine klare Interpretation ableiten, da sich aus der Komplexität dieses Feldes sehr verschiedenartige Ansätze ergeben. In diesem Zusammenhang sei nur auf die Vielfalt der Indikationen mit den zahlreichen therapeutischen Ansätzen verwiesen. Allgemein definieren wir die Leistung somit sowohl als das bestmögliche *Resultat* einer Aufgabenstellung als auch als *Handlung* bzw. *Prozeß* und somit als *Vorgang* der Bewältigung einer Aufgabe, die den Patienten bezüglich seiner Beanspruchbarkeit und Belastungsfähigkeit im motorischen und/oder psycho-sozialen Kontext auslotet.

Ziel des *Trainings* ist eine funktions- und sachorientierte Einwirkung auf die Leistung, wobei die Inhalte und die Vorgehensweise darauf ausgerichtet sein müssen, angemessene Wirkungen zu erzielen, die leistungsbestimmend und/oder -limitierend sein können, sowie darauf, Handlungsfähigkeit und Verhalten zu entwickeln bzw. zu erhalten (Froböse & Geist 1990).

Die Begriffe *Training* und *Übung* werden im Bereich der Therapie und Rehabilitation nahezu synonym verwendet. Beide sind dabei grundsätzlich als planmäßige und systematische Vorgehensweisen mit dem Ziel der Stabilisierung, Verbesserung bzw. auch Verlangsamung des Abbaus der Leistung/Leistungsfähigkeit zu betrachten. Dabei kann die Übung in der Durchführung zum Teil freier gestaltet werden (Ausnahme: Im Bereich der Herzsportgruppen werden zwischen beiden Begriffen qualitative Unterschiede gemacht).

**!** Das *Training* im sporttherapeutischen Kontext ist die gezielte Förderung des Gesamtorganismus und der Persönlichkeit des Patienten und wird bestimmt durch eine ganzheitliche, multimodale Vorgehensweise, die bereits in der Befunderhebung bzw. Diagnostik beginnt und sich in allen Abschnitten der Therapie wiederfindet.

Alle motorischen Eigenschaften (Kraft, Ausdauer, Flexibilität, Koordination) sowie die psychosozialen Komponenten und Aspekte finden Berücksichtigung und sind zusammen systematisch auf einen erfolgreichen Therapieverlauf ausgerichtet (Froböse & Nellessen 1998).

## 8.2 Bestimmungsmerkmale von Training und Übung

Training und Übung bestimmen sich auf dieser Grundlage als Prozesse durch verschiedene Merkmale. Zu nennen sind:

- Veränderungen vom Ist- zum Soll-Zustand bzw. Erhalt und Stabilisierung des Ist-Zustandes
- Leistung/Leistungsfähigkeit
- Systematik und Planung
- Kontrollmechanismen
- das jeweilige Leistungsniveau/-vermögen bei der Aufnahme von Trainings- und Übungsprozessen
- die angestrebte Handlungs- und Verhaltensentwicklung oder Verhaltensveränderung

**!** Training und Übung sind komplexe Prozesse, die sowohl maximierend, präventiv als auch rehabilitativ wirken können.

## 8.3 Steuerungs- und Regelungsprozesse – allgemeine Hinweise

Training und Übung in der Rehabilitation, die jeweils unter speziellen indikationsspezifischen Zielsetzungen durchgeführt werden, unterscheiden sich nicht grundsätzlich vom Vorgang des Trainings in anderen Bereichen, sondern beruhen letztlich auf den gleichen Prinzipien. Die Besonderheit ergibt sich dabei ausschließlich aus der speziellen körperlichen und psychophysischen Situation der Betroffenen.

Die *Therapie* stellt grundsätzlich einen Wachstums-, Lern- und Trainingsprozeß dar, aus dem sich für alle therapeutischen Maßnahmen bestimmte Steuerungs- und Regelungsmechanismen ergeben, die es zusammenhängend zu berücksichtigen gilt (Abb. 8.1).

> ! Grundlegende Voraussetzung für das Training ist die Bestimmung des individuellen Ist-Wertes, d.h. der (augenblicklichen) körperlichen und psychischen Leistung/Leistungsfähigkeit und Beanspruchung sowie die Bestimmung des situativen psychosozialen Umfeldes.

Dabei ist besonders auf die systematischen Zusammenhänge der verschiedenen Fähigkeiten und Funktionen sowie auf kognitive, motivationale, emotionale und soziale Faktoren zu achten. Dies stellt insgesamt die Grundlage für die Planung und Durchführung des Trainingsprozesses mit den individuell festzulegenden Zielsetzungen dar.

Alle weiteren Maßnahmen bauen auf dem Ist-Wert auf und richten sich nach dem von Therapeut und Patient gemeinsam festgelegten Soll-Wert aus.

> ! Der Soll-Wert muß sich neben allgemeinen und normativen Gesichtspunkten der Leistung an den individuellen Wünschen und Zielen der Patienten orientieren.

Die Durchführung des Trainings bzw. die Anwendung der therapeutischen Maßnahmen hat dabei sowohl indikationsspezifische als auch pädagogische, psychologische und kontextorientierte Prinzipien zu beachten (Nellessen & Froböse 1998).

Ergänzt werden müssen die Trainingsmaßnahmen durch eine Kontrolle der Wirksamkeit der Inhalte (objektiv/subjektiv) sowie durch eine Auswertung der Resultate im gesamten Prozeß des Trainings. Bei einem Vergleich der Ergebnisse mit gesetzten Normen und definierten Zielen kann eine Anpassung der ursprünglichen Planung notwendig werden bzw. sinnvoll erscheinen. Ein hohes Maß an Sensibilität und Flexibilität des Therapeuten ist sinnvoll, um im Trainingsprozeß auftretende Einflüsse (positiv/negativ) und Störgrößen, die direkt oder indirekt, mittelbar oder unmittelbar auf die Indikation und den Patienten einwirken, sowohl bei der Planung als auch bei der Durchführung der Maßnahmen erkennen und berücksichtigen zu können.

## 8.4 Allgemeine Ziele des Trainings

Die allgemeinen, aber auch speziellen Ziele des Trainings in der Sporttherapie müssen sich immer nach den individuellen indikationsspezifischen Voraussetzungen des Patienten, seinen Wünschen und Neigungen sowie seiner Motivation ausrichten. Beispielsweise ist es entscheidend, ob eine akute oder chronische, degenerative oder entzündliche Beeinträchtigung vorliegt oder

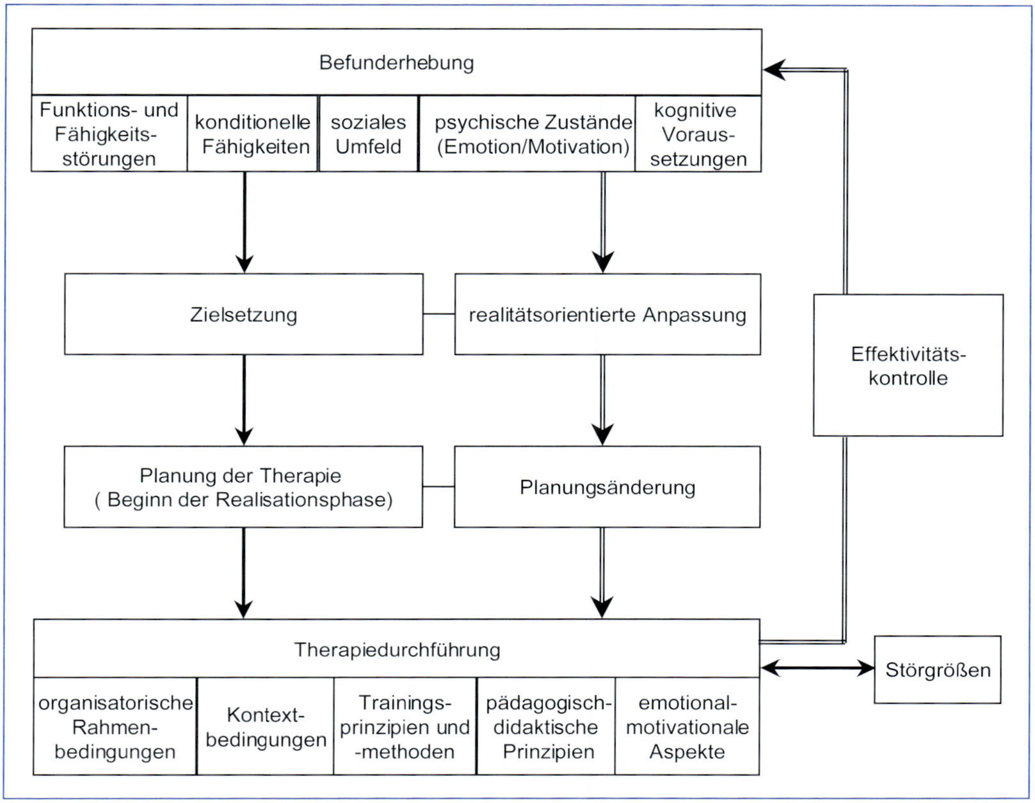


**Abb. 8.1** Modell der Steuerung und Regelung des Trainings in der Rehabilitation (Froböse & Nellessen 1998, 3)

ob die Berufstätigkeit wieder erreicht werden soll bzw. ob die Erkrankung oder Schädigung die gesamte Lebensqualität beeinträchtigt. Dementsprechend sind die psychisch-emotionalen Faktoren bei der Definition der Trainingsziele genauso zu berücksichtigen wie die motorischen Aspekte, um eine erfolgreiche Therapie gestalten zu können.

Zusammenfassend betrachtet können die wesentlichen allgemeinen Ziele wie folgt formuliert werden:

- Beschleunigung des Genesungsprozesses
- Erhalt bzw. Wiedererlangung der körperlichen und psychischen Leistungsfähigkeit für die Aufgaben des täglichen Lebens, der Freizeit und des Sports
- Vergrößerung der individuellen Handlungskompetenz
- Förderung der Lebensqualität
- Kompensation irreversibler Schädigungen
- Prophylaxe eines akuten Entlastungssyndroms und anderer Sekundärprobleme
- Training spezieller Fertigkeiten (Einsatz von Hilfsmitteln z. B. Gehhilfen, Rollstuhl etc.)
- Entwicklung und Verbesserung der Körperwahrnehmung und Sinneswahrnehmung
- Prävention vor erneuter Schädigung/Erkrankung

- Verlangsamung der Reduktion körperlicher und psychischer Leistungsfähigkeit

Hierauf aufbauend lassen sich dann die speziellen Ziele jedes einzelnen Patienten bestimmen, die sich im wesentlichen an den individuellen Fähigkeiten/Funktionen bzw. Fähigkeits-/Funktionsstörungen orientieren müssen.

## 8.5 Anpassungserscheinungen durch Training

Folgen wir dem biologischen Ansatz, so kann Training als die systematische Wiederholung von Bewegungsabläufen zum Zwecke der Leistungssteigerung mit morphologisch faßbaren Anpassungserscheinungen sein (Hollmann & Hettinger 1990). Dabei wird die Struktur und die Leistungsfähigkeit eines Organs von der Qualität sowie der Quantität seiner Beanspruchung bestimmt. Daß wir diesem Ansatz im Bereich der Sporttherapie nicht vollständig folgen können, läßt sich dadurch ableiten, daß nicht ausschließlich morphologisch faßbare Anpassungen einen Trainingseffekt anzeigen. Diese können genausogut durch nicht quantifizierbare Funktionen (z. B. Emotion, Kognition, Motivation etc.) bestimmt werden oder bei motorischen Beeinträchtigungen ausschließlich in der Stabilisierung des Ist-Zustandes ohne Veränderung begründet liegen.

> **!** Im Bereich der Sporttherapie läßt sich *Training* nicht allein an morphologisch meßbaren Veränderungen festmachen, sondern äußert sich im weitesten Sinne in der Sicherung oder Förderung der *Lebensqualität*.

Dennoch basieren auf der Grundlage des biologischen Ansatzes einige wesentliche Merkmale, die auch das Training in der Sporttherapie beeinflussen bzw. mitbestimmen sollten.

So vollzieht sich die Wahl der Beanspruchung im Training immer in Richtung der Festlegung des adäquaten Trainingsreizes entsprechend der *Schulz-Arndt-Regel*. Diese besagt, daß

- zu starke Reize überfordern
- überschwellige Reize fördern
- schwache Reize die Funktion erhalten
- unterschwellige Reize wirkungslos bleiben

> **!** Ein Training sollte immer so gestaltet werden, daß Reize gesetzt werden, die groß genug sind, um die Funktionen zu fördern und Anpassungserscheinungen auslösen, ohne jedoch den Organismus zu *über*fordern.

Für den Bereich der körperlichen Funktionen bedeutet dies, daß trainingswirksame Reize – biologisch betrachtet – zuerst zu einer „Störung“ des biologischen Gleichgewichts *(Homöostase)* im Sinne eines Abbauprozesses energetischer Substanzen führt, wodurch sich eine kurzfristige Verringerung der körperlichen Leistungsfähigkeit *(katabole Phase)* ergibt, die sich in Ermüdungserscheinungen äußern kann. Erst in der anschließenden Phase der Regeneration nach dem Training vollziehen sich dann die Aufbauprozesse, die wir als Anpassungserscheinung definieren können, indem die verlorengegangenen Substanzen ersetzt und gleichzeitig vermehrt Strukturen bzw. Reserven aufgebaut werden *(anabole Phase)*. Auf diese Weise wird der Organismus vor einer erneuten Auslastung/Belastung geschützt und kann von einem anderen Niveau aus agieren (Grosser et al. 1986). In diesem Zusammenhang sprechen wir dann *vom Prinzip der Superkompensation* (Abb. 8.2).

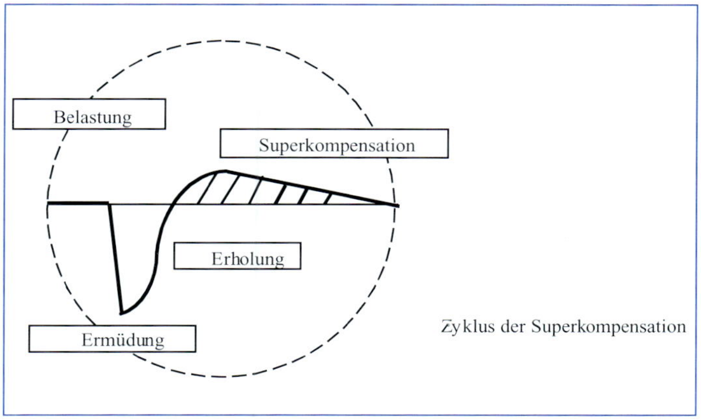


**Abb. 8.2**
Prinzip der Superkompensation

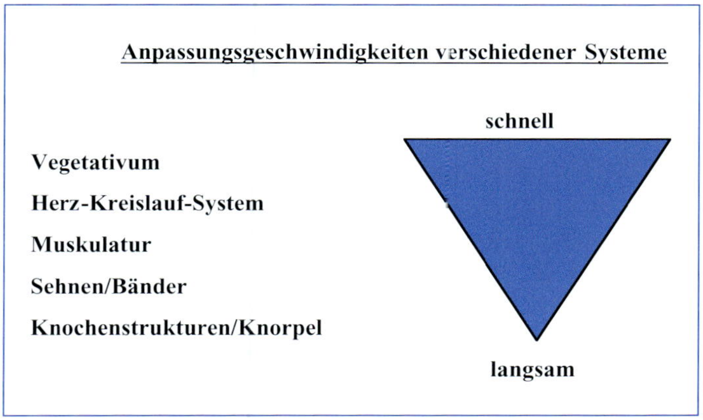


**Abb. 8.3**
Anpassungsgeschwindigkeit verschiedener Organsysteme (Froböse & Fiehn 1998, 12)

Dabei ist es von Bedeutung, daß sich die einzelnen menschlichen Organsysteme unterschiedlich schnell an die Trainingssituation anpassen (Abb. 8.3).

Dementsprechend reagiert das Vegetativum und das Herz-Kreislauf-System sehr viel schneller auf trainingswirksame Reize als die Strukturen des passiven Stütz- und Bewegungsapparates. Da die Gesamtbelastung des Körpers sich mindestens aus der Summe der einzelnen Trainingsreize zusammensetzt, ist es unter Berücksichtigung der Belastbarkeit und Anpassungsgeschwindigkeit der einzelnen Strukturen bedeutsam, sich an dem schwächsten Glied in der Kette zu orientieren und dessen Adaptation an den Trainingsprozeß einzubeziehen. Besonders die relativ langsame Anpassung des Bewegungsapparates setzt somit den Inhalten der Sporttherapie häufig zeitliche Grenzen und verlangt dessen Berücksichtigung, um nicht sekundär Probleme aufkommen zu lassen.

## 8.6 Trainingsplanung

Der Grundstein für ein erfolgreiches Training im Rahmen der Sporttherapie wird bereits durch eine *detaillierte Trainingspla-*

*nung* nach Durchführung einer individuellen Anamnese, Eingangstestung und Befundung gelegt. Die Basis stellt dabei, wie bereits oben beschrieben, das gemeinsam mit dem Patienten erarbeitete Therapieziel dar. Wünsche und Erwartungen des Patienten sollten dabei ebenso Berücksichtigung finden wie die individuellen Voraussetzungen, von denen besonders die Motivation sowie die sportliche Vorerfahrung hervorzuheben sind.

Das darauf aufbauende *konkrete Therapieziel* kann vom Therapeuten dann aufgrund eigener Erfahrungen, den individuellen Testergebnissen des Patienten sowie den räumlichen und personellen Voraussetzungen der Einrichtung speziell auf die Neigungen und Erwartungen des Patienten abgestimmt und festgelegt werden.

> **!** Das *übergeordnete Therapieziel* sollte in einzelne *Zwischenziele* in Abhängigkeit von der Dauer der Gesamttherapie untergliedert werden, um spezielle Trainingszyklen in der Planung zu formulieren.

Die sich daran anschließende Durchführung der Therapie verläuft entweder mehr oder weniger exakt nach diesem vorgegebenen Aufbau oder ist – und dies meist – durch externe und interne Einflüsse bzw. Störungen (z.B. durch einen grippalen Infekt) beeinflußt. Diese Störungen sind in der Regel bei guter Betreuung leicht zu erkennen oder werden in fest terminierten *Therapieverlaufskontrollen* aufgedeckt. Dadurch muß die ursprüngliche Planung modifiziert werden, um die neuen Grundbedingungen berücksichtigen zu können. Manchmal kann es sogar vorkommen, daß das Therapieziel in der Folge auftretender Störungen gänzlich neu formuliert werden muß (Froböse & Fiehn 1998).

> **!** Den Abschluß der Therapie sollte immer eine *gemeinsame Bewertung der Therapie* durch den Therapeuten (bzw. das Therapeutenteam) und den Patienten bilden.

Ergänzt wird dies meist durch eine umfassende *Testung* und Befundung, deren Ergebnisse in einem Abschlußgespräch analysiert werden.

### 8.6.1 Trainingszyklisierung

Der gesamte Trainings- oder Therapieprozeß kann in Zyklen unterteilt werden, die sich im wesentlichen an den formulierten Zielen und Inhalten orientieren. Die Gesamtdauer der Therapie wird dabei als *Makrozyklus* bezeichnet. Dieser beschreibt die allgemeine zeitliche Struktur und Veränderung der Inhalte sowie das Verhältnis der Einzelmaßnahmen zueinander. Desweiteren ist aus ihm die grundsätzliche *Belastungsdynamik* des gesamten (voraussichtlichen) Therapieablaufs über den Zeitraum der Therapie sowie die Zeitpunkte der Verlaufskontrollen zu ersehen.

Die nächst kleineren Einheiten, die Monats- bzw. Wochenzyklen, legen in Anlehnung an den Gesamtablauf der Therapie die genauen (Teil-)Ziele und Inhalte mit entsprechenden Umfängen und Intensitäten fest. Als kleinste Einheit wird die einzelne Therapieeinheit als *Mikrozyklus* definiert. In ihm wird unter Berücksichtigung der aktuellen Situation des Patienten der exakte zeitliche und organisatorische Ablauf der Therapie pro Tag festgelegt.

Diese Planung muß immer auch die jeweilige Tagesform des Patienten berücksichtigen, woraus sich häufig eine notwendige Anpassung ergibt und die Zyklen verändert werden müssen.

der Woche bestimmt (Froböse & Fiehn 1998).

### 8.6.2 Belastungsnormative

Bei der Festlegung der therapeutischen Maßnahmen entscheidet sehr viel mehr „wie man etwas macht" als „was man macht". Das „wie" wird beschrieben durch die sog. *Belastungsnormative*, die die Größe der Trainingsbelastung festlegen und die der Therapeut durch äußere Kriterien ermitteln kann. Durch die Belastungsnormative und deren Feinabstimmung wird nicht nur eine zielgerichtete Auslösung der entsprechend gewünschten Anpassungserscheinungen erreicht sondern der Gesamterfolg der Therapie bestimmt. Folgende Belastungsnormative müssen individuell für jeden Patienten einzeln festgelegt werden:

- die *Trainingsinhalte*: Sie beschreiben die gewählte Bewegungs- bzw. Übungsform mit dem entsprechenden Schwierigkeitsgrad.
- die *Trainingsfrequenz:* Sie gibt die Häufigkeit/Anzahl der Trainingseinheiten pro Woche wieder und bestimmt soweit gleichzeitig die Regenerationsphasen.
- der *Trainingsumfang:* Mit ihm wird die Menge des Trainings (gemessen in gelaufenen Kilometern bzw. bewegtem Gewicht in Kilogramm) beschrieben.
- die *Trainingsdichte:* Diese gibt das Verhältnis von Belastungs- und Pausendauer innerhalb einer Einheit wieder.
- die *Trainingsintensität:* Sie charakterisiert die prozentuale Belastung einer Trainingsübung in bezug auf das individuelle Maximum.
- die *Trainingsdauer:* Mit ihr wird die gesamte zeitliche Dauer entweder einer Trainingseinheit oder des Trainings in

### 8.6.3 Belastungssteuerung

Im Rahmen der Steuerung der Belastung besitzen die genannten Belastungsnormative eine entscheidende Rolle, wobei es hinsichtlich der Bedeutung für den Trainingserfolg Unterschiede gibt. Die Frage nach der Steuerung der Belastungsintensität ist bei jeder Therapieplanung und -durchführung besonders wichtig, da diese in der Regel für die Ausrichtung der Adaptationen des menschlichen Organismus primär verantwortlich ist – durch sie wird das „wie" bestimmt. In der Sporttherapie ist ein optimaler Therapieverlauf in der Regel durch eine ständige Verbesserung der Belastungs- und Leistungsfähigkeit gekennzeichnet. Zu jedem Zeitpunkt kann es allerdings in der Therapie auch zu Komplikationen kommen, so daß die Belastungsfähigkeit eingeschränkt ist und somit besonders die Trainingsintensität angepaßt werden muß.

Zur Bestimmung der korrekten Belastung lassen sich eine Reihe externer und interner Faktoren heranziehen:

- **externe Faktoren**
  Zur Festlegung der individuellen Trainingsbelastung werden in der Praxis meist neben einer ausführlichen *Anamnese* und *Befundung/Leistungsanalyse* mittels sportwissenschaftlicher Tests (z. B. Ganganalyse, Ergometertests, Krafttests, Koordinationsanalysen etc.) herangezogen, die eine mehr oder weniger exakte Bestimmung der Belastungsintensität bzw. des -umfangs ermöglichen. Daneben gibt die *Dokumentation* des Trainings- oder Therapieverlaufs Aufschluß über Besonderheiten, Veränderungen, Schmerzen, Bela-

stungstoleranz u. a. und ermöglicht somit eine Bewertung und Steuerung der Belastungssituation.

- **interne Faktoren**
  Die Belastungssteuerung kann jedoch nicht nur anhand externer Faktoren in der Sporttherapie durchgeführt werden, sondern das *subjektive Belastungs- und Beanspruchungsgefühl* der Patienten sollte unabhängig von technischen Hilfsmitteln und Testverfahren zur Festlegung der Trainingsbelastungen Beachtung finden. Nur der Patient selbst kann seine aktuelle Motivations- und Schmerzlage sowie Ermüdungssituation und die erkrankungsbedingten Beeinträchtigungen genau erfassen. Dies ist mindestens genauso bedeutsam für die Auswahl der Belastung wie objektive Meßergebnisse. Zudem ist es im Sinne des übergeordneten Therapiezieles – das Erreichen einer optimalen Handlungskompetenz des Patienten – notwendig, die *Selbsteinschätzung* und *Körperwahrnehmung* zu fördern. Daraus resultiert eine gewisse *Selbstverantwortlichkeit* des Patienten für die Therapie sowie die Erkenntnis, bei veränderten Bedingungen seine Belastungsfähigkeit anders einschätzen zu müssen bzw. zu können und entsprechend zu reagieren. Für die Unterstützung der Selbsteinschätzung bieten sich subjektive Belastungsempfindungsskalen, wie z. B. die RPE-Skala von Borg & Noble (1974) oder andere Hilfsmittel an. Durch die mit Hilfe derartiger Skalen erhobenen subjektiven Empfindungen vor, während und nach der Belastung können entsprechende Anpassungen in der Trainingssteuerung vorgenommen werden.

Als *Belastungen* verstehen wir dabei all jene Aktivitäten/aktive Bewegungen, die für den individuellen Organismus der Patienten adäquat sind und keine negativen Auswirkungen nach sich ziehen. Das gesamte Bewegungssystem wird durch diese Belastungen optimalen fördernden Reizen ausgesetzt, die das System ständig benötigt, um langfristig seine Funktion zu stabilisieren oder zu verbessern. Im Gegensatz dazu sind alle Formen der *Überbelastung*, d. h. nicht auf die individuelle Belastungsfähigkeit abgestimmte Maßnahmen, und der *Unterbelastung* (zu niedrige bzw. gar keine Reize) zu betrachten. Beide führen langfristig zu degenerativen Veränderungen des Systems, da dieses ausschließlich auf korrekt ausgewählte Reize entsprechend positiv im Sinne eines Trainingseffekts reagiert (Froböse & Fiehn 1998).

Die *Auswahl der entsprechenden Reize* stellt also das eigentliche Problem der Trainings- und Belastungssteuerung dar. Besonders in der Therapie finden wir häufig die Tendenz, bestimmte Bewegungs- oder Belastungsformen aufgrund einer speziellen Indikation grundsätzlich zu vermeiden, woraus sich langfristig immer auf irgend eine Art und Weise eine Unterforderung des Systems ergibt. Dies kann somit unter Bezug auf die Spezifität unserer verschiedenen Systeme und deren Dynamik in der Progression oder Degression ihrer Funktion nicht korrekt sein; es entwickeln sich aus der Vermeidung bzw. wohlgemeinten Schonung meist eben solche negativen Begleitstörungen wie durch die primäre Störung/Indikation. Hier muß ein „gesunder" Mittelweg zwischen Reizsetzung/Belastung und Schonung gefunden werden, denn für all unsere Systeme gilt: „was nicht gebraucht wird, verkümmert!" Dementsprechend sind bestimmte Hinweise für den Patienten auf die Ausführung von Bewegungen oder zur Lösung von Aufgaben zwar sicherlich kurzfristig angebracht, mittelfristig muß aber eine Wiederherstellung der normalen belastbaren Funktion angestrebt und auch bereits in der Therapie umgesetzt werden.

So ist beispielsweise die Bewegungsempfehlung/Schonhaltung von Wirbelsäulenpatienten in der Anfangsphase der Therapie sicher richtig, dennoch sollten diese sog. „rückengerechten" Übungen nach Verbesserung der Grundfunktionen im Fortschreiten der Therapie wieder weitgehend abgebaut werden (sofern es sich nicht um Kompensationstechniken handelt) und zu normalen Reizsetzungen übergegangen werden. Ansonsten würde zwar ein Defizit umgangen, aber es würde sich auch in Begleitfunktionen/Primärfunktionen ein neues Defizit entwickeln bzw. das alte stabil bleiben, was alleine auf der Schonung des Systems basiert. Als sogenannte „gerechte" Übungen sind daher all jene Übungsformen zu bezeichnen, die den Körper entsprechend seiner derzeitigen Situation optimal belasten und beanspruchen, woraus sich ergibt, daß eine Unterforderung/Schonung nicht den richtigen Weg angibt und ebenso problematisch sein kann wie eine Überforderung.

## 8.6.4 Trainingsprinzipien

Das Training in der Sporttherapie unterscheidet sich grundsätzlich nicht vom Training in anderen Bereichen, vielmehr sind sogar viele Parallelen zum Training der Leistungssportler zu ziehen. Dies gilt so auch fast uneingeschränkt für die Trainingsprinzipien, bei denen eine Orientierung an den individuellen Indikationen und Kontraindikationen erfolgen muß.

**!** Trainingsprinzipien sind allgemeingültige Bedingungen, die sich auf die Wirksamkeit von Trainingsreizen in bezug zu den jeweiligen Anpassungserscheinungen beziehen.

Diese Prinzipien sind im Rahmen der Sporttherapie so anzuwenden bzw. zu spezifizieren, daß sich der Heilungs- und Genesungsprozeß optimal gestalten läßt und sich ein maximaler Erfolg einstellt.

In Anlehnung an die Effektivität von Maßnahmen im Trainingsprozeß werden folgende Prinzipien des Trainings/der Reizsetzung unterschieden:

- Prinzipien, die eine Anpassung auslösen
- Prinzipien, die Anpassungserscheinungen aufrechterhalten
- Prinzipien, die eine Anpassung in spezifische Richtungen lenken

Neben diesen primär belastungsspezifisch orientierten Prinzipien sollten bei einer Therapieplanung und -durchführung auch *didaktische Prinzipien* wie Anschaulichkeit, Bewußtheit, Selbsttätigkeit, Vielseitigkeit, Planmäßigkeit und Ganzheitlichkeit zur Anwendung gelangen. Diese werden jedoch in anderen Abschnitten behandelt, weshalb wir uns an dieser Stelle ausschließlich auf die oben genannten belastungsspezifischen Prinzipien beschränken wollen:

- *Prinzipien, die eine Anpassung auslösen*
  Hierzu zählen das Prinzip des wirksamen Belastungsreizes, das Prinzip der progressiven Belastungssteigerung und das Prinzip der Variation der Trainingsbelastung.
  - Das *Prinzip des wirksamen Belastungsreizes* weist daraufhin, daß die jeweilig gesetzten Trainingsbelastungen eine bestimmte Schwelle überschreiten (Überschwellung) müssen, um entsprechende Adaptationen auslösen zu können (s. Abschnitt 8.5).
  - Beim *Prinzip der progressiven Belastungssteigerung* stehen grundsätzlich die Alternativen der allmählichen/ kontinuierlichen und sprunghaften Reizanpassung zur Verfügung. Bei der sprunghaften Anpassung handelt es sich um eine abrupte Steigerung der Trainings-

belastung, um den Organismus zu einer intensiven Anpassung zu bewegen. Dies ist so im therapeutischen Prozeß in der Regel kaum anwendbar, da die Belastungssteigerung nur langsam kontinuierlich vorgenommen werden kann, um der zunehmenden *Belastungstoleranz* des Organismus im fortschreitenden Genesungsprozeß zu entsprechen.
In der Sporttherapie kommt daher nahezu ausschließlich die progressive, allmähliche Belastungssteigerung zur Anwendung.
Sprunghafte Belastungssteigerungen sind meist sogar kontraindiziert.
- Das Prinzip der *Variation der Trainingsbelastung* deutet daraufhin, daß die Intensität und der Umfang von Belastungen nicht ständig auf einem identischen Niveau (z. B. maximal) ablaufen sollten, sondern ständig Variationen und Modifikationen vorgenommen werden müssen (Grosser et al. 1986).

• *Prinzipien, die Anpassungserscheinungen aufrechterhalten*
Hierzu zählen das Prinzip der optimalen Gestaltung von Belastung und Erholung, das Prinzip der Wiederholung und Kontinuität und das Prinzip der Periodisierung und Zyklisierung (Froböse & Fiehn 1998).
- Das *Prinzip der optimalen Gestaltung von Belastung und Erholung* weist daraufhin, daß nicht nur die eigentliche Belastung verantwortlich für den Erfolg des Trainings bzw. der Therapie ist, sondern die sich anschließende Erholung ebenso bedeutsam ist, um erst die eigentlichen Vorgänge der Superkompensation (anabole Phase) zum Tragen kommen zu lassen. Häufig bestimmt der Prozeß der sinnvoll in das Training mit eingeplanten Erholungsphasen den eigentlichen Zugewinn.
- Die Förderung der Anpassungserscheinungen ist nicht nur an eine einmalige Reizsetzung gebunden, sondern setzt eine mehrfache Wiederholung der Belastung voraus. Am ehesten werden langfristige Adaptationen erzielt, wenn kontinuierliche Reize den Organismus anregen. Dementsprechend definiert das *Prinzip der Wiederholung und Kontinuität*, daß umfassende Anpassungen erst nach häufiger Reizanwendung einen Effekt zeigen.
- Das *Prinzip der Periodisierung und Zyklisierung* ist ein Prinzip, das einen gesamten Trainingsprozeß in bestimmte Phasen mit unterschiedlichen Belastungssituationen einstuft. Dieses Prinzip findet besonders im Leistungssport Anwendung (z. B. Wettkampfphase – Trainingsphase – Regenerationsphase) und hat dementsprechend kaum eine Bedeutung in der Sporttherapie. Nur selten ergibt sich, daß Patienten über mehrere Monate bis hin zu Jahren in der Therapie sind, so daß kaum Veränderungen im Anpassungsprozeß vorgenommen werden können (s. aber Abschnitt 7), und dementsprechend dieses Prinzip nur von geringer Bedeutung ist.

• Prinzipien, die die Anpassung in spezifische Richtungen lenken
Zu ihnen zählen Prinzipien der Altersgemäßheit und Individualität, das Prinzip der zunehmenden Spezialisierung und das Prinzip der regulierenden Wechselwirkung einzelner Trainingsreize.
- Insbesondere die beiden letztgenannten Prinzipien entstammen dem Leistungssport (Grosser et al. 1986) und sind in ihrer Bedeutung für die Therapie in der Regel zu vernachlässigen. Denn dort finden wir kaum die Möglichkeit, spezielle Adaptationen (z. B. spezielle konditionelle Eigenschaften) zu entwickeln. Meist ist dies auch gar nicht angestrebt, da es ausschließlich um einen grundlegenden Aufbau aller motorischen

Grundeigenschaften geht. Ebenso ist es in der Rehabilitation weitaus weniger relevant, inwieweit sich bestimmte Trainingsinhalte hinsichtlich ihrer Effektivität gegenseitig beeinflussen, so daß auch das Prinzip der regulierenden Wechselwirkung in der Therapie eher vernachlässigt werden kann.

– Sehr viel bedeutsamer ist dagegen das *Prinzip der Altersgemäßheit und Individualität*, welches für die Therapie noch um den *Faktor Indikationsspezifität* ergänzt werden sollte. In ihm wird die Bedeutung dieser Faktoren für die Planung und Durchführung der therapeutischen Maßnahmen deutlich, um letztlich eine für den jeweiligen Patienten optimale Therapie gestalten und durchführen zu können. Allerdings setzt die Berücksichtigung dieses Prinzips umfassende Kenntnisse der *Belastungstoleranz* der Patienten voraus und ist daher speziell zu beachten. Dementsprechend sind die Belastungen spezifisch zu formulieren und anzuwenden.

### 8.6.5 Regeneration

> **!** Jede Leistungssteigerung beruht auf den gesetzmäßigen Wechselbeziehungen von Belastungs- und Erholungsphasen, einschließlich der *Regenerationsprozesse*.

Dies bedeutet, daß das gezielte Setzen von Belastungen im Sinne gesteigerter Anpassung grundsätzlich von Regenerationsprozessen und -zeiten abhängig ist, weshalb die gesamte Leistungssteigerung daran gebunden ist.

Bei einem mehrmals pro Woche durchgeführten Training müssen diese Prozesse der Regeneration somit auch im Rahmen der Therapie berücksichtigt werden. Im wesentlichen beeinflussen folgende Faktoren die Regeneration:

- die Belastungsart (aerob, anaerob, neuromuskulär etc.)
- die Dauer der Regeneration (laufende Regeneration, Schnell-Regeneration und vollständige Regeneration).

> **!** Die Größe der Ermüdung und damit die benötigte Zeit für die Regeneration ist von der Gesamtbelastung des Trainings, von den Inhalten, den Umfängen und Intensitäten abhängig.

Dies berücksichtigend sind die Empfehlungen für optimale Regenerationszeiten sehr variabel und richten sich in der Therapie primär nach den individuellen Bedingungen der Patienten. Dennoch können einige allgemeine Hinweise zur Dauer von Regenerationsprozessen gegeben werden, die in Tab 8.1 nachzulesen sind.

Speziell die Regeneration ist in der Therapie ein bisher fast vollständig vernachlässigter Bereich, besonders wenn man die fast täglichen Belastungssituationen in der stationären oder auch ambulanten Rehabilitation einbezieht. Da bei Patienten aber meist aufgrund ihrer Beeinträchtigung von einem *erhöhten Regenerationsbedarf* und auch *verlängerten Regenerationszeiten* ausgegangen werden kann, sollte dieser Aspekt vermehrt im Rahmen der sporttherapeutischen Leistungs- und Trainingssteuerung Berücksichtigung finden. Dementsprechend gilt es, die Zusammenhänge von Anpassungserscheinungen der unterschiedlichen Organ- und Stoffwechselsysteme zu kennen.

**Tab. 8.1** Regenerationsprozesse und -zeiten bei verschiedenen Trainingsbelastungen (Froböse/Fiehn 1998, 17; Keul 1978, Kindermann 1978, Martin 1980, Grosser et al. 1986)

| Regenerationsprozesse | mit aerober Energiebereitstellung (Schwimmen, Laufen, Rad) | mit gemischt aerob-anaerober Energiebereitstellung (Laufen u.a) | mit aerob-alaktaziter u. laktaziter Energiebereitstellung | mit anaboler Wirkung (Maximalkraft) | mit Wirkung auf das neuromuskuläre System (Koordinationstraining) |
|---|---|---|---|---|---|
| laufende Regeneration | bei einer Intensität von 60–70% findet laufende Regeneration statt | | | | bei kurzen Belastungen nach der Wiederholungsmethode mit großen Pausen |
| Schnell-Regeneration (sehr unvollständig) | | nach ca. $1^1/_2$–2 Std. | | nach ca. 2–3 Stunden | |
| 90–95%ige Regeneration (unvollständig mit guter Leistungsfähigkeit | bei einer Intensität von 75–90% nach ca. 12 Std. | nach ca. 12 Std. | nach ca. 12–18 Std. | nach ca. 18 Std. | nach ca. 18 Std. |
| vollständige Regeneration des Gleichgewichts der Stoffwechselprozesse (erhöhte Leistungsfähigkeit) | bei einer Intensität von 75–90% nach ca. 24–36 Std. | nach 24–28 Std. | nach 48–72 Std. | nach 72–84 Std. | nach 72 Std. |

## 8.7 Vorgehensweise in der Sporttherapie

In Anlehnung an die bisher beschriebenen Grundlagen, ist ein Training in der Sporttherapie grundsätzlich in vier aufeinander aufbauende Abschnitte zu untergliedern, wobei wir uns im wesentlichen auf die Steuerung der Anpassung an die motorischen Systeme beziehen wollen, obgleich die anderen Systeme in ihrer Bedeutung als gleichwertig anzusehen sind.

- **Phase 1: (allgemeine) Mobilisierung/ Mobilisation**
  Ziel dieses ersten Abschnittes ist die Vorbereitung des Organismus auf die folgenden Trainingsabschnitte mit der Verbesserung von Wahrnehmungsprozessen, Beweglichkeit, Muskelkraft und Innervation/Koordination sowie eine erste Anpassung des Herz-Kreislaufsystems. Ergänzend hierzu sollen die Bereitschaft und Motivation der Patienten gefördert werden.
- **Phase 2: Defizitbehebung**
  In diesem Abschnitt werden gezielt die vorliegenden Defizite angegangen, um den Organismus insgesamt auf ein höhe-

res Leistungsniveau zu setzen. Aufbauend auf die erste Phase werden besonders die Beweglichkeit, die lokale Muskelkraft, die allgemeine aerobe Ausdauer, die Koordination und die Wahrnehmung gefördert.

- **Phase 3: Funktionsschulung**
  Im Rahmen der Funktionsschulung werden weitere, noch bestehende Defizite abgebaut und eine Fortsetzung des Ausdauer-, Beweglichkeits-, Koordinations- und Reaktionstrainings unternommen. Dadurch sollen Bewegungsabläufe und Handlungen insgesamt ökonomisiert und optimiert und spezielle neue/alte Bewegungsmuster geschult werden.
- **Phase 4: Belastungstraining**
  Ziele dieses Abschnittes sind die Umsetzung der erlernten/trainierten Grundeigenschaften in spezifischen Fähigkeiten und Fertigkeiten sowie eine Schulung vielfältiger Bewegungsanforderungen und die Entwicklung einer individuellen Handlungskompetenz.

Bei einem derart gestalteten Trainingsprozeß mit spezifischen Schwerpunkten werden sowohl die Defizite der Patienten behoben und/oder deren Ressourcen gefördert, wobei allerdings neben den rein motorischen Komponenten immer auch die psychosozialen Faktoren in den sporttherapeutischen Prozeß einfließen müssen.

## Literatur

Borg, G., Noble, B. (1974): The perception of physical exertions. In: Wilmore, J. (Hrsg.): Exercise and sport science rewiew. New York: Academic Press

Froböse, I., Fiehn, R. (1998): Das Training in der Therapie – Grundlagen. In: Froböse, I., Nellessen, G. (Hrsg.): Training in der Therapie. Wiesbaden: Ullstein Medical 11–20

Froböse, I., Geist, A. (1990): Methoden zur Verbesserung der energetisch-konditionellen Fähigkeiten. In: Der Bundesminister für Arbeit und Sozialordnung (Hrsg.): Bewegung, Spiel und Sport mit Behinderten und von Behinderung Bedrohten. Indikationskatalog und Methodenmanual. Forschungsbericht. Bd.3. Bonn 98–126

Froböse, I., Nellessen, G. (Hrsg.) (1998): Training in der Therapie. Wiesbaden: Ullstein Medical

Grosser, M., Brüggemann, G.-P., Zintl, F. (1986): Leistungssteuerung in Training und Wettkampf. München: BLV

Hollmann, W., Hettinger, Th.(1990): Sportmedizin – Arbeits- und Trainingsgrundlagen. Stuttgart, New York: Schattauer

Nellessen, G., Froböse, I. (1998): Die Bedeutung der Mehrdimensionalität in der Therapie. In: Froböse, I., Nellessen, G. (Hrsg.): Training in der Therapie. Wiesbaden: Ullstein Medical 2–8

Röthig, P. (Red.) (1983): Sportwissenschaftliches Lexikon. Schorndorf: Hofmann

# 9 Kommunikation/Gesprächsführung

R. Rauscher

**Gliederung**

- Erkenntnistheoretischer Prolog
- Kommunikation – was ist das?
- Kommunikation in der Sporttherapie
- Gesprächsführung in der Sporttherapie
- Gesprächsführungs-Intentionen
- Klientenzentrierte Gesprächsführung

**Lernziele**

- Kennenlernen des Begriffs Kommunikation
- Sensibilisierung für die Bezugsebene der Kommunikation
- Kennenlernen einer kommunikativen, am gemeinsamen Verstehen orientierten, therapeutischen Grundhaltung und Sensibilisierung für diese
- Kennenlernen verschiedener in der Sporttherapie relevanter Gesprächsführungs-Intentionen vor dem Hintergrund einer therapeutischen Grundhaltung
- Kennenlernen einer klientenzentrierten Gesprächsführung und Sensibilisierung für diese

## 9.1 Erkenntnistheoretischer Prolog

„*Man kann nur das verstehen, was man selber zur Sprache bringt*" (Kükelhaus 1984/85).

Dieses gewichtige Wort von Kükelhaus (1984/85) markiert die seelische und geistige Tatsache, daß eine jede Erfahrung mir selbst erst dann zur Verfügung steht, wenn ich ihr eine *Form* geben kann. Nicht das unmittelbare Empfinden und Erleben macht das Verstehen aus, sondern die Fähigkeit, aus einem gewissen Abstand-Nehmen heraus, aus einem Nicht-Nur-Betroffen-Sein, dem Empfundenen und Erlebten eine *Kontur* zu geben. Diese Kontur ermöglicht es mir, mit wachem Bewußtsein das so Erfahrene anzusehen und handzuhaben.

Unsere Konturierungsmöglichkeiten bestehen – in Verbindung mit ausdrückendem, mit gestaltendem Tun, in dem sich ja auch schon vieles, oftmals unbewußt, *ausspricht* – vor allem aus ich-bewußtem *Denken* und *Sprechen*. Unsere sprachlichen Möglichkeiten reichen von verdichteter, komplexer und integrierender Bild- und Wortsprache bis zur auflösenden, differenzierenden, abgrenzenden und analysierenden Begriffsbildung. Das ganze Spektrum zwischen diesen Ausdrucksmöglichkeiten steht uns im Prinzip zur Verfügung, wird aber oft – wo es anders sein könnte – nur einseitig oder kümmerlich genutzt. Kükelhaus meint mit dem Zur-Sprache-Bringen kein bequemes, unbewußt-willkürliches Nach-Sprechen, sondern einen aus einem innerlich wachen Bemühen aktiv hervorgebrachten Gedanken- und Wortbildungsprozeß.

In diesem Sinne klingt im *Zur-Sprache-Bringen* das bekanntere *Zur-Welt-Bringen* an.

> **!** Wirkliches Verstehen vollzieht sich immer über einen formgebenden Prozeß vom nur empfundenen, tendenziell unbewußten Erleben über das ausdrückende Gestalten und Erfahren zum aktiv und kreativ Gedachten und Gesprochenen. *Ein solcher Prozeß ist stets mit einer zunehmenden Sinnerfahrung verbunden.*

Diese psychologische und geistige Tatsache finden wir sehr schön im dem griechischen Wort *logos* repräsentiert. *Logos* bedeutet gleichermaßen *„gesprochenes Wort, Rede"* und *„umfassender Geist, Sinn"* (Wörterb. d. Antike 1966).

## 9.2 Kommunikation – was ist das?

Unter Kommunikation wird im allgemeinen Sprachgebrauch *jedwede Form des Sich-Mitteilens in zwischenmenschlichen Situationen* verstanden. Damit sind nicht nur die gesprochenen Worte gemeint, sondern auch sogenannte paralinguistische Aspekte (Tonfall, Sprachmodulation, Sprachgeschwindigkeit, Pausen, Lachen) und körpersprachliche Ausdrucksformen (Mimik, Gestik, Körperhaltung, körperliches Handeln).

Zusätzlich zum allgemeinen Sprachgebrauch kommt dem Wort *Kommunikation* aber auch noch eine tiefere Bedeutung zu. Diese vertiefte Bedeutung – wir können auch von der *Idee der Kommunikation* sprechen – spielt eine Rolle, wenn wir eine professionelle – sprich: therapeutische – Kommunikationsform ins Auge fassen. Dem können wir uns vom lateinischen Wortsinn her nähern:

*communicatio* wird übersetzt mit den deutschen Begriffen *„Gemeinsamkeit, Zusammenhang"* und *„Mitteilung"*. Kommunikation meint demnach: gemeinsame Mitteilung, etwas freier: ein gemeinsames Suchen nach Zusammenhängen. In der altlateinischen Rhetorik-Tradition bedeutete *communicatio* sogar ein *„Zu-Rate-Ziehen der Zuhörer"* (Langenscheidts TWB 1969).

> **!** Im Sinne dieser Übersetzungen und des Prologes können wir Kommunikation auffassen als ein *Suchen und Bemühen um gemeinsames Verstehen von Zusammenhängen auf der Grundlage des Sich-Mitteilens und des sich gegenseitig Zu-Rate-Ziehens.* Dabei kommt dem Gespräch naturgemäß eine außerordentlich wichtige Rolle zu.

Der Kommunikationsforscher Watzlawick (1969) faßt die Grundeigenschaften der menschlichen Kommunikation in fünf Axiomen zusammen, von denen im folgenden nur die ersten beiden hervorgehoben seien:

- Kein Mensch kann in zwischenmenschlichen Situationen *nicht* kommunizieren. Jedes Verhalten – auch Schweigen, Unsinn machen oder reden, Absonderung und Reglosigkeit – hat Mitteilungscharakter.
- Jede sprachliche Kommunikation hat eine *Inhalts- oder Sachebene*, auf der der sachliche Inhalt mitgeteilt wird und gleichzeitig eine *Bezugs- oder Botschaftsebene*, auf der mitgeteilt wird, wie dieser Inhalt gemeint ist, in welcher Beziehung der Sprecher zu dem Inhalt und zu dem Empfänger der Mitteilung steht.

Die Inhaltsebene, so Watzlawick, bietet kaum Gelegenheit für Mißverständnisse, insofern eine gemeinsame Sprache und ein kognitives Erfassen des Gesprochenen vorliegen. Mißverständnisse zwischen den Menschen – und damit: Kommunikationsstörungen – entstehen auf der Bezugsebene.

**!** Kommunikation hat eine Inhalts- bzw. Sachebene und eine Bezugs- oder Botschaftsebene. Die Botschaftsebene bietet mehr Möglichkeiten für Mißverständnisse.

Schulz von Thun (1981) differenziert die Bezugsebene, indem er betont, daß diese im allgemeinen aus einem *Selbstoffenbarungs-*, einem *Appell-* und einem *Beziehungsaspekt* besteht.

Beispiel: „Ich habe mein Sportzeug nicht mit“.

- möglicher Selbstoffenbarungsaspekt: Ich habe keine Lust auf den Sportunericht.
- möglicher Appellaspekt: Laß es gut sein, und laß mich nur zusehen.
- möglicher Beziehungsaspekt: Ich finde dich interessant und bin gespannt.

Schulz von Thun (1989) beschreibt im weiteren, daß es Menschen gibt, die in ihren Mitteilungen auf der Bezugs- oder Botschaftsebene vor allem Selbstoffenbarungsaspekte transportieren, andere tragen vor allen Dingen Appellaspekte an die Mitmenschen heran und wieder andere betonen schwerpunktmäßig in ihrer Kommunikation den Beziehungsaspekt. Es bestehen also bereits hinsichtlich der Struktur der Botschaftsebene gewohnheitsmäßige Unterschiede unter uns. Darüber hinaus bilden wir inhaltlich Selbstoffenbarungs-, Appell- und Beziehungsbotschafts-Gewohnheiten aus, die einen Großteil unserer (auch sachlichen) Mitteilungen begleiten.

Aus dem Gesamt solcher Gewohnheiten bilden sich spezifische und auf die Persönlichkeit weisende *Gesprächshaltungen*, die sowohl aufgrund des „Heraushörens“ als auch aufgrund des Mitteilens von bestimmten Botschaften entstehen.

Schulz von Thun (1989) macht – ohne Anspruch auf Vollständigkeit zu erheben, jedoch sehr umfassend – auf acht verschiedene *Gesprächsstile* aufmerksam und diskutiert diese hinsichtlich ihrer verdeckten Motive auf der Botschaftsebene, hinsichtlich ihrer jeweiligen die Kommunikation fördernden Eigenschaften und auch hinsichtlich der jeweiligen Gefahren, bestimmte, sozusagen zum Gesprächsstil gehörende, Kommunikationsstörungen zu produzieren.

## 9.3 Kommunikation in der Sporttherapie

*„Sporttherapie ist eine bewegungstherapeutische Maßnahme, die mit geeigneten Mitteln des Sports gestörte körperliche,* ***psychische und soziale Funktionen*** *kompensiert, regeneriert, Sekundärschäden vorbeugt und gesundheitlich orientiertes Verhalten fördert.*

*Sie beruht auf biologischen Gesetzmäßigkeiten, bezieht besonders* ***Elemente pädagogischer, psychologischer und soziotherapeutischer Verfahren*** *ein und versucht, eine überdauernde Gesundheitskompetenz zu erzielen. Sporttherapie zeichnet sich hierbei besonders durch medizinische, trainingswissenschaftliche sowie* ***pädagogische Vorgehensweisen*** *aus. Diese sind wesentliche Voraussetzungen zur Durchführung von* ***Gruppentherapien*** *und zur Erreichung langfristiger* ***Verhaltensänderungen*** *[...]“* (Hervorhebungen vom Verfasser)

In dieser Definition des Deutschen Verbandes für Gesundheitssport und Sporttherapie (1990/1997) werden Blickwinkel und

Vorgehensweisen genannt, die ganz wesentlich die kommunikative Bedeutung der Sporttherapie betonen.

Die besondere Einbeziehung pädagogischer, psychologischer und soziotherapeutischer Elemente sowie die Möglichkeit des gruppentherapeutischen *Settings* sind nur durch eine ausreichende Bereitstellung und Verwirklichung von Kommunikationsformen möglich, die gegenseitiges Verstehen und die Reflexion von Entwicklung fördern.

Verhalten basiert auf Einstellungen, d. h. auf inneren Normen und Werten, die erst zu mehr oder weniger bewußten Erlebens- und Verhaltensgewohnheiten führen. Eine dauerhafte Verhaltensänderung innerhalb eines freiwilligen und mündigen Therapieprozesses kann nur durch eine Einstellungsänderung des Patienten zustande kommen. Das bedeutet aber, daß beide, Therapeut und Patient, erst einmal Kontakt und damit Einsicht in die Einstellungswelt des Patienten bekommen müssen. Auf dieser Grundlage können dann – mehr oder weniger gemeinsam – Wege gesucht werden, Einstellungen zu überprüfen, neue Erfahrungen aufgrund probeweise geänderter Einstellungen zu machen und gegebenenfalls auf bleibende Verhaltensänderungen hinzuwirken.

*Damit weist die oben angeführte Definition auf die Notwendigkeit des Erwerbs professioneller kommunikativer Fähigkeiten seitens des Sporttherapeuten.*

Aus der vorstehenden Diskussion lassen sich für den Sporttherapeuten folgende Kommunikationsfähigkeiten benennen:

- *Fähigkeit zur Selbstwahrnehmung:* erhöhte Sensibilität für die eigenen gewohnheitsmäßigen Erwartungen, Mitteilungen und Reaktionen auf der Bezugs- oder Botschaftsebene innerhalb der beruflichen Begegnung mit den Patienten (Voraussetzungen: Selbstreflexionsfähigkeit, Selbsterfahrung)
- *Fähigkeit zur Personenwahrnehmung:* erhöhte Sensibilität für Mitteilungen der Patienten auf der Botschaftsebene vor dem Hintergrund ihres Krankheitsgeschehens und der beruflichen Begegnung mit ihnen (Voraussetzungen: Interesse, Kenntnisse und Sensibilität für innere Handlungs- und Lebensmotive, für psychosoziale Identitätsentwicklungsthemen, für bewußte und unbewußte Konflikte, Ängste und Wünsche sowie für deren Vermeidung oder Kompensation)
- *Fähigkeit zur Gruppenwahrnehmung:* erhöhte Sensibilität für gruppendynamische Mitteilungen einzelner, mehrerer oder aller Patienten einer Gruppe vor dem Hintergrund des Krankheitsgeschehens und der therapeutischen Zielsetzung (Voraussetzung: Interesse, Kenntnisse und Sensibilität für gruppendynamische Prozesse und ihre Leistung: Aufbau einer Gruppe, Phasen des gruppendynamischen Verlaufs und Umgang damit, Gestaltungsthemen einer Gruppe, Rollen innerhalb einer Gruppe, Bedeutung der eigenen leitenden Rolle, Konfliktmanagement)
- *Fähigkeit zu kommunikativer Handlungsfähigkeit:* Auf der Grundlage von Selbstwahrnehmung und Person- bzw. Gruppenwahrnehmung – d.h. auch auf der Grundlage des implizierten und geschmeidigen Erkennens und Reflektierens von Selbstoffenbarungs-, Appell- und Beziehungsbotschafts-Strukturen – sollen Gesprächs- und Handlungsangebote erfolgen, die es dem Patienten ermöglichen, sich auf den therapeutischen Prozeß einzulassen und diesen selbst zunehmend mit eigener Aktivität und Kreativität, mit Selbstwahrnehmung und Selbsterforschung zu durchsetzen.

Im einzelnen ergeben sich innerhalb eines sporttherapeutischen Prozesses für die Kommunikation folgende, aufeinander aufbauende Ziele:

- Herstellen einer Verbindung und Vertrauen schaffenden therapeutischen Beziehung
- Entwicklung einer gemeinsamen Arbeitshaltung, in der die fachkompetente Führung sowie die Wahrnehmung des Sporttherapeuten dialogisch neben der Selbstwahrnehmung und Selbsterforschung des Patienten stehen. Das heißt auf der Gesprächsebene letztendlich:
- Austausch über innere und äußere Zusammenhänge der Krankheit, über ihre Konsequenzen und über mögliche Veränderungen von inneren und äußeren Zusammenhängen – dies selbstverständlich im Rahmen des institutionellen Arbeitsauftrages und im Rahmen der Möglichkeiten des Patienten.

Insgesamt haben wir damit eine kommunikative bzw. eine an der Kommunikation orientierte therapeutische Grundhaltung skizziert.

**!** Kommunikationsfähigkeiten des Sporttherapeuten beziehen sich auf Selbst-, Personen- und Gruppenwahrnehmung sowie auf den Aufbau kommunikativer Handlungszusammenhänge mit den Zielen: Aufbau einer ausreichend vertrauensvollen Beziehung, Entwicklung einer gemeinsamen Arbeitshaltung und Austausch über Zusammenhänge zur Krankheit und zur Therapie.

Diese für den sporttherapeutischen Prozeß entscheidende Grundhaltung stellt das gemeinsame Verstehen bzw. das Bemühen um gemeinsames Verstehen vor jedes Urteil und im Prinzip auch vor jedes Handeln. Neben eine naturwissenschaftlich, medizinisch und trainingswissenschaftlich begründete und zielgerichtete Therapieverlaufserwartung und Planung muß eine Haltung treten, die Raum dafür läßt, zu erfahren „von *wo* der Patient kommt", mit welchen inneren Anliegen und Möglichkeiten er die Therapie ergreift und wie seine persönliche „(Er-)Füllung" der wissenschaftlich begründeten Therapievorlage aussehen kann. Eine Erfahrung aus der Therapiepraxis, die wir immer wieder – gerade auch im orthopädischen Kontext – in der Ausbildung zur Sporttherapie reflektieren, lautet:

*Es gibt nicht wirklich die richtige Bewegung, die Haltung (auch nicht: die richtige seelische Haltung). Aber es gibt die persönliche, einzigartige und individuelle „Füllung" einer an sich richtigen Bewegungs- oder Haltungsidee.*

Nur in einem Raum des gemeinsamen Verstehen-Wollens kann sich solch persönliche „Füllung" entwickeln.

„Im-Kontakt-Sein" heißt, solch persönliche Füllung zu berühren, z.B. innerhalb einer direkt-handanlegenden Bewegungsführung oder einer verbalen Bewegungsanleitung oder auch innerhalb eines Gruppengesprächs nach intensiver Körper-(Erfahrungs-)Arbeit.

## 9.4 Gesprächsführung in der Sporttherapie

Aus dem Prolog und den vorstehenden Ausführungen wird deutlich, daß eine bewußte Gesprächsführung auch in der Sporttherapie wesentlicher Bestandteil eines therapeutischen Prozesses ist.

### 9.4.1 Gesprächsführungs-Intentionen

In einem sporttherapeutischen Prozeß entstehen verschiedene Gesprächsanlässe.

Je nach Gesprächsanlaß ergeben sich für den Sporttherapeuten bestimmte Gesprächsführungs-Intentionen, um auch innerhalb der verschiedenen Anlässe die Möglichkeit zu haben, in einen kommunikativ-therapeutischen Kontakt zum Patienten zu treten.

Die folgenden Gesprächsführungs-Intentionen können verstanden werden vor dem Hintergrund von länger andauernden, in sich gleichbleibenden Gesprächsanlässen oder vor dem Hintergrund von verschiedenen, miteinander wechselnden Gesprächsanlässen innerhalb eines Gesprächs.

- **Beratendes Gespräch**
  Ein beratendes Gespräch in der Sporttherapie sollte dadurch entstehen, daß ein Patient einen Rat sucht. Ein guter Ratgeber braucht die Fähigkeit, im Vorfeld der Beratung und während der Gesprächssituation zu erkennen, ob ein Rat wirklich gewünscht wird, in welcher Richtung ein Rat Sinn macht und wie weit ein Rat gehen soll, damit er noch vom Ratsuchenden akzeptiert werden kann (therapeutische Grundhaltung). Nur so kann vermieden werden, daß der Rat z.B. aus der Hilflosigkeit des Beraters entspringt und auf der Bezugsebene eher dazu dient, einen Abstand zum Patienten und eine Beendigung der Begegnung zu schaffen – so würde der Rat zum Ratschlag werden.
  Rat geben bedeutet daher *zu horchen auf den Ratsuchenden* – das altgermanische Wort *Rath* bezeichnete sinngemäß ein Suchen und Horchen auf das, was wichtig ist, was die Not wendet (J. u. W. Grimm 1984).
  Außerdem bedeutet Rat geben, nicht darauf zu bestehen, daß ein Rat befolgt wird. Der Ratgeber beläßt dem Ratsuchenden seine Freiheit.
- **Erklärendes Gespräch**
  In einer Erklärung sollte etwas *klarer* werden. Das bedeutet als Voraussetzung beim Erklärenden, daß ihm auch wirklich die zu erklärende Sache klarer ist und daß er sich in der Lage sieht, diese Klarheit dem Zuhörenden auch darstellen zu können. Das sind beides Voraussetzungen, die nicht immer bei Erklärungen vorliegen. Auch hier kann es geschehen, daß Erklärungen vorgebracht werden, um Unklarheiten oder Hilflosigkeiten zu überspielen oder um den Patienten in eine kontrollierbare Distanz zu bringen. Gemeinsames Verstehen findet dann nicht statt. Eine Erklärung geben bedeutet im Kontext unserer Ausführungen – wie beim Rat – andauerndes Hinhorchen und Hinspüren, ob wirklich Erklärung gewünscht wird, ob wirklich etwas klarer wird und wie weit die Erklärung Sinn macht und aufgenommen werden kann.
- **Urteilendes Gespräch**
  In einer urteilenden Gesprächssituation sollte klar sein, daß es aus psychologischer Sicht immer um *Wertung* geht, im Prinzip um Auf- oder Abwertung. Hinsichtlich der Äußerung von Beurteilungen, gerade auch in diagnostischen Zusammenhängen, geht es auf unbewußter Botschaftsebene, aus Sicht des Patienten, meist um Abwertungen, um Entwertung. Dies ist vielfach nicht zu vermeiden, noch ist das Gegenteil, also das Ausschließen von entwertendem Urteil oder das aufwertende Urteil im Prinzip richtiger oder angebrachter. Eine ehrliche und manchmal mahnend-warnende Beurteilung kann durchaus wichtig sein, auch und manchmal gerade, wenn sie mit einer gewissen Entwertung des z.B. nicht realen Selbstbildes des Patienten einhergeht. Doch worauf ist zu achten?
  Ein Urteil ist nur, wie dem Wortsinn selbst zu entnehmen ist, ein Teil vom Ganzen und Umfassenden. Ein menschliches Urteil erfaßt immer nur einen Teil des Wesentlichen, um so mehr, wenn es um

das Beurteilen von Menschen geht. Dessen kann ich als Urteiler eingedenk sein. Mein Urteil wird dann weniger stark wertend ausfallen, und es wird sozusagen noch etwas übrig bleiben in unserer Beziehung, was nicht meinem Urteil allein unterliegt. Mein Urteil kann also klar ausfallen und doch eine Beziehung schaffende Relativität enthalten. Nur wenn der Patient sich noch wertgeschätzt und akzeptiert fühlt, wird er mit dem Urteil etwas anfangen, es prüfen und es vielleicht selbst akzeptieren, um von hier aus zu Veränderungen aufzubrechen.
Wiederum erscheint für den Beurteiler die Fähigkeit bedeutsam, vor- und mitzufühlen, in welcher Form und bis wohin ein Urteil therapeutisch nützlich ist.

- **Beschreibendes Gespräch**
  Eine beschreibende Gesprächssituation wird dann notwendig, wenn eine Erfahrung, eine Situation, ein Verhalten in seinem unmittelbaren *Ausdruck* und ohne die üblichen mittransportierten Wertungen dargestellt werden soll. Das kann z. B. im Teamgespräch während einer Patientenexploration wichtig sein. Wenn die Exploration ein möglichst umfassendes und wahrhaftiges Bild vom Patienten ergeben soll, muß sie auf möglichst vielseitigen Beschreibungen (oder wenigstens auf gut reflektierten Vor-Urteilen) beruhen.
  In der *Qualitativen Bewegungsbeobachtung* kommt es vor allen Dingen darauf an, den Ausdruck von Körperhaltungen und Bewegungen aufzufassen und gegebenenfalls zu beschreiben, ohne daß dieser Ausdruck gleich interpretiert und mitbewertet wird. Solch ein nicht wertendes Beschreiben von Ausdrucksqualitäten in der Haltung, in der Bewegung und im Verhalten ist eine Kunst und muß vor dem Hintergrund der Reflexion der eigenen Werte-Muster intensiv geübt werden. Gelingt es aber, auch in direktem Patientenkontakt, diesem selbst einzelne, für die Therapie wichtige Aspekte auf diese Weise zu beschreiben, so erhält er einen *Spiegel* durch den Therapeuten, der nicht durch Wertungen getrübt und der gerade deswegen vielleicht Ausgangspunkt weiterer Selbstreflexion und Veränderung sein kann.
- **Anleitend-informierendes Gespräch**
  Informationen und vor allem Bewegungsanleitungen sollten:
  – sachlich und möglichst einfach – *aber auch* genau und umfassend
  – klar und deutlich – *aber auch* in der Stimmung der Situation angemessen

  sein. Das bedeutet wiederum, daß der Sporttherapeut selbst bei Bewegungsanleitungen die Fähigkeit gebrauchen kann, in einen kommunikativ-verstehenden Kontakt einzutreten, um mitzuempfinden, *wie* einfach oder *wie* genau und umfassend, *wie* sachlich und deutlich oder *wie* stimmungsangemessen seine Anleitung sein muß.
- **Verstehendes Gespräch**
  Das verstehende Gespräch entspricht dem sog. *klientenzentrierten* Gespräch. Hier geht es ausschließlich darum, mit den gerade relevanten Einstellungen des Patienten in Kontakt zu kommen, sie zu verstehen. Die Folge solchen ausschließlichen Verstehen-Wollens ist immer die Vertiefung des Kontaktes und kann zu einer sich allmählich verstärkenden Selbstexploration des Patienten führen (vgl. Kap. 9.4.2).

> **!** Die Gesprächsführung ist ein wesentlicher Bestandteil eines therapeutischen Prozesses. Unterschieden werden hierbei für die Sporttherapie beratende, erklärende, urteilende, beschreibende, anleitend-informierende und verstehende Gesprächsintensionen.

Die Diskussion der verschiedenen Gesprächsintentionen zeigt deutlich, daß der klientenzentrierten Gesprächsführung eine gewisse Schlüsselrolle zukommt. Wenn der Sporttherapeut in einem kommunikativen therapeutischen Kontakt mit dem Patienten bleiben will, muß er – auch in der Beratung, in der Erklärung, in der Beurteilung, in der Beschreibung und selbst in der Anleitung – von einer klientenzentrierten Haltung ausgehen und immer wieder auf sie zurückkommen.

### 9.4.2 Klientenzentrierte Gesprächsführung

Die klientenzentrierte Gesprächsführung ist untrennbar mit dem Namen Carl R. Rogers verbunden. Ganz im Sinne der humanistischen Psychologie geht Rogers (1977) davon aus, daß es ein Potential im Menschen gibt – in der humanistischen Psychologie das *Selbst* genannt, Rogers spricht von der *Aktualisierungstendenz* in jedem Menschen – das sich ins Leben hinein verwirklichen möchte *(Selbstverwirklichung)* und das die Kräfte und Richtungen bereits enthält, die jeder Mensch zur Bewältigung seiner Krisen und Entwicklungsaufgaben benötigt. Diesem Potential zur Wirkung zu verhelfen ist die Idee von Rogers, bzw. dies ist die Idee der klientenzentrierten Haltung.

Es geht also auch hier um eine grundsätzliche Gesprächs-Haltung, durch die ein Raum geschaffen wird, in dem es einem Patienten möglich wird, *ein eigenes Verstehen und eigene Lösungen zu finden.*

Das Mittel zur Hilfeleistung besteht vor allem darin, ein *gutes Klima* mit dem Patienten und um den Patienten herum zu schaffen, in dem er die Möglichkeiten findet oder wiederfindet, sich selbst aufzufassen, wie er gerade ist, um dadurch im Gespräch eigene Antworten auf anstehende Fragen und Probleme zu finden.

Dieses Schaffen eines guten Klimas ist nicht als eine trickhafte Absicht zu verstehen und zu verwirklichen, sondern kann, wenn es wirklich heilsam sein soll, nur aus einem authentischen, miterlebenden Wollen des Therapeuten entstehen.

Der Schwerpunkt der Aktivität im Gespräch liegt dabei oft beim Patienten selbst. Der Therapeut versucht vor allen Dingen zu verstehen, was der Patient sagt, wie er das meint, was er sagt, und mit welcher gefühlsmäßigen Bedeutung es einhergeht. Das setzt ein wirkliches Hinhören und Hinschauen auf seiten des Therapeuten voraus, verbunden mit einem wirklichen Interesse an dem Befinden des anderen und einen weitgehenden Verzicht auf unmittelbare Wertungen und auf die Bestätigung der sich einstellenden eigenen therapeutischen Lösungsideen.

Im Gespräch ist ein solches Zuhören immer ein eindringliches Erlebnis für den, der spricht. Er spürt, daß das Bedeutung hat, was sich in ihm regt und sich im Worte ausdrücken will (im Sinne des Prologs: was sich ihm schließlich zum Verständnis bringen will!).

Das bewirkt in der Folge solcher Erfahrungen, daß der Patient den Mut faßt, bei sich selbst nach weiteren Fragen, Zusammenhängen und Antworten zu suchen. So kann ein Prozeß der zunehmenden Selbsterforschung entstehen, den Rogers (1972) *Selbstexploration* nennt.

Solch ein Prozeß der Selbsterforschung ist grundsätzlich und unbedingt zur Verwirklichung einer Therapieintention erforderlich, die einen höheren Bewußtseinsgrad und mehr selbstbestimmte innere Freiheit auf seiten des Patienten im Auge hat.

Wie bereits erwähnt, zielen wir in der Sporttherapie auf Selbstexploration, vor allem wenn es darum geht, durch Körpererfahrungs-, Entspannungs- oder Leistungserfahrungs-Übungen und -spiele den Kontakt zum eigenen Körper herzustellen, evtl. zu entzerren und bewußtseinsnah zu verstärken. Selbstexploration spielt auch eine große Rolle, wenn wir versuchen, durch Partner- und Gruppenarbeit therapierelevante Themen zu gestalten und wenn dieses von den Patienten als solches auch erfaßt werden soll.

> **!** Der *klientenzentrierten Gesprächsführung* kommt eine Schlüsserolle zu. Sie ermöglicht dem Patienten die *Selbstexploration* als wichtige Grundlage der Verwirklichung eines mündigen Therapieprozesses.

Rogers langjähriges Bemühen um erlernbare Erfassung und um wissenschaftliche Verifizierung einer klientenzentrierten Gesprächshaltung gipfelt in der Erkenntnis, Operationalisierung und Beschreibung von drei ineinander greifenden und voneinander abhängigen Merkmalen der Klientenzentrierung (vgl. Rogers 1972/1977): *Kongruenz, Akzeptanz und Empathie.*

## Kongruenz (Echtheit, Wahrhaftigkeit)

Der Therapeut muß – im Verhältnis zum Patienten – „echt“ sein. Er darf keine Worte, Gebärden oder andere Ausdrucksformen zeigen, denen kein oder ein anderer Gefühlshintergrund entspricht. Er darf nicht auf paradoxe Weise kommunizieren. Er darf keine Freundlichkeit vortäuschen, keine Hilflosigkeiten überspielen, keine Maske tragen. Er muß für den Patienten transparent sein. Im Patient darf nicht das Gefühl entstehen, der Therapeut führe etwas im Schilde, will ihn irgendwohin lenken oder glaube, etwas zu wissen, das der Patient nicht weiß.

Das bedeutet aber auf der anderen Seite wiederum nicht, daß der Therapeut die ganze Palette seiner eigenen Gefühle für den Patienten erkennbar machen müsse. Das wäre oftmals eine unheilvolle Offenherzigkeit. *Echtheit bedeutet nicht: das Herz auf der Zunge haben.*

Vielmehr geht es darum, daß zwischen den Empfindungen und wirklichen Gefühlen des Therapeuten und seinen Äußerungen und seinem Verhalten kein Widerspruch besteht. Sie sollen kongruent sein. Das bedeutet, daß der Therapeut sich während des Kontaktes in die Lage versetzen muß, seine eigenen und eigentlichen Empfindungen und Gefühle wirklich wahrzunehmen. Gerade nicht erkannte oder nicht akzeptierte und daher unbewertete Gefühle auf seiten des Therapeuten verhindern Echtheit, Wahrhaftigkeit und Kongruenz.

Hierzu Rogers (1977):

*„Dies ist die grundlegendste unter den Einstellungen des Therapeuten, die den positiven Verlauf einer Therapie fördern. Eine Therapie ist mit größter Wahrscheinlichkeit dann erfolgreich, wenn der Therapeut in der Beziehung zu seinem Klienten er selbst ist, ohne sich hinter einer Fassade oder Maske zu verbergen. Der theoretische Ausdruck hierfür ist Kongruenz; er besagt, daß der Therapeut sich dessen, was er erlebt oder leibhaft empfindet, deutlich gewahr wird und daß ihm diese Empfindungen verfügbar sind, so daß er sie dem Klienten mitzuteilen vermag, wenn es angemessen ist. Auf diese Weise ist der Therapeut in der Beziehung transparent für den Klienten und lebt offen die Gefühle und Einstellungen, die ihn im jeweiligen Augenblick durchströmen. Kongruenz bedeutet, daß der Therapeut seiner selbst gewahr ist, daß ihm seine Gefühle und Erfahrungen nicht nur zugänglich sind, sondern daß er sie auch durch sein Sein und Erleben in die Beziehung zum Klienten einbrin-*

*gen kann. Es bedeutet, daß es sich um eine direkte, personale Begegnung mit dem Klienten handelt, eine Begegnung von Person zu Person. Es bedeutet, daß der Therapeut er selbst ist und sich nicht verleugnet.“*

## Akzeptanz (Positive Wertschätzung, Bejahung)

Als ein weiteres notwendiges und hinreichendes Merkmal einer klientenzentrierten Haltung nennt Rogers die positive Wertschätzung. Der Therapeut muß sich in die Lage versetzen, den Patienten so, wie er gerade ist, wie er sich gibt, zu bejahen, ihm Wertschätzung entgegenzubringen. Diese Wertschätzung darf nicht an Bedingungen gebunden sein. Der Patient wird angenommen und akzeptiert, unabhängig davon, was er gerade sagt, tut oder getan hat.

Das bedeutet wiederum nicht, daß der Therapeut allem zustimmen muß, daß er alles zu billigen habe, was der Patient sagt, tut oder getan hat. Er kann durchaus anderer Meinung sein oder etwas definitiv und ausgesprochen nicht gutheißen. Doch muß der Patient im Sinne des Merkmals Akzeptanz weiterhin das Gefühl haben, die grundsätzlich wertschätzende Beziehung ändere sich dadurch nicht. Und das wiederum muß stimmen, echt sein.

Dieses Merkmal bereitzustellen, ist ebenfalls nicht leicht und vielleicht am meisten von allen drei Merkmalen relativ zu verstehen. Der Therapeut muß sich immer wieder und konkret auf die einzelnen Patienten bezogen die Frage vorlegen, inwieweit er bereit und in der Lage ist, diesen bestimmten Menschen als ganze Person mit allen Schwächen und Fehlern, die ihm erdrückend oder abstoßend erscheinen mögen, zu akzeptieren.

Gerade bei den Merkmalen Akzeptanz und Kongruenz, wird deutlich, welch hoher Stellenwert dem vertraulichen klärenden Kollegengespräch bzw. der eigenen *Supervision* zukommen.

Hierzu sei noch einmal Rogers selbst zitiert, gerade in Bezug darauf, wie wichtig dieses Merkmal für die Entwicklung einer Selbstexploration sein kann (1972):

*„Der Berater akzeptiert und anerkennt die positiven Gefühle, die ausgedrückt werden, auf die gleiche Art, in der er die negativen Gefühle akzeptiert und anerkannt hat. Diese positiven Gefühle werden nicht mit Beifall oder Lob akzeptiert. Moralische Werte gehen in diese Art der Therapie nicht ein. Die positiven Gefühle werden ebenso als Teil der Persönlichkeit akzeptiert wie die negativen. Dieses Akzeptieren sowohl der reifen wie der unreifen Impulse, der aggressiven wie der sozialen Einstellungen, der Schuldgefühle wie der positiven Äußerungen bietet dem Individuum zum ersten Mal in seinem Leben Gelegenheit, sich so zu verstehen wie es ist. Es hat nicht mehr das Bedürfnis, seine negativen Gefühle zu verteidigen. Es hat keine Gelegenheit, seine positiven Gefühle überzubewerten. Und in dieser Situation treten Einsicht und Selbstverstehen spontan zutage. Wer selbst nie diese Entwicklung von Einsicht beobachtet hat, wird schwerlich glauben, daß Individuen sich selbst und ihre Strukturen so wirkungsvoll erkennen können“.*

## Empathie (genaues, einfühlendes Verstehen)

Einfühlendes Verstehen heißt, daß der Therapeut versuchen muß, sich in das Erfahrungssystem des Patienten einzufühlen, die Wirklichkeit mit den Augen des Patienten und von seinen Erlebnissen her nachzuempfinden. Der Therapeut muß sich also in die Lage versetzen, sein eigenes Erfahrungssystem zu verlassen und sich in den anderen einzuleben. Wenn dieses klappt, kommt es einem Miterfahren gleich. Der Patient bekommt dann den Eindruck, daß der Therapeut wirklich *bei ihm und mit ihm* ist.

Ein wichtiger Teilaspekt dieses Merkmals ist, daß das mitempfindende Verstehen trotz aller Einfühlung einen „Als-ob-Charakter" beibehalten muß. Es muß gleichzeitig ein gewisser Abstand gewahrt bleiben. Andernfalls würde die Grenze zur emotionalen Identifikation hin überschritten und zwar zum Nachteil des wirklichen Kontaktes. Der Therapeut wäre dann zu sehr verschmolzen mit dem Patienten und könnte so seiner Aufgabe, das therapeutische Geschehen zu verantworten, nicht mehr ausreichend nachkommen.

Im deutschsprachigen Raum wurde das Merkmal Empathie von Tausch (1973) unter der Bezeichnung *Widerspiegelung des emotionalen Erlebnisgehaltes* vor allem für die Gesprächsführung eingeführt. Dabei geht es darum, dem Patienten im klientenzentrierten Gespräch möglichst präzise und genau mitzuteilen, wie man ihn wahrnimmt, wie man das versteht, was er gerade gesagt hat, wie man ihn versteht, wenn man versucht, das nachzufühlen, was er sagt. Es wird also nicht nur wiederholt, sondern der Bezugsrahmen beim Widerspiegeln ausgedrückt. Bedeutsam ist dabei vor allem, daß nicht nur die Gefühle und Schwingungen aufgegriffen werden, die dem Patienten bewußt und zugänglich sind, sondern auch die *„am Rande der Gewahrwerdung auftauchenden Sinngehalte"* (Rogers 1977). Gerade auf die Widerspiegelung der Empfindungen, Gefühle und möglichen Sinngehalte, die der Patient vielleicht gerademal nur unklar empfindet, die er aber noch nicht „zur Sprache bringen" kann, kommt es an. Wenn es gelingt, innerhalb einer echten und akzeptierenden Atmosphäre solche am Rande des Verstehens gelagerten Zusammenhänge mitfühlend widerzuspiegeln, kann der Patient sie für sich überprüfen (Selbstexploration) – er wird dies automatisch tun – oder sie gar als seine ihm zugehörigen erkennen.

Abschließend sei noch einmal darauf hingewiesen, wie wichtig gerade ein klientenzentriertes Widerspiegeln im Nachgespräch einer Entspannungs- oder Körpererfahrungsarbeit sein kann. Gerade das Bemühen, einer per se vor- oder nichtsprachlichen Erfahrung Sprache zu geben, sie zu verstehen, braucht eine Atmosphäre des Wertschätzens, der Echtheit und des vorsichtigen Miterlebens dessen, wie sich der Verstehensprozeß von Körpererfahrungen im Patienten bildet.

Es mag in der Bewegungstherapie Situationen geben, in denen eine klientenzentrierte Haltung nur im Hintergrund wesentlich ist oder in denen eine klientenzentrierte Gesprächsführung schlichtweg unangebracht ist. Jedoch gehören beide unbedingt in eine Therapieform hinein, die auf einen selbstbestimmten, eigenständigen und sozial verantwortlichen Menschen hin orientiert ist.

! Merkmale der klientenzentrierten Gesprächsführung sind:
- Kongruenz
- Akzeptanz
- Empathie

## Literatur

DVGS (1997): Positionspapier des Deutschen Verbandes für Gesundheitssport und Sporttherapie zur Qualitätssicherung. Zeitschrift für Gesundheitssport und Sporttherapie, 13, 5

Grimm, J., Grimm, W. (1984): Deutsches Wörterbuch von Jacob und Wilhelm Grimm. Bd. 14. München: DTV

Kükelhaus, H. (1984/85): Vortrag am 23.04.1984 in Unna. Teilweise veröffentlicht in einem Filmbeitrag von Peter Goedel: Leben ist Schwingung. WDR 1985

Langenscheidts Taschenwörterbuch (1969): 10. Auflage: Berlin, München, Zürich: Langenscheidt

Rogers; C.R. (1972): Die klientenzentrierte Gesprächspsychotherapie. Frankfurt a. M.: Fischer

Rogers; C.R. (1977): Therapeut und Klient. Frankfurt am Main: Fischer

Schreiber, I. (1989): Ergotherapie in der Psychiatrie. München: Bardtenschlager

Schulz von Thun, F. (1981): Miteinander reden. Störung und Klärungen. Bd. 1. Reinbeck: Rowohlt

Schulz von Thun, F. (1989): Miteinander reden. Stile, Werte und Persönlichkeitsentwicklung. Bd. 2. Reinbeck: Rowohlt

Tausch, R. (1973): Gesprächspsychotherapie. Göttingen: Hogrefe

Watzlawick, P. (1969): Menschliche Kommunikation. Formen, Störungen, Paradoxien. Stuttgart: Huber

Cohn; R.C. (1976): Von der Psychanalyse zur themenzentrierten Interaktion. Von der Behandlung einzelner zu einer Pädagogik für alle. Stuttgart: Klett

Pallasch, W. (1995): Pädagogisches Gesprächstraining. Lern- und Trainingsprogramm zur Vermittlung therapeutischer Gesprächs- und Beratungskompetenz. 4. Auflage: Weinheim/ München: Juventa

Weber; W. (1986): Wege zum helfenden Gespräch. München: Reinhard

Weinberger, S. (1996): Klientenzentrierte Gesprächsführung. Eine Lern- und Praxisanleitung für helfende Berufe. 6. Auflage: Weinheim: Beltz

# 10 Ernährung

S. Nowitzki-Grimm und P. Grimm

**Gliederung**

- Ernährung in der Sporttherapie
- Eckpfeiler der Ernährung
- Körpergewicht und Körperzusammensetzung
- Ernährung bei Erkrankungen des Skeletts und der Gelenke
- Ernährung bei Herz-Kreislauf-Erkrankungen
- Ernährungsverhalten

**Lernziele**

- Kennenlernen der Bedeutung der Interaktionen von Sport und Ernährung
- Kennenlernen einiger Ernährungsgrundlagen
- Einführen in die Grundprinzipien einiger in der Sporttherapie besonders häufig vorkommender und besonders relevanter Ernährungsaspekte
- Praktisches Umsetzen im Rahmen der Sporttherapie

## 10.1 Ernährung in der Sporttherapie

Daß die körperliche Aktivität sowohl in Prävention als auch in der Therapie vieler chronischer Erkrankungen eine wichtige Rolle spielt, belegen epidemiologische, klinische und metabolische Studien. Das gleiche gilt, separat betrachtet, für die Ernährung. Die Frage, ob über diese Einzelwirkungen hinaus ein Synergismus von körperlicher Aktivität und Ernährung besteht, kann heute für viele Erkrankungen eindeutig mit ja beantwortet werden.

Das klassische Beispiel ist das Zusammenspiel von körperlicher Aktivität, ausgewogener Nährstoffzufuhr und Höhe der Knochenmasse.

Die mechanische Belastung des Skelettsystems stimuliert den Knochenaufbau – die ausgewogene Nährstoffzufuhr liefert die notwendige Bausubstanz. Neben der Genetik und hormonellen Einflüssen trägt dieser Synergismus sowohl zu einer Optimierung der Spitzenknochenmasse als auch zur Erhaltung des *steady state* bei (s. Abb. 10.1). In der Osteoporosetherapie sind beide Faktoren unerläßlich.

Auch im Bereich der Herz-Kreislauf-Erkrankungen gewinnt die Kombination von körperlicher Betätigung und Ernährung an Bedeutung. So zeigen Studien, daß das Lipoproteinprofil von Herzinfarktpatienten durch kombinierte Sport- und Ernährungstherapie im Vergleich zur Einzelfaktortherapie wesentlich verbessert werden konnte.

Neben der Ernährungsumstellung ist eine Steigerung des Energiebedarfs durch Bewegung seit langem unverzichtbarer Bestandteil der Adipositastherapie. Interessant ist dieser Aspekt v.a. angesichts der sich zunehmend etablierenden Messung der Körperzusammensetzung, z. B. durch die *Bioelektrische Impedanzanalyse.* Beide Maßnahmen können synergistisch wirken im Sinne einer

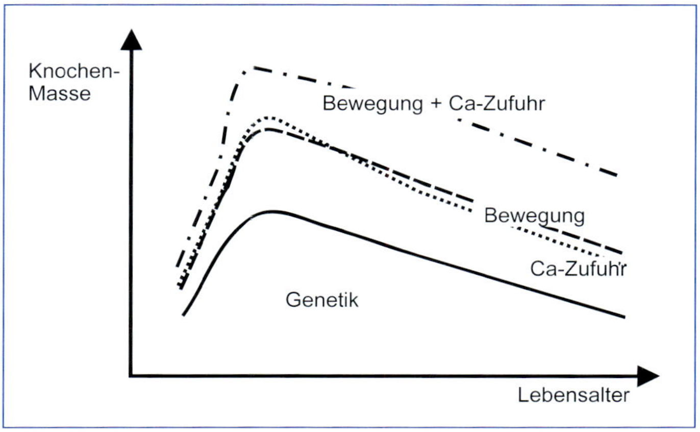


**Abb. 10.1**
Einfluß von körperlicher Aktivität und Ca-Zufuhr auf die Körpermasse

Abnahme von Fett- und einer Zunahme von Muskelmasse.

> **!** Die Kombination von Ernährung und Sport ist unverzichtbarer Bestandteil der Therapie. Dies gilt besonders für das Wechselspiel von Stoffwechselaktivierung durch Sport und Zufuhr stoffwechselrelevanter Nährstoffe in der richtigen Zusammensetzung.

Dieser Grundsatz ließe sich auf viele weitere Erkrankungen wie z. B. Diabetes mellitus, Gicht, Bluthochdruck, Obstipation oder Rekonvaleszenz ausdehnen.

## 10.2 Eckpfeiler der Ernährungslehre

Eine der Grundlagen der Ernährungslehre ist die Verteilung der vom Körper benötigten Energie auf die Hauptnährstoffe Kohlenhydrate, Fette und Proteine, die sog. Nährwertrelationen. Der Abbildung 10.2 kann entnommen werden, daß die tatsächliche Aufnahme den Empfehlungen nicht entspricht, so daß die durchschnittliche Ernährung unserer Bevölkerung bereits einer Umstellung bedarf – vereinfacht dargestellt: mehr Kohlenhydratträger wie Obst, Gemüse, Kartoffeln, Getreideprodukte und weniger Fett, evtl. auch weniger Energie.

Eine Korrektur der Ernährung in diese Richtung geht automatisch mit einer wünschenswerten Erhöhung von Mineralstoffen, Spurenelementen, Vitaminen und Ballaststoffen einher. Die pisco(Fisch)-lacto-vegetarische Ernährungsweise stellt hier eine praktikable Lösung dar. Sie ist eine vollwertige Ernährungsweise, die allen Altersgruppen gerecht wird.

Die Flüssigkeitsaufnahme spielt in der Ernährung eine wichtige, oft vernachlässigte Rolle. Besonders bei Kindern, älteren Menschen und unter körperlicher Belastung muß auf eine ausreichende Flüssigkeitszufuhr geachtet werden.

Dies sind nur ausgewählte Aspekte der allgemeinen Ernährungslehre, die aber zeigen sollen, daß für viele Menschen eine dauerhafte Ernährungsumstellung sinnvoll ist, auch im Sinne einer präventiven Maßnahme. Andere, therapiebegleitende diätetische Umstellungen können u. U. auch nur zeitlich begrenzt zum Einsatz kommen.

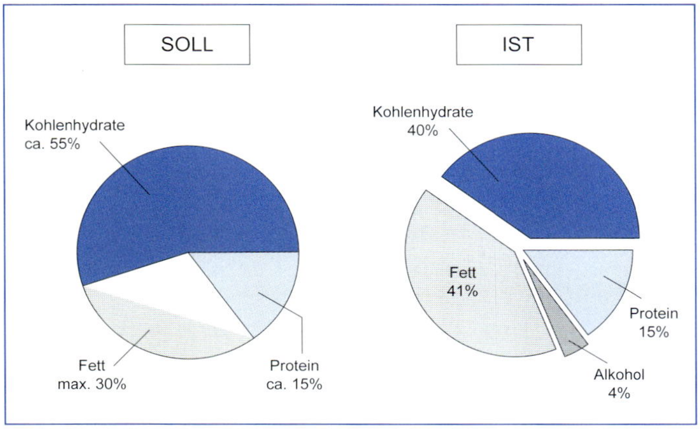


**Abb. 10.2**
Nährstoffrelationen SOLL und IST. IST bezieht sich auf Zahlen der Nationalen Verzehrstudie, Mittelwerte aller 25-Jährigen

**!** Eckpfeiler der Ernährungslehre sind
- Nährwertrelationen (Kohlenhydrate, Fette, Proteine)
- Mineralstoffe, Spurenelemente, Vitamine; Ballaststoffe
- Flüssigkeitsaufnahme
- Körpergewicht und Körperzusammensetzung (Körperfettanteil)

## 10.3 Körpergewicht und Körperzusammensetzung

### 10.3.1 Definitionen

**!** Die klassische Formel zur Beurteilung des Körpergewichtes ist die Berechnung nach *Broca*:
Broca-Gewicht/*Normalgewicht*: Körpergröße (cm) minus 100

Lange Zeit galt das *Idealgewicht* nach Broca (= *Normalgewicht* minus 10 % bei Männern bzw. 15 % bei Frauen) als das gesunde Zielgewicht. Diese Empfehlungen sind jedoch überholt und sollten bei der Beurteilung des Körpergewichts kein Kriterium mehr sein.

**!** Die heute geläufige Methode zur Beurteilung des Körpergewichtes ist der *Body-Mass-Index (BMI)*.

$$\text{BMI} = \frac{\text{Körpergewicht (kg)}}{(\text{Körpergröße [m]})^2}$$

Hier wird das Körpergewicht auf die Körperoberfläche bezogen. Es resultiert die Einheit: kg/m$^2$.

Die Zahlenreihen in Abbildung 10.3 ersetzen den Rechenweg. Der aus Abbildung 10.3 entnommene Wert kann anhand von Tabelle 10.1 beurteilt werden.

Frau, 35 Jahre, Körpergröße 165 cm, Körper-Ist-Gewicht 68 kg: BMI = 25, BMI wünschenswert = 21–26, d. h. das Körper-Ist-Gewicht liegt im Normbereich.

BMI und Broca haben jedoch einen Nachteil: Es geht aus ihnen nicht hervor, wie sich das Körpergewicht zusammensetzt. Ein hohes Körpergewicht muß nicht zwangsläufig aus einem hohen Fettanteil resultieren.

**Größe in Meter**

| Gewicht in Kilogramm | 1,48 | | 1,52 | | 1,56 | | 1,60 | | 1,64 | | 1,68 | | 1,72 | | 1,76 | | 1,80 | | 1,84 | | 1 88 | | 1,92 | | 1,96 | | 2,00 |
|---|---|---|---|---|---|---|---|---|---|---|---|---|---|---|---|---|---|---|---|---|---|---|---|---|---|---|---|
| 120 | 55 | 53 | 52 | 51 | 49 | 48 | 47 | 46 | 45 | 44 | 43 | 42 | 41 | 40 | 39 | 38 | 37 | 36 | 35 | 35 | 34 | 33 | 33 | 32 | 31 | 31 | 30 |
| 118 | 54 | 52 | 51 | 50 | 48 | 47 | 46 | 45 | 44 | 43 | 42 | 41 | 40 | 39 | 38 | 37 | 36 | 36 | 35 | 34 | 33 | 33 | 32 | 31 | 31 | 30 | 30 |
| 116 | 53 | 52 | 50 | 49 | 48 | 46 | 45 | 44 | 43 | 42 | 41 | 40 | 39 | 38 | 37 | 37 | 36 | 35 | 34 | 34 | 33 | 32 | 31 | 31 | 30 | 30 | 29 |
| 114 | 52 | 51 | 49 | 48 | 47 | 46 | 45 | 43 | 42 | 41 | 40 | 39 | 39 | 38 | 37 | 36 | 35 | 34 | 34 | 33 | 32 | 32 | 31 | 30 | 30 | 29 | 29 |
| 112 | 51 | 50 | 48 | 47 | 46 | 45 | 44 | 43 | 42 | 41 | 40 | 39 | 38 | 37 | 36 | 35 | 35 | 34 | 33 | 32 | 32 | 31 | 30 | 30 | 29 | 29 | 28 |
| 110 | 50 | 49 | 48 | 46 | 45 | 44 | 43 | 42 | 41 | 40 | 39 | 38 | 37 | 36 | 36 | 35 | 34 | 33 | 32 | 32 | 31 | 30 | 30 | 29 | 29 | 28 | 28 |
| 108 | 49 | 48 | 47 | 46 | 44 | 43 | 42 | 41 | 40 | 39 | 38 | 37 | 37 | 36 | 35 | 34 | 33 | 33 | 32 | 31 | 31 | 30 | 29 | 29 | 28 | 28 | 27 |
| 106 | 48 | 47 | 46 | 45 | 44 | 42 | 41 | 40 | 39 | 38 | 38 | 37 | 36 | 35 | 34 | 33 | 33 | 32 | 31 | 31 | 30 | 29 | 29 | 28 | 28 | 27 | 27 |
| 104 | 47 | 46 | 45 | 44 | 43 | 42 | 41 | 40 | 39 | 38 | 37 | 36 | 35 | 34 | 34 | 33 | 32 | 31 | 31 | 30 | 29 | 29 | 28 | 28 | 27 | 27 | 26 |
| 102 | 47 | 45 | 44 | 43 | 42 | 41 | 40 | 39 | 38 | 37 | 36 | 35 | 34 | 34 | 33 | 32 | 31 | 31 | 30 | 29 | 29 | 28 | 28 | 27 | 27 | 26 | 26 |
| 100 | 46 | 44 | 43 | 42 | 41 | 40 | 39 | 38 | 37 | 36 | 35 | 35 | 34 | 33 | 32 | 32 | 31 | 30 | 30 | 29 | 28 | 28 | 27 | 27 | 26 | 26 | 25 |
| 98 | 45 | 44 | 42 | 41 | 40 | 39 | 38 | 37 | 36 | 36 | 35 | 34 | 33 | 32 | 32 | 31 | 30 | 30 | 29 | 28 | 28 | 27 | 27 | 26 | 26 | 25 | 25 |
| 96 | 44 | 43 | 42 | 40 | 39 | 38 | 38 | 37 | 36 | 35 | 34 | 33 | 32 | 32 | 31 | 30 | 30 | 29 | 28 | 28 | 27 | 27 | 26 | 26 | 25 | 24 | 24 |
| 94 | 43 | 42 | 41 | 40 | 39 | 38 | 37 | 36 | 35 | 34 | 33 | 33 | 32 | 31 | 30 | 30 | 29 | 28 | 28 | 27 | 27 | 26 | 25 | 25 | 24 | 24 | 24 |
| 92 | 42 | 41 | 40 | 39 | 38 | 37 | 36 | 35 | 34 | 33 | 33 | 32 | 31 | 30 | 30 | 29 | 28 | 28 | 27 | 27 | 26 | 25 | 25 | 24 | 24 | 23 | 23 |
| 90 | 41 | 40 | 39 | 38 | 37 | 36 | 35 | 34 | 33 | 33 | 32 | 31 | 30 | 30 | 29 | 28 | 28 | 27 | 27 | 26 | 25 | 25 | 24 | 24 | 23 | 23 | 23 |
| 88 | 40 | 39 | 38 | 37 | 36 | 35 | 34 | 34 | 33 | 32 | 31 | 30 | 30 | 29 | 28 | 28 | 27 | 27 | 26 | 25 | 25 | 24 | 24 | 23 | 23 | 22 | 22 |
| 86 | 39 | 38 | 37 | 36 | 35 | 34 | 34 | 33 | 32 | 31 | 30 | 30 | 29 | 28 | 28 | 27 | 27 | 26 | 25 | 25 | 24 | 24 | 23 | 23 | 22 | 22 | 22 |
| 84 | 38 | 37 | 36 | 35 | 35 | 34 | 33 | 32 | 31 | 30 | 30 | 29 | 28 | 28 | 27 | 27 | 26 | 25 | 25 | 24 | 24 | 23 | 23 | 22 | 22 | 21 | 21 |
| 82 | 37 | 36 | 35 | 35 | 34 | 33 | 32 | 31 | 30 | 30 | 29 | 28 | 28 | 27 | 26 | 26 | 25 | 25 | 24 | 24 | 23 | 23 | 22 | 22 | 21 | 21 | 21 |
| 80 | 37 | 36 | 35 | 34 | 33 | 32 | 31 | 30 | 30 | 29 | 28 | 28 | 27 | 26 | 26 | 25 | 25 | 24 | 24 | 23 | 23 | 22 | 22 | 21 | 21 | 20 | 20 |
| 78 | 36 | 35 | 34 | 33 | 32 | 31 | 30 | 30 | 29 | 28 | 28 | 27 | 26 | 26 | 25 | 25 | 24 | 24 | 23 | 23 | 22 | 22 | 21 | 21 | 20 | 20 | 20 |
| 76 | 35 | 34 | 33 | 32 | 31 | 30 | 30 | 29 | 28 | 28 | 27 | 26 | 26 | 25 | 25 | 24 | 23 | 23 | 22 | 22 | 22 | 21 | 21 | 20 | 20 | 19 | 19 |
| 74 | 34 | 33 | 32 | 31 | 30 | 30 | 29 | 28 | 28 | 27 | 26 | 26 | 25 | 24 | 24 | 23 | 23 | 22 | 22 | 21 | 21 | 20 | 20 | 20 | 19 | 19 | 19 |
| 72 | 33 | 32 | 31 | 30 | 30 | 29 | 28 | 27 | 27 | 26 | 26 | 25 | 24 | 24 | 23 | 23 | 22 | 22 | 21 | 21 | 20 | 20 | 20 | 19 | 19 | 18 | 18 |
| 70 | 32 | 31 | 30 | 30 | 29 | 28 | 27 | 27 | 26 | 25 | 25 | 24 | 24 | 23 | 23 | 22 | 22 | 21 | 21 | 20 | 20 | 19 | 19 | 19 | 18 | 18 | 18 |
| 68 | 31 | 30 | 29 | 29 | 28 | 27 | 27 | 26 | 25 | 25 | 24 | 24 | 23 | 22 | 22 | 21 | 21 | 21 | 20 | 20 | 19 | 19 | 18 | 18 | 18 | 17 | 17 |
| 66 | 30 | 29 | 29 | 28 | 27 | 26 | 26 | 25 | 25 | 24 | 23 | 23 | 22 | 22 | 21 | 21 | 20 | 20 | 19 | 19 | 19 | 18 | 18 | 18 | 17 | 17 | 17 |
| 64 | 29 | 28 | 28 | 27 | 26 | 26 | 25 | 24 | 24 | 23 | 23 | 22 | 22 | 21 | 21 | 20 | 20 | 19 | 19 | 18 | 18 | 18 | 17 | 17 | 17 | 16 | 16 |
| 62 | 28 | 28 | 27 | 26 | 25 | 25 | 24 | 24 | 23 | 22 | 22 | 21 | 21 | 20 | 20 | 20 | 19 | 19 | 18 | 18 | 18 | 17 | 17 | 16 | 16 | 16 | 16 |
| 60 | 27 | 27 | 26 | 25 | 25 | 24 | 23 | 23 | 22 | 22 | 21 | 21 | 20 | 20 | 19 | 19 | 19 | 18 | 18 | 17 | 17 | 17 | 16 | 16 | 16 | 15 | 15 |
| 58 | 26 | 26 | 25 | 24 | 24 | 23 | 23 | 22 | 22 | 21 | 21 | 20 | 20 | 19 | 19 | 18 | 18 | 18 | 17 | 17 | 16 | 16 | 16 | 15 | 15 | 15 | 15 |
| 56 | 26 | 25 | 24 | 24 | 23 | 22 | 22 | 21 | 21 | 20 | 20 | 19 | 19 | 18 | 18 | 18 | 17 | 17 | 17 | 16 | 16 | 16 | 15 | 15 | 15 | 14 | 14 |
| 54 | 25 | 24 | 23 | 23 | 22 | 22 | 21 | 21 | 20 | 20 | 19 | 19 | 18 | 18 | 17 | 17 | 17 | 16 | 16 | 16 | 15 | 15 | 15 | 14 | 14 | 14 | 14 |
| 52 | 24 | 23 | 23 | 22 | 21 | 21 | 20 | 20 | 19 | 19 | 18 | 18 | 18 | 17 | 17 | 16 | 16 | 16 | 15 | 15 | 15 | 14 | 14 | 14 | 14 | 13 | 13 |
| 50 | 23 | 22 | 22 | 21 | 21 | 20 | 20 | 19 | 19 | 18 | 18 | 17 | 17 | 17 | 16 | 16 | 15 | 15 | 15 | 14 | 14 | 14 | 14 | 13 | 13 | 13 | 13 |
| 48 | 22 | 21 | 21 | 20 | 20 | 19 | 19 | 18 | 18 | 17 | 17 | 17 | 16 | 16 | 15 | 15 | 15 | 14 | 14 | 14 | 14 | 13 | 13 | 13 | 12 | 12 | 12 |

Bsp.: 68 kg ,165 cm , BMI 25

**Abb. 10.3** Bestimmung des Body-Mass-Index (BMI)

**Tab. 10.1** Bewertung des BMI nach der höchsten Lebenserwartung (DGE 1992)

| Altersgruppe | wünschenswerter BMI |
|---|---|
| 19–24 Jahre | 19–24 |
| 25–34 Jahre | 20–25 |
| 35–44 Jahre | 21–26 |
| 45–54 Jahre | 22–27 |
| 55–64 Jahre | 23–28 |
| ≥ 65 Jahre | 24–29 |
| Untergewicht | BMI = ⇠ 20, w ⇠ 19 |
| Adipositas | BMI = 30–40 |
| massive Adipositas | BMI ⇢ 40 |

So kann z. B. ein Mann mit einem BMI von 27 kg/m² immer noch einen Körperfettanteil zwischen 10 und 31 % seines Gewichtes aufweisen. Es kann ebenso aus mehr Muskelmasse, extrazellulärem Wasser durch Ödeme und/oder Knochenmasse bestehen.

Diesem Einwand wird *durch Bestimmung der Körperzusammensetzung* Rechnung getragen. Als anthropometrische Methode bietet sich für die Bestimmung des Fettanteils die *Messung der Hautfaltendicke* mit einem Präzisionskaliper an. Die am häufigsten gemessene Hautfalte ist die über dem M. triceps (Standard: Männer = 12,5 mm, Frauen = 16,5 mm). Da die Fettverteilung keineswegs homogen sein muß, ist diese *pars pro toto*-Methode auch mit Fehlern behaftet.

Eine v. a. im Sportbereich aktuelle Methode zur Bestimmung der Körperzusammensetzung ist die *Bioelektrische Impedanzanalyse (BIA)*. Aufgrund unterschiedlicher Widerstände, die Fett-, Muskelmasse und Extrazellularraum einer angelegten Wechselspannung entgegensetzen, lassen sich diese 3 Körperkompartimente bestimmen. Die BIA darf allerdings nicht bei Patienten mit Implantaten oder mit Herzschrittmacher angewendet werden, und sie ist z. B. bei Ödemen wenig aussagekräftig.

Die Kenntnis der Körperzusammensetzung erlaubt ein gezielteres Vorgehen z. B. in der Beratung von Adipositas oder Untergewicht.

### 10.3.2 Adipositas

Für die Behandlung der Adipositas haben sich folgende Kriterien als sinnvoll erwiesen: individuelle, an den Alltag angepaßte, langsame, aber anhaltende Ernährungsumstellung, möglichst viel Eigenregie und Selbstkontrolle. Die Energiezufuhr sollte um ca. 500 kcal/Tag reduziert werden, wobei als Ausgang die tatsächliche Energieaufnahme dienen sollte. Nur dann wird die genetisch bedingte individuelle Schwankung des Energiebedarfs erfaßt.

### 10.3.3 Untergewicht

Unter Berücksichtigung des Alters tritt Untergewicht bei ca. 20 % der Frauen und bei ca. 10 % der Männer auf (DGE 1992). Nur ein kleiner Anteil davon ist der *Anorexia nervosa* oder der Bulimie zuzuordnen.

Viele Untergewichtige geben subjektive Beschwerden wie z. B. schnell schlapp, oft krank, keine Widerstandsfähigkeit an und würden gerne zunehmen. Doch die Praxis zeigt, daß eine Gewichtszunahme schwieriger zu erreichen ist als eine Gewichtsreduktion. Folgende Schritte können eine Gewichtszunahme erleichtern:

- tatsächliche Energieaufnahme durch ein Protokoll ermitteln (sie wird häufig überschätzt)
- diese Energiemenge um ca. 500 kcal/Tag erhöhen – oft genügt eine gezieltere Lebensmittelauswahl
- das Ziel nicht zu hoch stecken: 1 kg Gewichtszunahme pro Monat ist auf Dauer realistisch.

Oft ergibt bei Untergewichtigen die BIA, daß die Muskelmasse zu gering ist. Die logische Schlußfolgerung, diese durch Bewegung zu erhöhen, ist zwar richtig. Jedoch funktioniert dies nur, wenn gleichzeitig die Energiezufuhr an diesen Mehrbedarf angepaßt wird. Ist die Energiezufuhr unzureichend, so wird z. B. für die Glukoneogenese weiter Muskeleiweiß abgebaut.

## 10.4 Ernährung bei Erkrankungen des Skeletts und der Gelenke

### 10.4.1 Osteoporose

Die Bedeutung von z. B. Eiweiß, Kalzium (Ca), Phosphor, Magnesium, Vitamin D oder C für den Knochenstoffwechsel ist bekannt. Für Vitamin K, Kupfer und andere Nährstoffe wird ein Einfluß diskutiert. Dennoch steht Kalzium im Zusammenhang von Osteoporose und Ernährung stets im Vordergrund. Warum? Die alimentäre Zufuhr von *Kalzium* ist im Gegensatz zu z. B. Eiweiß oder Phosphor durchschnittlich zu niedrig, und zwar in allen Altersstufen. Empfohlen werden für Jugendliche 1200 mg Ca/Tag, für ältere Menschen, je nach Quelle, 900–1200 mg Ca/Tag. Erreicht werden aber im Durchschnitt nur 800 mg Ca/Tag. Tabelle 10.2 zeigt, welche Nahrungsmittel für eine Erhöhung der Kalziumaufnahme geeignet sind.

Vor allem im höheren Lebensalter wird neben Kalzium der *Vitamin D-Status* wichtig. Die Eigensynthese sowie die Aktivierung in der Niere können nachlassen, so daß die alimentäre Zufuhr wichtiger wird. Tabelle 10.2 enthält auch die Vitamin D-Gehalte einiger Lebensmittel.

Die Bewertung der Einflüsse anderer Nahrungsinhaltsstoffe wie z. B. Oxalsäure, Ballaststoffe, Kochsalz, Koffein auf den Kalzium-Haushalt würde hier zu weit führen. Jedoch spielen sie im Vergleich zur Versor-

**Tab. 10.2** Kalzium- und Vitamin D-Gehalt in ausgewählten Lebensmitteln

| Lebensmittel | Kalzium |
|---|---|
| 60 g Emmentaler | 612 mg |
| 60 g Gouda | 512 mg |
| 250 ml Kuhmilch | 300 mg |
| 250 ml Sojamilch | 52 mg |
| 200 g Joghurt | 228 mg |
| 200 g Quark | 170 mg |
| 100 g Kräuter | ca. 750 mg |
| 100 g Sesam | 780 mg |
| 100 g Amaranth | 250 mg |
| 100 g Nüsse i. D. | ca. 250 mg |
| 100 g andere Lebensmittel | ca. 10–50 mg |
| **Lebensmittel** | **Vitamin D (Bedarf: 5 µg/Tag)** |
| 150 g Hering | 31,2 µg |
| 150 g Lachs | 25,5 µg |
| 100 g Avocado | 5 µg |
| 1 Hühnerei | 1,4 µg |
| 60 g Gouda | 0,5 µg |

gung mit Kalzium und Vitamin D eine untergeordnete Rolle.

### 10.4.2 Rheumatische Erkrankungen

Eine spezielle „Rheuma-Diät" gibt es nicht. Jedoch sprechen die Erfahrungen von Ärzten und Patienten dafür, daß z. B. Fasten oder vegetarische Ernährung den Verlauf rheumatischer Erkrankungen wie z. B. chronische Polyarthritis positiv beeinflussen. Wahrscheinlich ist der Effekt dieser Ernährungsformen Folge der verminderten Zufuhr von Arachidonsäure und der daraus resultierenden Änderung des Eicosanoidstoffwechsels. Abbildung 10.4 zeigt den Einfluß bestimmter Nahrungsmittelinhaltsstoffe auf die Entstehung von Entzündungsmediatoren.

In akut entzündeten Gelenken fanden sich v.a. die proentzündlichen Eicosanoide $PGE_2$, $TXA_2$ und $LTB_4$, die aus Arachidonsäure gebildet werden. Wird die Arachidonsäurezufuhr eingeschränkt, so nimmt auch die Bildung dieser Entzündungsmediatoren ab. Aus der Eicosapentaensäure gehen einerseits antiinflammatorische Eicosanoide hervor, andererseits tritt die Eicosapentaensäure mit der Arachidonsäure bei der Eicosanoidsynthese in Konkurrenz. D. h. je mehr Eicosapentaensäure mit der Ernährung zugeführt wird, desto weniger proinflammatorische Eicosanoide werden aus Arachidonsäure gebildet. Übersteigt die Zufuhr an Linolsäure 10 g/Tag, so wird dadurch die Arachidonsäuresynthese und somit deren Entzündungsmediatoren zugunsten der $PGE_1$-Synthese (antientzündlich) vermindert.

Andere Studien zeigten, daß der Antioxidantienstatus, v.a. von Vitamin E, bei Rheumapatienten in Folge des entzündlichen Prozesses häufig suboptimal ist. Zur Erreichung der optimalen antioxidativen Kapazität ist es wegen der Interaktionen erforderlich, daß sowohl die Vitamine E (aus

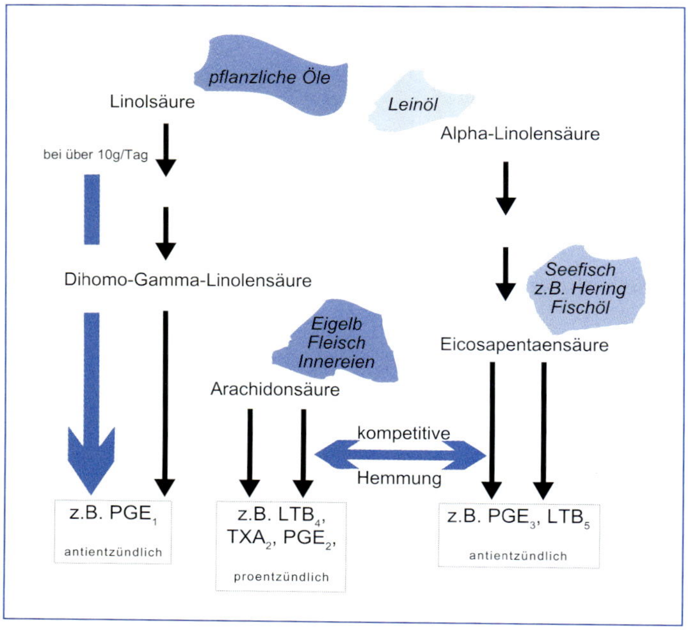


**Abb. 10.4**
Einfluß verschiedener Nahrungsmittel auf die Eicosanoidsynthese

Pflanzenölen) und C als auch ß-Carotin (beide vorwiegend aus Obst und Gemüse) und Selen (z. B. aus Vollkornprodukten) in ausreichender Konzentration zugeführt werden.

Grundsätzlich gelten diese Überlegungen auch für andere entzündliche Erkrankungen wie z. B. Morbus Crohn oder Colitis ulcerosa.

> **!** Rheumatische (u. a.) Erkrankungen können durch folgende Maßnahmen günstig beeinflußt werden:
> - Senkung der Arachidonsäurezufuhr
> - Steigerung der Zufuhr von Eicosapentaensäure
> - Steigerung der Zufuhr von Antioxidantien
>
> Fazit: Eine geeignete Ernährungsform bei Rheuma ist die pisco-lacto-vegetarische Ernährung.

### 10.4.3 Arthrose

Eine Ursache der Arthrose, v. a. im Bereich der Knie- und Wirbelgelenke, stellt die anhaltende mechanische Überbelastung dieser Gelenke durch Adipositas dar. Der Gewichtsreduktion (siehe Abschnitt 10.3.2) kommt daher als therapeutische und prophylaktische Maßnahme große Bedeutung zu.

## 10.5 Ernährung und Herz-Kreislauf-Erkrankungen

Für die Entstehung von Herz-Kreislauf-Erkrankungen kommen viele Faktoren in Frage. Dazu zählen Erkrankungen wie z. B. Diabetes mellitus, Gicht, Bluthochdruck, aber auch Lebensgewohnheiten wie Rauchen, Streß, Bewegungsarmut und/oder Fehlernährung. Eine wichtige Rolle spielen auch die Fettstoffwechselstörungen. Während aus körperlicher Mehraktivität eine Erhöhung des günstigen HDL (high densitiy lipoprotein) und eine Senkung des atherogenen LDL (low density lipoprotein) resultieren, trägt die lipidsenkende Kost zur Senkung des LDL, des Gesamtcholesterins und der Triglyzeride bei.

> **!** Kennzeichen der lipidsenkenden Ernährung:
> - fettreduziert
> - fettmodifiziert
> - cholesterinarm
> - ballaststoffreich
> - energieangepaßt

Die Reduktion des Gesamtfettes erweist sich dabei, richtig umgesetzt, am effektivsten.

> Fettreduziert = max. 30 %, in der Therapie max. 25 % der Tagesenergie als Fett.
> Z. B.:
> Tagesenergie = 2000 kcal, davon 25% als Fett = 500 kcal.
> 1 g Fett = 9,3 kcal, d. h. 500 kcal = 54 g Fett

Wohlgemerkt sind in der berechneten Fettmenge Streich-, Koch- und versteckte Fette enthalten. Werden pflanzliche Öle bevorzugt und tierische Fette eingespart, stimmt auch schon die Richtung der Fettmodifikation. Bei der Fettmodifikation wird die Art der Fettsäuren, die die verschiedenen Fette und Öle charakterisieren, berücksichtigt. Während die „ungünstigen" gesättigten Fettsäuren (chemisch: Kohlenstoffketten ohne Doppelbindungen) v. a. in tierischen Fetten vorkommen, sind die „günstigen" einfach ungesättigten Fettsäuren (1 Doppelbindung pro Kette) in Oliven-, Erdnuß-, Raps- oder Sesamöl enthalten. Die essentiellen, mehrfach ungesättigten Fettsäuren (2 Doppelbindungen und mehr) kommen vor allem in Sonnenblumen-, Distel-, Keim- und Fischölen vor. Für das Verhältnis ergibt sich folgende Empfehlung:

!

- maximal 30 % gesättigte Fettsäuren
- maximal 30 % mehrfach ungesättigte Fettsäuren
- mindestens 30 % mehrfach ungesättigte Fettsäuren

Fettreduktion und Fettmodifikation gehen mit einer Senkung der Cholesterinzufuhr einher. Durch Erhöhung der Obst-, Gemüse- und Vollkornanteile ist auch die wünschenswerte Erhöhung der Ballaststoffe gewährleistet. Energieangepaßt bedeutet, daß mit der Energiezufuhr über die Nahrung das wünschenswerte Gewicht erreicht oder gehalten wird. Der Abbau von Übergewicht wirkt sich günstig im Sinne einer Steigerung von HDL aus.

## 10.6 Ernährungsverhalten

Nun wurden viele konkrete Ernährungsempfehlungen aufgezeigt, die es therapiebegleitend umzusetzen gilt. Jedoch treten genau hier häufig Schwierigkeiten auf: Viele wissen, was zu essen richtig wäre. Doch allein: es fehlt an der Ausführung. Warum ist das so?

Essen ist etwas sehr individuelles. Jeder Eingriff in die Ernährungsweise kann auch

**Tagesprotokoll**

| Uhrzeit | Wo? | Wie lange? | Wie? | Warum? | Stimmung? |
|---|---|---|---|---|---|
| $6^{30}$ | Küche | 2 min | in Hektik im Stehen | Gewohnheit | schlecht |
| $9^{00}$ | Kantine | 20 min | in Ruhe am Tisch | Hunger Zeit | mit Genuß |
| * | * | * | * | * | * |
| * | * | * | * | * | * |
| * | * | * | * | * | * |

**Ziele**

| | | | | | |
|---|---|---|---|---|---|
| 5–6 mal pro Tag | | Hauptmahlzeit mind. 20 min | bewußt langsam in Ruhe | | am besten mit Genuß |

**Änderungsmöglichkeiten**

| | | | | | |
|---|---|---|---|---|---|
| $6^{20}$ | Küche | 12 min | am Tisch in Ruhe | Frühstück tut gut | müde gut |

**Abb. 10.5**
Ernährungsverhalten

ein Eingriff in den Alltag sein. Essen ist etwas sehr stark Geprägtes – eine Gewohnheit, die wir von der ersten Sekunde an mehrmals täglich durchführen. Essen ist z. T. stark emotional besetzt (Essen als Ersatz, Essen als Lückenfüller u. a.). Und: Essen ist, zumindest bei uns, immer zur Verfügung, geht schnell und meist nebenher, d. h. es ist tatsächlich die ideale Ablenkung oder Ersatzhandlung. All das erschwert eine Ernährungsumstellung enorm.

Als motivationsfördernd haben sich bei der Umsetzung von Ernährungsempfehlungen alle Arten der Protokollführung erwiesen. Diese können sich auf das *was?* und *wieviel?* des Essens beziehen oder es kann ein Aspekt, z. B. ein Trinkprotokoll bei Obstipation, herausgegriffen werden.

Oft ist aber die Ergründung des Ernährungs*verhaltens*, das *wie?*, *wann?*, *wo?*, *warum?* des Essens effektiver. Abbildung 10.5 stellt einen Vorschlag dar, mit dem viele Umsetzungshürden überwunden werden können.

**!** Essen ist etwas sehr individuelles. Motivationsfördernd hat sich zur Umsetzung von Ernährungsempfehlungen das Protokollführen (Eßtagebücher) zur Ergründung des Ernährungsverhaltens erwiesen.

## Literatur

Biesalski, H.K., Grimm, P. (1999): Taschenatlas der Ernährung. Stuttgart: Thieme

Biesalski, H.K., Fürst, P., Kasper, H. (1995): Ernährungsmedizin. Stuttgart: Thieme

Deutsche Gesellschaft für Ernährung (1992 und 1996): Ernährungsbericht. Druckerei Henrich

Kasper, H. (1996): Ernährungsmedizin und Diätetik. 8. Auflage, München: Urban & Schwarzenberg

Nowitzki-Grimm, S., Grimm, P. (1994): Mensch, bist Du dünn! Ein Programm für Leute, die gerne ein paar Kilo mehr auf die Waage bringen würden. Baltmannsweiler: Schneider

Nowitzki-Grimm, S., Grimm, P. (1995): Ernährung bei Osteoporose. In: Werle, J. (Hrsg.): Osteoporose und Bewegung. Ein integrativer Ansatz der Rehabilitation. Berlin: Springer 285–301

# 11 Räumlich-apparative Ausstattung

M. Steinau, K. Schüle

**Gliederung**

- Örtliche und räumliche Voraussetzungen
- Allgemeine Aspekte
- Gymnastikraum/Sporthalle
- Entspannungsraum
- Außenbereich
- Bewegungsbad und Naßbereich
- „Bewegliche“ Einrichtungsgegenstände und Therapiegeräte

**Lernziele**

- Kennenlernen der zu berücksichtigenden räumlich-apparativen Bedingungen und praxisrelevanten Aspekte bei der Einrichtung von Räumen für die sporttherapeutische Nutzung
- Kennenlernen von Institutionen, die für die Nutzungszulassung von Bedeutung sind. Befähigung zur Konzeption nutzungsgerechter Räumlichkeiten und zum anwendungsorientierten Aussuchen von Gerätschaften und Apparaten.

## 11.1 Räumliche Voraussetzungen

### 11.1.1 Allgemeine Berücksichtigungen

Mit den vielfältigen Anwendungsmöglichkeiten sporttherapeutischer Maßnahmen geht eine hohe Variabilität der Einsatzfelder (vgl. Kap. 3) und Einsatzorte einher. Der Therapieort sollte je nach Patienten- bzw. Rehabilitanden-Gruppe und der hieraus abzuleitenden Zielvorgabe ausgewählt werden können. Die Realisierung der Konzeption ist allerdings meist abhängig von den institutionellen, räumlichen und finanziellen Rahmenbedingungen.

Häufig lassen sich jedoch durch wenig aufwendige Maßnahmen Einrichtungen barrierefrei und behindertengerecht umrüsten. Bei neuen Einrichtungen gilt es, sich von vornherein auf Personen mit funktionellen Einschränkungen einzurichten und diese bereits nach der Planungsphase entsprechend zu berücksichtigen, da eine Nachrüstung in aller Regel mehr Kosten verursachen.

Im Nachfolgenden wird insbesondere auf Personen mit motorischen Störungen, die einen Rollstuhl vorübergehend oder auch auf Dauer benötigen, eingegangen. Mit Bezug auf diese Gruppe kann davon ausgegangen werden, daß mögliche architektonische Barrieren, die für diese Gruppe gelten, auch für eine Vielzahl von Menschen mit anderen Funktionseinschränkungen zu beachten sind.

Grundsätzlich wird davon ausgegangen, daß sporttherapeutische Maßnahmen in Räumen angeboten werden sollen, die effizient dem Zweck dienen und zudem vom Nutzer als motivierend bzw. erlebnisfördernd empfunden werden. Vielfach sind Kenntnisse oder Infrastrukturen vorhanden, die sich an „Sportstätten" allgemein anlehnen, nicht aber die therapeutischen Anforderungen und körperlichen Beeinträchtigungen der Patienten ausreichend berücksichtigen. Bei der Frage nach der Nutzungseignung oder Neugestaltung von Räumlichkeiten für sporttherapeutische Maßnahmen können in diesem Rahmen keine konkreten Einrichtungsvorschläge geleistet werden. Es werden hingegen relevante Aspekte skizziert und wichtige Punkte aufgelistet, deren Berücksichtigung sich für die sporttherapeutische Praxis als vorteilhaft herausgestellt haben. Zwei Informationsquellen sind vorab zu erwähnen, auf die jeder Neuinvestor, aber auch jeder zum Bau hinzugezogene und beratende Sporttherapeut zurückgreifen sollte.

- Die Anforderungen an ein barrierefreies Bauen sind in den DIN-Normen 18024 und 18025 festgelegt. Für Sportstätten, Therapiebecken etc. existieren weitere spezielle Normen, die bei den im Anhang aufgeführten Adressen abgerufen werden können.
- Die räumliche und apparative Ausstattung spezieller Therapieeinrichtungen (etwa EAP/AOTR) sind in den Vorschriften der entsprechenden Kostenträger festgelegt.

Zum ersten Komplex liegt eine ausführliche und detaillierte Abhandlung in dem Buch von Stemshorn (1999) vor. Über die jeweils aktuelle Situation von ambulanten Einrichtungen sollte bei den Kostenträgern nachgefragt werden. Dasselbe gilt für die Hilfsmittelverordnung und -versorgung.

Bevor auf spezifisch sporttherapeutische Gesichtspunkte eingegangen wird, sollen die wichtigsten übergeordneten architektonischen Details kursorisch aufgeführt werden. Sie gelten für alle Einrichtungen, die von Menschen mit einer Funktionsbehinderung aufgesucht werden. Bei der Planung kann nach folgendem Schema vorgegangen werden:

- organisatorischer Ablauf der Therapie (Wege des Patienten u. a. i. S. kurzer Entfernungen beachten)
- freundliche Gestaltung, Belüftung, Tageslicht
- patienten- bzw. behindertengerechte Verkehrswege und Sanitäranlagen
- Notfallsituation
- Brandschutz

Vor der Festlegung der Raumnutzung ist grundsätzlich der Therapieablauf mental durchzuspielen, um organisatorisch den effektivsten Betriebsablauf zu gewährleisten. Die Raumanordnung sollte so gewählt werden, daß die Wege für Patienten und Therapeuten kurz sind bzw. die Synergien zu anderen Therapieformen (Physiotherapie, Ergotherapie etc.) Berücksichtigung finden.

Ein wichtiges Kriterium für die Eignung ist die *Frischluftzufuhr* und das Vorhandensein von *Tageslicht.* Je mehr körperliche Aktivität, um so entscheidender ist dieser Punkt. Die Räumlichkeiten sind im Rahmen der Möglichkeiten großzügig und freundlich zu gestalten. Entgegen dem sterilen „Klinikweiß" sind helle warme Farben zu bevorzugen.

Die Gestaltung sollte darüber hinaus die *Aktivität* und *Kommunikation* unterstützen. Gesprächsecken sind vorzusehen die u. a. die Möglichkeit zum *Feedback* bieten, sofern die Einrichtung von Gruppen-Gesprächsräumen nicht möglich ist. Zu berücksichtigen ist ebenso ein *Besprechungsraum* (*Sozialraum*) für das Therapieteam sowie ein Arbeitszimmer für die sporttherapeutische Leitung.

Da die Grundlage jeden therapeutischen Handelns die Befundung ist und das sporttherapeutische Assessment für die Qualitätssicherung immer mehr an Bedeutung gewinnt (vgl. Kap. 6), ist ein Untersuchungsraum einzuplanen. Dieser sollte für die Funktionsüberprüfung sowie die Inspektion und das Aufnahmegespräch incl. der (Sport-) Anamnese Abgeschlossenheit ermöglichen. Räumlichkeiten zu weiterführender Belastungs- und Arbeitserprobung sind gegebenenfalls zusätzlich vorzusehen.

Abhängig von der Nutzungsfrequenz externer Patienten/Klienten ist für die Regeneration zwischen den Therapien ein Ruheraum mit entsprechender Infrastruktur einzurichten.

*Stau-* und *Lagerräume* sind in ausreichender Anzahl und dezentralisiert für unterschiedliche Utensilien (Magazin für Therapiekleingeräte, Putzmaterial, Handtücher u. a.) einzuplanen. Erfahrungsgemäß wird im späteren Betrieb mehr Stauraum benötigt als zunächst vorgesehen.

Ein wichtiger Aspekt betrifft die Sicherheit der Nutzer und somit auch die *Notfallsituation*. In den Räumen, in denen nicht ständig Mitarbeiter anwesend sind (u. a. auch in den Umkleideräumen), sollten Vorrichtungen installiert werden, die eine Alarmierung auch durch den Patienten/Klienten selbst ermöglichen. Ein zentral gelegener Raum ist als Notfallraum vorzusehen und entsprechend auszustatten. Verbandskästen und andere Notfallgegenstände (Ambobeutel etc.) sind in ausreichender Anzahl in der Peripherie aufzuhängen. In Einrichtungen, in denen auch Koronarpatienten therapiert werden, muß ein funktionsbereiter Defibrillator schnell zu greifen sein. Genügend Wandtelefone (mit Hinweistafeln über die Ruffolge im Notfall) sollten in den Funktionsräumen auch für Rollstuhlfahrer erreichbar sein. Dies bietet zudem den organisatorischen Vorteil, auch im normalen Therapiebetrieb mit anderen Abteilungen Rücksprache halten zu können. Neben der erforderlichen Infrastruktur muß ein strukturierter Notfallplan (intern wie extern) aufgestellt werden, der in regelmäßigen Abständen mit allen betroffenen Stellen respektive Mitarbeitern eingeübt werden muß.

Es ist ideal, wenn die Therapieabteilungen mit anderen therapeutischen Abteilungen (u. a. Therapieplanung, Patientenerfassung, Diagnostik) über ein Computer-Netzwerk-System miteinander verbunden sind. Eine Legitimation hierfür ist auch in der zunehmenden Dokumentationspflicht aller die Therapie betreffenden Fakten zu sehen.

Grundsätzliche Überlegungen betreffen ebenfalls den Grad der Behinderung, der bei den zukünftigen Nutzern der Anlage zugrunde gelegt werden muß. Auch wenn die Indikation in einem anderen Bereich liegt, ist aufgrund der Multimorbidität von der Möglichkeit orthopädischer Begleiterkrankungen und altersentsprechender Behinderungen auszugehen.

An *Treppen* sollte grundsätzlich auf jeder Seite ein Geländer vorhanden sein, um den Patienten ein Festhalten mit der jeweils unversehrten Hand zu ermöglichen. Größere Steigungen der Verkehrswege sollten bei Rollstuhlfahrern und Stützengängern ausgeschlossen sein. Rampen sollten 6 % Gefälle nicht überschreiten (1,50 m breit, bei Gegenverkehr 1,80 m). Grundsätzlich müssen die *Verkehrswege* breit genug sein, damit sich zwei Rollstuhlfahrer oder Stützengänger passieren können. Vor *Eingangszonen* und *Aufzügen* müssen ausreichende Bewegungs- und Manövrierflächen geschaffen werden. *Türen* sind als Automatiktüren (idealerweise zur Durchsicht mit einer

Glasscheibe) mit ausreichend langer Schließverzögerung und genügender Türbreite (ca. 0,9 m) vorzusehen. Zudem sollten gerade die WC-Türen nur nach außen aufgehen. Die Therapieräume sollten ohne Treppensteigen zugänglich sein. Alternativ bieten sich zur Überwindung geringerer Höhenunterschiede kleine offene Aufzüge oder auch Schrägaufzüge an. Die Türen sowie Plattformen und Kabinen der Aufzüge müssen eine adäquate Breite und zusätzliche Bedienelemente in Rollstuhlhöhe (100–120 cm) aufweisen. Mindestens eine Aufzugskabine muß eine Notfalliege aufnehmen können.

Entsprechende Berücksichtigungen gelten für *die Sanitäranlagen.* Die WC's sind hoch genug aufzuhängen (ca. 0,5 m), ebenso die Waschbecken (0,9–1 m). Ist der Anteil an Nutzern mit starker körperlicher Beeinträchtigung sehr hoch, sind in der Höhe verstellbare Waschbecken und kippbare Spiegel zu installieren. Neben den WCs sind entweder rechts und links Stützbügel (auch klappbar zu erhalten) anzubringen (60–80 cm hoch, 10 cm Abstand zum WC-Sitz) oder zumindest ein schräg verlaufender Haltegriff weit genug nach vorn an der Wand, an dem sich die Patienten unterstützend hochziehen können. Auch sollte darauf geachtet werden, daß zum Erreichen des Toilettenpapierhalters keine zu großen Verdrehungen nach hinten nötig sind, sondern dieser weit genug vorn angebracht ist. Entsprechende Angaben sind der DIN 18025 zu entnehmen.

Sowohl bei den festen als auch bei den beweglichen Einrichtungsgegenständen ist dem *Brandschutz* Rechnung zu tragen, der in bestimmten Nutzungsbereichen die Verwendung von schwer entflammbaren Materialien, eine genügende Breite der Fluchtwege und entsprechende Brandschutzabschnitte mit zugehörigen Türen, Feuerschutzwänden und Decken vorschreibt. Hierzu zählt auch die betriebliche Festlegung der Lagerung brennbarer Materialien, die ebenso wie weitere Vorgaben der betrieblichen Arbeitssicherheitsorganisation vom Technischen Überwachungsverein überprüft wird.

Wenn im folgenden zwei der Haupttherapiebereiche näher gekennzeichnet werden, ist vorab zu klären, ob diese Einrichtungen auch externen Personen, wie Privatnutzern, Gesundheitssportvereinen u. a. zur Verfügung stehen. Dementsprechend sind Einlaß- und Schließsysteme, wie auch Umkleidemöglichkeiten mit abschließbaren Spinden notwendig.

## 11.1.2 Gymnastikraum/Sporthalle

**Standard-Ausstattung**

- Größe: Minimum 5 $m^2$ (besser 7–8 $m^2$)/Teilnehmer
- lichte Deckenhöhe: 3,80 m (besser 5 m)
- Tageslichteinfall (Nordlicht um Blendwirkungen auszuschließen)
- bei künstlicher Beleuchtung Stufenschaltung bzw. Dimm-Möglichkeit
- ausreichende Belüftung und Luftbefeuchtung (beachte: Heizungen mit Bodenschlitzen wirbeln Staub auf)
- adäquate Böden (bei Mehrzwecknutzung potentiell flächenelastische Schwing- oder Sportböden ansonsten eher punktelastische oder kombielastische Böden; bei Bedarf andere Nutzungsvarianten wie z. B. Inline-Skaten mitberücksichtigen; Versiegelung und Pflege in die Auswahl einbeziehen wie auch die Frage einer möglichen Fußbodenheizung (zu Sporthallenböden existiert die DIN-Norm 18032 Teil 2)
- bei der Wandgestaltung Halleffekte (Schallisolierung) und zukünftige Nutzung (u. a. Kletterwand) berücksichtigen

- Spiegelfläche (körperhoch, bruchsicher, abgerundete Kanten)
- großer Geräteraum (u. a. Pezzibälle, Lagerungsmaterial)
- Beschallungsanlage mit pitch-Möglichkeit und Fernbedienung

**Optimal-Ausstattung**
- lichte Deckenhöhe 9 m (Volleyball, Badminton etc.)
- 3-fach Turnhalle mit Trennwänden und multifunktioneller Nutzung
- Spiegelfläche als aufklappbare Wand
- Lichtlaufleiste zur Intensitätssteuerung
- 2 Gymnastikräume nebeneinander (es können parallel unterschiedliche Gruppentherapien stattfinden) mit begehbarem Geräteraum in der Mitte
- mediale Ausstattung (Leinwand etc.; bei potentieller Bestuhlung Böden beachten)

#### Entspannungsraum

Besonders die Räumlichkeit, die für die Wahrnehmungsförderung und das Entspannungstraining vorgesehen ist, sollte durch die Verwendung warmer Materialien und aufeinander abgestimmter Farben gekennzeichnet sein. Die Raumgröße ist so auszulegen, daß wahlweise ein Entspannungstraining im Sitzen und/oder Liegen möglich ist. Zur Ausstattung gehört eine Abdunkelungsmöglichkeit und eine Musikanlage. Des weiteren ist eine Aufbewahrungsmöglichkeit für Matten, Decken und Lagerungskissen in die Planung einzubeziehen.

### 11.1.3 Außenbereich

Um die Therapie auch an der frischen Luft (Geh-/Lauftraining, Gymnastik, Tai Chi etc.) durchführen zu können, ist darauf zu achten, daß in der näheren Umgebung der Klinik nicht alle Wege gepflastert sind, sondern ascheähnliche Beläge aufweisen. Eine genügend große Rasenfläche, eine Finnenbahn und ein Gehparcours mit differenten Untergründen, Stufen und Schrägen sollten für die Durchführung therapeutischer Maßnahmen vorgesehen werden.

Obgleich viele Reha-Kliniken in landschaftlich reizvoller Umgebung liegen, wird dieser Vorzug oft viel zu wenig in die therapeutischen Überlegungen mit einbezogen. Hier gilt es die in den 70er Jahren aufkommenden Impulse der Jogging- und Fitneß-Welle wieder aufzugreifen und in angepaßter Weise für das heutige Patienten-/Rehabilitanden-Klientel zu nutzen. Mit etwas Geschick lassen sich entsprechende Parcours von Betroffenen, aber auch anderen gesundheitssportlich orientierten Mitbürgern im Rahmen eines „Gesundheitszentrums" multifunktional nutzen.

### 11.1.4 Bewegungsbad und Naßbereich

**Standard-Ausstattung**
- Überlaufrinne (mit Flüsterabläufen), die eine ruhigere Wasseroberfläche und damit eine suffiziente Therapie und einen suffizienten Unterricht ermöglicht
- Wassertiefe: Minimum 1,35 cm
- heller Beckengrund zur besseren Beobachtung der Patienten/Klienten
- Wasserzufuhr über breite Düsen, damit das Wasser nicht verwirbelt wird und eine gute Therapiekontrolle gewährleistet ist
- eine Beckenseite mit einer Haltestange versehen (oder Dreiecke, die in die Überlaufrinne einhängt werden können), eine Beckenwand glatt lassen

- Treppengeländer mit Handlauf auf jeder Seite, bei entsprechend breiter Treppe mit Mittelhandlauf
- gut belüfteter Geräteraum (Aqua-Gürtel, Pool-Noodles, Stäbe etc.)
- Befestigungsmöglichkeit für eine variable Abtrennleine zur Teilung des Beckens
- Beschallungsanlage
- Sekundenuhr zur Pulskontrolle. Diese sollte (zur Vermeidung einer längeren Extensionsstellung in der HWS) nicht zu hoch an der Wand aufgehängt werden
- Skala zur subjektiven Belastungseinschätzung (z. B. RPE-Skala n. Borg); Aufhängung: s. Sekundenuhr

**Optimal-Ausstattung**

- Spiegeldecke (z. B. einzelne quadratische Platten, die in einem Rahmen aufgehängt sind; Sicherheitsanforderungen und Säuberung beachten)
- Wassertiefe: zwei Ebenen, eine Fläche ca. 1,20 m (oder zumindest Podest von ausreichender Größe mit abgerundeten Kanten und farblich abgesetzten Fliesen bzw. gewichtsbelastete „Stepper")/kurze abfallende Schräge/ eine Fläche von 1,39 m. Ideal ist ein Hubboden mit „Schleppe", so daß sich variable Wassertiefen einstellen lassen.
- eine tiefe Rinne in der Mitte, um Aquajogging (*suspended deep water running*) zu ermöglichen (Alternative: Aqua-Mobilex)
- tiefliegender Therapeutengang auf einer Beckenseite, um mit dem Patienten besser kommunizieren zu können (wichtig ist hierbei eine Aussparung für die Füße, damit der Therapeut nicht überkippt)
- Sichtfenster in der Beckenwand für die Bewegungskorrektur und Beleuchtung
- sind viele Rollstuhlfahrer in der Einrichtung, hochgezogener Beckenrand (durchschnittliche Rollstuhlhöhe), so daß die Betroffenen leicht vom Rollstuhl auf den Beckenrand und dann ins Wasser können. Als Alternative bieten sich eine Hebebühne bzw. ein Lifter an, wahlweise mit Stuhl oder Liegefläche; ausführliche Darstellung bei Schüle (1999)

Im gesamten Naß-/Schwimmbadbereich ist dafür Sorge zu tragen, daß ausreichend *Geländer* und *Haltegriffe* vorhanden sind, um ein Ausgleiten unsicherer Patienten zu vermeiden. Ein Sturz birgt neben der Gefahr von Traumen auch das Risiko der erneuten Angstzunahme in sich und wirft damit den Rehaprozeß zurück. Dazu gehört, daß die *Fliesen* rutschfest sind (leicht strukturierte Oberfläche) und daß in den Duschen je nach Indikation klappbare Duschsitze und Haltegriffe an der Wand oder Haltestangen montiert sind. Entsprechende (Fest)haltegriffe sind für den Weg von der Umkleidekabine zur Dusche auch in den Katalogen der Sanitätsfachhändler und/oder im Sanitärfachhandel zu finden.

Sind bei nicht ausreichendem Gefälle Absperrungen notwendig, um ein Fließen des Wassers in angrenzende Bereich zu verhindern, sollten diese hoch und breit genug sein, um nicht als Stolperquelle zu dienen.

In bezug auf die unterschiedlichen Bedingungen des *Raumklimas*, ist eine Temperaturschleuse zwischen dem Becken- und dem Umkleidebereich von Vorteil. Eine Fußbodenheizung sorgt für schnelles Abtrocknen. Die *Einzel-Umkleidekabinen* sind geräumig genug zu konzipieren und mit einer Sitzbankhöhe auszustatten, die ca. 0,5 m beträgt. Ebenfalls darf die Sitzfläche nicht zu schmal sein (ca. 0,4 m) und die Garderobenhaken müssen im Sitzen zu erreichen sein.

Ein entsprechender *Raum für Therapiegeräte* (Stäbe, Bälle, Wasserhanteln, Auftriebsgürtel etc.) ist mit einer adäquaten Belüftung zu versehen.

Innerhalb der Neuplanung von Gebäuden und Räumlichkeiten sowie bei einer Umgestaltung im Sinne einer sportlichen Nutzungsänderung, sind Vorgaben der Leistungsträger, des Rentenversicherungs- und Gesundheitswesens sowie behördlicher Stellen zu beachten.

## 11.2 Bewegliche Einrichtungsgegenstände und Therapiegeräte

In den Wartezonen und Nutzungsräumen ist auf entsprechendes Gestühl zu achten (Gesundheits-/Rehainstitution ist Modell). Hierbei sollten unterschiedliche Stuhlhöhen anzutreffen sein. Ist das Normalmaß 45 cm Sitzhöhe, empfiehlt sich für kleinere Personen durchaus 43 cm und für größere Patienten entsprechend 48–50 cm. Der Bezugstoff darf nicht zu glatt sein und muß je nach Aufstellungsort aus schwer entflammbarem Material bestehen.

Bei Patienten mit orthopädischen Indikationen sind Vortrags-, Aufenthalts- und Speiseräume mit Stehhilfen, Stehpulten zum Abstützen sowie Fußstützen auszustatten.

Zur Durchführung der Befundung sowie der trainingstherapeutischen Praxis und Verlaufskontrolle gehören u. a. ein Podoskop und eine Video-Analyse-Station zur Grundausstattung. Werden Therapien im Terrain durchgeführt, muß dem jeweiligen Therapeuten für die *Notfall-Alarmierung* ein Handy zur Verfügung stehen.

Sämtliche diagnostische und andere *Therapiekleingeräte* müssen ausreichend sicher gelagert und gestapelt werden können. Dazu bieten sich Regalsysteme an, Kunststoffboxen unterschiedlicher Größe, Stapelhilfen oder Auflagestangen für Pezzi-Bälle sowie Köcher für Gymnastikstäbe etc. Grundsätzlich ist auch hier der Aspekt der Hygiene (d. h. möglichst bodenfreie Lagerung und Aufbewahrung in Schränken) zu beachten.

Beim Bezug von *Trainingsgeräten,* die innerhalb der medizinischen Trainingstherapie im Rahmen einer EAP/AOTR-Zulassung eingesetzt werden, ist auf eine entsprechende Zertifizierung zu achten. Bei der Auswahl sind die Grundanforderungen der Leistungsträger (z. B. VdAk, BG) zugrunde zu legen. Ebenso unterliegen manche Geräte der *Sicherheitsprüfung für den medizinischen Anwendungsbereich* (IEC) wie auch den Unfallverhütungsvorschriften (UVV VBG 4). Ebenfalls ist abzuklären, ob Gerätschaften oder auch Teile davon unter die Medizinische Geräteverordnung (Med GV bzw. Medizinproduktebetreiberverordnung) fallen und damit die elektrische Sicherheit durch eine sicherheitstechnische Kontrolle (DIN 0750 u. DIN 07501) des Gewerbeaufsichtsamtes nachzuweisen ist.

Bei der Aufstellung der *Trainingsgeräte* müssen diese weit genug auseinander stehen und auch für Rollstuhlfahrer und Stützengänger frei zugänglich sein. Jegliche Stolperquellen wie z. B. elektrische Kabel, die auf dem Boden liegen, sind zu vermeiden. Nützlich sind zwischen den Geräten stehende Stehpulte oder kleine Highboards, an denen die Patienten bzw. die Therapeuten die Möglichkeit haben die Trainingskarten auszufüllen.

### Adressen und Literatur

Arbeitsgemeinschaft Holz e.V., Postfach 300141, 40401 Düsseldorf, Tel.: 0211/478180

Bundesinstitut für Sportwissenschaft, Fachbereich W3 – Sportanlagen und Sportgeräte, Carl-Diem-Weg 4, 50933 Köln (Müngersdorf), (Postfach 450249, 50877 Köln), Tel.: 0221/4979-0

Fördergemeinschaft Gutes Licht, Stresemannallee 19, 60596 Frankfurt, Tel.: 069/6302-353 (Fax: -317)

Gütegemeinschaft Gesundheitssportzentrum e.V., Wiener Weg 1a, 50858 Köln, Tel.: 0221-4846331

Internationale Akademie für Bäder-, Sport und Freizeitbauten (IAB), Postfach 1680, 97606 Bad Neustadt, Tel.: 09771-8009-8008

Internationale Vereinigung Sport und Freizeiteinrichtungen e.V., Carl-Diem-Weg 3, 50933 Köln (Müngersdorf), Tel.: 0221/4912991

Ministerium für Arbeit, Soziales und Stadtentwicklung, Kultur und Sport NRW, Pressestelle, 40190 Düsseldorf, Tel.: 0211/8618-4203; Stichwort: Sportgeräte/Bauberatung

TÜV Bau- und Betriebstechnik GmbH, Arbeitssicherheit u. Elektrotechnik, Niederkainaerstr.11, 02625 Bautzen, Tel.: 03591-6830

TÜV Bau- und Betriebstechnik GmbH, Unternehmensgruppe TÜV Bayern, Friedenstr.6, 93051 Regensburg, Tel.: 0941/99100
(stellvertretend für die TÜV- Vertretungen in den jeweiligen Bundesländern)

Die o.g. Institutionen geben zu dem behandelten Themenkomplex Informationsbroschüren bzw. Literaturverzeichnisse heraus. In den meisten Fällen werden diese auf Anfrage (teilweise mit Schutzgebühr) zugesandt. Des weiteren besteht die Möglichkeit, im Internet unter bestimmten Stichworten weitere Informationen zu erhalten (z. B. „Sportböden" oder „Trainingsgeräte").

Arbeitsgemeinschaft Holz e.V. et al. (Hrsg.): Informationsdienst Holz: Reihe 1 Entwurf und Konstruktion, Teil 2 Sport und Freizeitbauten, Folge 1 Mehrzweckhallen

Bundesinstitut für Sportwissenschaft (Hrsg.): Literaturverzeichnis Sportanlagen. Stand 1996 (aus dem Inhaltsverzeichnis: Literatur u. a. zu den Bereichen Sportplätze, Sporthallen, Bäder, Spezielle Anlagen für einzelne Sportanlagen, Anlagen für Behinderte, DIN-Normen)

Fördergemeinschaft Gutes Licht (Hrsg.): Gutes Licht für Sportstätten (15 DM Schutzgebühr)

Internationale Vereinigung Sport- und Freizeiteinrichtungen (IAKS)(Hrsg.): Literaturverzeichnis. (aus dem Inhaltsverzeichnis: Literatur u. a. zu Spielplätzen, Sportplätzen/Stadien, Sporthallen/Mehrzwecksporthallen, Bäder, Anlagen für spezielle Sportarten)

Ministerium für Stadtentwicklung Kultur und Sport des Landes NRW (Hrsg.): Sportgeräte/Bauberatung: Planungsgrundlagen für Sporthallen

Rosenthal, F. (1997): Die ambulante Rehabilitation bei Erkrankungen des Bewegungsapparates. Sankt Augustin: Asgard

Schoot, P. van der (1980): Behindertengerechte Sport und Freizeitanlagen. Schriftenreihe Sport- und Freizeitanlagen des Bundesinstitut für Sportwissenschaft, Berichte , B79, 1; Köln: sb 67 Verl.-Gesellschaft

Schüle, K. (1999): Sport und Freizeitanlagen. In: Stemshorn, A. (Hrsg.): Barrierefrei Bauen für Behinderte und Betagte. 4. Auflage, Stuttgart: Verlagsanstalt Alexander Koch 325–338

Stemshorn, A. (Hrsg.) (1999): Barrierefrei Bauen für Behinderte und Betagte. 4. Auflage, Stuttgart: Verlagsanstalt Alexander Koch

Trunz, E. (1995): Moderne Muskel- und Ausdauertrainingsgeräte. In: Gesundheitssport und Sporttherapie (11) 5, 4–7

# 12 Tarif- und arbeitsrechliche Grundlagen

W. Krell

**Gliederung**

- Vorbemerkung
- Sporttherapeut – selbständiger Unternehmer oder abhängig Beschäftigter
- Der Dienstvertrag
- Der Arbeitsvertrag
- Das Arbeitsrecht als Sonderrecht der abhängigen Beschäftigung
- Arbeitnehmer sind doppelt abhängig
- Das Arbeitsrecht als schützendes und ordnendes Regelwerk
- Regulationsebenen im Arbeitsrecht
- Das Arbeitsverhältnis
- Die Anbahnung eines Arbeitsverhältnisses
- Die Form des Arbeitsvertrages
- Das typische und das atypische Arbeitsverhältnis
- Pflichten der Arbeitsvertragsparteien
- Pflichten des Arbeitnehmers
- Pflichten des Arbeitgebers
- Beendigung des Arbeitsverhältnisses
- Das Gehalt

**Lernziele**

- Grundlagen des Arbeitsrechts
- Unterscheidung von Selbständigen und Arbeitnehmern
- Unterscheidung Dienstvertrag, Arbeitsvertrag, Tarifvertrag
- Schutz- und Ordnungsfunktion des Arbeitsrechts
- Einbettung des Arbeitsverhältnisses in die Hierarchie der Regulationsebenen
- typische und atypische Arbeitsverhältnisse
- Pflichten aus dem Arbeitsverhältnis
- Beendigung eines Arbeitsverhältnisses
- Grundlagen von Gehaltsregelungen

## 12.1 Vorbemerkung

Die folgenden Ausführungen zum Arbeitsrecht haben den Charakter einer allgemeinen Einführung. Aufgrund der Komplexität des Gesamtfeldes des Arbeitsrechts mit all seinen Regeln und Ausnahmen, mit all seinen den konkreten Einzelfall würdigenden Verästelungen wäre der Anspruch einer widerspruchsfreien, umfassenden Darstellung vermessen und letztlich uneinlösbar. Die Erläuterungen zu Teilaspekten des Arbeitsrechts sollen eine Sensibilität dafür schaffen, daß sporttherapeutische Arbeit sich nicht in der Vermittlung von Inhalten erschöpft, sondern auch und vor allem durch den rechtlichen Rahmen ermöglicht und beeinflußt wird.

## 12.2 Sporttherapeut – selbständiger Unternehmer oder abhängig Beschäftigter

Sporttherapeuten, die ihre Dienstleistung „Sporttherapie" gegen Entgelt „verkaufen", können dies im Prinzip auf zwei Vertragsgrundlagen tun:

- im Rahmen eines Dienstvertrages als Selbständige[1],
- im Rahmen eines Arbeitsvertrages als Arbeitnehmer[2].

### 12.2.1 Der Dienstvertrag

Der Dienstvertrag ist ein im Bürgerlichen Gesetzbuch BGB[3] geregelter Vertrag zwischen einem dienstberechtigten Auftraggeber und einem dienstverpflichteten Auftragnehmer. Der Auftragnehmer verpflichtet sich dabei zur Leistung der versprochenen Dienste und der Auftraggeber zur Leistung der vereinbarten Vergütung. Im Rahmen eines solchen Dienstvertrages ist der Sporttherapeut als selbständiger Unternehmer tätig.

**!** Für Selbständige als Vertragspartner eines Dienstvertrages findet das Arbeitsrecht[4] keine Anwendung[5].

Dennoch sollten Selbständige das Arbeitsrecht kennen, allein schon um zu wissen, worauf sie keinen arbeitsrechtlichen Anspruch haben. So führen z. B. Krankheits- oder Urlaubstage bei Selbständigen zu einem Einnahmeausfall, da sie im Grundsatz keinen Anspruch auf Freistellung unter Fortzahlung der Bezüge haben. Wer als Selbständiger ein „Finanzpolster" für solche und andere Situationen anlegen will, muß also die Preise so kalkulieren und vertraglich vereinbaren, daß Tage ohne Einnahmen nicht zu einer wirtschaftlichen Bedrohung werden.

**!** Die Erfahrung zeigt, daß es immer wieder Personen gibt, die sich in die Selbständigkeit wagen und dabei den Fehler machen, arbeitnehmerisch zu denken und arbeitsrechtliche Leistungen als selbstverständlichen Teil ihres Dienstvertrages voraussetzen. Hier kann die Teilnahme an einem Existenzgründungsseminar[6] vor bösen Überraschungen schützen!

Eine auch bei Sporttherapeuten verbreitete Form der Selbständigkeit ist die freie Mitarbeit. Freie Mitarbeiter arbeiten auf der Grundlage von Honorarverträgen, die zu den Dienstverträgen zählen. Freie Mitarbeiter sind in der Regel im organisatorischen Rah-

1 Ein Selbständiger kann seine Tätigkeit im wesentlichen frei gestalten und seine Arbeitszeit selbst bestimmen (nach § 84 Abs. 1 Handelsgesetzbuch HGB).

2 Arbeitnehmer ist, wer aufgrund eines privatrechtlichen Arbeitsvertrages im Dienste eines anderen zur Arbeit verpflichtet ist. Keine Arbeitnehmer sind zum Beispiel Beamte, Soldaten und Richter. Für sie gelten andere Rechtsgrundlagen.

3 BGB § 611ff.

4 Das Arbeitsrecht umfaßt alle Verbindlichkeiten, die die Arbeitsverhältnisse zwischen Arbeitgebern und Arbeitnehmern regeln sowie den rechtlichen Rahmen und die übergeordneten Bedingungen der Arbeit gestalten.

5 Das ändert sich, sobald der Selbständige andere als Arbeitnehmer beschäftigen und somit Arbeitgeber in einem Arbeitsverhältnis wird.

6 Solche Seminare werden z. B. von den Industrie- und Handelskammern regelmäßig angeboten.

men des Auftraggebers, z. B. einem Fitneßstudio, tätig. In der Praxis kann diese räumliche Nähe zum Auftraggeber dazu führen, daß der Auftraggeber dazu neigt, dem freien Mitarbeiter Anordnungen zu erteilen und dieser aus Sorge um den Auftrag die Anordnungen befolgt. So kann aus der einmal durch den Dienstvertrag vereinbarten Selbständigkeit des freien Mitarbeiters schleichend eine Scheinselbständigkeit werden. Gemäß § 7 Abs. 4 des SGB IV wird Scheinselbständigkeit vermutet, wenn 3 der folgenden 5 Merkmale erfüllt sind:

1. Die Person beschäftigt im Zusammenhang mit ihrer Tätigkeit keinen versicherungspflichtigen Arbeitnehmer, dessen Arbeitsentgelt aus diesem Beschäftigungsverhältnis regelmäßig 630 Deutsche Mark übersteigt;
2. Sie ist auf Dauer und im Wesentlichen nur für einen Auftraggeber tätig;
3. ihr Auftraggeber oder ein vergleichbarer Auftraggeber läßt entsprechende Tätigkeiten regelmäßig durch von ihm beschäftigte Arbeitnehmer verrichten;
4. ihre Tätigkeit läßt typische Merkmale unternehmerischen Handelns nicht erkennen;
5. ihre Tätigkeit entspricht dem äußeren Erscheinungsbild nach der Tätigkeit, die sie für denselben Auftraggeber zuvor aufgrund eines Beschäftigungsverhältnisses ausgeübt hat.

Ist nach Prüfung dieser Kriterien von einer Scheinselbständigkeit auszugehen und wird der Verdacht von den Betroffenen nicht widerlegt, so hat dies die Folge, daß der „freie Mitarbeiter" wie ein Arbeitnehmer behandelt werden muß und das Arbeitsrecht Anwendung findet[7].

7 Neben der Einbettung in arbeitsrechtliche Regelungen ist auch die Sozialversicherungspflicht zu prüfen.

### 12.2.2 Der Arbeitsvertrag

Der gesetzlich nicht ausdrücklich geregelte Arbeitsvertrag ist ein Unterfall des Dienstvertrages. Er ist ein privatrechtlicher Vertrag zwischen dem Arbeitgeber und dem Arbeitnehmer, durch den sich der Arbeitnehmer zur Leistung von Arbeit nach Weisungen[8] des Arbeitgebers und der Arbeitgeber zur Zahlung der vereinbarten Vergütung verpflichtet. Der Arbeitsvertrag unterscheidet sich also vom Dienstvertrag lediglich durch die persönliche Abhängigkeit des Arbeitnehmers vom Arbeitgeber und durch die Erbringung der Arbeitsleistung in einer fremdbestimmten Organisation.

> **!** Das Arbeitsrecht ist der rechtliche Rahmen, in dem Arbeit auf der Grundlage eines Arbeitsvertrages geleistet wird.

## 12.3 Das Arbeitsrecht als Sonderrecht der abhängigen Beschäftigung

### 12.3.1 Arbeitnehmer sind doppelt abhängig

Kennzeichen der Arbeitnehmereigenschaft in Abgrenzung zur Selbständigkeit ist die doppelte Abhängigkeit des Arbeitnehmers vom Arbeitgeber:

8 Der Arbeitgeber ist berechtigt, die Leistungspflicht des Arbeitnehmers hinsichtlich Zeit, Ort und Inhalt sowie Art und Weise der zu leistenden Arbeit aufgrund seines Weisungsrechtes zu bestimmen, sofern im Arbeitsvertrag keine bestimmte entgegenstehende Vereinbarung getroffen ist.

- wirtschaftliche Abhängigkeit
  Arbeitnehmer sind in der Regel wirtschaftlich davon abhängig, mit dem in dem Arbeitsverhältnis erzielten Gehalt die eigene Lebensgestaltung und eventuell die der Familie zu bestreiten. Die überwiegende Zahl der Arbeitnehmer hat keine weitere oder wenn, dann nur geringfügige Einnahmen. Ein Verlust dieses Arbeitsverhältnisses stellt eine unmittelbare wirtschaftliche Gefahr dar.
- persönliche Abhängigkeit
  Die persönliche Abhängigkeit vom Arbeitgeber ergibt sich aus der Tatsache, daß der Arbeitnehmer in den Betrieb und die Arbeitsorganisation des Arbeitgebers eingegliedert wird und dem Arbeitgeber im Rahmen des Arbeitsvertrages bezüglich Ort, Zeit und Art der Erbringung der Arbeitsleistung Folge leisten[9] muß.

Diese doppelte Abhängigkeit begründet ein Machtgefälle zwischen Arbeitgeber und Arbeitnehmer, das dem Arbeitsverhältnis immanent ist. Der Arbeitgeber hat zum einen als „Arbeitsplatzbesitzer" und zum anderen als Weisungsbefugter gegenüber dem Arbeitnehmer strukturell die mächtigere Position. Dies führt im Arbeitsalltag häufig dazu, daß Arbeitnehmer in echten oder vermeintlichen Krisenzeiten bereit sind, auf einmal vereinbarte Leistungen zu verzichten, in der berechtigten oder nicht berechtigten Hoffnung, darüber ihren Arbeitsplatz zu sichern.

Die Selbständigen können zwar auch wirtschaftlich von ihrem Auftraggeber abhängig sein, aber in der Umsetzung des vertraglich Vereinbarten sind sie im Grundsatz frei. Weiterhin haben sie die Möglichkeit, ihre Arbeit auf dem „Markt" auch an andere Auftraggeber zu verkaufen und darüber eine gewisse Unabhängigkeit zu gewinnen. Geht ihnen diese persönliche Freiheit allerdings verloren, können Sie, wie oben bei den freien Mitarbeitern beschrieben, zu Scheinselbständigen und damit zu Arbeitnehmern werden. Der Unterschied zwischen den Selbständigen und den Arbeitnehmern ergibt sich also aus dem Grad der persönlichen Abhängigkeit von dem Auftrag-/Arbeitgeber.

> ! Wenn Sie als freier Mitarbeiter tätig sind, überprüfen Sie doch einmal anhand der 5 Kriterien, ob Sie wirklich selbständig oder nicht bereits tendenziell oder ganz scheinselbständig sind. Es ist auf Dauer von Nachteil, zwar faktische Arbeitnehmer zu sein, aber auf die arbeitsrechtlichen Regelungen keinen Zugriff zu haben.

### 12.3.2 Das Arbeitsrecht als schützendes und ordnendes Regelwerk

Die Historie lehrt, daß das strukturelle Machtpotential des Arbeitgebers die große Gefahr in sich birgt, daß die einmal vereinbarten Arbeitsbedingungen einseitig von Seiten des Arbeitgebers zu Lasten des Arbeitnehmers verschlechtert werden. Dieses Bestreben zeigt sich insbesondere in wirtschaftlich schlechten Zeiten, wenn die Arbeitgeber unter Kostendruck geraten, den sie nicht beliebig über die Preise weitergeben können. Dies zeigt sich auch in den zum Teil hitzigen Diskussionen der letzten Jahre um den „Standort Deutschland". Diesem Gefah-

9 In der Regel umreißt der Arbeitsvertrag nur den Rahmen bezüglich Zeit, Ort und Inhalt sowie Art und Weise der vom Arbeitnehmer zu leistenden Arbeit. Vor diesem Hintergrund bedarf es einer Rechtsgrundlage für den Arbeitgeber, die Leistungspflicht des Arbeitnehmers einseitig durch Weisungen konkretisieren zu können. Diese Rechtsgrundlage schafft das Weisungs- oder Direktionsrecht.

renpotential tritt das Arbeitsrecht entgegen, indem es Bedingungen schafft, die es ermöglichen, daß auf unterschiedlichen Ebenen Verbindlichkeiten geschaffen werden, die die Arbeitnehmer vor wirtschaftlichen Nachteilen, Beeinträchtigungen ihrer Persönlichkeit und vor gesundheitlichen Gefahren schützen sollen. Hier zeigt sich die wichtigste Funktion des Arbeitsrechts: die Schutzfunktion.

> ! Das Arbeitsrecht ist geschaffen worden, um die Arbeitnehmer vor einseitiger, willkürlicher Verschlechterung ihrer Arbeitsbedingungen durch den Arbeitgeber zu schützen. Dem Machtpotential des Arbeitgebers wird das Schutzpotential des Arbeitsrechts gegenübergestellt.

Neben dieser Schutzfunktion hat das Arbeitsrecht aber auch noch eine weitere wichtige Funktion: die Ordnungsfunktion. Diese zeigt sich in der Tatsache, daß durch die Gesetze, Verordnungen und Verträge Ordnungselemente in der Arbeitswelt geschaffen werden, die, über ihre jeweilige Laufzeit hinweg, die Arbeitswelt so ordnen, daß betriebswirtschaftlich oder volkswirtschaftlich relevante Prozesse plan- und steuerbar bleiben. Solche Steuerungen werden immer dann erforderlich, wenn es zu politischen, volkswirtschaftlichen, technologischen und betrieblichen Veränderungen kommt. Diese Steuerungsprozesse sind aber immer auch geleitet vom Interesse derer, die die Veränderungen gegen die Interessen anderer verwirklichen wollen. Daraus ergibt sich die alltäglich zu beobachtende Tatsache, daß Veränderungsprozesse (fast) immer von konflikthaften Auseinandersetzungen der beteiligten Interessengruppen begleitet sind. Als Beispiel mögen die alljährlichen medienträchtigen Tarifauseinandersetzungen in den großen Tarifbereichs der Metall- oder Chemieindustrie bzw. des öffentlichen Dienstes genügen.

### 12.3.3 Regulationsebenen im Arbeitsrecht

Die beiden zentralen Funktionen des Arbeitsrechts – Schutz- und Ordnungsfunktion – werden auf hierarchisch organisierten Regulationsebenen von unterschiedlichen Akteuren mit unterschiedlichen Interessen realisiert.

- Auf der untersten Ebene sind es die Arbeitnehmer und die Arbeitgeber, die das konkrete Arbeitsverhältnis zwischen ihnen im *Arbeitsvertrag*[10] ausgestalten.
- Auf der nächst höheren Ebene haben die innerbetrieblichen Interessensvertretungen der Arbeitnehmer, wie beispielsweise der Betriebsrat[11], das Recht, in begrenztem Maße *Betriebsvereinbarungen*[12] mit dem Arbeitgeber abzuschließen und darüber die Arbeitsbedingungen im eigenen Betrieb mit zu gestalten. Die Wahl eines Betriebsrates ist möglich, wenn in dem

10 Im Arbeitsvertrag werden die Rechte und Pflichten von Arbeitnehmer und Arbeitgeber geregelt. Er ist ein privatrechtlicher, gegenseitiger Austauschvertrag, durch den sich der Arbeitnehmer zur Leistung von Arbeit im Dienst des Arbeitgebers und der Arbeitgeber zur Zahlung einer Vergütung verpflichtet.

11 *Betriebsräte* existieren in privaten Unternehmen, *Personalräte* im öffentlichen Dienst und *Mitarbeitervertretungen* in sogenannten Tendenzbetrieben. Tendenzbetriebe sind nach § 118 BetrVG solche, die unmittelbar und überwiegend politischen, konfessionellen, karitativen, erzieherischen, wissenschaftlichen oder künstlerischen Zwecken dienen.

12 In einer Betriebsvereinbarung regeln der Arbeitgeber und der Betriebsrat Fragen der betrieblichen und betriebsverfassungsrechtlichen Ordnung im Betrieb.

Betrieb mehr als 5 Arbeitnehmer regelmäßig beschäftigt sind. Der Arbeitgeber darf die Wahl eines Betriebsrates weder verbieten noch behindern.

- Auf der darüberliegenden Ebene gestalten die Gewerkschaften als außerbetriebliche Interessensvertretungen der Arbeitnehmer einerseits und die Arbeitgeber bzw. Arbeitgeberverbände andererseits im Rahmen von *Tarifverträgen*[13] Rahmenbedingungen der Arbeit und zwar noch weitaus stärker als dies durch die staatlichen Regelungen geschieht.
- Der Staat als gesetzgebende Instanz[14] schließlich sichert auf der obersten Ebene den Arbeitnehmern einen Mindeststandard an Arbeitsbedingungen in Form der *Arbeitsgesetze*. Er ist bei der Gesetzgebung an das Grundgesetzes der Bundesrepublik Deutschland und die Verfassung der Europäischen Union gebunden. Auf dem Gebiet des Arbeitsschutzes erläßt ebenfalls der Staat Gesetze und Verordnungen, die die Arbeitnehmer allgemein und insbesondere bestimmte Arbeitnehmergruppen vor gesundheitlichen Gefahren, vor Überforderungen und vor zu großen Belastungen schützen sollen. Solche staatlichen Regelungen werden durch branchenspezifische Unfallverhütungsvorschriften der Berufsgenossenschaften[15] ergänzt.
- Die staatliche *Arbeitsgerichtsbarkeit*[16] als eigenständiger Rechtszweig schließlich sorgt dafür, daß Rechtsstreitigkeiten gütlich beigelegt oder entschieden werden.

Die Hierarchie der Regulationsebenen spiegelt auf der Arbeitnehmerseite die Möglichkeit wider, die eigenen Interessen machtvoll zu vertreten:

- Die Arbeitnehmer als Vertragspartner auf der Arbeitsvertragsebene stellen die am wenigsten mächtige Gruppierung dar. Ihre doppelte Abhängigkeit vom Arbeitgeber schränkt ihr Machtpotential erheblich ein.
- Machtvoller dagegen sind die innerbetrieblichen Interessensvertretungen wie Betriebsrat, Personalrat oder Mitarbeitervertretung, da diese durch ihre jeweiligen Rechtsgrundlagen Werkzeuge in die Hand bekommen, mit denen sie dem Arbeitgeber mächtiger gegenübertreten können. Dieser Machtzuwachs wird durch einen stärkeren Kündigungsschutz abgesichert. Das Machtpotential bleibt aber dennoch eingeschränkt, da die Mitglieder der genannten Gremien weiterhin Arbeitnehmer des Betriebes sind und damit in der doppelten Abhängigkeit bleiben.
- Die größte Machtentfaltung steht den Gewerkschaften zur Verfügung. Ihnen steht u. a. mit dem Arbeitskampfrecht ein Rechtsinstrumentarium zur Verfügung, das weder ein Arbeitnehmer allein noch die innerbetriebliche Interessensvertre-

13 Die technischen Einzelheiten des Tarifvertrages und seines Abschlusses sowie der Tarifwirkung sind im Tarifvertragsgesetz geregelt. Die Grundlage für den Abschluß von Tarifverträgen ergibt sich aus Art. 9 Abs. 3 Grundgesetz, der die Tarifautonomie sichert. Der Tarifvertrag regelt zunächst Rechte und Pflichten der Tarifvertragsparteien untereinander, den sogenannten schuldrechtlichen Teil, und den normativen Teil, in dem Rechtsnormen enthalten sind, die insbesondere den Inhalt, den Abschluß oder die Beendigung von Arbeitsverhältnissen oder betriebliche und betriebsverfassungsrechtliche Fragen regeln.

14 Gemeint sind hier der Bundestag, der Bundesrat und die jeweiligen Länderparlamente.

15 Berufsgenossenschaften sind als Körperschaften des öffentlichen Rechts die Träger der gesetzlichen Unfallversicherung.

16 Die Arbeitsgerichtsbarkeit besteht aus den Arbeitsgerichten, den Landesarbeitsgerichten und dem Bundesarbeitsgericht. Die Rechtsgrundlage ist das Arbeitsgerichtsgesetz.

tung haben. Hinzu kommt, daß die Gewerkschaftssekretäre, die die Tarifverhandlungen mit den Arbeitgebern führen, von diesen sowohl wirtschaftlich als auch persönlich unabhängig sind. Diese Unabhängigkeit ermöglicht es den Gewerkschaftssekretären, in Konfliktsituationen noch Arbeitnehmerpositionen zu bewahren, in denen abhängig Beschäftigte auf Kompromisse angewiesen sind.

Die Gestaltungsmöglichkeiten für die einzelnen Akteure auf den unterschiedlichen Regulationsebenen unterliegen dem Grundsatz, daß auf der jeweils untergeordneten Ebene keine Vereinbarung getroffen werden kann, die den Rahmen der darüberliegenden Regelung zum Nachteil der Arbeitnehmer verläßt. Dies sei an einem Beispiel erläutert:

Nach dem Bundesurlaubsgesetz hat jeder Arbeitnehmer Anspruch auf 24 Werktage Urlaub – bezogen auf die 6-Tage-Woche. Weder in einem Tarifvertrag noch in einem Einzelarbeitsvertrag dürfen nun Regelungen getroffen werden, die den Urlaubsanspruch des Arbeitnehmers unter 24 Werktage absenken.

Eine Überschreitung von Mindestnormen zugunsten des Arbeitnehmers ist allerdings nach dem *Günstigkeitsprinzip*[17] möglich. In dem Beispiel des Urlaubsanspruches bedeutet dies, daß der Urlaubsanspruch über 24 Werktage angehoben werden kann, was ja faktisch bereits in vielen Arbeitsverhältnissen geschehen ist.

In Anlehnung an diese Hierarchieebenen läßt sich das Arbeitsrecht in 3 Bereiche aufteilen:

- Das *individuelle Arbeitsrecht* bezieht sich auf die konkrete Rechtsbeziehung zwischen Arbeitgeber und Arbeitnehmer und heißt daher auch Arbeitsvertragsrecht.
- Das *kollektive Arbeitsrecht* regelt die inner- und außerbetriebliche Interessensvertretung der Arbeitnehmer. Die innerbetriebliche Interessensvertretung wird durch den Betriebsrat, den Personalrat oder die Mitarbeitervertretung realisiert. Je nach Rechtsgrundlage vertreten sie die Interessen der Beschäftigten gegenüber dem Arbeitgeber und regeln mit diesem in Form von Vereinbarungen spezifisch betriebliche Belange. Die außerbetriebliche Interessensvertretung wird von den Gewerkschaften wahrgenommen. Ihre Hauptaufgabe besteht darin, mit den Arbeitnehmern oder Arbeitnehmerverbänden Tarifverträge zu vereinbaren. Zur Zeit gibt es etwa 47.000[18] rechtskräftige Tarifverträge in der Bundesrepublik, was den Umfang dieser Arbeit verdeutlicht.
- Das *Arbeitsschutzrecht*, das im weitesten Sinne zum individuellen Arbeitsrecht gehört, beinhaltet alle gesetzlichen und berufsgenossenschaftlichen Regelungen, die zum Ziel haben, die Person, die Gesundheit sowie die Daten der Arbeitnehmer vor Verletzungen im weitesten Sinne zu schützen.

17 Das Günstigkeitsprinzip sieht vor, daß Regelungen, die die Arbeitnehmer gegenüber der höheren Rechtseben besser stellt, bindende Wirkung haben.

18 Die rechtskräftig gültigen Tarifverträge sind nach dem Tarifvertragsgesetz veröffentlichungspflichtig und können im Tarifregister des Bundesministeriums für Arbeit und Sozialordnung eingesehen werden.

## 12.4 Das Arbeitsverhältnis

### 12.4.1 Die Anbahnung eines Arbeitsverhältnisses

Personen, die sich für einen Arbeitsplatz interessieren, bewerben sich bei einem Arbeitgeber. Dieser *Bewerbung* kann ein *Arbeitsplatzangebot* vorausgehen, muß aber nicht – wie im Falle einer Initiativbewerbung. In dieser vorvertraglichen Phase des Arbeitsverhältnisses haben die beiden Vertragsparteien, Bewerber und Unternehmer, spezifische Pflichten. Kommt es zu einem *Bewerbungsgespräch*, so hat der Arbeitgeber grundsätzlich ein *Fragerecht*, aus dem sich die *Antwortpflicht* des Arbeitnehmers ableitet. Dieses Fragerecht ist geprägt durch den Grundsatz, daß solche Fragen zulässig sind, die einen direkten Bezug zu der angestrebten Tätigkeit haben. Ein solcher Bezug ist bei Fragen nach der beruflichen Qualifikation zu bejahen und bei Fragen nach der privaten Situation des Bewerbers zu verneinen. Der Bewerber hat die Pflicht, auf zulässige Fragen wahrheitsgemäß zu antworten[19].

Im Gegenzug ist der Unternehmer verpflichtet, den Arbeitnehmer über überdurchschnittliche Anforderungen des Arbeitsplatzes zu informieren, ihm mitzuteilen, wenn organisatorische Änderungen geplant sind, die den Arbeitsplatz betreffen, und wenn die Gehälter in Gefahr sind. Darüber hinaus hat der Arbeitgeber im Rahmen des *Datenschutzes* gegenüber Dritten Stillschweigen bezüglich der Inhalte der Bewerbung zu wahren.

19 Die Frage, ob auf nicht zulässige Fragen des Arbeitgebers auch wahrheitswidrig geantwortet werden darf, ist umstritten. Es häufen sich aber die Positionen, die dem Arbeitnehmer dies zubilligen, da er ansonsten seine Chance auf den angestrebten Arbeitsplatz vermindern würde.

### 12.4.2 Die Form des Arbeitsvertrages

Entgegen landläufiger Auffassung bedarf der Abschluß eines Arbeitsvertrages keiner spezifischen Form. Das Bürgerliche Gesetzbuch als Rechtsgrundlage des Dienst- und damit auch des Arbeitsvertrages läßt neben der Schriftform auch mündliche Vereinbarungen und schlüssiges Handeln als rechtskräftige Form zu. Es genügt, wenn die beiden Parteien sich eindeutig darüber verständigen, daß der Arbeitnehmer das Arbeitsplatzangebot des Arbeitgebers annimmt, und der Arbeitgeber das Arbeitskraftangebot des Arbeitnehmers. Wegen des Problems der Nachweisbarkeit des Vereinbarten schreiben die Tarifverträge die Schriftform verbindlich vor. In Arbeitsverhältnissen, für die kein Tarifvertrag rechtskräftig abgeschlossen ist, schreibt der Gesetzgeber im Nachweisgesetz[20] vor, daß der Arbeitgeber dem Arbeitnehmer binnen eines Monats nach dem vereinbarten Arbeitsbeginn eine unterschriebene Niederschrift mit mindestens folgenden Angaben auszuhändigen hat:

- Namen und Anschrift der Vertragsparteien
- Zeitpunkt des Beginns des Arbeitsverhältnisses
- bei befristetem Arbeitsverhältnis: die vorhersehbare Dauer des Arbeitsverhältnisses
- der Arbeitsort oder ein Hinweis darauf, daß der Arbeitnehmer an verschiedenen Orten beschäftigt werden kann
- die Bezeichnung oder allgemeine Umschreibung der vom Arbeitnehmer zu leistenden Tätigkeit

20 Nachweisgesetz vom 20.7.1995

- die Zusammensetzung und die Höhe des Arbeitsentgelts einschließlich der Zuschläge, der Zulagen, Prämien und Sonderzahlungen sowie andere Bestandteile des Arbeitsentgelts und deren Fälligkeit
- die vereinbarte Arbeitszeit
- die Dauer des jährlichen Erholungsurlaubs
- die Fristen für die Kündigung des Arbeitsverhältnisses
- ein in allgemeiner Form geltender Hinweis auf die Tarifverträge, Betriebsvereinbarungen oder Dienstvereinbarungen, die auf das Arbeitsverhältnis anzuwenden sind.

Diese Liste ist nicht zufällig zustande gekommen, sondern spiegelt die Vertragsinhalte wider, über die Arbeitnehmer und Arbeitgeber vor den Arbeitsgerichten am meisten gestritten haben, wenn keine schriftlichen Vereinbarungen vorlagen. Der Gesetzgeber hat mit dem Nachweisgesetz die Arbeitsgerichte entlastet und die Arbeitsvertragsparteien gezwungen, schriftlich Klarheit in wesentlichen Punkten ihres Vertragsverhältnisses zu schaffen.

! Sind Sie schon länger als einen Monat bei demselben Arbeitgeber tätig, ohne eine schriftliche Niederschrift ihres Arbeitsvertrags zu haben, so haben Sie auf der Grundlage des Nachweisgesetzes das Recht, eine solche Niederschrift zu verlangen. Der Arbeitgeber hat dann allerdings 2 Monate Zeit, Ihrem Wunsch nachzukommen.

## 12.4.3 Das typische und das atypische Arbeitsverhältnis

### Das typische Arbeitsverhältnis

Das *typische Arbeitsverhältnis* ist das unbefristete Vollzeitarbeitsverhältnis. Auf dieses Arbeitsverhältnis hin sind die meisten Regelungen des Arbeitsrechtes abgestimmt. Der zeitliche Umfang des Begriffs *Vollzeit* kann in der Praxis sehr unterschiedliche sein. Rechtsgrundlage ist das Arbeitszeitgesetz[21], das 48 Stunden pro Woche als Arbeitszeit zuläßt. Kürzere Arbeitszeiten können im Rahmen von Einzelarbeitsverträgen, Betriebsvereinbarungen und Tarifverträgen festgelegt werden, was ja auch regelmäßig geschieht.

### Atypische Arbeitsverhältnisse

Abweichungen vom typischen Arbeitsverhältnis werden als *atypische Arbeitsverhältnisse* bezeichnet. Die Abweichungen vom typischen Arbeitsverhältnis können sich dabei auf die Vertragsdauer und den zeitlichen Umfang der regelmäßigen Arbeitszeit beziehen und auch beide Abweichungen kombinieren.

- Das befristete Arbeitsverhältnis kennzeichnet sich dadurch, daß Arbeitgeber und Arbeitnehmer sich schon bei Vertragsabschluß darauf einigen, das Ver-

21 *„Die werktägliche Arbeitszeit der Arbeitnehmer darf acht Stunden nicht überschreiten. Sie kann auf bis zu zehn Stunden nur verlängert werden, wenn innerhalb von sechs Kalendermonaten oder innerhalb von 24 Wochen im Durchschnitt acht Stunden werktäglich nicht überschritten werden“* (§ 3 des Arbeitszeitgesetzes: Arbeitszeit der Arbeitnehmer).

tragsverhältnis zu einem festgeschriebenen Zeitpunkt zu beenden. Die Möglichkeit der *Befristung von Arbeitsverhältnissen* ergibt sich aus zwei Rechtsgrundlagen: dem *Bürgerlichen Gesetzbuch* und dem *Beschäftigungsförderungsgesetz*. Das BGB fordert für die Rechtmäßigkeit einer Befristung das Vorliegen eines sachlichen Grundes. Als sachlicher Grund anerkannt ist beispielsweise die Krankheitsvertretung, die Vertretung eines Arbeitnehmers im Erziehungsurlaub und saisonale Auftragsspitzen.

Das Beschäftigungsförderungsgesetz[22] läßt Befristungen auch zu, wenn kein sachlicher Grund vorliegt, aber einschränkend nur bei Neueinstellungen und nur auf maximal 2 Jahre[23]. Befristete Arbeitsverträge sind vom Grundsatz her nicht kündbar[24], da das Kündigungsschutzrecht auf sie keine Anwendung findet. Soll also ein solches befristetes Arbeitsverhältnis vor Ablauf der Befristung für beide Vertragsparteien kündbar sein, so muß dies explizit vertraglich vereinbart werden.

- In *Teilzeitarbeitsverhältnissen*[25] sind solche Arbeitnehmer beschäftigt, deren Wochenarbeitszeit kürzer ist als die regelmäßige Wochenarbeitszeit vergleichbarer vollzeitbeschäftigter Arbeitnehmer des Betriebes. Eine Sonderform der Teilzeitarbeit sind die *Geringfügig Beschäftigten*. Rechtsgrundlage für diese Form der Teilzeitarbeit ist § 8 Sozialgesetzbuch IV. Demnach sind Arbeitnehmer dann als geringfügig beschäftigt anzusehen, wenn sie weniger als fünfzehn Stunden in der Woche arbeiten und maximal 630 DM[26] pro Beschäftigungsmonat verdienen. Arbeitsrechtlich ist ein geringfügig Beschäftigter ebenso geschützt wie ein Vollzeitbeschäftigter. Bei diesen Beschäftigungsverhältnissen entfällt die *Sozialversicherungspflicht*[27], sofern keine weiteren Beschäftigungsverhältnisse bestehen. Entgegen einer weitverbreiteten Auffassung finden die arbeitsrechtlichen Schutzvorschriften auch auf geringfügig Beschäftigte Anwendung.
- *Befristete Teilzeitarbeitsverhältnisse* sind eine Kombination der beiden o. g. atypischen Beschäftigungsverhältnisse und gemäß den dortigen Ausführungen zu betrachten.

**!** Wenn Sie ein atypisches Arbeitsverhältnis haben, prüfen Sie genau – oder lassen Sie prüfen –, welche arbeitsrechtlichen Regelungen automatisch für Sie gelten und welche Sie, wie im Falle der Kündigung befristeter Arbeitsverträge, ausdrücklich mit ihrem Arbeitgeber vereinbaren müssen. Insbesondere geringfügig Beschäftigte verzichten oft aus Unkenntnis auf ihnen zustehende Regelungen wie Lohnfortzahlung im Krankheitsfall, Urlaubsanspruch, in dem Glauben, keine „richtigen“ Arbeitnehmer zu sein.

---

22 BeschFG von 1996

23 Die maximale Befristungsdauer kann mit demselben Arbeitnehmer auch durch eine *„höchstens dreimalige Verlängerung“* des befristeten Arbeitsvertrages erreicht werden.

24 Ausnahme: *„Das Dienstverhältnis kann von jedem Vertragsteil aus wichtigem Grund ohne Einhaltung einer Kündigungsfrist gekündigt werden, wenn Tatsachen vorliegen, auf Grund derer dem Kündigenden unter Berücksichtigung aller Umstände des Einzelfalles und unter Abwägung der Interessen beider Vertragsteile die Fortsetzung des Dienstverhältnisses bis zum Ablauf der Kündigungsfrist oder bis zu der vereinbarten Beendigung des Dienstverhältnisses nicht zugemutet werden kann“* (§ 626 BGB (1)).

25 nach § 2 Abs. 2 BeschFG.

26 1999

27 Zu der Sozialversicherung zählen die Gesetzliche Krankenversicherung, die Gesetzliche Rentenversicherung, die Gesetzliche Pflegeversicherung und die Arbeitslosenversicherung.

### 12.4.4 Pflichten der Arbeitsvertragsparteien

#### Pflichten des Arbeitnehmers

Die Hauptpflicht des Arbeitnehmers ist die *Arbeitspflicht.* Das bedeutet, daß er die Tätigkeit unter den Bedingungen leisten muß, zu der er sich im Arbeitsvertrag verpflichtet hat.

> **!** Prüfen Sie vor Abschluß eines Arbeitsvertrages genau, was Sie vereinbaren. Denn der Arbeitgeber hat aufgrund seiner Weisungsbefugnis das (Direktions-)Recht, Ihnen Anweisungen zu geben, die Sie im Rahmen des Vertrages befolgen müssen. Es ist ein Unterschied, ob Sie als Mitarbeiter, als therapeutischer Mitarbeiter oder als sporttherapeutischer Mitarbeiter eingestellt werden. Je weiter das Begriffsfeld der Bezeichnung Ihrer Tätigkeit gefaßt ist, um so weiter ist das Feld der von Ihnen zu leistenden Arbeit, unabhängig von Ihrer Berufsausbildung.

Zu den *Nebenpflichten* des Arbeitnehmers gehören die Treuepflicht und das Wettbewerbsverbot.

#### Pflichten des Arbeitgebers

Die Hauptpflicht des Arbeitgebers ist die Pflicht, für die geleistete Arbeit den *vereinbarten* Lohn zu zahlen. Die Höhe der Lohnzahlungspflicht ergibt sich aus dem Arbeitsvertrag. Unter bestimmten Bedingungen ist der Arbeitgeber auch dann verpflichtet, Lohn zu zahlen, wenn er keine Arbeitsleistung erhält. Dies ist zum Beispiel der Fall bei der *Lohnfortzahlung im Krankheitsfall,* bei der *Freistellung zu Urlaubszwecken* usw.

Zu den Nebenpflichten des Arbeitgebers zählen die *Fürsorgepflicht* und der *Gleichbehandlungsgrundsatz.*

### 12.4.5 Beendigung des Arbeitsverhältnisses

Ein Arbeitsverhältnis kann auf verschiedenen Wegen beendet werden:

- Befristete Arbeitsverhältnisse enden, wie bereits oben erwähnt, durch Fristablauf, ohne daß es einer Kündigung durch eine der beiden Vertragsparteien bedarf.
- Ebenso wie Arbeitnehmer und Arbeitgeber ein Arbeitsverhältnis durch eine beidseitige, gleichlautende Willenserklärung begründen können, können sie dies auf diesem Wege auch jederzeit beenden. In diesem Fall spricht man von einem *Aufhebungsvertrag* oder *Auflösungsvertrag.* Ein Aufhebungsvertrag ist also eine Vereinbarung zwischen Arbeitgeber und Arbeitnehmer über die Beendigung des Arbeitsverhältnisses.
- Die häufigste Form der Beendigung eines Arbeitsverhältnisses ist die *Kündigung.* Bei der Kündigung handelt es sich um eine einseitige Willenserklärung, die im Falle der *außerordentlichen Kündigung* mit sofortiger Wirkung oder im Falle der *ordentlichen Kündigung* nach Ablauf einer Kündigungsfrist die Beendigung des Arbeitsverhältnisses herbeiführt. Jede Kündigung ist empfangsbedürftig, das heißt, daß sie zu ihrer Wirksamkeit dem Kündigungsgegner zugehen muß. Von einer ordentlichen Kündigung spricht man, wenn das auf unbestimmte Zeit eingegangene Arbeitsverhältnis vom Arbeitnehmer oder vom Arbeitgeber unter

Einhaltung der gesetzlichen[28] oder vertraglich vereinbarten Kündigungsfristen beendet wird. Eine außerordentliche Kündigung ist sowohl bei einem Arbeitsvertrag auf unbestimmte Zeit als auch auf bestimmte Zeit möglich. Ein wichtiger Grund für eine außerordentliche Kündigung ist gegeben, wenn Tatsachen vorliegen, aufgrund derer dem Kündigenden die Fortsetzung des Arbeitsverhältnisses bis zum Ablauf der Kündigungsfrist oder bis zur vereinbarten Beendigung des Arbeitsverhältnisses nicht zugemutet werden kann. Eine außerordentliche Kündigung ist also nur dann zulässig, wenn sie die letzte Maßnahme darstellt.

Kündigt ein Arbeitgeber einem Arbeitnehmer, so hat dieser im Rahmen des Kündigungsschutzgesetzes die Möglichkeit, die Rechtswirksamkeit dieser Kündigung arbeitsgerichtlich überprüfen zu lassen. Dies geschieht auf dem Wege der *Kündigungsschutzklage.* Nach § 2 Kündigungsschutzgesetz kann die Klage nur binnen eines Zeitraums von drei Wochen nach Zugang der Kündigung erhoben werden. Nach Versäumung dieser Frist gilt die Kündigung nach § 7 KSchG als von Anfang an wirksam.

- Eine wenn auch traurige aber dennoch rechtskräftige Beendigung des Arbeitsverhältnisses kommt durch den Tod des Arbeitnehmers[29] zustande. Die Erben müssen nicht in die Rechte und Pflichten des Arbeitsverhältnisses eintreten.

**!** Beachten Sie, daß die Beendigung des Arbeitsverhältnisses unter Umständen eine Sperrzeit beim Bezug von Arbeitslosengeld/Arbeitslosenhilfe zur Folge haben kann. Dies ist in der Regel dann der Fall, wenn Sie einen Aufhebungsvertrag unterzeichnen, da Sie an der Beendigung des Arbeitsverhältnisses teilhaben. Die gleiche Wirkung kann der Verzicht auf die Kündigungsschutzklage haben, da das Arbeitsamt in bestimmten Fällen davon ausgeht, daß der Verzicht auf diese Klage eine Teilhabe an dem Arbeitsplatzverlust darstellt.

## 12.5 Last but not least: Das Gehalt

Der Kern des Arbeitsverhältnisses ist der arbeitsvertraglich vereinbarte Tausch von *Arbeitsleistung* gegen *Entgelt.* Die Höhe, die Bestandteile und die Entwicklung des Gehalts können grundsätzlich nur auf zwei Ebenen vereinbart werden:

- auf der Ebene des Tarifvertrages
- auf der Ebene des Einzelarbeitsvertrages.

Dies deutet schon auf die wichtige Tatsache hin, daß es in der Bundesrepublik Deutschland keine staatliche Regelung über die

28 Die *gesetzlichen Kündigungsfristen* betragen einheitlich für Arbeitsverhältnisse von Arbeitern und Angestellten sowohl für die durch den Arbeitgeber als auch für die durch den Arbeitnehmer erklärte Kündigung während der Probezeit (längstens für 6 Monate) 2 Wochen, nach der Probezeit bis zur Vollendung des 2. Dienstjahres: 4 Wochen zum 15. eines Monats oder zum Monatsende. Für die Kündigung durch den Arbeitnehmer gilt – unabhängig von der Dauer des Arbeitsverhältnisses – immer die Frist von 4 Wochen zum 15. eines Kalendermonats oder zum Monatsende. Für die Kündigung durch den Arbeitgeber verlängert sich die Kündigungsfrist je nach Beschäftigungsdauer.

29 Grundsätzlich anders verhält es sich beim Tod des Arbeitgebers. Hier enden die Arbeitsverhältnisse nicht automatisch, da die Möglichkeit besteht, daß ein Rechtsnachfolger den Betrieb übernimmt.

Höhe von Vergütungen gibt[30], was konkret folgendes bedeutet:

> **!** Im Rahmen der Arbeitswelt der Bundesrepublik ist es rechtens und damit auch Praxis, daß dieselbe Tätigkeit in unterschiedlichen Arbeitsverhältnissen auch unterschiedlich vergütet wird. Sporttherapeuten, die zwar inhaltlich vergleichbare Tätigkeiten ausführen, aber bei unterschiedlichen Arbeitgebern beschäftigt sind, werden auch unterschiedliche Gehälter erzielen. Einen Anspruch auf eine bestimmte, einheitliche Gehaltshöhe für sporttherapeutische Tätigkeit unabhängig vom Arbeitgeber gibt es nicht!

### 12.5.1 Gehaltsfestlegung im Tarifvertrag

Der Tarifvertrag ist ein Vertrag zwischen einem Arbeitgeber bzw. einem Arbeitgeberverband einerseits und einer Gewerkschaft andererseits[31]. Jeder Tarifvertrag hat einen eindeutig festgelegten Geltungsbereich, über den hinaus er keine rechtsverbindliche Wirkung mehr hat. In einem Tarifvertrag werden im wesentlichen allgemeine Rahmenbedingungen der Arbeitsverhältnisse festgelegt, zu denen auch die Regelungen der Vergütung, der Vergütungsentwicklung, der Sonderzahlungen usw. gehören. Das Vergütungsgefüge des Tarifvertrages spiegelt in Form der Vergütungsgruppen[32] die Wertigkeit wider, die die Tarifvertragsparteien den jeweiligen Tätigkeiten im Gesamtgefüge zuordnen: Tätigkeiten, die von hoher Bedeutung für die Organisation sind, werden in Vergütungsgruppen mit höherem Gehalt eingruppiert als Tätigkeiten, die von geringerer Bedeutung für die Organisation sind.

> **!** Damit die tariflichen Interessen der Sport therapeuten in das jeweilige Tarifgefüge angemessen eingebracht werden können, ist es erforderlich, daß Sporttherapeuten, die dem Geltungsbereich des Tarifvertrages angehören und auch Mitglieder der tarifführenden Gewerkschaft sind, in den jeweiligen Tarifkommissionen aktiv mitarbeiten.

Im tariflichen Idealfall sind alle in der Organisation vorkommenden Tätigkeiten auch eindeutig in Tarifgruppen erfaßt. Dieser Idealfall mag zum Zeitpunkt des Abschlusses des Tarifvertrages erreicht sein, er wird aber in der Regel während der Laufzeit des Tarifvertrages von der Entwicklung in der Arbeitswelt überholt. Ein gutes Beispiel für diese Entwicklung sind Sporttherapeuten, die in Einrichtungen des Gesundheitswesens arbeiten, in denen zwar Tarifverträge existieren[33], die Sporttherapie als Tätigkeit den Vergütungsgruppen aber nicht zugeordnet

---

30 Eine scheinbare Ausnahme bietet die Möglichkeit, tariflich vereinbarte Vergütungen „allgemeinverbindlich" zu erklären. Dieses Vorgehen ist aber daran gebunden, daß Vertreter der Arbeitgeberverbände, der Gewerkschaften und der Bundesarbeitsminister in einem gemeinsamen Entscheidungsverfahren bestimmte tarifliche Leistungen auch auf nicht-tarifgebunde Arbeitsverhältnisse ausweiten.

31 Der Tarifvertrag zwischen einem einzelnen Arbeitgeber und einer Gewerkschaft wird auch Firmen- oder Haustarifvertrag genannt; der Vertrag zwischen einem Arbeitgeberverband und einer Gewerkschaft heißt auch Verbandstarifvertrag.

32 Die einzelnen Vergütungsgruppen beinhalten mehr oder weniger genaue Angaben über Tätigkeiten bzw. Berufe. Diesen Vergütungsgruppen werden dann zahlenmäßige Geldbeträge als Vergütungen zugeordnet.

33 Dies trifft beispielsweise auf die Sporttherapeuten zu, die in Einrichtungen der öffentlichen Hand, in denen der Bundesangestelltentarifvertrag für Angestellten des Bundes und der Länder (BAT-Bund/Länder) oder der BAT-Gemeinden gilt, arbeiten.

ist. Zum Zeitpunkt des Inkrafttretens der Vergütungsgruppen des jeweiligen Tarifvertrages war Sporttherapie keine tariflich relevante Tätigkeit. Konsequenterweise gibt es in den Vergütungsgruppen dann auch keine Nennung der Tätigkeit *Sporttherapie* bzw. der Berufsgruppe *Sporttherapeut.* Dies hat zur Folge, daß diese „neue" Tätigkeit in das „alte" Vergütungsgefüge des Tarifvertrages eingebettet werden muß. Diese Einbettung erfolgt zunächst durch eine einzelvertragliche Abmachung zwischen dem Arbeitgeber und dem betroffenen Sporttherapeuten und kann später im Rahmen von Tarifverhandlungen in den Tarifvertrag übernommen werden.

### 12.5.2 Gehaltsfestlegung im Einzelarbeitsvertrag

In allen nicht tariflich gebundenen Arbeitsverhältnissen ist eine Vereinbarung zwischen dem Arbeitgeber und dem Arbeitnehmer über das Gehalt, die Gehaltsentwicklung, eventuelle Zulagen oder Sonderzahlungen erforderlich. Bezüglich der Höhe der zu vereinbarenden Vergütung gibt es, wie bereits gesagt, keine staatliche Vorgabe in Form eines Mindestlohnes. Als rechtliche Anhaltspunkte dienen zwar das Handelsgesetzbuch[34], das eine dem *Ortsgebrauch entsprechende* bzw. *angemessene* Vergütung fordert, und das Bürgerliche Gesetzbuch[35], das eine *ortsübliche* Vergütung fordert, aber konkrete Zahlen lassen sich daraus schwer ableiten. Gerade Berufsanfänger haben keine Erfahrung darin, was „branchen- oder ortsüblich" ist. Eine häufig verwendete Form der Orientierung ist der Vergleich mit der Vergütung des Bundesangestelltentarifvertrag für Angestellte des Bundes und der Länder – BAT-Bund/Länder. Weitere Möglichkeiten bieten Informationen des Arbeitsamtes, Erfahrungen von Berufskollegen und des Berufsverbandes. In der Praxis sieht es häufig so aus, daß Arbeitgeber zunächst relativ zu Tarifgehältern geringere Gehälter anbieten und die Sporttherapeuten im Laufe der Tätigkeit durch persönliche Leistungen Gehaltserhöhungen oder Zulagen verhandeln können.

34 § 59 HGB

35 § 612 BGB

**!** Die zentrale Frage nach der Höhe des Gehalts für sporttherapeutische Arbeit erweist sich als nicht grundsätzlich beantwortbar. Die arbeitsrechtlichen Regelungen lassen es zu, daß vergleichbare Tätigkeiten unterschiedlich vergütet werden.

## Literatur


Arbeitskammer Saarbrücken (1996): Arbeitsrecht für jedermann. 13. Auflage, Saarbrücken: Arbeitskammer des Saarlandes, Abt. Presse und Information

Bundesministerium für Arbeit und Sozialordnung (1998):

Übersicht über das Arbeitsrecht. 7. Auflage, Bonn

Bundesministerium für Arbeit und Sozialordnung (1997):

Übersicht über das Sozialrecht. 4. Auflage, Bonn

Krummel C., Lungerich, R. (1997): Arbeitsrechtslexikon. Frankfurt: Fischer

Scherr, W. (1997): 1000 Tips für Arbeitnehmer. München: Droemersche Verlagsanstalt


## Institutionen

Arbeitskammer des Saarlandes
Fritz-Dobisch-Straße 6–8
66111 Saarbrücken
http://www.arbeitskammer-saarland.de

Bundesministerium für Arbeit und Sozialordnung
Referat Öffentlichkeitsarbeit
Postfach 500
53105 Bonn
http://www.bma.de

# 13 Sozialrechtliche Grundlagen zur Existenzgründung

E. Boxberg

**Gliederung**

- Rechtliche Grundlagen der selbständigen Tätigkeit
- Existenzsichernde Vorüberlegungen
- Niederlassung
- Rechtsformen der Niederlassung
- Steuerrechtliche Behandlung der Niederlassung
- Leistungsabgabe
- Niederlassung als Wirtschaftsunternehmen

**Lernziele**

- Bedingung zur Ausübung der Heilkunde
- Kenntnisse über das Heilpraktikergesetz
- Allgemeine und spezielle Aspekte der Existenzgründung
- Verschiedene Rechtsformen der Existenzgründung
- Verschiedene Organisationsformen (Einzelunternehmen und Gesellschaften)
- Steuerrechtliche Behandlung der Niederlassung
- Vertragliche Zusammenhänge mit der Leistungsabgabe (Aspekte der Vergütung)
- Wirtschaftliche Bewertung einer Praxis

## 13.1 Rechtliche Grundlagen der selbständigen Tätigkeit

Grundsätzlich schützt Artikel 12 des Grundgesetzes die Wahl des Berufs und garantiert die Freiheit der Berufsausübung. Artikel 12 GG verbietet dem Gesetzgeber aber nicht, die Zulassung der Berufsaufnahme an die Erfüllung subjektiver und objektiver Voraussetzungen zu knüpfen. Subjektive Voraussetzungen sind solche, die zu erfüllen in der Macht und Möglichkeit des Berufsbewerbers liegen. Berufsgesetze, Ausbildungs- und Prüfungsverordnungen mit Vorschriften, deren Forderungen vor der Berufsausübung erfüllt werden müssen, sind durchaus legitim.

### 13.1.1. Das Heilpraktikergesetz als Betätigungsgrundlage

Kurierfreiheit bedeutet, daß es neben den approbierten Ärzten auch Laien gestattet ist, die Heilkunde auszuüben. Kurierverbot bedeutet, daß diese Tätigkeit nur den approbierten Ärzten vorbehalten ist. Kurierfreiheit und Kurierverbot wechselten in der Geschichte unseres Landes einander häufig ab. Es gab Zeiten, in denen Laienbehandlern nur Strafe angedroht wurde für den Fall, daß durch ihre „Heilbehandlung" ein Mensch zu Tode kam, und es gab Zeiten, in denen selbst der Patient unter Strafandrohung stand, wenn er sich von einem Laien behandeln ließ.

1939 wurde das Heilpraktikergesetz geschaffen. Die Absicht des Gesetzgebers war, eine längere Phase von Kurpfuscherei und Scharlatanerie im Gesundheitswesen zu beenden und zukünftig ein strenges Kurierverbot zu erlassen. Das Gesetz über die Ausübung der Heilkunde ohne Bestallung vom 17. 02. 1939 sollte die Möglichkeit zulässiger Heilbehandlung nur den Ärzten vorbehalten. Um die Möglichkeit zukünftiger Ausbildung zu Laienbehandlern zu unterbinden, bestimmte das Gesetz in § 4, daß die Errichtung und Unterhaltung von heilkundlichen Ausbildungsstätten untersagt sei. Das Heilpraktikergesetz sicherte jedoch den Personen, die im Zeitpunkt der Verkündung des Gesetzes heilkundlich tätig waren, ohne approbiert zu sein, Schutz des Besitzstandes zu. Sie durften, auch ohne Arzt zu sein, weiterhin die Heilkunde ausüben.

Mit dieser Regelung schuf der Gesetzgeber erst den Heilpraktiker und verkehrte seine ursprüngliche Absicht in das direkte Gegenteil, obwohl dies zunächst nicht erkennbar war. § 2 Abs. 1 des Heilpraktikergesetzes war formuliert: „Nur in besonders begründeten Ausnahmefällen …" war es den Behörden überlassen, Nichtärzte zur Ausübung der Heilkunde zuzulassen. 10 Jahre nach dem Heilpraktikergesetz entstand unsere Verfassung durch Inkrafttreten des Grundgesetzes; Artikel 12 stellte das Recht der Berufswahl und der Berufsausübung unter Verfassungsschutz. Die Berufswahl darf so gut wie gar nicht, die Berufsausübung nur durch ein Gesetz eingeschränkt werden. Die für die Zukunft gedachte Regelung des Heilpraktikergesetzes, *„nur in besonders begründeten Fällen Erlaubnis zur Ausübung der Heilkunde zu erteilen"*, war damit hinfällig, besonders weil die Gewährung des Ausnahmetatbestandes in das Ermessen einer Behörde gelegt war. Die gesetzliche Bestimmung blieb, nur die Ausnahmeregelung fiel dem höherrangigen Verfassungsrecht zum Opfer. Durch diese Entwicklung wurde der Beruf des Heilpraktikers manifestiert.

Das Heilpraktikergesetz unternahm es auch, den Begriff *Ausübung der Heilkunde* legal zu definieren und erklärte ihn als eine berufs- oder gewerbsmäßig ausgeübte Tätigkeit *„zur Feststellung, Heilung oder Linderung von Krankheiten, Leiden und Körperschäden beim Menschen"*. Diese Definition erfaßt die ausübende Tätigkeit. Diagnose und Therapie sind demnach Ausübung der Heilkunde.

Die Frage, ob der Sporttherapeut eine solche Tätigkeit ausübt, wird schon durch die Tätigkeitsbezeichnung *Sporttherapeut* beantwortet. Da Krankheit – nach der Feststellung des Bundesverwaltungsgerichts – jede nicht nur gänzlich unerhebliche Abweichung des Körpers und seiner Funktionen vom Normalzustand ist – kommen sicherlich im beruflichen Leben des Sporttherapeuten eine große Anzahl von Tätigkeiten vor, die sich mit Heilung bzw. Linderung von Krankheiten befassen und damit Ausübung der Heilkunde sind. Der Sporttherapeut ist allerdings im Heilpraktikergesetz nicht erwähnt. Ist ihm damit die berufs- oder gewerbsmäßige Ausübung der Heilkunde verwehrt? Deshalb wahrscheinlich nicht, weil viele mit heilkundlichen Aufgaben betraute Personengruppen ebenfalls nicht erwähnt sind; wo bleiben ansonsten die Krankenpfleger und Krankenpflegerinnen, die Krankengymnasten, Ergotherapeuten, Logopäden, Masseure und med. Bademeister, Diätassistenten, Laboranten und Rettungssanitäter? Sie finden im Heilpraktikergesetz auch keine Beachtung und sind doch zweifellos in Dienste der Diagnose oder Therapie von Erkrankungen eingebunden. Hier wird offensichtlich, daß das Heilpraktikergesetz als Regelinstrument für die

Ausübung der Heilkunde gründlich mißlungen ist und die Bestimmungen dieses Gesetzes, so wie festgeschrieben, nicht belassen bleiben können.

> **!** Neben dem Arzt kann der Heilpraktiker als Beruf Heilkunde ausüben. Das Heilpraktikergesetz definiert auch den Begriff der „Ausübung" der Heilkunde als eine berufs- oder gesetzesmäßig ausgeübte Tätigkeit zur Feststellung, Heilung und Linderung von Krankheiten, Leiden und Körperschäden bei Menschen. Diagnose und (Sport-)Therapie sind demnach Ausübung der Heilkunde. Sporttherapie, aber auch Krankengymnastik, Ergotherapie, Logopädie u.a. sind nicht im Heilpraktikergesetz beachtet. Das Heilpraktikergesetz ist an dieser Stelle unzulänglich.

### 13.1.2 Berufsgesetze als leges speciales

Wenn schon Mundgeruch und Muskelkater Krankheitswert haben, dann beschäftigten sich zahlreiche Berufsgruppen mit dem Erkennen und der Behandlung von Krankheiten, ohne im Heilpraktikergesetz Berücksichtigung zu finden. Nach dem Wortlaut des Gesetzes stehen diese Personengruppen unter beachtlicher Strafandrohung, da die unerlaubte Ausübung der Heilkunde nach § 5 Heilpraktikergesetz mit Geldstrafe und/oder Freiheitsstrafe bis zu einem Jahr bedroht ist. Bedürfen deshalb jetzt alle Mitglieder der medizinischen Fachberufe der ständigen Präsenz eines Arztes oder Heilpraktikers, um straffrei zu bleiben oder muß jeder Sporttherapeut die Heilpraktikerprüfung ablegen, um straffrei behandeln zu dürfen? Diesem Ergebnis mußte die Rechtsprechung, die sich mit dem Heilpraktikergesetz zu beschäftigen hatte, ausweichen. Ansonsten wären zig-tausende Mitglieder der nichtärztlichen Heilberufe kriminalisiert worden oder hätten zur Vermeidung dessen neben ihrer beruflichen Ausbildung auch noch die Heilpraktikerprüfung ablegen müssen. Widersinnig wird ein solches Ergebnis erst recht dann, wenn man überlegt, daß die Heilpraktikerprüfung den Patienten nicht die Behandlung durch einen examinierten Heilkundigen gewährleisten soll, sondern durch eine Person, die nicht notwendig heilkundig ist, aber Nachweis darüber erbracht hat, daß sie die Gebiete kennt, auf denen sie sich unter keinen Umständen betätigen darf.

Um einem solchen unbilligen Ergebnis auszuweichen, suchten sowohl Rechtsprechung wie Rechtslehre nach einem Ausweg durch die Sonderregelung der Berufsgesetze und jeweiligen Ausbildungs- und Prüfungsordnungen. Die meisten medizinischen Fachberufe sind staatlich reglementiert, d.h. die Berufsbezeichnung ist gesetzlich geschützt und die Ausbildung und berufliche Befähigungsprüfung sind Gegenstand von Ausbildungs- und Prüfungsordnungen. Ein Berufsgesetz und eine Ausbildungs- und Prüfungsordnung wären jedoch widersinnig, sollten die Berufsträger, für die diese Gesetze geschaffen wurden, später ihren Beruf in selbst verantwortlicher und selbständiger Weise nicht ausüben können. Deshalb sah man die Vorschriften in den Berufsgesetzen und Ausbildungs- und Prüfungsverordnungen als Spezialnormen zum Heilpraktikergesetz an, als *leges speciales* zur Grundsatznorm in § 1 HPG. Auf diese Weise wurde zwar für viele Fachschulberufe eine akzeptable Lösung gefunden, nicht jedoch für die nicht reglementierten Berufe, für die nur Fachhochschulrecht oder Hochschulrecht existiert, nicht aber ein landesweit oder bundesweit geltendes Berufsrecht.

### 13.1.3 Die Lösung der Rechtsprechung vom Heilpraktikergesetz

Die bislang aufgewiesenen Unzulänglichkeiten des Heilpraktikergesetzes sind nicht die einzigen. In der kosmetischen Chirurgie werden Krankheiten nicht geheilt, sondern Veränderungen nach ästhetischen Gesichtspunkten am gesunden Menschen vorgenommen. Präventive Maßnahmen erfolgen am gesunden Menschen und können daher nicht Heilung sein. Der prophylaktische Eingriff beugt auch nur einer (noch) nicht vorhandenen Krankheit vor. Er bekämpft sie nicht (der Astronaut läßt sich vor dem Flug ins All den Blinddarm entfernen). Vom Heilpraktikergesetz werden diese Dinge alle nicht erfaßt, obwohl für diese Tätigkeiten kein geringerer Regelungsbedarf besteht.

Die Rechtsprechung sann schon seit Jahren darauf, auch hier bessere Lösungswege zu suchen als es der Wortlaut des Heilpraktikergesetzes zulassen wollte. Nach dem Wortlaut des Gesetzes konnte sich ja schon der Schwindler dessen Straffolgen entziehen, der glaubhaft darlegte, er habe gar nicht heilen wollen, sondern den Kranken mit wirkungslosen Präparaten zu betrügen beabsichtigt.

Man überarbeitete in der Rechtsprechung zunächst den Begriff der Ausübung der Heilkunde. Heilkundliche Tätigkeit ist danach nur *eine Tätigkeit, die nach allgemeiner Auffassung besondere ärztliche Fachkenntnisse voraussetzt.* Mit dieser Feststellung war schon vieles korrigiert: der kosmetische Eingriff, die Eingriffsprophylaxe und einzelne präventive Maßnahmen wurden damit unter der neuen Definition subsumierbar.

Das konnte jedoch noch nicht die endgültige Lösung sein. Nach den Vorschriften des Heilpraktikergesetzes dürfen solche Personen die Heilkunde ausüben, von denen kein medizinisches Fachwissen gefordert wird, die jedoch nachgewiesen haben, daß sie die Grenzen ihres erlaubten Betätigungsbereich kennen und dadurch die Volksgesundheit nicht bedrohen. Die Mitglieder der medizinischen Fachberufe der nichtärztlichen medizinischen Assistenzberufe oder, wie man sich im EU-Bereich ausdrückt, der paramedizinischen Berufe, haben medizinisches, wenn auch kein ärztliches Fachwissen. Das ärztliche Fachwissen ist nach der durch die Rechtsprechung erfolgten Korrektur des Heilpraktikergesetzes kein Kriterium für die Abgrenzung von erlaubter Ausübung zu unerlaubter Ausübung der Heilkunde, sondern nur für die Geltung des Heilpraktikergesetzes. Heilkunde, ohne in Kollision mit dem HPG zu geraten, – oder gar keine Heilkunde nach Ansicht einzelner Juristen – übt der in einem Medizinalfachberuf Ausgebildete zulässigerweise aus. Die Rechtsprechung schränkt die Anwendung des Heilpraktikergesetzes noch weiter ein auf die Vornahme einer *„bestimmten Verrichtung seitens einer nicht förmlich zur Ausübung der Heilkunde befugten Person“.* Heilkunde wird im Sinne des Heilpraktikergesetzes nicht ausgeübt, wenn von der Tätigkeit der die Heilkunde ausübenden Person keine Gefahr für die Allgemeinheit oder den hilfesuchenden Einzelnen ausgeht. Eine solche Gefahr wird dann weitgehend ausgeschlossen sein, wenn die nicht förmlich zur Ausübung der Heilkunde berechtigte Person einen medizinischen Fachberuf erlernt hat und sich im Rahmen dieses erlernten Berufs betätigt.

> **!** Für den Sporttherapeuten heißt dies: Seine Tätigkeit erfordert schon kein ärztliches Fachwissen, weil sie sich mit dem sporttherapeutischen Fachwissen begnügt und keine Probleme zuläßt, die über diesen Bereich hinaus

ärztliches Wissen verlangen. Dann fällt die Sporttherapie schon aus diesem Grund nicht unter das Heilpraktikergesetz. Tauchen jedoch Fragen oder Probleme auf, die den sporttherapeutischen Bereich verlassen und den ärztlichen Rat beanspruchen, dann muß Rat und Handeln des Sporttherapeuten jede Gefahr für die Allgemeinheit und den einzelnen Hilfesuchenden ausschließen.

## 13.2 Existenzsichernde Vorüberlegungen

Die Umsetzung des Wunsches, als Sporttherapeut eine selbständige Tätigkeit auszuüben, erfordert einige Überlegungen, die für eine glückvolle Verwirklichung der beruflichen Absichten wichtig sind. Hierzu gehören sowohl Überlegungen zur Standortwahl, die Abwägung, ob die vorgestellte berufliche Betätigung in eigenen oder fremden Räumen durchgeführt werden soll, die Höhe des Kostenvorlaufs und etwa aufzunehmender Fremdgelder sowie die Ausgestaltung des Angebotsspektrums und der Werbung hierfür.

### 13.2.1 Standortwahl, Kauf oder Miete

Konkurrenz erfordert erhöhte Leistungsanstrengung und besseren Service. Jedes Angebot hat sein Konkurrenzangebot, und Nachahmer gibt es viele, so daß eine konkurrenzfreie Zone so gut wie unmöglich ist. Jeder selbständige Leistungsanbieter muß also damit rechnen, daß sein Angebot mit einem anderen Angebot konkurriert. Daher sollte die Standortwahl nicht vernachlässigt werden. Kunden begrüßen kurze Wege, nutzen ein Parkplatzangebot und achten auf ein ausgewogenes Preis-Leistungs-Verhältnis. Eine teure Innenstadtlage kann die Möglichkeit des Letzteren bereits vereiteln und ist meist auch mit einem Verzicht auf Parkfläche verbunden. Bis auf wenige Ausnahmen werden Therapie und Prävention nicht in exklusiven Anlagen, sondern in zweckmäßigen Anlagen angeboten. Natürlich ist ein Blick auf den Leistungskatalog des sich selbständig betätigenden Berufskollegen sinnvoll und ein Gedanke an Über- bzw. Unterversorgung im Rahmen der Standortwahl immer vernünftig. Zentrale Lage haben im Gesundheitswesen nur für wenige Einrichtungen Bedeutung gewonnen, insbesondere, weil die dort höheren Mieten die angebotene Leistung verteuern oder den erwarteten Gewinn minimieren. Eine zentrale und attraktive Lage wird sich für den Schmuckhändler lohnen, weniger für den Leistungsanbieter im Gesundheitswesen, wo es auf zweckmäßige und sachdienliche Angebote ankommt, die eine kostenbedingte Verteuerung nicht vertragen.

Der Existenzgründer wird häufig vor der Frage stehen, ob er seine selbständige Niederlassung in gemieteten oder in eigenen Räumen begründen soll. Das ist eine Frage des Kapitals, der Kapitalbeschaffung und der Kapitalkosten. Wer über die notwendigen Kapitalmittel verfügt, wird sicherlich auf Dauer in eigenen Räumen seine Dienste wirtschaftlich günstiger anbieten können. Nur wenigen wird dieses Glück jedoch beschert sein. Falls Praxisräume zu Eigentum erworben werden sollen, dürfte der Unternehmenswert eine Richtlinie für den Erwerb einer bereits existenten selbständigen Niederlassung sein (vgl. Abschnitt 7.2.).

Als Mieter steht man vor der Frage, worauf beim Mietvertrag geachtet werden muß. Sind langfristige Mietverhältnisse vorteilhafter als kurzfristige? Ein langfristiger Mietvertrag verleiht das sichere Bewußtsein, den Kunden oder Patienten für längere Zeit die gleiche Anlaufadresse zu bieten. Die Gedanken an die erschreckenden Kosten eines Umzugs sind für lange Zeit gebannt. Dennoch sollte der Existenzgründer einen langfristigen Mietvertrag nur abschließen, wenn sich seine wirtschaftliche Ertragssituation stabilisiert hat, der Mietzins vergleichbare Mieten aus der Umgebung nicht übersteigt, Mietzinssteigerungsklauseln die Vergleichsmieten nicht zu übertreffen vermögen, keine Benachteiligungen durch Gemeinde- oder Stadtplanung in Aussicht stehen, die Bausubstanz nicht überaltert ist und keine Übersättigung von gewerblichen Mietflächen besteht. Es gibt keine Möglichkeit, aus einem abgeschlossenen Mietvertrag ohne Zustimmung des Vermieters herauszukommen, auch nicht, wenn die Ertragslage eines Unternehmens die Aufbringung des Mietzinses nicht mehr gewährleistet. Gegen einen langfristigen Mietvertrag spricht auch die Tatsache, daß eine Mietvertragsauflösungsklausel vom Eigentümer weniger gern akzeptiert wird als die Option einer weiteren Mietzeit nach Ablauf der Vertragsdauer. Eine Auflösungsklausel könnte lauten: *Der Mieter kann das Vertragsverhältnis zum Ende eines Quartals durch eingeschriebenen Brief unter Einhaltung einer Frist von sechs Wochen und gleichzeitiger Mitteilung der Gründe gegenüber dem Vermieter auflösen, wenn der Praxisbetrieb wirtschaftlich nicht mehr rentabel ist und in der Zukunft auch keine höhere Rentabilität verspricht und dies der Mieter dem Vermieter unter Angabe der Ertragswerte des letzten Jahres nachweist.* Eine Optionsklausel könnte lauten: *Der Mieter kann durch einseitige, dem Vermieter gegenüber abzugebende Erklärung innerhalb von … Monaten vor Ablauf des Mietvertrages den Mietvertrag zu den Bedingungen des Mietvertrages für weitere fünf Jahre und nach deren Ablauf durch weitere Erklärung zu gleichen Bedingungen für nochmals fünf Jahre verlängern.*

Sinnvoll wäre auch die Aufnahme einer Nachmieterklausel in den Mietvertrag. Diese könnte wie folgt lauten: *Sollte der Mieter während laufender Mietvertragsdauer das Mietverhältnis beenden wollen, so hat er dem Vermieter einen solventen Nachmieter zu benennen, der sich verpflichtet, während der noch laufenden Mietvertragsdauer in den Mietvertrag einzusteigen und alle für den Mieter vereinbarten oder kraft Gesetzes bestehenden Verpflichtungen zu übernehmen. Falls der Vermieter einen benannten Nachmieter ohne Grund ablehnt, ist der Mieter berechtigt, nach Maßgabe der gesetzlichen Kündigungsfristen das Mietverhältnis zu kündigen.*

### 13.2.2 Ingangsetzungskosten, Kredite und Investitionszulagen

Mit den Ingangsetzungskosten sind die notwendig aufzubringenden Beträge gemeint, die aufgewandt werden müssen, bis ein Unternehmer Beträge erwirtschaftet, die die Gemeinkosten und die leistungsabgabebegleitenden Kosten übersteigen (*Break-Even-Point*). Natürlich ist dieser Zeitpunkt sehr individuell. Im Allgemeinen wachsen die Beziehungen zwischen dem Leistungsanbieter, seinen Patienten und Kunden einerseits und den verordnenden Ärzten andererseits so langsam, daß bei den Mitgliedern der medizinischen Fachberufe der *Break-Even-Point* nicht vor einem halben Jahr erreicht wird.

Neben den normalen Bankkrediten (für deren Rückzahlungsmöglichkeit in aller Regel Sicherheiten gefordert werden), gibt es umfangreiche Kreditprogramme des Bundes und der Länder für Investitionen und Existenzgründungen. Diese Unterstützung steht allerdings nicht immer und für jeden Wirtschaftszweig zur Verfügung. Der Existenzgründer muß sich erkundigen, ob die nachfolgenden Programme Angebote für ihn bereithalten:

- **ERP-Darlehen aus ERP-Sondervermögen** werden Mitgliedern der freien Berufe Investitionskredite zu günstigen Zinssätzen und Tilgungsraten angeboten. Die Hausbank vermittelt diese öffentlichen Gelder, weil die Kreditbanken keine Publikumsbanken sind. Mittel aus dem ERP-Sondervermögen werden nur bis zu einem bestimmten Ausgabevolumen angeboten und dann bis zum Kreditrückfluß gesperrt.
- **Eigenkapital-Kapital-Hilfe**
Ebenso über die Hausban ist der Antrag auf Eigenkapitalhilfe zu stellen. Der Existenzgründer kann für die Gründung und Folgeinvestition seines Unternehmens innerhalb von drei Jahren bis zu 40 % der Gründungskosten als Kreditmittel zur Verfügung gestellt bekommen.
- **Ergänzungsprogramm der Deutschen Ausgleichsbank**
Zur Gründungshilfe für die selbständige Existenz bietet die Deutsche Ausgleichsbank verschiedentlich Hilfsprogramme an. Auch hier ist der Antrag über die Hausbank zu stellen.
- **KfW-Mittelstandsprogramm**
- **Förderungsmaßnahmen der einzelnen Länder**
Das Investitionszulagegesetz von 1986 ist mit dem Ablauf des 31. 12. 1989 außer Kraft getreten und die Übergangsregelungen endeten am 01. 01. 1991. Obwohl eine Neuauflage wegen der leeren öffentlichen Kassen nicht zu erwarten ist, sollte der Existenzgründer sich nach solchen Möglichkeiten erkundigen, da oft nur Betriebsteile (Heizungsanlage, etc.) von neu aufgelegten Programmen gefördert werden.

### 13.2.3 Werbung und Information

Vor rund zwei Jahrzehnten entschied das Oberlandesgericht Hamm (GRUR 1981, S. 911ff), daß *Werbung im Gesundheitswesen nichts zu suchen* hat. Damit wurde das ärztliche Werbeverbot analog auf alle im Gesundheitswesen tätigen Personen ausgedehnt. Die Ärzteschaft hat einen verkammerten Beruf, d. h. Arzt zu sein bedeutet notwendigerweise, Mitglied der Ärztekammer zu sein. Diese Kammern sind Körperschaften des öffentlichen Rechts und damit rechtlich in der Lage, für die in ihr vertretenen Ärzte verbindliches Berufsrecht zu schaffen. So wurde für die Ärzte das im jeweiligen Bundesland geltende Werbeverbot Teil ihrer verbindlichen Berufsordnung. Ärzten ist damit *jedwelche Werbung* verboten. Dieses Werbeverbot wurde vom Oberlandesgericht Hamm analog für andere im Heilwesen tätige Personen für anwendbar erklärt, weil diese Personen eine dem Arzt ähnliche Tätigkeit ausüben. Nach dieser Rechtsansicht würde auch für Sporttherapeuten eine Werbebehinderung bestehen.

Das Bundesverfassungsgericht beschäftigte sich ebenfalls mit der Frage der Zulässigkeit von Werbung für nicht ärztliche Personen im Gesundheitswesen. Das höchste Gericht in der Bundesrepublik Deutschland kam zu einem gänzlich anderen Ergebnis (BVerfGE 76 S. 171ff). Werbung, so wurde entschieden, ist *ein grundgesetzlich geschützter Teil der verfassungsmäßig garantierten Berufsausübungsfreiheit* und damit unverzichtbar, selbst, wenn ein ganzer Berufsstand einheitlich und geschlossen auf die Möglichkeit von Werbung verzichten würde, könnte hierdurch kein gewohnheitsrechtliches oder standesrechtliches Werbeverbot entstehen. Auch, wenn die Öffentlichkeit ein solches, von den Berufsträgern angenommenes Werbeverbot gutheißen und empfehlen sollte, könnte hierdurch keine Verpflichtung zur Beachtung entstehen. Wenn der Gesetzgeber Normen schaffen würde, die dem Sporttherapeuten oder anderen Mitgliedern im Gesundheitswesen Werbung untersagen sollte, dann würde ein solches Gesetz, gemessen an Artikel 12 Grundgesetz (Recht auf freie Wahl der Berufsfreiheit und Berufsausübung) nicht verfassungskonform sein. Erst, wenn eine tiefgreifende sittliche Pflicht den Werbeverzicht begleiten würde, könnte ein verbindliches Werbeverbot auch für die Mitglieder dieser Berufe durch Initiative des Gesetzgebers entstehen. Eine solche sittliche Pflicht ist jedoch nicht in Sicht.

Werbung kann sich in unterschiedlicher Art an den Werbeadressaten wenden und dabei unterschiedliche Werbemedien benutzen. Die für den Sporttherapeuten einzig sinnvolle Werbung ist die Informationswerbung. Man unterscheidet verschiedentlich Information von Werbung. Diese Unterscheidung ist jedoch nicht sinnvoll. Es gibt keine Werbung, der keine Information innewohnt und keine Information, die nicht einen Werbeeffekt auslösen würde. Sinnlos ist Werbung für den Sporttherapeuten dann, wenn sie nicht in erster Linie informiert. Wer glaubt, keine therapeutischen Maßnahmen in Anspruch nehmen zu müssen, wird sich auch durch eine Werbeaussage nicht vom Gegenteil überzeugen lassen. Bedarfswerbung ist im Gesundheitswesen nur ganz beschränkt sinnvoll.

Informationswerbung ist um so wichtiger. Durch kaum ein anderes Medium kann die Standortbekanntgabe des Sporttherapeuten flächendeckend Personen erreichen, als durch Zeitungswerbung, Handzettel, Postwurfsendungen oder örtliche Radiomitteilungen. Durch kein Werbemittel wird die Angebotspalette des Sporttherapeuten so umfassend bekannt, wie durch diese Werbeträger, die im Zweifel auch noch überschaubare *Werbungskosten* auslösen. Entscheidend ist, daß solche Werbung nicht verboten, sondern erlaubt und darüber hinaus sogar sinnvoll und nützlich ist.

Eine einzige Einschränkung des ungehinderten Rechts auf Werbung besteht für alle im Gesundheitswesen tätigen Personen: Das Heilmittelwerbegesetz (HWG). Das HWG möchte zum Nutzen der Allgemeinheit und zum Schutz des Kranken, der Heilmitteldienste in Anspruch nimmt, jedwelche *Irreführung* und *suggestive Wirkung* im Gesundheitswesen unterbinden. Irreführend sind Übertreibungen und Fehlinformationen (z. B. eine Therapie als neu bezeichnen, die jedoch schon jahrelang existiert). Suggestive Maßnahmen können kritikabbauend wirken und sich damit verführend auswirken (ein Arzt mit weißem Kittel und Stethoskop abgebildet, der für eine bestimmte Behandlung wirkt, kann eine solche Wirkung auslösen). Alle Verbotsnormen des HWG können hier nicht aufgeführt werden. Sie verfolgen jedoch alle die hier beschriebenen Ziele. Die Normen wenden sich auch in vielen Fällen nur an die Arzneimittelhersteller und treffen für den Sporttherapeuten nicht zu. Für diesen ist es schon ausreichend zu wissen, daß Werbung untersagt ist:

- außerhalb der Fachkreise durch die bildliche Darstellung von Personen, die im Heilwesen tätig sind, in Berufskleidung oder bei einer beruflichen Betätigung
- mit dem Angebot an Zugaben zur eigentlichen beruflichen Leistung (Terminplaner, Feuerzeuge, Kugelschreiber, etc.)
- mit Täuschung über die Wirksamkeit
- mit Täuschung über schädliche Nebenwirkungen
- mit der Erwähnung einer ärztlichen oder fachlichen Empfehlung (z. B. *Schweizer Sportärzte empfehlen ...*)
- mit der Veröffentlichung von Gutachten, Dankschreiben oder mit Hinweis darauf
- mit Preisausschreiben, Lotterien etc.

- mit einem Doktor-Titel ohne Fakultätsangabe
- mit der Benennung von bestimmten Krankheiten und der zur Heilung derselben angebotenen Methoden (z. B. *Beim Flep-Ödem hilft unsere manuelle Lymphdrainage*)

## 13.3 Niederlassung

> **!** Das Niederlassungsrecht beschäftigt sich mit den rechtlichen Vorgaben bei der Begründung einer selbständigen Tätigkeit, nachdem das Heilpraktikergesetz hier keine unüberwindlichen Hürden aufbaut (Abschnitt 1. Rechtliche Grundlagen der selbständigen Tätigkeit).

### 13.3.1 Anzeige- und Einrichtungspflichten

Es verbleiben einige Anzeigepflichten:

- Anzeige bei der Berufsgenossenschaft für Gesundheitsdienst und Wohlfahrtspflege wegen der gesetzlichen Unfallversicherung und der Überwachung von Unfallverhütungsvorschriften
- Anzeige beim örtlich zuständigen Gesundheitsamt wegen der Überwachung von Hygienevorschriften
- Anzeige bei der Bundesversicherungsanstalt für Angestellte in Berlin für den Fall der Versicherungspflicht (siehe unten)
- Anzeige beim örtlich zuständigen Finanzamt, um eine Steuernummer zugewiesen zu bekommen

Anzeige bei der Bundesversicherungsanstalt für Angestellte ist für alle in der Krankenpflege tätigen Personen verbindlich, § 2 Sozialgesetzbuch VI.

Diese Personen sind auch beitragspflichtig zur gesetzlichen Rentenversicherung, wenn sie keine versicherungspflichtigen Mitarbeiter beschäftigen. Die Beschäftigung einer Person mit einem Gehalt von mehr als 630,– Deutsche Mark oder die Beschäftigung mehrerer Personen, die insgesamt mehr als 630,– Deutsche Mark verdienen, befreit von der eigenen Versicherungspflicht.

Der Kreis der verpflichteten Personen wird sehr weit gezogen. Für Sporttherapeuten liegen noch keine verbindlichen Erkenntnisse vor, aber die Mitglieder anderer medizinischer Fachberufe (Physiotherapeuten, Ergotherapeuten, Masseure und med. Bademeister) werden erfaßt. Selbst, wenn Sporttherapeuten nicht unter § 2 Nr. 2 SGB VI fallen, werden sie von der am 1.1.2000 in das Gesetz eingestellten neuen Regelung des § 2 Nr. 9 SGB VI erfaßt. Danach gilt für sie das gleiche wie für die Personen nach § 2 Nr. 2 SGB VI. Hinzu kommt lediglich, daß die von § 2 Nr. 2 SGB VI erfaßten Personen auch durch die vorbeschriebene Beschäftigung naher Angehöriger von der Versicherungspflicht der Rentenversicherung befreit werden, nicht jedoch die Personen nach § 2 Nr. 9 SGB VI. Daher wäre auch für den Sporttherapeuten eine Subsumption unter § 2 Nr. 2 SGB VI vorteilhaft.

(Diplom-)Sportlehrer sind Mitglieder der freien Berufe im Sinne von § 18 Einkommensteuergesetz (EStG). Sie behalten diese Eigenschaft als Sporttherapeuten. Einkommensteuerrechtlich sind die Mitglieder der freien Berufe nicht verpflichtet, Bücher zu führen. Diese Pflicht trifft nur Gewerbetreibende. Mitglieder der freien Berufe müssen lediglich ihre Einnahmen durch vollständige, zeitnahe und korrekte Aufzeichnungen erfassen und können durch eine Gegenüberstellung der betrieblich veranlaßten Ausgaben ihre Gewinne ermitteln. Diese Gewinnermittlungsmethode ist in § 4 Abs. 3 EStG beschrieben: „*Steuerpflichtige, die nicht aufgrund gesetzlicher Vorschriften verpflichtet sind, Bücher zu führen und regelmäßig Abschlüsse zu machen, und die auch keine Bücher führen und keine Abschlüsse machen, können als Gewinn den Überschuß der Betriebseinnahmen über die Betriebsausgaben ansetzen.*“ Der Gewerbetreibende vergleicht nicht Geldzuflüsse mit Geldabflüssen, sondern vergleicht das betriebliche Vermögen am Anfang eines Jahres mit dem betrieblichen Vermögen am Ende eines Jahres. Der Gewerbetreibende vergleicht wie mit einer Blitzlichtaufnahme diese beiden Vermögensmassen und stellt Veränderungen durch Vermögensmehrung (erwirtschaftete Gewinne) und Vermögensminderung (Verluste) einander gegenüber. Eine Besonderheit gibt es auch für den Freiberufler. Von ihm wird eine Liste über die vorhandenen Anlagegüter gefordert. Diese Gegenstände müssen in einer Afa-Liste (Absetzung für Abschreibung) nach dem Tag ihrer Anschaffung bzw. dem Tag ihrer Herstellung erfaßt werden. Die Anschaffungs- bzw. Herstellungskosten sind ebenfalls festzuhalten. Ebenfalls in diese Liste ist der jährliche Abschreibungssatz aufzunehmen, wobei von der Möglichkeit einer linearen oder degressiven Abschreibung auszugehen ist.

Ein bestimmter, in der sporttherapeutischen Praxis genutzter Gegenstand hat DM 4000 gekostet. Die Herstellerfirma verspricht eine Nutzungsdauer von vier Jahren. Der Erwerber kann den angeschafften Gegenstand in jedem Wirtschaftsjahr mit 1/4 des Erwerbspreises (linear) abschreiben. In jedem Jahr der Nutzung werden DM 1000 auf der Ausgabenseite zu den sonstigen Betriebsausgaben addiert. Existiert der Gegenstand auch im fünften Jahr noch, so wird er dort lediglich mit einem *Erinnerungswert* von DM 1,00 in der Afa-Liste geführt. Die zur Gewinnermittlung dienende *Einnahmen-Überschuß-Rechnung* würde wie folgt aussehen: Miete, Personalkosten, Energiekosten, Verbandsbeitrag:
Personalkosten, Energiekosten, etc.
Erträge aus abgegebenen Leistungen,
Krankenkassenzahlungen, etc.
Afa DM 1.000,—

Die Afa-Liste für das erste Geschäftsjahr würde umfassen:

| | |
|---|---|
| Datum | 10.01.NN |
| Beschriebener Zugang | Gerät XY |
| Nutzungsdauer | 4 Jahre |
| Abschreibung | 1000,-DM |
| Restbuchwert 31.12. | 3000,-DM |

Alle Gegenstände mit einem Anschaffungs- bzw. Herstellungswert unter DM 800 können sofort und in voller Höhe abgeschrieben werden.

Im Zuge der Existenzgründung sollte ein sog. Kontenrahmen angelegt werden, der betriebstypisch ist; er sollte alle für das sporttherapeutische Unternehmen üblichen Ertragsquellen (Privatpatienten, Leistungen der gesetzlichen Krankenkassen, Zinsen, Erträge aus Zeitungs- und Buchveröffentlichungen) erfassen und ebenso die betriebstypischen Ausgaben:

- Raumkosten (Miete, Raumnebenkosten, Reinigung)
- Personalkosten (Personal, Aushilfspersonal, Lohnsteuer, Sozialversicherung, Berufsgenossenschaft, freiwillige soziale Aufwendungen)
- Versicherungen/Beiträge (Haftpflichtversicherung, Berufshaftpflichtversicherung, Berufsverbandsbeitrag, ADAC – anteilig)
- Bürokosten (Büromaterial, Fachliteratur, Wartezimmerlektüre)
- Kfz-Kosten (anteilig, Benzinkosten, Kfz-Versicherung, Kfz-Steuer, Kfz-Reparaturen, TÜV)
- Reisekosten (Reisekosten Arbeitnehmer, Reisekosten Arbeitgeber)

- Praxismaterialien (Arbeitskleidung, Kleinteile, Praxisreparaturen)
- Sachanlagen/Abschreibungen (Sachanlagen, Afa, geringwertige Wirtschaftsgüter)
- Bewirtungskosten, Personal- und Patientenbewirtung (Eigenanteil 20 %). (s. Beispiel S. 262).

### 13.3.2 Neugründung und Übernahme

Die Existenzgründung kann auf dreifache Art erfolgen:

- Der Existenzgründer sucht nach einem geeigneten Standort, kauft oder mietet für die Unternehmenseröffnung geeignete Praxisräume, befolgt die ihm obliegenden Anzeige- und Buchhaltungspflichten und erwartet den Besuch der ersten Patienten/Kunden in der Hoffnung, daß er möglichst bald den *Break-Even-Point* erreicht (siehe Abschnitt 13.2.2).
- Der Existenzgründer kann ein sporttherapeutisches Unternehmen käuflich erwerben, entweder weil der frühere Inhaber wegzieht, sich einem anderen Beruf zuwendet oder aus anderen Gründen seine sporttherapeutische Praxis aufgibt. Dieses Ereignis wird zwar z. Zt. noch selten den Existenzgründungsvorgang kennzeichnen, da selbständige Unternehmen in der Sporttherapie verhältnismäßig neu sind. Dennoch sind solche Erwerbsvorgänge durch Besonderheiten gekennzeichnet, die nicht unerwähnt bleiben dürfen.
- Der Sporttherapeut kann als Mitgesellschafter einem bereits existenten Unternehmen beitreten durch Übernahme von Anteilen (bei einer Kapitalgesellschaft) oder durch schlichten personellen Beitritt als Mitgesellschafter (bei Personalgesellschaften). Dieser Fall kommt häufig vor, wenn ein Unternehmen wächst und die Arbeitskraft des bisherigen Inhabers oder der bisherigen Inhaber nicht mehr ausreicht, um den Arbeitsanfall zu bewältigen.

> **!** Die Existenzgründung kann auf dreifache Art erfolgen:
> - eigene Unternehmenseröffnung
> - käuflicher Erwerb
> - Beitritt als Mitgesellschaft/Übernahme von Anteilen

Die erste Alternative ist bereits ausführlich im vorigen Abschnitt beschrieben. Besonderheiten gibt es bei den restlichen beiden Alternativen.

Wer eine Praxis von einem ausscheidenden Berufskollegen oder einer Berufskollegin übernehmen möchte, ist auch interessiert an den Übernahme des Patienten- oder Kundenstammes. Vollzieht sich der Wechsel zwischen früherem Inhaber und neuen Inhaber schnell, so bleibt zur Übertragung des Patienten- oder Kundenstammes nur die Übergabe der entsprechenden Kartei (sei es auf Karteikarten oder elektronischem Datenträger). Eine solche Karteiübergabe ist aber keineswegs unproblematisch.

Jeder Leistungsanbieter im Gesundheitswesen unterliegt einer Geheimhaltungspflicht, die sich auch auf den Namen und den Wohnort der betreuten Personen erstreckt. Die Weitergabe solcher Informationen an andere Personen, auch an einen Praxisnachfolger, ist von § 203 Strafgesetzbuch (StGB) verboten und unter Strafe gestellt. Die Nichtbeachtung der strafgesetzlich geforderten Geheimhaltungspflicht hat eine weitere Folge. Wenn die Übergabe einer Kunden- oder Patientenkartei in den Kaufvertrag über das gesamte sporttherapeutische Unternehmen aufgenommen ist, wird durch die Aufnahme der unzulässigen Bestimmung der gesamte Kaufvertrag im

Zweifel rechtsunwirksam mit der Folge, daß der Erwerber nicht erworben und der Veräußerer rechtsgrundlos den Kaufpreis erhalten hat (und ihn daher zurückzuerstatten hat). Ganz eindeutig ist diese rechtliche Regel für Ärzte, Physiotherapeuten, Ergotherapeuten und andere Personen mit reglementierten Berufen (Berufe mit einem Berufsgesetz). Die Sporttherapeuten haben die vom Strafgesetz in § 203 StGB geforderte „staatlich geregelte" Ausbildung nicht, und eine analoge Anwendung verbietet sich im Strafrecht. Je intensiver Sporttherapeuten in das Heilwesen eindringen, desto notwendiger ist eine Anwendung dieser Grundsätze auf diese Berufsgruppe. Daher wird die beschriebene Gesetzesregel im Hinblick auf die Gesetzesänderung dargestellt. Daher darf im Vertrag eine solche Bestimmung nicht enthalten sein und ein solcher Übertragungsvorgang darf nicht vorgenommen werden. Wie aber kann der Unternehmensübernehmer die weitere Betreuungsmöglichkeit des existenten Kundenstammes bekommen? Die Möglichkeiten sind umständlich. Erwerber und Veräußerer können eine Zeitlang gemeinsam miteinander arbeiten. Hierdurch lernt der Erwerber in zulässiger Weise die Patienten und Kunden kennen. Der Veräußerer kann diese Personen auch anschreiben und vom beabsichtigten Inhaberwechsel der sporttherapeutischen Einrichtung in Kenntnis setzen mit der Bitte, die Weitergabe der Personendaten zu akzeptieren. Man spricht auch davon, daß Großanzeigen in örtlichen Tageszeitungen, in denen die Übertragungsabsicht bekundet wird, ausreichen sollten. Dies dürfte jedoch fraglich sein, da die Rechtsprechung eine ausdrückliche Genehmigung der Patienten verlangt. Eine rechtzeitige Befragung der Patienten/Kunden durch den Veräußerer dürfte rechtskonformer sein.

Die beschriebenen Schwierigkeiten treten nicht bei der Aufnahme eines neuen Partners in ein bestehendes Einzelunternehmen oder in eine bereits bestehende Gesellschaft auf. Hier wächst der neu Hinzukommende in die Organisation hinein. Eine unzulässige Offenbarung von geheimzuhaltenden Daten gibt es nicht, da die Patienten den Hinzugekommenen stillschweigend akzeptieren und hiermit nach der Rechtsprechung bei Unrechtsgehalt durch stillschweigende Einwilligung des Patienten beseitigt wird. Auch wenn der Dienstleistungsempfänger nicht Patient ist, sondern lediglich Kunde (weil ihm keine präventive oder therapeutische Leistung, sondern eine gewerbliche Leistung angeboten wird wie Fitneß oder Aerobic, ist aus datenschutzrechtlichen Gründen die gleiche rechtliche Aussage über die Weitergabe von Personendaten zu machen.

Der Übernehmer eines Praxisunternehmens muß daran denken, daß er Kraft Gesetzes die Verpflichtungen aus allen Arbeitsverträgen mit Angestellten mit übernimmt (§ 613a BGB). Der Übergeber muß wissen, daß er nach Übergabe noch ein Jahr für alle diese Verpflichtungen neben dem Erwerber haftet. Bei der Übertragung eines Praxisbetriebes sollten beide Vertragsparteien darauf achten, daß zugunsten des Erwerbers ein längerer zeitlicher Verbleib des Übernehmers in den Praxisräumen durch eine Mietvetragsumstellung gewährleistet ist.

### 13.3.3 Organisationsformen

Die Existenzgründung kann durch eine einzelne Person oder durch eine Personengruppe erfolgen. Die Mitglieder einer Personengruppe können den gleichen oder unterschiedliche Berufe haben. Bei Personengruppen mit gleichen Berufen wird der erwartete Arbeitsanfall so groß sein, daß er durch eine einzelne Person nicht bewältigt werden kann. Bei Existenzgründungen durch Mitglieder unterschiedlicher Berufe wird an eine breitere Leistungspalette als Angebot gedacht. Der Sporttherapeut in gemeinsamer Tätigkeit mit Physiotherapeuten und Beschäftigungs- therapeuten deckt natürlich eine breitere Angebotspalette ab. Diese Zusammenschlüsse sind zulässig. Sie werden durchgeführt durch die Gründung von Gesellschaften (siehe Abschnitt 13.4.2). Solche Gesellschaften können eine enge Bindung der Gesellschaftspartner anstreben oder es bei einer lockereren Bindung belassen. Bei der engeren Bindung spricht man von Gemeinschaftspraxen (Sozietäten), bei einer nur lockeren Bindung von Praxisgemeinschaften (Bürogemeinschaften). Den unterschiedlichen Organisationsformen liegen unterschiedliche Absichten zugrunde. Bei der Gemeinschaftspraxis verbinden sich Gesellschaftspartner zum gemeinsamen Betrieb des gesamten therapeutischen Unternehmens. Ohne daß dies so sein muß, fließen die eingehenden Gelder in eine gemeinsame Kasse und die Betriebskosten werden aus dieser Kasse bezahlt. Lediglich die möglicherweise unterschiedlich großen Kraftfahrzeuge der Mitgesellschafter finden aus Gerechtigkeitsgründen Aufnahme in sog. Sonderbetriebsvermögensposten. Die Patienten sind gemeinsame Patienten, die von dem einen oder anderen Partner, je nach therapeutischer Notwendigkeit oder auch nach zufälliger Anwesenheit betreut werden. Geht es dem einen Gesellschafter gut, so profitiert der andere aus den gleichen geschäftlichen Gründen. Die Mitgesellschafter machen eine einheitliche und gesonderte Gewinnfeststellung. In die einheitliche Gewinnfeststellung werden alle der Gesellschaft zufließenden Erträge aufgenommen und die gemeinschaftlichen betrieblichen Aufwendungen (siehe Abschnitt 13.3.1). In die gesonderte Gewinnfeststellung kommen die wenigen Positionen, die wegen der unterschiedlich hohen Kostenfolge von den Gesellschaftern getrennt behandelt werden (z. B. unterschiedlich hohe Kosten für unterschiedlich große Kraftfahrzeuge).

Die Mitglieder gleicher oder unterschiedlicher Berufe können auch Praxisgemeinschaften gründen. Diese lockeren Zusammenschlüsse dienen meist nur Kostenersparnisgründen und bezwecken keine von einem gemeinsamen Arbeitsziel erfaßte gemeinsame Tätigkeit. Empfangsbereiche für Patienten bzw. Kunden, Toiletten oder Sozialräume für das Personal werden gemeinsam genützt; unabhängig davon bleiben die Therapiebereiche getrennt. Hierdurch können Kosten einzelner Unternehmensbereiche aufgeteilt und dadurch für den einzelnen Praxisunternehmer niedriger gehalten werden. Dabei braucht es sich keineswegs nur um Raumkosten zu handeln. Auch das im Empfangsbereich beschäftigte Personal kann für mehrere Therapeuten tätig sein, Telefaxanschlüsse können gemeinsam genutzt werden, die für einen Praxisunternehmer zu große Mietfläche kann möglicherweise von mehreren Leistungsanbietern erst sinnvoll genutzt werden. Solche Praxisgemeinschaften erfordern keine einheitliche und gesonderte Gewinnfeststellung. Sie sind keine echten Partnerschaften (siehe Abschnitt 13.4.2). Jeder Leistungsanbieter wird seine eigene Gewinnermittlung nach § 4 Abs. 3 Einkommensteuergesetz machen (siehe Abschnitt 13.3.1) und die geteilten Kosten in dieser Gewinnermittlung nur anteilig vortragen. Gemeinschaftspraxis und Praxisgemeinschaft sind keine legal definierten Begriffe und in Gesetzbüchern nicht vorzufinden. Es sind Begriffe aus der Praxis, mit denen Organisationsformen beschrieben werden.

## 13.4 Rechtsformen der Niederlassung und Niederlassungspartner

Man unterscheidet zwischen Einzelunternehmen und Gesellschaften. Gesellschaften sind entweder Kapitalgesellschaften oder Personalgesellschaften.

### 13.4.1 Einzelunternehmen

Die Frage, ob ein Existenzgründer als Einzelunternehmer oder gleich in der Form der Zusammenarbeit mit anderen als Gesellschaft startet, hat eine praktische und eine rechtliche Seite. Die Antwort auf die praktische Frage wird jeder Gründer einer selbständigen Existenz selbst geben können. Trägt jemand das unternehmerische Risiko allein und verzichtet auf die durch hinzukommende Partner breitere Fächerung von Angebotsleistungen, dann beginnt er seine selbständige Existenz als Einzelunternehmer. In diesem Falle weiß er natürlich, daß bei Krankheit oder urlaubsbedingter Abwesenheit seine Einrichtung verwaist ist, es sei denn, er sucht und findet für diese Zeit eine Vertretung. Die Zukunft wird sicherlich den Einrichtungen gehören, die viele, breit gefächerte Leistungen unter einem Dach anbieten und deren Verfechter schon seit vielen Jahren postulieren, daß der „Tante Emma Laden tot" ist.

Rechtlich ist der Einzelunternehmer alleiniger Träger aller Rechte und Pflichten und der Inhaber des gesamten Praxisvermögens (Aktiva und Passiva).

### 13.4.2 Gesellschaften

Der Sporttherapeut kann in Zusammenarbeit mit Mitgliedern des gleichen Berufs und gleicher Tätigkeit, aber auch mit den Trägern anderer Berufe (Physiotherapeut, Masseur und med. Bademeister, Ergotherapeut, Arzt etc.) zusammenarbeiten und hierfür eine Gemeinschaftspraxis oder eine Praxisgemeinschaft (siehe Abschnitt 13.3.3) einrichten. An dieser Stelle soll nur die enge Zusammenarbeit in der Form einer Gemeinschaftspraxis betrachtet werden. Hierfür gibt es drei Gesellschaftsmodelle: die Gesellschaft des bürgerlichen Rechts (BGB-Gesellschaft), die Partnerschaftsgesellschaft nach dem Partnerschaftsgesellschaftsgesetz und die Gesellschaft mit beschränkter Haftung (GmbH) nach dem GmbH-Gesetz. Jede dieser Gesellschaftsformen hat für den Sporttherapeuten Vorteile und Nachteile.

#### Die Gesellschaft des bürgerlichen Rechts

Die Gesellschaft des bürgerlichen Rechts (BGB-Gesellschaft) ist ein Zusammenschluß von wenigstens zwei Personen zur Erreichung eines gemeinsamen Ziels, wobei diese Personen im Zweifel gleiche Beiträge leisten können, aber nicht müssen. Die Gesellschaft des bürgerlichen Rechts entsteht formlos. Nicht einmal ein schriftlicher Vertrag muß zu ihrer Gründung vorliegen. Die faktische Zusammenarbeit kann den Gründungsakt darstellen, der dann nach den gesetzlichen Regeln verläuft. Man kann Mitglied einer solchen Gesellschaft sein, ohne daß man sich über den rechtsbegründenden Vorgang im Klaren ist. Natürlich ist es sinnvoll, einen schriftlichen Vertrag zu machen, der die den Mitgesellschaftern obliegenden Pflichten und Rechte ausweist. Der schriftliche Gesell-

schaftsvertrag sollte folgende Regelungen enthalten:
- Welche Beiträge erbringen die Partner (Geldleistungen oder Dienstleistungen können vereinbart werden)?
- Wer führt die Geschäfte (d.h. wer trägt die Entscheidungen der Gesellschaft im Innenverhältnis) und wer ist zuständig für die Vertretung (d.h. wer ist der Entscheidungsträger nach außen)?
- Welche wichtigen Geschäfte erfordern die Zustimmung aller Gesellschafter (Beendigung der Gesellschaft, Aufnahme neuer Partner, Verlegung der sporttherapeutischen Praxis etc.)?
- Wie werden Gewinne und Verluste unter die Gesellschafter verteilt?
- Unter Einhaltung welcher Frist kann ein Gesellschafter die Gesellschaft kündigen?
- Was geschieht, wenn die Gesellschaft gekündigt wird (sind noch wenigstens zwei Gesellschafter vorhanden, wird sie unter diesen fortgeführt, verbleibt nur eine Person, so ist die Gesellschaft zu liquidieren)?
- Was geschieht im Liquidationsfalle (Verbindlichkeiten werden beglichen, die Gesellschafter, die Werte eingebracht haben, bekommen diese zurück, ein bestimmtes verbleibendes Gesellschaftsvermögen wird unter die Gesellschafter nach bestimmten Schlüsseln verteilt)?

Die Gesellschaft des bürgerlichen Rechts hat einen großen Nachteil: Für Verbindlichkeiten der Gesellschaft (z.B. Schadenersatz wegen fehlerhafter Behandlung) haften alle Gesellschafter mit ihrem gesamten Privatvermögen, auch wenn sie nicht Verursacher oder Mitverursacher des Schadens sind und kein Verschulden tragen. Umständlich ist die Gesellschaft des bürgerlichen Rechts bei Gesellschafterwechsel, weil alle Verträge und Eigentumsurkunden geändert werden müssen (z.B. Telekomvertrag bindet alle Gesellschafter, im Kfz-Brief stehen alle).

## Die Partnerschaftsgesellschaft

Die Gesellschaft des bürgerlichen Rechts wurde schon vor über 100 Jahren geschaffen; die Partnerschaft stammt aus dem Jahre 1994. Sie steht nur den Mitgliedern der freien Berufe offen. Gewerbetreibende können nicht Partner werden. Die Partnerschaftsgesellschaft erfordert einen förmlichen Gründungsakt. Vorname, Name und Beruf der Partner, der Name der Partnerschaft (wenigstens der Name eines Partners mit dem Zusatz Partner oder Partnerschaft), der Gegenstand der Partnerschaft (Betrieb einer sporttherapeutischen Einrichtung), deren Beginn (Eintragung in das Partnerschaftsregister) müssen in ein Anmeldeformular aufgenommen werden. Alle Partner der Partnerschaft haben in Gegenwart eines Notars ihre Unterschrift unter dieses Formular zu leisten. Der Notar beglaubigt (nicht beurkundet) die Unterschriften. Das ausgefüllte, mit beglaubigten Unterschriften versehene Anmeldeformular wird mit beglaubigten Berufsurkunden – (Diplom-) Sportlehrer – an das zuständige Amtsgericht/Registergericht übersandt. Die dort mitgeteilten Daten werden in das Partnerschaftsregister eingetragen. Ein von dem Anmeldeformular getrennter, nicht dem Partnerschaftsregister vorzulegender Gesellschaftsvertrag regelt die Rechte und Pflichten der Partner untereinander, ähnlich wie bei der Gesellschaft des bürgerlichen Rechts.

Die Partnerschaftsgesellschaft hat einige bedeutsame Vorteile gegenüber der Gesellschaft des bürgerlichen Rechts. Für Schäden, die durch die Partnerschaft verursacht werden und die einzelne Partner außerhalb ihrer Berufsausübung veranlaßt haben, haften auch hier alle Partner mit ihrem persönlichen Vermögen. Für Schäden, die ein Partner bei der Ausübung seiner beruflichen Betätigung am Patienten schuldhaft setzt, haftet jedoch nur der Partner, der diese Leistung am Patienten zu erbringen verpflichtet war oder zu überwachen hatte. Die Partnerschaft kann im Rechtsleben tätig werden, in ihrem Namen Geschäfte abschließen und Vermögen erwerben. Im Vergleichsfalle würde im Kfz-Brief der Name der Partnerschaft und nicht der einzelnen Partner stehen und der Telekomvertrag wäre mit der Partnerschaftsgesellschaft in deren Namen abgeschlossen.

#### Gesellschaft mit beschränkter Haftung (GmbH)

Die GmbH ist eine juristische Person. Sie ist wie eine natürliche Person Träger von Rechten und Pflichten und Besitzer eigenen Vermögens (nur einige höchst persönliche Rechte fehlen wie erbrechtliche und familienrechtliche). Die GmbH ist Gewerbetreibende kraft Gesetzes. Im Gegensatz zum Mitglied der freien Berufe ist sie gewerbesteuerpflichtig (siehe Abschnitt 13.5.3). Aus steuerrechtlichen Gründen ist sie für eine sporttherapeutische Einrichtung nicht zu empfehlen, Näheres hierzu wird unten in Abschnitt 13.5.3 mitgeteilt. Ihre Nützlichkeit bleibt auf die Abgabe gewerblicher Leistungen und Fälle außerordentlich hohen Schadensrisikos begrenzt. Ambulante Rehabilitationseinrichtungen wählen häufig eine GmbH als Gesellschaftsmantel, um die Folgen der steuerrechtlichen Abfärbetheorie (siehe Abschnitt 13.5.1) zu vermeiden.

### 13.4.3 Der Arzt als Niederlassungspartner

Für die in Abschnitt 13.3.3 beschriebenen Formen der interdisziplinären Zusammenarbeit gibt es Rechtsregeln, sobald ein verkammerter Berufsträger beteiligt ist. (Diplom-)Sportlehrer, Physiotherapeuten, Masseure und med. Bademeister, Ergotherapeuten, Logopäden etc. können, da nicht verkammert, ungehindert alle vorgestellten Formen von Gesellschaften mit dem Ziel einer gemeinsamen Berufsausübung nutzen. Mehr als die dargestellten Gründungs- und Vertragsformalien sind nicht notwendig.

Sobald jedoch der Arzt als Partner hinzutritt, ist, da ein verkammerter Beruf teilnimmt, ärztliches Berufsrecht zu beachten. In fast allen ärztlichen Berufsordnungen (ärztliches Berufsrecht ist Landesrecht) ist die Zusammenarbeit des Arztes mit anderen Personen ausführlich beschrieben und die Personengruppen benannt, mit denen dem Arzt eine Zusammenarbeit erlaubt ist. Das bezieht sich natürlich nur auf eine Zusammenarbeit mit dem Ziel der Heilkundeausübung. (Zu anderen Zwecken kann der Arzt auch mit Personen, die nicht in der jeweiligen Landesärzteordnung genannt sind, zusammenarbeiten.) Die Landesärzteordnungen folgen einem Vorschlag der Bundesärztekammer und sind deshalb weitgehend einheitlich. Unter den dort aufgezählten Berufen, mit denen dem Arzt eine Zusammenarbeit gestattet ist, zählen zwar Physiotherapeuten, Ergotherapeuten und Logopäden, nicht jedoch ausdrücklich benannt sind (Diplom-)Sportlehrer. Diese Gruppe von Berufsträgern sollte sicher nicht von der Möglichkeit einer Zusammenarbeit mit dem Arzt ausgeschlossen bleiben, man hat lediglich bei der Abfassung einer Musterordnung durch die Bundesärztekammer und der Ausgestaltung der Landesärzteordnungen nicht an diese Berufsgruppe gedacht. Dieses Versäumnis vermag im Einzelfall eine Zusammenarbeit nachhaltig zu blockieren, da für den Registerbeamten beim Partnerschaftsregister die fehlende Benennung in der Ärzteordnung ein Eintragungshindernis sein kann. Da die ärztliche Berufsordnung nur den Arzt betreffen kann, wird sie beim

Zusammenschluß zwischen Arzt und Nichtarzt von den Registergerichten für Partnerschaften als nicht verbindlich betrachtet. Bei der Gesellschaft des bürgerlichen Rechts gibt es ohnehin keine derartige behindernde Gesetzesbestimmung. Daß der Arzt als Partner des (Diplom-)Sportlehrers mit diesem in Rehabilitationseinrichtungen schon seit vielen Jahren zusammenarbeitet, dort sogar eine (möglicherweise verbotene) Sprechstelle besitzt, haben die Ärztekammern zur Kenntnis genommen.

## 13.5 Steuerrechtliche Behandlung der Niederlassung

Vom Einkommen sind immer Steuern abzuführen. Daher werden in diesem Abschnitt keine einkommenssteuerrechtlichen Aspekte behandelt. Umsatzsteuer und Gewerbesteuer sind nur in bestimmten Fällen zu zahlen und besonders im Gesundheitswesen sind hier sehr unterschiedliche Behandlungsmöglichkeiten gegeben. Daher sind Umsatzsteuer und Gewerbesteuer Gegenstand der zentralen Betrachtung.

### 13.5.1 Freier Beruf und Gewerbebetrieb

**!** Man teilt die Gruppe der selbständig tätigen Berufsträger:
- Mitglieder der freien Berufe
- Gewerbetreibende und
- sonstige selbständige Personen

Beginnen wir mit der kleinsten Gruppe, den sonstigen selbständig tätigen Personen. Hierzu gehören die Personen, die verwalten und vollstrecken: Konkursverwalter, Vergleichsverwalter, Testamentsvollstrecker etc. Die beiden großen Gruppen im Wirtschaftsleben stellen die Mitglieder der freien Berufe und die Gewerbetreibenden. Es gibt keine Legaldefinition, mit welcher die Mitglieder der einen Gruppe von der anderen abgegrenzt werden könnte. Für die Mitglieder der freien Berufe gibt es Indizien, die, wenn sie im überwiegenden Maße zutreffen, die Annahme eines freien Berufs rechtfertigen:

- Freiberufler erbringen ideelle Leistungen und Dienste, auch wenn sie sich dabei materieller Vorleistungen und manueller Verrichtungen bedienen.
- Gegenstand ihrer Dienstleistungen sind ideelle Güter von hohem individuellen und/oder Gemeinschaftswert.
- Freiberufler erbringen individuelle Leistungen und Dienste.
- Freiberufliche Leistungen werden in eigener Person und Verantwortlichkeit erbracht.
- Freiberufliche Leistungen werden in Unabhängigkeit von Weisungen erbracht.
- Die Leistungen der freien Berufe beruhen auf hoher beruflicher Qualifikation und Kompetenz.
- Die Leistungen der freien Berufen müssen hohen, am jeweiligen Stand der wissenschaftlichen Erkenntnis orientierten, überwiegend korporativ kontrollierten Leistungsstandards entsprechen.
- Freie Berufe stehen in einem dualen, häufig auf Dauer angelegten, psychosozialen Vertrauensverhältnis zu ihren Patienten, Klienten oder Mandanten.
- Dieses Vertrauensverhältnis gründet sich auf eine freie Wahlentscheidung des Patienten, Klienten oder Mandanten.
- Der freie Beruf wird in der Regel in wirtschaftlicher Selbständigkeit erbracht und unterliegt voll dem unternehmerischen Risiko.

(aus: Institut für freie Berufe Nürnberg. Freie Berufe in der EG, in Österreich und der Schweiz. Beruhend auf den Arbeiten von Deneke: Die freien Berufe, Stuttgart sowie Deneke: Klassifizierung der freien Berufe, Köln)

Der Gewerbetreibende wird im Steuerrecht dadurch gekennzeichnet, daß seine Tätigkeit auf Gewinnerzielung gerichtet ist. § 18 Einkommensteuergesetz (EStG) nennt einige freie Berufe *expressis verbis*. Hierunter befindet sich der Arzt, der Rechtsanwalt, der Krankengymnast, nicht jedoch der (Diplom-)Sportlehrer, auch nicht als Sporttherapeut. Die Rechtsprechung hat jedoch längst die in § 18 EStG genannten Katalogberufe durch dort nicht genannte Berufe ergänzt, die auch die wesentlichen Merkmale des freien Berufs tragen. Hierzu gehört ohne Zweifel auch der (Diplom-)Sportlehrer, auch in der Ausrichtung als Sporttherapeut.

**!** Der (Diplom-)Sportlehrer auch in der Ausrichtung als Sporttherapeut gehört zu den freien Berufen.

## 13.5.2 Umsatzsteuer

Umsatzsteuer muß jeder zahlen, der an einem Leistungsaustausch beteiligt ist. Ausnahmen hiervon nennt das Umsatzsteuergesetz (UStG).

§ 4 Nr. 14 UStG stellt die Leistungen der Ärzte und der Personen, die arztähnliche Tätigkeiten anbieten, sofern sie diese berufsnahen Leistungen abgeben, umsatzsteuerfrei. Zu diesen beiden Merkmalen mußte sich nach bisheriger Rechtsprechung jedoch ein drittes Element gesellen, welches in der genannten gesetzlichen Bestimmung nicht ausdrücklich benannt ist. Der Arzt oder arztähnliche Leistungsanbieter, der berufsnahe, heilkundliche Leistungen anbietet, muß einen reglementierten Beruf haben, d. h. einen Beruf erlernt haben, für den es ein einheitliches, bundesweit oder landesweit geltendes Berufsgesetz gibt, so daß eine zuverlässig einheitliche und gleiche Berufsausbildung gewährleistet ist. Ein solches Berufsgesetz gibt es für den (Diplom-) Sportlehrer auch als Sporttherapeuten nicht. Wie für den Kunsttherapeuten oder Ökotrophologen ist die Satzung der Hochschulen oder anderer Ausbildungsinstitute Vorgabe und Rahmen der Ausbildung und des notwendigen Prüfungswissens. Landesweit oder bundesweit gilt dieses autonome Satzungsrecht nicht. Daher – so folgerte der Bundesfinanzhof – ist eine einheitliche und vergleichbare Ausbildung nicht gewährleistet und damit die dritte (nicht ausdrücklich erwähnte) notwendige Voraussetzung für die Umsatzsteuerbefreiung in § 4 Nr. 14 UStG nicht erfüllt. Diese, vielleicht etwas sophistische Betrachtungsweise hatte im Lande Niedersachsen dazu geführt, daß die auf gleiche Weise vom Umsatzsteuerrecht gestraften Sprachheilpädagogen ein nur landesweit geltendes Berufsgesetz bekamen und hierdurch im Bundesland Niedersachsen der reglementierte Beruf des Sprachheilpädagogen geschaffen wurde, mit der – verfassungsrechtlich möglicherweise zweifelhaften – Folge der Umsatzsteuerfreiheit. Zwischenzeitlich hat das Bundesverfassungsgericht durch eine Entscheidung (Urteil vom 1999-10-29, AZ: 2 BvR 1264/90) für Klarstellung gesorgt. Aufbauend auf dem Grundsatz der Gleichbehandlung (Artikel 3 GG) stellt das höchste Gericht der Bundesrepublik fest, daß umsatzsteuerrechtlich ein Mitglied der nicht reglementierten Berufe nicht anders behandelt werden kann, als Mitglieder der reglementierten Berufe. Physiotherapeuten und andere Mitglieder der reglementierten medizinischen Fachberufe behandeln in 90% aller vorkommenden Fälle Mitglieder der gesetzlichen Krankenkassen. Sollte hierfür Umsatzsteuer gefordert werden, dann müßten die Therapeuten in 90% den gesetzlichen Krankenkassen Mehrwertsteuer in Rechnung stellen, diese Mehrwertsteuer (abzgl. abziehbarer Vorsteuer) dem Staat zurückzahlen. Dieser paradoxe Geldkreislauf wäre sinnlos. Es wäre aber nicht minder paradox, aus diesem Kreislauf Mitglieder reglementierter Berufe herauszunehmen, Mitglieder nicht reglementierter Berufe dort zu belassen. Insoweit erfolgte durch das Bundesverfassungsrecht eine Gleichbehandlung dessen, was gleich ist, und Sporttherapeuten werden nun nicht mehr anders behandelt als andere Therapeuten. Es bleibt nur abzuwarten, daß die Beschränkung dieser Regel nicht im Zusammenhang mit der Behandlung von Kassenpatienten genannt wird, sondern uneingeschränkte Gültigkeit erlangt. Für Rehabilitationseinrichtungen ist nach § 14 Nr. 16 UStG jedoch eine Umsatzsteuerfreiheit zugesichert; Gleiches gilt für ambulante Unternehmen.

### 13.5.3 Gewerbesteuer

Gewerbetreibende zahlen Gewerbesteuer.

> **!** Mitglieder der freien Berufe sind – sofern sie sich freiberuflich betätigen – von der Gewerbesteuer befreit. Das bedeutet zunächst, daß ein Freiberufler, also ein Sporttherapeut, nur dann gewerbesteuerfrei arbeiten kann, wenn er freiberufliche Tätigkeiten ausübt.

Ein Sporttherapeut, der einen Buchhandel betreibt, ist Gewerbetreibender und gewerbesteuerpflichtig. Wo ist die Grenze zwischen freiberuflicher und gewerblicher Betätigung? Die Grenze ist oft nur unter Aufbieten außerordentlicher Sorgfalt zu finden. Therapeutisches Handeln ist freiberuflich. Prävention ist auch freiberufliche Betätigung, Sport lehren ist freiberuflich (sonst wäre der (Diplom-)Sportlehrer nicht Freiberufler); Aerobic zu unterweisen, ist Gewerbe, Gymnastik ohne den Aspekt der Prävention ist sicherlich auch Gewerbe, Unterweisung in Seniorengymnastik ohne den Aspekt präventiver Tätigkeit ist Gewerbe, aber *rückengerechte Seniorengymnastik* könnte der freiberuflichen Tätigkeit durchaus zuzurechnen sein.

Besondere gewerbesteuerrechtliche Probleme treten auf, wenn Leistungen von Gesellschaften angeboten werden und wenn gemischt freiberufliche und gewerbliche Leistungen im Angebot sind.

Einfach ist die Regel noch bei Gesellschaften. Werden von einer Gesellschaft, in der nur Mitglieder der freien Berufe sind, freiberufliche Leistungen angeboten, so ist das Erbringen der angebotenen Leistung gewerbesteuerfrei. Wird von einer Gesellschaft, bestehend aus Mitgliedern der freien Berufe und anderen Personen (z. B. Buchhändler) nur freiberufliche Leistungen angeboten (der Buchhändler führt lediglich die Bücher), dann ist wegen der Präsenz eines Gewerbetreibenden im Kreise der Freiberufler die gesamte Leistungsabgabe gewerbesteuerpflichtig. Gleiches gilt natürlich auch, wenn keine freiberuflichen, sondern gewerblichen Leistungen im Angebot sind.

Etwas schwieriger ist die Lösung, wenn von einem Freiberufler oder einer aus Mitgliedern der freien Berufe bestehenden Gesellschaft freiberufliche und gewerbliche Leistungen angeboten werden.

Bei der einzelnen leistungsabgebenden Person ist eine getrennte Behandlung freiberuflicher und gewerblicher Leistungen möglich, wenn die Abgaben räumlich, organisatorisch und buchhalterisch getrennt erfolgen bzw. verzeichnet werden. Ist nicht genau erkennbar, wo Therapie und Fitneß erfolgen, oder sind Mitarbeiter ohne unterschiedliche Arbeitsverträge in beiden Bereichen tätig oder werden beide Leistungsbereiche im Buchhaltungswesen nicht säuberlich voneinander getrennt, dann „färbt" die gewerbliche Leistung auch auf den freiberuflichen Leistungsanteil ab und bezieht diese Teilleistung in den gewerbesteuerpflichtigen Bereich mit ein (*Abfärbetheorie*). Werden diese gemischten Leistungen von einer Personengesellschaft abgegeben, dann schützt auch der Versuch einer räumlichen, organisatorischen und buchhalterischen Trennung nicht vor den Folgen dieser *Abfärbetheorie* mit der Folge der Gewerbesteuerpflicht sämtlicher Erträge. Erst jüngst hat der Bundesfinanzhof (BFH) entschieden, daß die geringfügigen Erträge zweier Krankengymnastinnen durch den Verkauf von Pezzi-Bällen dazu führt, daß auch der weit überwiegende Teil der freiberuflichen Leistungen von den Gewerbebetriebsfolgen erfaßt und gewerbesteuerpflichtig sei. Lediglich ganz geringfügige gewerbliche Leistungen von etwa 1,25 % des Umsatzes schaden dem freiberuflichen Teil des Unternehmens nach Ansicht des BFH nicht (AZ: XI R 12/98)

## 13.6 Leistungsabgabe

Mit der Leistungsabgabe durch den Sporttherapeuten beginnt ein Leistungsaustausch. Mittelbar beteiligt an diesem Leistungsaustausch sind u. U. mehrere Personen oder Institutionen als nur der Therapeut und sein Patient. Ärzte verordnen und diese Verordnungen werden vom Therapeuten in eine Leistung gegenüber dem Patienten umgesetzt. Bezahlt wird nicht immer vom Patienten. Auch Krankenkassen und Krankenversicherungen können als Vergütungsträger auftreten.

### 13.6.1 Rechtsbeziehungen

Wenn der Patient zum Arzt kommt und diesen um Hilfe bittet, entsteht durch das Tätigwerden des Arztes zwischen beiden Personen ein Dienstvertrag. § 611 BGB bestimmt hierzu: *„Durch den Dienstvertrag wird derjenige, welcher Dienst zusagt, zur Leistung der versprochenen Dienste, der andere zur Gewährung der vereinbarten Vergütung verpflichtet."*

Erkennt der Arzt die Notwendigkeit einer sporttherapeutischen Behandlung, dann wird er dem Patienten eine entsprechend lautende Verordnung übergeben. Zu einer weitergehenden ärztlichen Leistung kommt es nicht. Der Patient trägt diese Verordnung zum Sporttherapeuten und bittet um ihre Ausführung. Hierdurch entsteht – vorausgesetzt, der Sporttherapeut nimmt diesen Antrag an – ein weiterer Dienstvertrag mit ähnlichen wechselseitigen Verpflichtungen. Auch wenn sich der Therapeut an die ärztliche Verordnung hält, entsteht zwischen Arzt und Therapeut keine Rechtsbeziehung. Der Patient ist zweimal zu zahlen verpflichtet: beim Arzt und beim Sporttherapeuten. Unterstellen wir, er sei bei einer privaten Versicherungsgesellschaft gegen Krankheitsfolgen versichert, so werden hierdurch weder Arzt noch Sporttherapeut rechtlich tangiert. Ihre Honorarforderung gegenüber dem Patienten bleibt bestehen, aber der Patient hat aufgrund seiner Vertragsbeziehung zur privaten Krankenversicherungsgesellschaft einen Anspruch auf Rückerstattung des von ihm gezahlten Arztrechnungs-

und Therapeutenrechnungsbetrages. Auch hier entsteht keine Vertragsbeziehung zwischen der Krankenversicherung einerseits und dem behandelnden bzw. verordnenden Arzt und dem Sporttherapeuten andererseits. Anders verhält es sich bei einem Versicherten der gesetzlichen Krankenkassen. Die gesetzlichen Krankenkassen bestehen aus den Regionalkassen: AOK, Betriebskrankenkassen, Innungskrankenkassen, der landwirtschaftichen Krankenkasse und der Knappschaft und den Ersatzkassen, die im *VdAK (Verband der angestellten Krankenkassen)* und *AEV (Arbeiterersatzkassen)* zusammengeschlossen sind. Die gesetzlichen Krankenkassen sind gegenüber ihren Mitgliedern verpflichtet, diesen im Krankheitsfalle die notwendigen Arzneimittel, Verbandsmittel, Heilmittel, Hilfsmittel, rehabilitative und Krankenhausmaßnahmen sowie andere Leistungen zur Verfügung zu stellen. Die Verpflichtung der gesetzlichen Krankenkassen ist nicht wie bei den privaten Krankenversicherungsgesellschaften eine Verpflichtung zur Zahlung des vom Patienten vorfinanzierten Rechnungsbetrages, sondern eine Sachleistungspflicht. Die gesetzlichen Krankenkassen müssen selbst die verordneten sporttherapeutischen Leistungen erbringen, obgleich sie natürlich aufgrund ihrer personellen Struktur hierzu gar nicht in der Lage sind. Sie bedienen sich daher, um ihrer Verpflichtung nachzukommen, zugelassener oder vertraglich gebundener qualifizierter Leistungsanbieter. So kommt auch der Sporttherapeut möglicherweise mit den gesetzlichen Krankenkassen ins Geschäft, wenn diese verpflichtet sind, eine ärztlich verordnete Leistung zu gewähren und sich zum Zwecke der Erbringung eines Sporttherapeuten bedienen. In einem solchen Falle bleibt es zwar beim Dienstvertrag zwischen Patient und Sporttherapeut. Die Vergütungspflicht entfällt jedoch beim Patienten und entsteht für die gesetzliche Krankenkasse, so daß die neue vertragliche Rechtsbeziehung zwischen Krankenkasse und Sporttherapeut ein Vertrag zugunsten Dritter (des Patienten) ist. Insgesamt sind also folgende Rechtsbeziehungen entstanden:

- zwischen Krankenkasse und Vertragsarzt eine Rechtsbeziehung nach den Vorschriften des Vertragsrechts im Sozialgesetzbuch V
- zwischen Krankenkasse und Sporttherapeut ein Vertrag zugunsten Dritter
- zwischen Sporttherapeut und Patient ein Dienstleistungsvertrag ohne Vergütungspflicht für den Patienten
- zwischen Arzt und Patient ein Dienstleistungsvertrag ohne Vergütungspflicht für den Patienten und
- zwischen Patient und Krankenkasse ein Versorgungsvertrag nach den Vorschriften des Krankenkassenrechts im Sozialgesetzbuch V

### 13.6.2 Leistungsumfang

In Abschnitt 13.1.3. wurde im Rahmen einer durch die Rechtsprechung vorgenommenen sehr weiten Auslegung des Heilpraktikergesetzes der Raum abgesteckt, in dem sich der Sporttherapeut beruflich betätigen darf: Im Bereich des beruflich Erlernten und der anerkannten Fort- und Weiterbildung sofern von der Tätigkeit kein Schaden für die Allgemeinheit oder einen bestimmten Patienten oder Kunden ausgehen kann. Ein oberstes Bundesgericht hat diesen Bereich mit wenigen Worten beschrieben: *Der Bereich des sicheren Könnens.*

Man hat lange Zeit angenommen, eine vorliegende ärztliche Verordnung stecke den Rahmen ab, in dem sich der Therapeut risikolos betätigen könne. Dies dürfte jedoch höchst fragwürdig sein. Der Arzt hat zwar die Pflicht, nur die Leistungen durch dritte Personen zu verordnen, die dem Patienten helfen und nicht schaden. Dies ist jedoch keine sichere Voraussetzung dafür, daß dies auch geschieht oder daß gar dem Sporttherapeuten eine eigene Verantwortung abgenommen und dem Arzt überbürdet wird. Die Einschätzung des *sicheren Könnens* ist eine Aufgabe, die sich dem Sporttherapeuten selbst stellt und deren Grenzen er selbst festzustellen hat.

### 13.6.3 Haftung

Haftung bedeutet eine bestimmte Verantwortlichkeit für eine zu erbringende Leistung sowie die Übernahme der Verpflichtung, für einen Schaden einzutreten, der bei der Ausführung der Tätigkeit verursacht wurde, wenn zum Tätigwerden auch ein Verschulden nachgewiesen werden kann. Zur Haftung gehören also zwei Elemente: die Verursachung und das Verschulden. Die Verursachung wird durch die überprüfte Kausalität zwischen Tätigkeit und Schaden nachgewiesen, Verschulden erfordert eine Mißachtung der im Verkehr erforderlichen Sorgfalt (das ist die Definition für Fahrlässigkeit, Vorsatz braucht wohl hier nicht erörtert zu werden). Man unterscheidet zwischen leichter und grober Fahrlässigkeit. Leicht fahrlässig dürfte sein, eine Giftflasche unverschlossen aufzubewahren, grob fahrlässig, Gift in Milchflaschen aufzubewahren. Der zwischen dem Patienten und dem Sporttherapeuten abgeschlossene Dienstvertrag verpflichtet den Sporttherapeuten zur Erbringung einer Leistung. (Der Dienstvertrag ist vom Werkvertrag zu unterscheiden. Letzterer verpflichtet zur Erstellung eines Werkes. Er zwingt zu einem Erfolg. Den Erfolg der Heilung schuldet der Therapeut nicht, er schuldet nur die zu diesem Zweck normalerweise führende Leistung.)

Die Leistung muß jedoch mangelfrei sein. Sollte er z. B. die dem Arzt vorbehaltene Chiropraktik anwenden und hierdurch den Patienten verletzen, so wäre dieser Schaden sicherlich grob fahrlässig verschuldet und würde zum Schadensersatz verpflichten. In diesem Falle wäre nicht nur der materielle Schaden (Taxikosten für weitere Arztbesuche, Arztrechnungen, Krankenhausaufenthalt), sondern auch der immaterieller Schaden (Schmerzensgeld) zu ersetzen. Schäden dieser Art sind bei der Partnerschaftsgesellschaft auf den Partner beschränkt, der die Leistung am Patienten auszuüben oder zu überwachen hatte (siehe Abschnitt 13.4.2).

Das Verschuldensmerkmal *Sorgfalt* ist *objektiv-typisierend.* Das bedeutet, daß der junge Anfänger keinen Sorgfaltsbonus erhält. Die von ihm anzuwendende Sorgfalt entspricht exakt derjenigen, die der erfahrene Fachmann anzuwenden hat. Der Begriff Sorgfalt ist auch *sozial* bezogen, d. h. es gibt keinen abstrakten Standard, sondern die Anforderung an die Sorgfalt wächst mit der wissenschaftlichen Erkenntnis, der Methodenverfeinerung, so daß die Anforderungen an die Sorgfalt heute andere sind als beispielsweise 1945. Der Sporttherapeut muß seinen Patienten oder Kunden auch eine gefahrenfreie Aufenthaltszone schaffen. Die eigenen Praxisräume dürfen keine Gefahrenquellen bieten, in die der Patient hineinstolpern könnte (z. B. leicht zu übersehende Stufen, Stufen ohne Geländer, rutschige Fußböden). Ansonsten kann auch aus hierdurch entstandenen Schäden eine Ersatzpflicht auf den Inhaber der Einrichtung zukommen. Es besteht jedoch keine Aufbewahrungspflicht für vom Patienten abgelegte Gegenstände oder Kleidungsstücke, weil der Dienstvertrag solche Verwahrungspflichten nicht enthält. Dessen ungeachtet schützt der Aushang *Keine Haf-*

*tung für abgelegte Gegenstände!* vor unnötigem Ärger.

Der Sporttherapeut haftet bei Vertragsverletzungen der beschriebenen Art für ein Verschulden der von ihm beschäftigten Mitarbeiter in gleichem Umfange wie für eigenes Verschulden. Dies entspricht der Vorschrift des § 278 BGB: *„Der Schuldner hat ein Verschulden, seines gesetzlichen Vertreters oder der Personen, deren er sich zur Erfüllung seiner Verbindlichkeiten bedient, im gleichen Umfang zu vertreten, wie eigenes Verschulden."*

Der Sporttherapeut kann sich von seinem Patienten oder Kunden für Fahrlässigkeitsfolgen exkulpieren lassen, d. h. der Patient oder Kunde verzichtet auf einen etwaigen Schadensersatz für den Fall, daß er einen Schaden erleidet, für den der Inhaber der Einrichtung oder der Sporttherapeut – auch wenn er außer Haus tätig wird – einzustehen hätte. Das klingt zunächst für den Patienten unzumutbar, ist es jedoch nicht in allen Fällen. Oft wird Sporttherapie in fremden Einrichtungen, beispielsweise in einem Werksunternehmen, ausgeübt. Der Sporttherapeut wird nicht alle drohenden Gefahren kennen und daher ist es durchaus sinnvoll, wenn er solche Haftung abbedingt, die im Gefahrenbereich des fremden Unternehmens oder des Patienten selbst liegen. Es darf nicht vergessen werden, daß der Patient auch aus eigener Veranlassung Schaden nehmen kann und der Therapeut hieran nur ein geringes Mitverschulden tragen kann. Aber auch dieses geringe Mitverschulden würde eine (geringere) Haftungsfolge zu Lasten des Sporttherapeuten auslösen.

### 13.6.4 Vergütung

Eine jede Leistung erfordert ihre angemessene Vergütung. Für viele Leistungen gibt es taxmäßige Vergütungssätze. So werden die Vergütungssätze für die Tätigkeit des Arztes einer Gebührenordnung für Ärzte (GOÄ) entnommen. Für andere Leistungen fehlen solche taxmäßigen Vergütungssätze. Das Gesetz schreibt in § 612 BGB vor, daß in diesen Fällen die *„übliche Vergütung"* verlangt werden darf. Die übliche Vergütung ist die ortsübliche Vergütung. Ein Sporttherapeut wird also nicht umhin kommen, sich mit Berufs- und Arbeitskollegen darüber zu unterhalten, welche Vergütungen für bestimmte Leistungen vom Patienten oder Kunden gefordert werden. Findet sich noch kein üblicher Vergütungssatz, weil u. U. die Leistung noch nicht häufig abgerechnet wurde, so muß man nach Vergütungssätzen für vergleichbare Leistungen Ausschau halten. Findet man auch hierdurch noch keine brauchbare Antwort auf die Honorarfrage, so könnte man nach einem Stundensatz, den andere Leistungserbringer für vergleichbaren Leistungen fordern, suchen.

Sollten bestimmte Leistungen aufgrund eines Vertrages mit den gesetzlichen Krankenkassen erbracht werden, so sind sicherlich in den abgeschlossenen Verträgen auch die Honorarsätze beziffert, die für die abgegebenen Leistungen durch die gesetzlichen Krankenkassen gezahlt werden.

Vereinbart ein Sporttherapeut Serienbehandlungen, so schließt er einen Vertrag über mehrere zeitlich aufeinanderfolgende Behandlungen mit dem Patienten oder Kunden ab. Bereits der Abschluß eines solchen Vertrages verpflichtet den Therapeuten, die versprochene Serie von Behandlungen zu erbringen. Er verpflichtet den Patienten, die Vergütung hierfür zu zahlen. Nimmt der Patient – entschuldigt oder unentschuldigt – die vereinbarten Termine nicht wahr, so bleibt er dennoch zur Zahlung der vereinbarten oder der üblichen Honorarsätze verpflichtet, es sei denn, der Therapeut konnte die entstandenen Behandlungslücken andererseits füllen. Der Sporttherapeut muß sich auch anrechnen lassen, was er durch die unterbliebene Behandlung erspart hat. Diese Honorarpflicht des Patienten besteht auch ohne einen Hinweis hierauf in der sporttherapeutischen Einrichtung. Es empfiehlt sich jedoch, um Mißverständnisse auszuräumen, hierauf etwa wie folgt hinzuweisen: *Vom Patienten nicht wahrgenommene Termine entheben diesen nicht der Verpflichtung auf Honorarzahlung.*

### 13.6.5 Verschwiegenheitspflicht

§ 203 Strafgesetzbuch (StGB) verpflichtet die in der Heilkunde tätigen Personen zur Verschwiegenheit über all das, was sie bei der Ausübung der heilkundlichen Tätigkeit feststellen oder vom Patienten erfahren haben. Den Gymnastik- oder Aerobiclehrer wird zwar eine solche Verpflichtung nicht treffen, weil er Kunden und keine Patienten betreut. Der Sporttherapeut dringt jedoch so weit in den heilkundlichen Bereich ein, daß die strafrechtlichen Folgen einer Mißachtung der Verschwiegenheitspflicht ihn voll treffen können. Die Pflicht zur Verschwiegenheit ist bei der Beschäftigung von Mitarbeitern vom Unternehmensinhaber auch diesen aufzuerlegen, sinnvollerweise durch eine schriftliche Verschwiegenheitspflichterklärung.

## 13.7 Niederlassung als Wirtschaftsunternehmen

### 13.7.1 Wertbildende Faktoren

Es gibt zwei wertbildende Faktoren: den Substanzwert und den Geschäftswert oder *Goodwill.*

Der Substanzwert verkörpert alle sachlichen und geldwerten Gegenstände (Einrichtungsgegenstände, Forderungen, Geldbestand). Der Geschäftswert oder *Goodwill* ist ein Wert, der durch die zukünftige Gewinnerwartung des Unternehmens verkörpert wird. Der Wert ist zunächst abstrakt und realisiert sich im Laufe der Zeit durch die Gewinnerzielung, die die frühere Gewinnerwartung ablöst. Die englische Unternehmenswertlehre prägte zur Veranschaulichung des *Goodwill* den einfachen Satz: *The customer returns to the old places.*

### 13.7.2 Unternehmenswert

Der Substanzwert ist in der Regel leicht festzustellen als der aktuelle Sachwert der in der sporttherapeutischen Einrichtung vorhandenen Gegenstände. Forderungen an Patienten, Krankenkassen oder betriebliche Einrichtungen, die die Dienste des Sporttherapeuten in Anspruch nahmen, kommen hinzu. In einigen Fällen wird noch vorhandener Bargeldbestand wertbildend berücksichtigt werden, so beispielsweise im Falle der Ehescheidung bei der Feststellung des Zugewinns, nicht aber bei einem Unternehmensverkauf, da hierbei die Konten auf Null gestellt werden. Der erste Teil einer für den

Unternehmenswert gültigen Formel lautet deshalb: *Unternehmenswert = Substanzwert.*

Der Geschäftswert oder *Goodwill* ist schwerer zu fassen. In einem ersten Schritt geht die Unternehmenswertlehre davon aus, daß ein *Übergewinn* feststellbar sein muß. Übergewinn ist der Gewinnanteil eines Unternehmens, der über der Gesamtheit der Vergütungssätze liegt, die der Unternehmer durch die eigene Leistung erwirtschaften könnte. Die kapitalisierte Ertragskraft des Unternehmers wäre der Gewinn, ein darüberliegender weiterer Ertragsanteil ein Übergewinn. Die Übergewinnfeststellung ist damit jedoch noch nicht abgeschlossen. Der Unternehmer der sporttherapeutischen Einrichtung hat in den Substanzwert investiert. Hätte er den dafür notwendigen Geldbetrag nicht in die Gegenstände des Substanzwertes umgesetzt, könnte der Geldbetrag bei einer günstigen Anlage Zinsen erwirtschaften. Diese Zinsen gehen dem Unternehmer nunmehr verloren. Der Übergewinn verlangt auch diese Berücksichtigung. Der Übergewinn eines Unternehmens ist daher nach der Formel zu ermitteln: Nachhaltig erzielter Gewinn abzgl. kalkulatorischer Unternehmerlohn abzgl. Zinsertrag aus dem Geldbetrag, der zur Anschaffung der Gegenstände, die den Substanzwert bilden, hätte erzielt werden können.

Der *kalkulatorische Unternehmerlohn* ist eine fiktive Größe. Um sie zu ermitteln, muß der Sporttherapeut seine Leistungen nach den üblichen Vergütungssätzen bewerten. Sollte der Übergewinn dem kalkulatorischen Unternehmerlohn entsprechen, gibt es keinen feststellbaren Geschäftswert oder *Goodwill* und man könnte einem erwerbswilligen Sporttherapeuten nur vom Kauf einer solchen Einrichtung abraten. Mit dem wie auch immer gestalteten Kaufpreis würde er nur die Möglichkeit erkaufen, seine eigenen Leistungen mit den üblichen Vergütungssätzen honoriert zu erhalten.

Ist jedoch ein Übergewinn feststellbar, so verbleibt er nicht nur ein einziges Jahr. Er kehrt wieder und wieder, nach der Unternehmenswertlehre maximal neun Jahre. Es wäre jedoch falsch, den Übergewinn mit der Jahreszahl der Übergewinnjahre zu multiplizieren, da die Realisierung des Wertes in der Zukunft liegt und es sich um eine Reihe im finanzmathematischen Sinne handelt. Der Übergewinn ist also nicht mit n = Jahre, sondern mit den Rentenbarwertfaktor zu multiplizieren, weil so der zukünftige Ertrag entsprechend abgezinst wird. Der Übergewinn wird also aus dem Rentenbarwertfaktor gebildet (nachhaltig zu erzielender Gewinn abzgl. kalkulatorischer Unternehmerlohn abzgl. Zinsertrag aus dem Geldbetrag, der zur Anschaffung der Gegenstände, die den Substanzwert bilden, erzielt werden könnte). Der Unternehmenswert beträgt: Substanzwert + Rentenbarwertfaktor:

*Geschäftswert (Goodwill) = RbF (E ./. kalk. UL ./. i x SW).*

Die Anzahl der Übergewinnjahre (die auch den Rentenbarwert prägen), ist nach wirtschaftlicher Stabilität, Unangreifbarkeit, durch externe und interne Einflüsse, Konkurrenzfreiheit, Langfristigkeit des Mietvertrages, gute Lage mit Parkplatzmöglichkeit und anderen wertprägenden Faktoren zwischen 3 und 9 auszuwählen.

**!** Bei Niederlassung ist dem Sporttherapeuten in Fragen der Rechtsformwahl, des Steuerrechts sowie der Leistungsabgabe eine Existenzgründungsberatung anzuempfehlen.

Die Anlage einer Einnahmen-Ausgaben-Überschußrechnung könnte wie folgt aussehen:

| | | Einnahmen | Ausgaben |
|---|---|---|---|
| Privatpatienten | | DM ...... | |
| Kassenleistungen | | DM ...... | |
| Zinsen | | **DM** ...... | |
| Summe | | **DM** ...... | |
| | | | |
| Raumkosten | | | DM ...... |
| Personalkosten | | | DM ...... |
| Afa (GWG = unter DM 800,00) | | | DM ...... |
| Afa Sachanlagen | | | DM ...... |
| .......... | | | DM ...... |
| .......... | | | DM ...... |
| .......... | | | **DM** ...... |
| Summe | | | **DM** ...... |
| Gewinn | (Überschuß der Einnahmen über die Ausgaben) | **DM** ...... | |

## Literatur- und Abkürzungsverzeichnis

**BGB** Bürgerliches Gesetzbuch – § 278, § 611, § 612
**BVerfGE** Bundesverfassungsgericht amtliche Entscheidungssammlung
**EStG** Einkommensteuergesetz – § 4 Abs. 3, § 18
**ERP** European recovery program
**GOÄ** Gebührenordnung für Ärzte
**GG** Grundgesetz – Artikel 12
**GRUR** Gewerblicher Rechtsschutz und Urheberrecht
**HPG** Gesetz über die Ausübung der Heilkunde (v. 17.02.1939) = Heilpraktikergesetz – §§ 1, 2 Abs. 1; 4, 5
**HWG** Heilmittelwerbegesetz
**Investitionszulagegesetz** von 1986
**SGB** Sozialgesetzbuch VI – § 2
**StGB** Strafgesetzbuch – § 203
**UStG** Umsatzsteuergesetz – § 4 Nr. 14, § 14 Nr. 16

# Anhang

K. Schüle und S. Schnieders

## Einleitung

Die nachfolgend aufgeführten Schadens- und Krankheitsbilder stellen eine Auswahl an Krankheits- und Behinderungsarten dar, bei denen empirische Belege für die Wirksamkeit sporttherapeutischer Interventionen vorliegen und deren Anwendung in der Rehabilitation verbreitet ist. Der hierfür ausgewählte Rahmen entspricht dem im Kapitel 3 („Rehabilitations-Propädeutik") vorgestellten WHO-Schema „Schädigung – Fähigkeitsstörung – soziale Beeinträchtigung" (ICIDH). Die Überschriften der drei Hauptspalten (Konzeption, Realisation, Evaluation) entsprechen hierbei der therapeutischen Vorgehensweise.

Die *Konzeption* der Intervention, die in den Reha-Plan eingeht, orientiert sich zunächst am *Impairment* (Schaden) wobei hier im allgemeinen ärztliche Maßnahmen im Vordergrund stehen. Bei den *Disabilities* (funktionelle Einschränkungen) ebenso wie bei den *Handicaps* (soziale Beeinträchtigungen) werden bewegungstherapeutische Fragestellungen aufgeworfen, die es gemeinsam im Rehabilitations-Team zu planen und zu lösen gilt.

Bei der *Realisation* des Reha-Planes mittels sporttherapeutischer Maßnahmen stehen je nach Schadensbild mehr physisch oder psychologisch orientierte Verfahren im Vordergrund. Fast allen chronischen Erkrankungen ist gemein – da häufig lebensstilbedingt – daß edukative oder auch pädagogische Momente im Sinne der Erlangung einer höheren Gesundheitskompetenz Berücksichtigung finden müssen.

Eine *Evaluation* der Maßnahmen, auch mit möglichen hieraus resultierenden Änderungen der Vorgehensweisen, wird heute, bei der Verknappung finanzieller Ressourcen, vermehrt gefordert. Dieses entspricht auch dem berechtigten Ruf nach *Qualitätssicherung.*

Da die (Re-) Integration in die Gesellschaft immer das oberste Ziel der Rehabilitation darstellt, wird im derzeitig in Bearbeitung befindlichen ICIDH-2 das „Handicap" durch „Partizipation", also der Teilhabe an der Gesellschaft, ersetzt. Im Schema wurde diesem Gedanken bereits Rechnung getragen.

In einem solch begrenzten Rahmen können die einzelnen Aspekte nur stichwortartig aufgelistet werden. Änderungen, Erweiterungen und Verbesserungen sind hier jederzeit möglich und wünschenswert.

**I Innere Erkrankungen**

Asthma bronchiale, chron. Bronchitis, etc.

| Konzeption | | | Realisation | | | Evaluation |
|---|---|---|---|---|---|---|
| **Impairment** | **Funktionelle/Soziale Einschränkungen (Disabilities/Handicaps)** | **Sporttherapeutische Zielsetzungen** | **Sporttherapeutische Maßnahmen** | **(Wiederholungs-) Verordnung** | **Vernetzung** | **Evaluation** |
| | physische (disabilities): | physische: | physische: | | | |
| – Schädigung der Atemorgane<br>– Bronchospasmus<br>– Bronchokonstriktion<br>– Versagens- und Angstzustände | – Beeinträchtigung der Atmung<br>– Krampfzustände<br>– Einschränkung der Ausdauerleistungsfähigkeit<br>– allergische Reaktionen | – Verbesserung der Atemfunktion<br>– Verbesserung der Ausdauerleistungsfähigkeit<br>– Reduktion der Atemnotschwelle<br>– Kräftigung der Atemhilfsmuskulatur | – Koordinationsschulung<br>– Kräftigung der Atemhilfsmuskulatur<br>– Atemübungen<br>– Ausdauertraining (z.B. Schwimmen, Inline-Skating) | **trainingswissenschaftlich begründet:**<br>2 mal wöchentlich à 30 bis 60 Min. über einen Zeitraum von 6 bis 10 Wochen<br>Gruppentherapie 2 bis max. 15 Patienten | – Arzt<br>– Physiotherapeut<br>– Psychologe<br>– Ernährungswissenschaftler<br>– Lehrer<br>– Selbsthilfegruppe | **sporttherapeutisches Assessment:**<br>– Lungenfunktionsmessung<br>– Testung der ADL<br>– Psychologische Erhebungsbögen:<br>– Befindlichkeit<br>– Compliance<br>– Coping<br>– etc. |
| med. Maßnahmen | psycho-soziale (handicaps): | psycho-soziale und edukative | psycho-soziale und edukative | | | |
| – Medikamentöse Behandlung<br>– ggf. Psychotherapie | – Angstzustände<br>– Belastungsangst<br>– eingeschränkte Berufsfähigkeit | – Verbesserung der Handlungskompetenz<br>– Erhöhung der Compliance<br>– Verbesserung des Selbstwertgefühls und Selbstbewußtseins<br>– Vermittlung von krankheitsangepaßter körperlicher Aktivierung | – positive Bewegungserfahrung<br>– Patientenschulung<br>– Motivation<br>– Angstabbau<br>– Abbau von Hemmungen | | | |
| | | | **Partizipation** | | | |
| | | | berufsfördernde: | ergänzende Leistungen: | | |
| | | | – Arbeitsplatzanpassung<br>– Arbeitsplatzveränderung<br>**Bei Kindern:**<br>*Ziel*: regelmäßige Schulsportteilnahme | Überleitung in eine wohnortnahe, indikationsspezifische Reha-Sportgruppe/ Selbsthilfegruppe | | |

**I Innere Erkrankungen**

Arterielle Verschlußkrankheiten (AVK)

| Konzeption | | | Realisation | | | Evaluation |
|---|---|---|---|---|---|---|
| **Impairment** | **Funktionelle/Soziale Einschränkungen (Disabilities/Handicaps)** | **Sporttherapeutische Zielsetzungen** | **Sporttherapeutische Maßnahmen** | **(Wiederholungs-) Verordnung** | **Vernetzung** | **Evaluation** |
| | physische (disabilities): | physische: | physische: | | | |
| – Arteriosklerose<br>– Risikofaktoren<br>– Ödeme<br>– funktionelle Angiopathien<br>– Nekrosen | – möglicher Gefäßverschluß<br>– eingeschränkte Bewegungsmöglichkeit der unteren Extremitäten<br>– Stauungsschmerzen<br>– verkürzte Gehstrecke | – Ödemprophylaxe<br>– Vorbeugung vor Gefäßverschlüssen<br>– vermeidung von Atrophien<br>– Durchblutungsförderung<br>– Verlängerung der Gehstrecke | – Geh- bzw. Lauftraining (Walking)<br>– Übungen zur Unterstützung der „Muskelpumpe“<br>– Koordinationsschulung<br>– Wassertherapie | **trainingswissenschaftlich begründet:**<br>2 bis 3 mal wöchentlich à 30 bis 60 Min. über einen Zeitraum von 8 bis 12 Wochen<br>Gruppentherapie 2 bis max. 15 Patienten | – Arzt<br>– Physiotherapeut<br>– Psychologe<br>– Masseur bzw. Lymphdrainage-Therapeut<br>– Selbsthilfegruppe | **sporttherapeutisches Assessment:**<br>– Gehstreckenmessung<br>– Plethysmographie |
| med. Maßnahmen | psycho-soziale (handicaps): | psycho-soziale und edukative | psycho-soziale und edukative | | | |
| – medikamentöse Einstellung (Hypertonie)<br>– Gefäßprothese<br>– Amputation<br>– Ballondilatation | – Minderwertigkeitskomplexe<br>– Einschränkungen der Freizeitaktivitäten/ + ADL<br>– teilweise erhebliche Einschränkungen im Berufsleben (stehende Tätigkeiten) | – Verbesserung der Handlungskompetenz<br>– Unterstützung des Selbstwertgefühls<br>– Vermittlung von krankheitsangepaßter körperlicher Aktivierung<br>– Verbesserung der ADL | – Sporttherapeutische Beratung<br>– Positive Bewegungserfahrung<br>– Patientenschulung<br>– Motivation | | | |
| | | | **Partizipation** | | | |
| | | | berufsfördernde: | ergänzende Leistungen: | | |
| | | | – stufenweise Wiedereingliederung | Überleitung in eine wohnortnahe, indikationsspezifische Reha-Sportgruppe (AVK-Gruppe)/Selbsthilfegruppe | | |

**I Innere Erkrankungen**

Diabetes mellitus

| Konzeption | | | Realisation | | | Evaluation |
|---|---|---|---|---|---|---|
| **Impairment** | **Funktionelle/Soziale Einschränkungen (Disabilities/Handicaps)** | **Sporttherapeutische Zielsetzungen** | **Sporttherapeutische Maßnahmen** | **(Wiederholungs-) Verordnung** | **Vernetzung** | **Evaluation** |
| | physische (disabilities): | physische: | physische: | | | |
| **Typ-I-Diabetes** (IDDM): insulin dependent diabetes mellitus<br>**Typ-II-(juveniler) Diabetes** (NIDDM): non insulin dependent diabetes mellitus<br><br>– Glukosestoffwechsel<br>– Intoxikation<br>– Insulitis | – Störungen der Oberflächen- und Tiefensensibilität<br>– Schmerzen, Krämpfe<br>– Verminderte Leistungsfähigkeit des Herz-Kreislaufsystems<br>– Stoffwechselstörungen<br>– Folgeerkrankungen:<br>  – Koronare, periphere Gefäßerkrankung<br>  – Hypoglykämie<br>  – Leberzirrhose<br>  – Nierenschädigung | – Verbesserung der Herz-Kreislauffähigkeit<br>– Verringerung der Beeinträchtigungen<br>– Beeinflussung der Risikofaktoren<br>– Vermeidung von Folgekrankheiten<br>– Verbesserung der Stoffwechselsituation | – Ausdauertraining<br>– Körperwahrnehmung<br>– Flexibilitätsübungen<br>– Entspannungsverfahren<br>– Koordinationstraining<br><br>Bei Kindern (Typ I): Sporttherapie unter erlebnispädagogischen Aspekten | **trainingswissenschaftlich begründet:**<br><br>2 bis 3 mal wöchentlich à 30 bis 60 Min. über einen Zeitraum von 6 bis 8 Wochen<br><br>Gruppentherapie 2 bis max. 15 Patienten | – Arzt<br>– Betriebsarzt<br>– Physiotherapeut<br>– Psychologe<br>– Ernährungswissenschaftler<br>– Familie<br>– Lehrer (Typ I)<br>– Selbsthilfegruppe | **sporttherapeutisches Assessment:**<br>– Funktions- und Leistungsdiagnostik<br>– Blutzuckermessung |
| med. Maßnahmen | psycho-soziale (handicaps): | psycho-soziale und edukative | psycho-soziale und edukative | | | |
| – Diät<br>– Blutzuckerkontrolle<br>– Medikamentöse Therapie | – emotionale Störungen<br>– Überängstlichkeit<br>– sozialer Rückzug<br>– Beeinträchtigungen der Lebensqualität<br>– Einschränkung der Lebens- und Eßgewohnheiten<br>– Einschränkungen der Berufsfähigkeit | – Verbesserung der Handlungskompetenz<br>– Vermeidung des sozialen Rückzugs<br>– Stärkung des Selbswertgefühls und Selbstbewußtseins<br>– Verbesserung der Lebensqualität<br>– Regelmäßige Schulsportteilnahme | – Beratung zu positiver Lebensstiländerung<br>– Patientenschulung<br>– Motivation<br>– Integration | | | |
| | | | **Partizipation** | | | |
| | | | berufsfördernde: | ergänzende Leistungen: | | |
| | | | – Arbeitsplatzanpassung<br>– Arbeitsplatzveränderung<br>– (Wieder-)eingliederung | Überleitung in eine wohnortnahe, indikationsspezifische Reha-Sportgruppe/Selbsthilfegruppe | | |

**I Innere Erkrankungen**

Kardiomyopathien; Herzrhythmusstörungen; Herzinfarkt

| Konzeption | | | Realisation | | | Evaluation |
|---|---|---|---|---|---|---|
| **Impairment** | **Funktionelle/Soziale Einschränkungen (Disabilities/Handicaps)** | **Sporttherapeutische Zielsetzungen** | **Sporttherapeutische Maßnahmen** | **(Wiederholungs-) Verordnung** | **Vernetzung** | **Evaluation** |
| | physische (disabilities): | physische: | physische: | | | |
| – angeb. Herzfehlbildungen<br>– Herzmuskelentzündungen<br>– Koronarsklerose | – eingeschränkte Leistungsfähigkeit im kardiopulmonalen Bereich<br>– Atemnot | – Ökonomisierung des Herz-Kreislauffähigkeit<br>– Gewichtsabnahme<br>– Verbesserung aerober Anteile der motor. Beanspruchungsformen<br>– Verringerung der Beeinträchtigungen<br>– Beeinflussung der Risikofaktoren<br>– Verbesserung der inter- und intramuskulären Koordination | – Ausdauertraining<br>– Körperwahrnehmung<br>– Flexibilitätsübungen<br>– Entspannungsverfahren<br>– Koordinationstraining<br>– bei Kindern: Sporttherapie unter erlebnispädagogischen Aspekten | **trainingswissenschaftlich begründet:**<br>2 bis 3 mal wöchentlich à 60 bis 90 Min. über einen Zeitraum von 8 bis 12 Wochen<br>Gruppentherapie 2 bis max. 15 Patienten; in Sonderfällen auch Einzelverordnung angezeigt | – Arzt<br>– Betriebsarzt<br>– Physiotherapeut<br>– Psychologe<br>– Ernährungswissenschaftler<br>– Familie<br>– Selbsthilfegruppe | **sporttherapeutisches Assessment:**<br>– Blutzuckermessung<br>– Funktions- und Leistungsdiagnostik |
| med. Maßnahmen | psycho-soziale (handicaps): | psycho-soziale und edukative | psycho-soziale und edukative | | | |
| – Medikamentöse Therapie (Betablocker; Diuretika, Kalziumantagonisten, etc.)<br>– Diät (Kochsalzarm)<br>– Bypass<br>– OP | – emotionale Störungen<br>– Überängstlichkeit<br>– sozialer Rückzug<br>– Beeinträchtigungen der Lebensqualität<br>– Einschränkung der Lebens- und Ernährungsgewohnheiten<br>– Einschränkungen der Berufsfähigkeit | – Verbesserung der Handlungskompetenz<br>– Verbesserung der Selbstkompetenz<br>– Angstabbau<br>– Verbesserung der Compliance<br>– Lebensstiländerung<br>**Bei Kindern:**<br>*Ziel*: regelmäßige Schulsportteilnahme | – Beratung zu positiver Lebensstiländerung<br>– Patientenschulung<br>– Motivation<br>– Integration | | | |
| | | | **Partizipation** | | | |
| | | | berufsfördernde: | ergänzende Leistungen: | | |
| | | | – Arbeitsplatzveränderung<br>– Stufenweise Wiedereingliederung | Überleitung in eine wohnortnahe, indikationsspezifische Reha-Sportgruppe (Herzgruppe)/Selbsthilfegruppe | | |

**I Innere Erkrankungen**

Bluthochdruck (Hypertonie)

| Konzeption | | | Realisation | | | Evaluation |
|---|---|---|---|---|---|---|
| **Impairment** | **Funktionelle/Soziale Einschränkungen (Disabilities/Handicaps)** | **Sporttherapeutische Zielsetzungen** | **Sporttherapeutische Maßnahmen** | **(Wiederholungs-) Verordnung** | **Vernetzung** | **Evaluation** |
| | physische (disabilities): | physische: | physische: | | | |
| – Adipositas<br>– chron. Nierenentzündung<br>– hormonelle Schwankung | – eingeschränkte Leistungsfähigkeit im kardiopulmonalen Bereich<br>– Atemnot | – Ökonomisierung des Herz-Kreislauffähigkeit<br>– Gewichtsabnahme<br>– Verbesserung aerober Anteile der motor. Beanspruchungsformen<br>– Verringerung der Beeinträchtigungen<br>– Beeinflussung der Risikofaktoren | – Ausdauertraining<br>– Körperwahrnehmung<br>– Entspannungsverfahren<br>– Koordinationstraining | **trainingswissenschaftlich begründet:**<br>2 bis 3 mal wöchentlich à 60 bis 90 Min. über einen Zeitraum von 8 bis 12 Wochen<br>Gruppentherapie 2 bis max. 15 Patienten; in Sonderfällen auch Einzelverordnung angezeigt | – Arzt<br>– Betriebsarzt<br>– Physiotherapeut<br>– Psychologe<br>– Ernährungswissenschaftler<br>– Familie<br>– Selbsthilfegruppe | **sporttherapeutisches Assessment:**<br>– Blutzuckermessung<br>– Funktions- und Leistungsdiagnostik |
| med. Maßnahmen | psycho-soziale (handicaps): | psycho-soziale und edukative | psycho-soziale und edukative | | | |
| – Medikamentöse Therapie (Betablocker; Diuretika, Kalziumantagonisten)<br>– Diät (Kochsalzarm)<br>– OP<br>– Nierenarterienstenose | – emotionale Störungen<br>– sozialer Rückzug<br>– Überängstlichkeit<br>– Beeinträchtigungen der Lebensqualität<br>– Einschränkung der Lebens- und Ernährungsgewohnheiten<br>– Einschränkungen der Berufsfähigkeit | – Verbesserung der Handlungskompetenz<br>– Verbesserung der Selbstkompetenz<br>– Angstabbau<br>– Verbesserung der Compliance<br>– Lebensstiländerung | – Beratung zu positiver Lebensstiländerung<br>– Patientenschulung<br>– Motivation<br>– Integration | | | |
| | | | **Partizipation** | | | |
| | | | berufsfördernde: | ergänzende Leistungen: | | |
| | | | – Arbeitsplatzveränderung | Überleitung in eine wohnortnahe, indikationsspezifische Reha-Sportgruppe/Selbsthilfegruppe | | |

**I Innere Erkrankungen**

Krebserkrankungen (Mammakarzinom)

| Konzeption | | | Realisation | | | Evaluation |
|---|---|---|---|---|---|---|
| **Impairment** | **Funktionelle/Soziale Einschränkungen (Disabilities/Handicaps)** | **Sporttherapeutische Zielsetzungen** | **Sporttherapeutische Maßnahmen** | **(Wiederholungs-) Verordnung** | **Vernetzung** | **Evaluation** |
| | physische (disabilities): | physische: | physische: | | | |
| – Mastektomie<br>– Lymphödem | – Leistungsminderung<br>– Bewegungseinschränkung in Arm/HWS-Schulter<br>– Haltungsabweichungen | – Verbesserung der spezifischen Beweglichkeit<br>– Haltungsschulung<br>– Koordinationsschulung<br>– Schulung der Körperwahrnehmung | Training von<br>– Koordination<br>– Beweglichkeit<br>– Flexibilität<br>– Wassertherapie | **trainingswissenschaftlich begründet:**<br>2 bis 3 mal wöchentlich à 30 bis 60 Min. über einen Zeitraum von 6 bis 10 Wochen<br>Gruppentherapie 2 bis max. 10 Patienten | – Arzt<br>– Physiotherapeut<br>– Psychologe<br>– Masseur bzw. Ödemtherapeut<br>– Selbsthilfegruppe | **sporttherapeutisches Assessment:**<br>– Tests zur Beweglichkeit, Koordination<br>– Befindlichkeitsmessungen |
| med. Maßnahmen | psycho-soziale (handicaps): | psycho-soziale und edukative | psycho-soziale und edukative | | | |
| – OP<br>– Strahlentherapie<br>– Chemotherapie<br>– Hormontherapie | – emotionale Störungen<br>– Depressionen<br>– Beeinträchtigungen des Selbstwertgefühls<br>– mögliche Isolation<br>– Einschränkung der ADL<br>– Schlafstörungen<br>– Beeinträchtigung der Körperwahrnehmung<br>– Berufswechsel/Berentung | – Verbesserung der Handlungskompetenz<br>– Aktivierung<br>– Beratung für alltägliche Verhaltensweisen<br>– Motivation<br>– Vermittlung von positiven Bewegungserfahrungen, -erlebnissen | – positive Bewegungserfahrung<br>– Patientenschulung<br>– Motivation<br>– Abbau von Hemmungen | | | |
| | | | **Partizipation** | | | |
| | | | berufsfördernde: | ergänzende Leistungen: | | |
| | | | – stufenweise Wiedereingliederung | Überleitung in eine wohnortnahe, indikationsspezifische Reha-Sportgruppe/Frauenselbsthilfegruppe | | |

**I Innere Erkrankungen**

Chronische Niereninsuffizienz (CN)

| Konzeption | | | Realisation | | | Evaluation |
|---|---|---|---|---|---|---|
| **Impairment** | **Funktionelle/Soziale Einschränkungen (Disabilities/Handicaps)** | **Sporttherapeutische Zielsetzungen** | **Sporttherapeutische Maßnahmen** | **(Wiederholungs-) Verordnung** | **Vernetzung** | **Evaluation** |
| | physische (disabilities): | physische: | physische: | | | |
| – Nekrose<br>– Arteriosklerose<br>– Bluthochdruck<br>– Stoffwechselstörungen<br>– Anämie<br>– Harnvergiftung<br>– Diabetes | – Zucker-, Fettstoffwechselstörungen<br>– Blasen-Darmstörungen<br>– Infektionsgefahr<br>– Osteo-, Myo-, Neuropathien<br>– Mobilitätsverlust<br>– Folgen der Dialysebehandlung | – motorische Selbständigkeit<br>– Verbesserung der Körperwahrnehmung<br>– Verbesserung der kardialen Funktionen<br>– Verbesserung des Stoffwechsels | – Wahrnehmungstraining<br>– Herz-Kreislauftraining | **trainingswissenschaftlich begründet:**<br>2 bis 3 mal wöchentlich à 60 bis 90 Min. über einen Zeitraum von 8 bis 12 Wochen<br>Gruppentherapie 2 bis max. 15 Patienten; in Sonderfällen auch Einzelverordnung angezeigt | – Arzt<br>– Physiotherapeut<br>– Masseur<br>– Psychologe<br>– Ernährungswissenschaftler<br>– Pflegepersonal | **sporttherapeutisches Assessment:**<br>– Funktions- und Leistungsdiagnostik<br>– Testung der ADL |
| med. Maßnahmen | psycho-soziale (handicaps): | psycho-soziale und edukative | psycho-soziale und edukative | | | |
| – Einstellung des Hypertonus, Diabetes<br>– medikamentöse Beeinflussung der Anämie<br>– myo-, neuro-, osteopathische Maßnahmen<br>– Diät<br>– OP (Transplantation)<br>– Diabetes | – emotionale Störungen<br>– Existenzangst<br>– Einschränkung der ADL<br>– Einschränkungen der Eß-/Lebensgewohnheiten<br>– Einschränkungen im Sexualleben<br>– Berufseinschränkungen | – Verbesserung der Handlungskompetenz<br>– Verbesserung des Selbstwertgefühls; Selbstbewußtsein<br>– Vermeidung des sozialen Rückzugs | – Beeinflussung des Lebensstils<br>– Motivation<br>– Aktivierung | | | |
| | | | **Partizipation** | | | |
| | | | berufsfördernde: | ergänzende Leistungen: | | |
| | | | – Evtl. Wiedereingliederung<br>– Arbeitsplatzanpassungen/-veränderungen | Überleitung in eine wohnortnahe, indikationsspezifische Reha-Sportgruppe (Dialysegruppe) | | |

## II Orthopädie/Rheumatologie/Traumatologie

Bandscheibenprolaps, -protusion

| Konzeption | | | Realisation | | | Evaluation |
|---|---|---|---|---|---|---|
| **Impairment** | **Funktionelle/Soziale Einschränkungen (Disabilities/Handicaps)** | **Sporttherapeutische Zielsetzungen** | **Sporttherapeutische Maßnahmen** | **(Wiederholungs-) Verordnung** | **Vernetzung** | **Evaluation** |
| | physische (disabilities): | physische: | physische: | | | |
| – Degeneration der Bandscheibe<br>– Schädigungen des Rückenmarks<br>– neuromotorische Veränderungen<br>– Deformierung der Wirbelkörper<br>– Tonusanomalien<br>– sensomotorische Veränderungen | – Schmerzen<br>– Fehlbelastungen, -haltungen<br>– Sensibilitätsstörungen<br>– sensomotorische Störungen<br>– Veränderungen der Haltemotorik<br>– (Querschnitts-)Lähmungen<br>– muskuläre Dysfunktionen<br>– arthrotische Gelenkveränderungen | – Entlastung der Wirbelsäule<br>– Kräftigung der Stütz- und Haltemuskulatur der Wirbelsäule<br>– Koordination<br>– Flexibil./Beweglichkeit<br>– schadensspezifische Schulung der Alltags-, Berufs-, Freizeitmotorik<br>– Schmerzlinderung, -bewältigung<br>– Schulung der Wahrnehmung | – Rückenschule<br>– Muskelaufbautraining<br>– Koordinationstraining<br>– Entspannungsverfahren suggestiv-autosuggestiv<br>– Wahrnehmungsschulung<br>– Haltungsschulung<br>– schadensangepaßtes Koordinationstraining in Alltag, Sport und Spiel | **trainingswissenschaftlich begründet:**<br>2 bis 3 mal wöchentlich à 30 bis 90 Min. über einen Zeitraum von mind. 10 bis 12 Wochen<br>Gruppentherapie 2 bis max. 15 Patienten | – Arzt<br>– Physiotherapeut<br>– Psychologe<br>– Masseur<br>– Ergotherapeut<br>– Sozialarbeiter | **sporttherapeutisches Assessment:**<br>– Funktions- und Leistungsdiagnostik<br>– Testung der ADL<br>– Befindlichkeitsmessung<br>– Schmerzfragebogen |

**II Orthopädie/Rheumatologie/Traumatologie**

Bandscheibenprolaps, -protusion (Fortsetzung)

| Konzeption | | | Realisation | | | Evaluation |
|---|---|---|---|---|---|---|
| **Impairment** | **Funktionelle/Soziale Einschränkungen (Disabilities/Handicaps)** | **Sporttherapeutische Zielsetzungen** | **Sporttherapeutische Maßnahmen** | **(Wiederholungs-) Verordnung** | **Vernetzung** | **Evaluation** |
| med. Maßnahmen | psycho-soziale (handicaps): | psycho-soziale und edukative | psycho-soziale und edukative | | | |
| – Medikation<br>– Bandscheiben-OP<br>– Rumpforthese | – Störungen des seelischen Gleichgewichts<br>– negatives Selbstkonzept<br>– Bewegungs-, Belastungsangst<br>– Bewegungseinschränkungen des Gehens und Stehens<br>– eingeschränkte Bewegungsspontaneität<br>– Verlust sozialer Kontakte<br>– Störungen in der Partnerschaft<br>– Einschränkungen der ADL<br>– Bedrohung wirtschaftlicher Existenz | – Verbesserung der Handlungskompetenz<br>– Schulung eigenverantwortlicher, gesundheitsbewußter Verhaltensweisen<br>– Steigerung des Selbstwertgefühls<br>– Entängstigung<br>– Förderung der Interaktion/Kommunikation<br>– Erfolgserlebnisse | – sporttherapeutische Beratung<br>– Aktivierung<br>– Gruppen- und Einzelgespräche | | | |
| | | | **Partizipation** | | | |
| | | | berufsfördernde: | ergänzende Leistungen: | | |
| | | | – stufenweise Wiedereingliederung<br>– Arbeitsplatzprogramme<br>– Arbeitsplatzgestaltung | Überleitung in eine wohnortnahe indikationsspezifische Reha-Sportgruppe | | |

**II Orthopädie/Rheumatologie/Traumatologie**

Chronische Polyarthritis/Spondylarthritis

| Konzeption | | | Realisation | | | Evaluation |
|---|---|---|---|---|---|---|
| **Impairment** | **Funktionelle/Soziale Einschränkungen (Disabilities/Handicaps)** | **Sporttherapeutische Zielsetzungen** | **Sporttherapeutische Maßnahmen** | **(Wiederholungs-) Verordnung** | **Vernetzung** | **Evaluation** |
| | physische (disabilities): | physische: | physische: | | | |
| – Gelenkergüsse<br>– morphologische Veränderungen (arthrogen trophisch)<br>– neuromotorische Veränderungen<br>– Veränderungen des Autoimmunsystems<br>– sensomotorische Veränderungen | – Schmerzen<br>– Fehlbelastungen, -haltungen<br>– eingeschränkte kardiopulmonale Leistungsfähigkeit<br>– Bewegungseinschränkungen | Erhaltung/Wiederherstellung von:<br>– Kraft, Ausdauer und<br>– Koordination<br>– Flexibil./Beweglichkeit<br>– schadensspezifische Verbesserung der Alltags-, Berufs-, Freizeitmotorik<br>– Schmerzlinderung, -bewältigung<br>– Verlangsamung des Funktionsverlustes<br>– Verbesserung der Wahrnehmung | – Muskelaufbautraining<br>– Koordinationstraining<br>– Entspannungsverfahren suggestiv-autosuggestiv<br>– Wahrnehmungsschulung<br>– schadensangepaßtes Techniktraining in Alltag, Sport und Spiel | **trainingswissenschaftlich begründet:**<br>2 bis 3 mal wöchentlich à 30 bis 90 Min. über einen Zeitraum von mind. 10 bis 12 Wochen<br>Gruppentherapie 2 bis max. 15 Patienten | – Arzt<br>– Physiotherapeut<br>– Psychologe<br>– Masseur<br>– Ergotherapeut<br>– Sozialarbeiter | **sporttherapeutisches Assessment:**<br>– Funktions- und Leistungsdiagnostik<br>– Testung der ADL<br>– Befindlichkeitsmessung |
| med. Maßnahmen | psycho-soziale (handicaps): | psycho-soziale und edukative | psycho-soziale und edukative | | | |
| – Dauermedikation<br>– OP | – Störungen des seelischen Gleichgewichts<br>– negatives Selbstkonzept<br>– Bewegungs-, Belastungsangst<br>– eingeschränkte Bewegungsspontaneität<br>– Verlust sozialer Kontakte<br>– Störungen in der Partnerschaft<br>– Leistungsverlust<br>– Bedrohung wirtschaftlicher Existenz<br>– Einschränkungen der ADL<br>– verändertes Aussehen der Gelenke | – Verbesserung der Handlungskompetenz<br>– Verbesserung der Krankheitskompetenz<br>– Schulung eigenverantwortlicher, gesundheitsbewußter Verhaltensweisen<br>– Steigerung des Selbstwertgefühls<br>– Entängstigung<br>– Förderung der Interaktion/Kommunikation<br>– Erfolgserlebnisse | – Sporttherapeutische Beratung<br>– Patientenschulung<br>– Gruppen- und Einzelgespräche | | | |
| | | | **Partizipation** | | | |
| | | | berufsfördernde: | ergänzende Leistungen: | | |
| | | | – stufenweise Wiedereingliederung<br>– Arbeitsplatzprogramme<br>– Arbeitsplatzgestaltung | Überleitung in eine wohnortnahe, indikationsspezifische Reha-Sportgruppe/Selbsthilfegruppe | | |

## II Orthopädie/Rheumatologie/Traumatologie

Osteoporose

| Konzeption | | | Realisation | | | Evaluation |
|---|---|---|---|---|---|---|
| **Impairment** | **Funktionelle/Soziale Einschränkungen (Disabilities/Handicaps)** | **Sporttherapeutische Zielsetzungen** | **Sporttherapeutische Maßnahmen** | **(Wiederholungs-) Verordnung** | **Vernetzung** | **Evaluation** |
| | physische (disabilities): | physische: | physische: | | | |
| – Stoffwechselstörungen<br>– Atrophie der Knochen<br>– Verformungen der Wirbelsäule (Keil, Flach-, Fischwirbelbildung<br>– Kyphose, Lordose<br>– Frakturen | – Fehlhaltungen, Fehlbelastungen (neuromuskuläre Dysbalancen)<br>– Einschränkung der Beweglichkeit besonders der Wirbelsäule<br>– Schmerzen | – Schulung der Koordination, Beweglichkeit, Kraft<br>– Schmerzlinderung<br>– Schmerzbewältigung<br>– Verbesserung des Knochenstoffwechsels<br>– Verbesserung des Gang-, Haltungsbildes<br>– Falltraining (Sturzprophylaxe) | – Muskelaufbautraining<br>– Koordinationstraining<br>– Rücken-, Gang- und Haltungsschulung<br>– Ausdauertraining<br>– Aquatherapie | **trainingswissenschaftlich begründet:**<br>2 bis 3 mal wöchentlich à 60 Min. über einen Zeitraum von mind. 6 bis 8 Wochen<br>Gruppentherapie 2 bis max. 15 Patienten. In Sonderfällen auch Einzelverordnung | – Arzt<br>– Physiotherapeut<br>– Masseur<br>– Ergotherapeut<br>– Ernährungswissenschaftler<br>– Selbsthilfegruppe | **sporttherapeutisches Assessment:**<br>– Funktions- und Leistungsdiagnostik<br>– Testung der ADL<br>– psychologische Fragebögen:<br>  – Befindlichkeit<br>  – Schmerzskalen |
| med. Maßnahmen | psycho-soziale (handicaps): | psycho-soziale und edukative | psycho-soziale und edukative | | | |
| – Medikamentöse Behandlung:<br>  – Kalzium<br>  – Fluorid<br>  – Biphosphate<br>  – Vitamin-D-Metabolite<br>  – Hormonbehandlung<br>  – Schmerztherapie | – Bewegungs-, Belastungsangst<br>– vermindertes Selbstwertgefühl, Selbstvertrauen<br>– soziale Isolation<br>– eingeschränkte Bewegungsspontaneität und -aktivität<br>– Bedrohung wirtschaftlicher Existenz<br>– Frühberentung<br>– Störungen der ADL | – verbesserte Handlungskompetenz<br>– Entängstigung<br>– Verbesserung der ADL<br>– soziale Kompetenz<br>– Krankheitskompetenz | – sporttherapeutische Beratung<br>– Patientenschulung<br>– Gruppen- und Einzelgespräche | | | |
| | | | **Partizipation** | | | |
| | | | berufsfördernde: | ergänzende Leistungen: | | |
| | | | – ggf. stufenweise Wiedereingliederung | Überleitung in eine wohnortnahe, indikationsspezifische Reha-Sportgruppe/Selbsthilfegruppe | | |

**II Orthopädie/Rheumatologie/Traumatologie**

Arthrotische Gelenkserkrankungen [Hüft-Totalendoprothese (TEP)]

| Konzeption | | | Realisation | | | Evaluation |
|---|---|---|---|---|---|---|
| **Impairment** | **Funktionelle/Soziale Einschränkungen (Disabilities/Handicaps)** | **Sporttherapeutische Zielsetzungen** | **Sporttherapeutische Maßnahmen** | **(Wiederholungs-) Verordnung** | **Vernetzung** | **Evaluation** |
| | physische (disabilities): | physische: | physische: | | | |
| – Koxarthrose<br>– Rheumatischer Formenkreis<br>– Femurkopfnekrose<br>– angeborene Dysplasie<br>– Fehlstellung des Beckens | – Fehlhaltungen, Fehlbelastungen<br>– Einschränkung der Beweglichkeit<br>– Einschränkungen Koordination<br>– Einschränkungen der Sensomotorik<br>– Schmerzen<br>– Störung des Knochenstoffwechsels | – Schulung der Koordination, Beweglichkeit, Kraft<br>– schadensspezifische Schulung der Alltags-, Berufs-, Freizeitmotorik<br>– Schmerzlinderung<br>– Schmerzbewältigung<br>– Verbesserung des Knochenstoffwechsels<br>– Verbesserung des Gangbildes | – Muskelaufbautraining<br>– Koordinationstraining<br>– Aqua-walking<br>– Gangschulung<br>– Ergometertraining | **trainingswissenschaftlich begründet:**<br><br>2 bis 3 mal wöchentlich à 60 Min. über einen Zeitraum von mind. 6 bis 8 Wochen<br><br>Gruppentherapie 2 bis max. 15 Patienten. In Sonderfällen auch Einzelverordnung | – Arzt<br>– Physiotherapeut<br>– Masseur<br>– Ergotherapeut<br>– Ernährungswissenschaftler | **sporttherapeutisches Assessment:**<br>– Funktions- und Leistungsdiagnostik<br>– Testung der ADL<br>– Befindlichkeitsmessung |
| med. Maßnahmen | psycho-soziale (handicaps): | psycho-soziale und edukative | psycho-soziale und edukative | | | |
| – zementierte/ nicht zementierte endoprothetische Versorgung | – Bewegungsangst<br>– Belastungsangst<br>– eingeschränkte Bewegungsspontaneität<br>– Leistungsverlust<br>– Bedrohung wirtschaftlicher Existenz<br>– Frühberentung<br>– Störungen der ADL | – Verbesserung der Handlungskompetenz<br>– Entängstigung<br>– Verbesserung der ADL<br>– soziale Kompetenz<br>– Krankheitskompetenz<br>– Krankheitsbewältigung<br>– Vermeidung Risikoverhalten | – sporttherapeutische Beratung<br>– Patientenschulung (Gelenkschule)<br>– Gruppen- und Einzelgespräche | | | |
| | | | **Partizipation** | | | |
| | | | berufsfördernde: | ergänzende Leistungen: | | |
| | | | – stufenweise Wiedereingliederung | Überleitung in eine wohnortnahe, indikationsspezifische Reha-Sportgruppe | | |

## II Orthopädie/Rheumatologie/Traumatologie

Skoliose

| Konzeption | | | Realisation | | | Evaluation |
|---|---|---|---|---|---|---|
| **Impairment** | **Funktionelle/Soziale Einschränkungen (Disabilities/Handicaps)** | **Sporttherapeutische Zielsetzungen** | **Sporttherapeutische Maßnahmen** | **(Wiederholungs-) Verordnung** | **Vernetzung** | **Evaluation** |
| | physische (disabilities): | physische: | physische: | | | |
| – Kontraktur<br>– Fehlbildungen<br>– Infektionen<br>– Sekundärschädigungen (z.B. Hemiparese) | – morphologische Veränderungen<br>  – arthrogen<br>  – trophisch<br>– senso-neuromotorische Veränderungen<br>– (Rücken-)Schmerzen<br>– Fehlbelastungen, -haltungen<br>– Reduzierung der kardiopulmonalen Leistungsfähigkeit/Einschränkung der Vitalkapazität<br>– eingeschränkte Geh-, Steh- und Sitzfähigkeit | Erhaltung/Wiederherstellung von:<br>– Kraft, Ausdauer und Koordination, Flexibilität/Beweglichkeit<br>– Schmerzlinderung<br>– Schmerzbewältigung<br>– Verbesserung des kardiopulmonalen Systems<br>– Verbesserung der Haltungsmotorik | – Muskelaufbautraining<br>– Koordinationstraining<br>– Herz-Kreislauftraining<br>– Wassertherapie<br>– Atemübungen<br>– Entspannungsverfahren<br>– Wahrnehmungstraining<br>– Gang- u. Haltungsschulung<br>– Ausgleichsgymnastik | **trainingswissenschaftlich begründet:**<br>2 bis 3 mal wöchentlich à 30 bis 90 Min. über einen Zeitraum von mind. 10 bis 12 Wochen<br>Gruppentherapie 2 bis max. 15 Patienten. In Sonderfällen auch Einzelverordnung | – Arzt<br>– Physiotherapeut<br>– Sozialarbeiter<br>– Ergotherapeut | **sporttherapeutisches Assessment:**<br>– Funktions- und Leistungsdiagnostik<br>– Testung der ADL<br>– Befindlichkeitsmessung |
| med. Maßnahmen | psycho-soziale (handicaps): | psycho-soziale und edukative | psycho-soziale und edukative | | | |
| – OP<br>– Mieder- und Skoliosekorsette | – Störungen des seelischen Gleichgewichts<br>– Bewegungs-, Belastungsangst<br>– eingeschränkte Bewegungsspontaneität<br>– Verlust sozialer Kontakte<br>– negatives Selbstkonzept<br>– Störungen in der Partnerschaft<br>– Bedrohung wirtschaftlicher Existenz<br>– soziale Abhängigkeit<br>– Einschränkungen der ADL | – verbesserte Handlungskompetenz<br>– Krankheitskompetenz<br>– Erkennen von Grenzen<br>– Steigerung des Selbstwertgefühls<br>– Entängstigung<br>– Förderung der Interaktion/Kommunikation<br>– Verbesserung der ADL<br>– Erfolgserlebnisse | – sporttherapeutische Beratung<br>– Patientenschulung<br>– Gruppen- und Einzelgespräche | | | |
| | | | **Partizipation** | | | |
| | | | berufsfördernde: | ergänzende Leistungen: | | |
| | | | – stufenweise Wiedereingliederung | Überleitung in eine wohnortnahe, indikationsspezifische Reha-Sportgruppe | | |

## II Orthopädie/Rheumatologie/Traumatologie

Amputationen

| Konzeption | | | Realisation | | | Evaluation |
|---|---|---|---|---|---|---|
| **Impairment** | **Funktionelle/Soziale Einschränkungen (Disabilities/Handicaps)** | **Sporttherapeutische Zielsetzungen** | **Sporttherapeutische Maßnahmen** | **(Wiederholungs-) Verordnung** | **Vernetzung** | **Evaluation** |
| | physische (disabilities): | physische: | physische: | | | |
| – Unfall/Tumor<br>– gen. Defekt<br>– Arteriosklerose<br>– Achsenfehlstellung<br>– Infektionen<br>– Erfrierungen | – Totalverlust der Normalfunktion<br>– veränderte Körperproportionen<br>– Phantomschmerz<br>– Verlust der Sensorik<br>– Störungen der Stütz- und Haltungsmotorik<br>– Sekundärschäden:<br>  – Fehlhaltungen<br>  – Schmerzen | – Komplementärtraining<br>– selbständiger Umgang mit der Prothese<br>– Schmerzbewältigung<br>– Schulung der Koordination, Beweglichkeit, Kraft und Ausdauer<br>– Kontrakturprophylaxe | – Koordinationstraining<br>– Prothesenschulung<br>– Entspannungsverfahren<br>– Muskelaufbautraining<br>– Wahrnehmungsschulung<br>– Erlennen von Bewegungstechniken für Notfallsituationen<br>– Gangschule | **trainingswissenschaftlich begründet:**<br>1 bis 6 mal wöchentlich à 30 bis 45 Min. über einen Zeitraum definiert nach Behinderung<br>Gruppentherapie 2 bis max. 10 Patienten | – Arzt<br>– Physiotherapeut<br>– Ergotherapeut<br>– Masseur<br>– Orthopädiemechaniker<br>– Psychologe<br>– Selbsthilfegruppe<br>– Sozialarbeiter | **sporttherapeutisches Assessment:**<br>– Koordinationstests<br>– Befindlichkeitsmessung<br>– Funktions- und Leistungsdiagnostik<br>– Testung der ADL |
| med. Maßnahmen | psycho-soziale (handicaps): | psycho-soziale und edukative | psycho-soziale und edukative | | | |
| – Stumpfversorgung<br>– prothetische Versorgung<br>– apparative Versorgung | – tiefgreifende psychische Beeinträchtigungen (Postamputationssyndrom, „Krüppelmentalität“)<br>– schwerwiegende Behinderung im Sozialbereich<br>– Stigmatisierung<br>– Abhängigkeit von Hilfsmitteln<br>– Störung der ADL | – verbesserte Handlungskompetenz<br>– Verbesserung der ADL<br>– Hilfe zur Selbsthilfe<br>– Förderung des Leistungswillens und der Leistungsbereitschaft<br>– Wiederherstellung des Selbstwertgefühls<br>– Akzeptanz der Gestaltveränderung | – Gesprächstherapie<br>– Beratung zur Selbsthilfe<br>– Motivation | | | |
| | | | **Partizipation** | | | |
| | | | berufsfördernde: | ergänzende Leistungen: | | |
| | | | – stufenweise Wiedereingliederung<br>– Arbeitsplatzanpassung | Überleitung in eine wohnortnahe, indikationsspezifische Reha-Sportgruppe (Rollstuhlsport)/ Selbsthilfegruppe | | |

**III Psychatrie/Psychosomatik/Sucht**

Alkohol-, Drogen- und Medikamentenabhängigkeit

| Konzeption | | | Realisation | | | Evaluation |
|---|---|---|---|---|---|---|
| **Impairment** | **Funktionelle/Soziale Einschränkungen (Disabilities/Handicaps)** | **Sporttherapeutische Zielsetzungen** | **Sporttherapeutische Maßnahmen** | **(Wiederholungs-) Verordnung** | **Vernetzung** | **Evaluation** |
| | physische (disabilities): | physische: | physische: | | | |
| – psych. u. phys. Abhängigkeit von Suchtmitteln:<br>– Alkohol<br>– Nikotin<br>– Drogen | – somatische Folgeschäden<br>– Folgen im kardiovaskulären System<br>– Stoffwechselstörungen<br>– ggf. Mehrfachabhängigkeiten<br>– eingeschränkte Leistungsfähigkeit<br>– neurologische Schäden (Polyneuropathien) | Erhaltung/Wiederherstellung von:<br>– Körperwahrnehmung<br>– Kraft<br>– Ausdauer<br>– Koordination<br>– Flexibilität | – Muskelaufbautraining<br>– Herz-Kreislauftraining<br>– Koordinationstraining<br>– Entspannungsverfahren<br>– Wahrnehmungstraining<br>– Atemübungen<br>– psycho-physische Entspannungsverfahren | **trainingswissenschaftlich begründet:**<br>3 bis 5 mal wöchentlich (mind. 3 Stunden) über einen Zeitraum von mind. 4 bis 6 Monaten, davon 2 bis 3 mal wöchentlich Gruppentherapie, 2 bis max. 10 Patienten | – Arzt<br>– Psychologe<br>– Sozialarbeiter<br>– Tanztherapeut<br>– Kunsttherapeut<br>– Selbsthilfegruppe | **sporttherapeutisches Assessment:**<br>Veränderungs- und Einstellungsmessungen mittels<br>– Streß- und Spannungsfragebögen<br>– psychosomatische Beschwerdebögen |
| med. Maßnahmen | psycho-soziale (handicaps): | psycho-soziale und edukative | psycho-soziale und edukative | | | |
| – Entgiftung<br>– Entzug<br>– multidisziplinäres Therapie-Konzept medizinischer, psycho- und soziotherapeutischer Maßnahmen | – Störungen im Bereich Körperselbstwahrnehmung sowie der Affekte<br>– Störungen Antrieb/Motivation<br>– Verlust sozialer Bindungen/Kontakte<br>– unrealistische Selbsteinschätzung<br>– Schul- und Berufsunfähigkeit | – verbesserte Handlungskompetenz<br>– Erneuerung sozialer Kompetenz mit Mitteln des Sports<br>– Vermittlung von Selbstwahrnehmung und Selbstwertgefühl<br>– Vermittlung eines Leistungsmotives<br>– soziale Interaktion<br>– Selbststeuerung<br>– Selbstkontrolle | – Aktivierung<br>– Motivation<br>– soziale Integration durch Sport (Spiele)<br>– Gruppendynamik | | | |
| | | | **Partizipation** | | | |
| | | | berufsfördernde: | ergänzende Leistungen: | | |
| | | | – stufenweise Wiedereingliederung (Wohngemeinschaft) | Überleitung in eine wohnortnahe, indikationsspezifische Reha-Sportgruppe/Selbsthilfegruppe | | |

## III Psychatrie/Psychosomatik/Sucht

Depressives Syndrom

| Konzeption | | | Realisation | | | Evaluation |
|---|---|---|---|---|---|---|
| **Impairment** | **Funktionelle/Soziale Einschränkungen (Disabilities/Handicaps)** | **Sporttherapeutische Zielsetzungen** | **Sporttherapeutische Maßnahmen** | **(Wiederholungs-) Verordnung** | **Vernetzung** | **Evaluation** |
| | physische (disabilities): | physische: | physische: | | | |
| – Stimmungsbeeinträchtigungen<br>– psychosoziale Störungen mit primären Auswirkungen auf Stimmung, Verhalten und Handeln<br>– Störung des Wahrnehmens, Fühlens, Denkens, Wollens und der Erlebnisverarbeitung | – Minderung der körperlichen Belastungsfähigkeit<br>– postremissiver Erschöpfungszustand:<br>– Konzentrationsstörungen<br>– Mattigkeit, Erschöpfung<br>– intermittierender Verlauf<br>– Herz- und Atembeschwerden<br>– Schlaf-/Appetitstörungen<br>– hormonelle Störungen<br>– Überaktivität | Erhaltung/Wiederherstellung von:<br>– Körperwahrnehmung<br>– Kraft<br>– Koordination<br>– Ausdauer<br>– Flexibilität | – Muskelaufbautraining<br>– Koordinationstraining<br>– Entspannungsverfahren<br>– Atemübungen<br>– Herz-Kreislauftraining | **trainingswissenschaftlich begründet:**<br>3 bis 5 mal wöchentlich à 30 bis 60 Min. über einen Zeitraum von mind. 3 bis 6 Monaten<br><br>Gruppentherapie 2 bis max. 10 Patienten | – Arzt<br>– Physiotherapeut<br>– Psychologe<br>– Verhaltenspsychologe<br>– Selbsthilfegruppe | **sporttherapeutisches Assessment:**<br>psychologische Fragebögen:<br>– spezifische Erfassung der Veränderung der depressiven Zustände<br>– Selbstkonzept |
| med. Maßnahmen | psycho-soziale (handicaps): | psycho-soziale und edukative | psycho-soziale und edukative | | | |
| – medikamentöse Behandlung<br>– z.B. Antidepressiva | – Selbstwertstörungen<br>– Motivationsverlust<br>– Antriebslosigkeit<br>– soziale Isolation<br>– gestörte Körper- und Selbstwahrnehmung<br>– Kommunikationsstörungen<br>– sozialer Rückzug | – verbesserte Handlungskompetenz<br>– Verbesserung von Aufmerksamkeit und Konzentration<br>– Schaffung einer Leistungsmotivation<br>– Verbesserung der sozialen Interaktion | – Aktivierung<br>– Motivation<br>– soziale Interaktion durch Spiele<br>– Gruppendynamik | | | |
| | | | **Partizipation** | | | |
| | | | berufsfördernde: | ergänzende Leistungen: | | |
| | | | – stufenweise Wiedereingliederung | Überleitung in eine wohnortnahe, indikationsspezifische Reha-Sportgruppe/ Selbsthilfegruppe | | |

**III Psychatrie/Psychosomatik/Sucht**

Eßstörungen (Bulimia nervosa; Anorexia nervosa; Adipositas)

| Konzeption | | | Realisation | | | Evaluation |
|---|---|---|---|---|---|---|
| **Impairment** | **Funktionelle/Soziale Einschränkungen (Disabilities/Handicaps)** | **Sporttherapeutische Zielsetzungen** | **Sporttherapeutische Maßnahmen** | **(Wiederholungs-) Verordnung** | **Vernetzung** | **Evaluation** |
| | physische (disabilities): | physische: | physische: | | | |
| – Adipositas/ Untergewicht<br>– psychosoziale Störungen mit primären Auswirkungen auf Verhalten und Handeln | – orthopädische Störungen | – Herstellung/Erhalt körperlicher Leistungsfähigkeit<br>– Spannungsregulation<br>– Verbesserung der Körperwahrnehmung<br>– Koordinationsschulung | – Muskelaufbautraining<br>– Koordinationstraining<br>– Entspannungsverfahren<br>– Atemübungen<br>– Wahrnehmungsschulung | **trainingswissenschaftlich begründet:**<br>2 mal wöchentlich à 30 bis 60 Min. gesamttherapiebegleitend<br>Gruppentherapie 2 bis max. 10 Patienten | – Arzt<br>– Psychologe<br>– Verhaltenstherapeut<br>– Ernährungswissenschaftler<br>– Atemtherapeut<br>– Lehrer<br>– Selbsthilfegruppe | **sporttherapeutisches Assessment:**<br>– psychologische Fragebögen<br>– Fragebogen zum Körperkonzept<br>– Befindlichkeitsmessungen<br>– psychosomatische Beschwerdebögen |
| med. Maßnahmen | psycho-soziale (handicaps): | psycho-soziale und edukative | psycho-soziale und edukative | | | |
| | – depressive Verstimmungen<br>– Angstzustände<br>– ausgeprägte Selbstwertproblematik<br>– gestörte Körperwahrnehmung<br>– Störungen des Leistungsverhaltens<br>– Defizite im Sozialverhalten<br>– hyperaktives Verhalten | – Verbesserung der Handlungskompetenz<br>– Stärkung des Selbstwertgefühls<br>– Leistungsmotivation<br>– Reaktivierung der Körperwahrnehmung<br>– soziales Lernen/Kompetenz | – Gruppendynamik<br>– Kommunikation<br>– Motivation | | | |
| | | | **Partizipation** | | | |
| | | | berufsfördernde: | ergänzende Leistungen: | | |
| | | | – Wiedereingliederung in Schule/Beruf | Überleitung in eine wohnortnahe, indikationsspezifische Reha-Sportgruppe/ Selbsthilfegruppe | | |

**III Psychatrie/Psychosomatik/Sucht**

Schizophrenie

| Konzeption | | | Realisation | | | Evaluation |
|---|---|---|---|---|---|---|
| **Impairment** | **Funktionelle/Soziale Einschränkungen (Disabilities/Handicaps)** | **Sporttherapeutische Zielsetzungen** | **Sporttherapeutische Maßnahmen** | **(Wiederholungs-) Verordnung** | **Vernetzung** | **Evaluation** |
| | physische (disabilities): | physische: | physische: | | | |
| – psychosoziale Faktoren mit primären Auswirkungen auf Stimmung, Verhalten und Handeln<br>– Störung des Wahrnehmens, Fühlens, Denkens, Wollens und der Erlebnisverarbeitung | – Minderung der körperlichen Belastungsfähigkeit<br>– postremissiver Erschöpfungszustand:<br>– Konzentrationsstörungen<br>– Mattigkeit, Erschöpfung<br>– intermittierender Verlauf<br>– Herz- und Atembeschwerden<br>– muskuläre Verspannungen<br>– Schlaf-/Appetitstörungen<br>– hormonelle Störungen<br>– Hyperaktivität | Erhaltung/Wiederherstellung von:<br>– Körperwahrnehmung<br>– Kraft<br>– Koordination<br>– Ausdauer<br>– Flexibilität | – Muskelaufbautraining<br>– Koordinationstraining<br>– Entspannungsverfahren<br>– Atemübungen<br>– Herz-Kreislauftraining | **trainingswissenschaftlich begründet:**<br>2 bis 5 mal wöchentlich à 30 bis 60 Min. über einen Zeitraum von mind. 3 bis 6 Monaten<br><br>Gruppentherapie 2 bis max. 10 Patienten | – Arzt<br>– Physiotherapeut<br>– Psychologe<br>– Sporttherapeut<br>– Angehörige<br>– Selbsthilfegruppe | **sporttherapeutisches Assessment:**<br>– spezifische Erfassung der Veränderung der depressiven Zustände<br>– Selbstkonzept |
| med. Maßnahmen | psycho-soziale (handicaps): | psycho-soziale und edukative | psycho-soziale und edukative | | | |
| – medikamentöse Behandlung:<br>– Psychopharmaka | – Motivationsverlust<br>– Selbstwertstörungen<br>– Antriebslosigkeit<br>– soziale Isolation<br>– gestörte Körper- und Selbstwahrnehmung<br>– Kommunikationsstörungen<br>– sozialer Rückzug | – verbesserte Handlungskompetenz<br>– Verbesserung von Aufmerksamkeit und Konzentration<br>– Schaffung einer Leistungsmotivation<br>– Verbesserung der sozialen Interaktion | – Aktivierung<br>– Motivation<br>– soziale Interaktion durch Spiele<br>– Gruppendynamik | | | |
| | | | **Partizipation** | | | |
| | | | berufsfördernde: | ergänzende Leistungen: | | |
| | | | – stufenweise Wiedereingliederung | Überleitung in eine wohnortnahe, indikationsspezifische Reha-Sportgruppe/Selbsthilfegruppe | | |

**IV Neurologie**

angeborene und erworbene Querschnittslähmungen

| Konzeption | | | Realisation | | | Evaluation |
|---|---|---|---|---|---|---|
| **Impairment** | **Funktionelle/Soziale Einschränkungen (Disabilities/Handicaps)** | **Sporttherapeutische Zielsetzungen** | **Sporttherapeutische Maßnahmen** | **(Wiederholungs-) Verordnung** | **Vernetzung** | **Evaluation** |
| | physische (disabilities): | physische: | physische: | | | |
| – Schädigung des Rückenmarks<br>– Unfall/Tumor<br>– Infekt | – vollständige oder teilweise Unterbrechung aller sensibler und motorischer Leistungsfunktionen und des vegetativen Nervensystems<br>– Tetraplegie<br>– Paraplegie<br>– Spastik (jeweils komplett bzw. inkomplett) | Erhaltung/Wiederherstellung vitaler Funktionen:<br>– Körperwahrnehmung<br>– Kraft<br>– Koordination<br>– Ausdauer<br>– Flexibilität | – Muskelaufbautraining<br>– Herz-Kreislauftraining<br>– Koordinationstraining<br>– Entspannungsverfahren<br>– Wahrnehmungstraining | **trainingswissenschaftlich begründet:**<br>2 bis 3 mal wöchentlich à 30 bis 60 Min. über einen Zeitraum von mind. 4 bis 8 Monate<br>Gruppentherapie 2 bis max. 10 Patienten | – Arzt<br>– Physiotherapeut<br>– Psychologe<br>– Masseur<br>– Ergotherapeut<br>– Sozialarbeiter<br>– Selbsthilfegruppe | **sporttherapeutisches Assessment:**<br>– Funktions- und Leistungsdiagnostik<br>– Testung der ADL<br>– Befindlichkeitsmessung |
| med. Maßnahmen | psycho-soziale (handicaps): | psycho-soziale und edukative | psycho-soziale und edukative | | | |
| – ggf. OP<br>– Dekubitus Prophylaxe (Lagerung)<br>– Blasen- und Mastdarm-Training | – reaktive Depression<br>– Aggression<br>– Sucht<br>– eingeschränkte Kommunikation<br>– eingeschränkte soziale Integration<br>– Störung der ADL<br>– Abhängigkeit von Fremdhilfen | – Verbesserung der Handlungskompetenz<br>– Wiederherstellung einer schadensgerechten Unabhängigkeit von Fremdhilfen<br>– Verbesserung der ADL | – Aktivierung<br>– Motivation | | | |
| | | | **Partizipation** | | | |
| | | | berufsfördernde: | ergänzende Leistungen: | | |
| | | | – stufenweise Wiedereingliederung<br>– Arbeitsplatzänderung<br>– Arbeitsplatzanpassung | Überleitung in eine wohnortnahe, indikationsspezifische Reha-Sportgruppe (Rollstuhl-Sport-/Selbsthilfegruppe) | | |

**IV Neurologische Erkrankungen**

Arteriosklerotische Herz-Kreislauferkrankung (Apoplexie)

| Konzeption | | | Realisation | | | Evaluation |
|---|---|---|---|---|---|---|
| **Impairment** | **Funktionelle/Soziale Einschränkungen (Disabilities/Handicaps)** | **Sporttherapeutische Zielsetzungen** | **Sporttherapeutische Maßnahmen** | **(Wiederholungs-) Verordnung** | **Vernetzung** | **Evaluation** |
| | physische (disabilities): | physische: | physische: | | | |
| – Zerebralsklerose<br>– Nekrosen<br>– Risikofaktoren<br>  – Bluthochdruck<br>  – Diabetes<br>  – Cholesterin<br>  – KHK | – Bewegungsausfall/Bewegungseinschränkung<br>– Hemiplegie<br>– Koordinationsstörungen<br>– Sprach- und Kommunikationsstörungen<br>– Wahrnehmungsstörungen<br>– kognitive Störungen | – motorische Selbständigkeit<br>– Wiederherstellung der gestörten Funktionen<br>– Kompensation<br>– Koordinationsschulung<br>– neuromuskuläre Bahnung | – Gang- und Haltungsschulung<br>– Koordinationstraining<br>– Wahrnehmungstraining<br>– Entspannungsverfahren | **trainingswissenschaftlich begründet:**<br><br>2 bis 3 mal wöchentlich à 30 bis 60 Min. über einen Zeitraum von mind. 2 bis 3 Monate<br><br>Gruppentherapie 2 bis max. 10 Patienten | – Arzt<br>– Physiotherapeut<br>– Psychologe<br>– Sozialarbeiter<br>– Ergotherapeut<br>– Sprachtherapeut<br>– Arbeitgeber<br>– Selbsthilfegruppe | **sporttherapeutisches Assessment:**<br>– Funktions- und Leistungsdiagnostik<br>– Koordinationstests<br>– Testung der ADL |
| med. Maßnahmen | psycho-soziale (handicaps): | psycho-soziale und edukative | psycho-soziale und edukative | | | |
| – medikamentöse Einstellung (Hochdruck, Diabetes, u.a.)<br>– Lysebehandlung | – Depressionen<br>– Stimmungsschwankungen<br>– Berufseinschränkungen/mögliche Invalidität<br>– Störung der ADL<br>– Einschränkung der Selbständigkeit<br>– Ernährung/Lebensgewohnheit | – Verbesserung der Handlungskompetenz<br>– Verbesserung des Selbstwertgefühls<br>– Verbesserung der ADL<br>– Vermeidung des sozialen Rückzugs<br>– Beeinflussung der Risikofaktoren | – Aktivierung<br>– Motivation<br>– Kommunikationstraining<br>– Beeinflussung des Lebensstils | | | |
| | | | **Partizipation** | | | |
| | | | berufsfördernde: | ergänzende Leistungen: | | |
| | | | – stufenweise Wiedereingliederung<br>– Arbeitsplatzwechsel<br>– Arbeitsplatzwiederaufnahme | Überleitung in eine wohnortnahe, indikationsspezifische Reha-Sport-/Selbsthilfegruppe | | |

**IV Neurologie**

Erkrankungen des zentralen Nervensystems [Multiple Sklerose (MS)]

| Konzeption | | | Realisation | | | Evaluation |
|---|---|---|---|---|---|---|
| **Impairment** | **Funktionelle/Soziale Einschränkungen (Disabilities/Handicaps)** | **Sporttherapeutische Zielsetzungen** | **Sporttherapeutische Maßnahmen** | **(Wiederholungs-) Verordnung** | **Vernetzung** | **Evaluation** |
| | physische (disabilities): | physische: | physische: | | | |
| – Erkrankung des ZNS<br>– Lähmungen<br>– Koordinationsstörungen<br>– Verlaufsform: schubförmig, chron. progredient | – plötzliche Schmerzattacken<br>– epileptische Anfälle<br>– Seh- und Sprachstörungen<br>– Mißempfindungen, Schwindel<br>– Blasen-, Darmstörungen<br>– Störung der Sexualfunktion<br>– Einschränkung der Gang-, Greif- und Schreibfähigkeit | – motorische Selbständigkeit<br>– Wiederherstellung und Kompensation gestörter Funktionen<br>– Koordinationsschulung<br>– neuromuskuläre Bahnung<br>– Hilfsmitteltraining | – Koordinationstraining<br>– Entspannungsverfahren<br>– Wahrnehmungstraining<br>– Gang- und Haltungsschulung | **trainingswissenschaftlich begründet:**<br>2 bis 3 mal wöchentlich à 30 bis 60 Min. über einen Zeitraum von mind. 2 bis 3 Monaten<br>Gruppentherapie 2 bis max. 10 Patienten | – Neurologe<br>– Physiotherapeut<br>– Psychologe<br>– Sozialarbeiter<br>– Ergotherapeut<br>– Sprachtherapeut<br>– Selbsthilfegruppe | **sporttherapeutisches Assessment:**<br>– Funktions- und Leistungsdiagnostik<br>– Koordinationstests<br>– Testung der ADL |
| med. Maßnahmen | psycho-soziale (handicaps): | psycho-soziale und edukative | psycho-soziale und edukative | | | |
| – kausale Therapie gibt es nicht<br>– Kortikosteroide Behandlung<br>– Interferon-β | – depressive Verstimmungen<br>– Stimmungsschwankungen<br>– soziale Ausgrenzung<br>– Einschränkung der ADL<br>– Einschränkung der Selbständigkeit<br>– Berufseinschränkungen | – Verbesserung der Handlungskompetenz<br>– Verbesserung des Selbstwertgefühls<br>– Verbesserung der ADL<br>– Vermeidung des sozialen Rückzugs | – Aktivierung<br>– Motivation<br>– Kommunikationstraining<br>– Integration | | | |
| | | | **Partizipation** | | | |
| | | | berufsfördernde: | ergänzende Leistungen: | | |
| | | | – Arbeitsplatzwechsel<br>– stufenweise Wiedereingliederung | Überleitung in eine wohnortnahe, indikationsspezifische Reha-Sport-/Selbsthilfegruppe) | | |

**IV Neurologie**

Erkrankungen des zentralen Nervensystems (Morbus Parkinson)

| Konzeption | | | Realisation | | | Evaluation |
|---|---|---|---|---|---|---|
| **Impairment** | **Funktionelle/Soziale Einschränkungen (Disabilities/Handicaps)** | **Sporttherapeutische Zielsetzungen** | **Sporttherapeutische Maßnahmen** | **(Wiederholungs-) Verordnung** | **Vernetzung** | **Evaluation** |
| | physische (disabilities): | physische: | physische: | | | |
| – Entzündliche Hirnerkrankung (Basalganglien)<br>– vegetative Störungen<br>– Verlust der Feinmotorik | – Rigor, Akinese, Ruhetremor<br>– eingeschränkte geistige und allg. Leistungsfähigkeit<br>– diffuse Schmerzen<br>– Steifigkeitsgefühl<br>– eingeschränkte Beweglichkeit<br>– Schlafstörungen<br>– orthostatische Dysregulationen<br>– Libidoverlust, Appetitmangel | – motorische Selbständigkeit<br>– Wiederherstellung und Kompensation gestörter Funktionen<br>– Restriktion<br>– neuromuskuläre Bahnung<br>– Hilfsmitteltraining | – Koordinationstraining<br>– Entspannungsverfahren<br>– Wahrnehmungstraining<br>– Gang- und Haltungsschulung | **trainingswissenschaftlich begründet:**<br>2 bis 3 mal wöchentlich à 30 bis 60 Min. über einen Zeitraum von mind. 2 bis 3 Monaten<br>Gruppentherapie 2 bis max. 10 Patienten | – Neurologe<br>– Physiotherapeut<br>– Psychologe<br>– Sozialarbeiter<br>– Ergotherapeut<br>– Sprachtherapeut<br>– Selbsthilfegruppe | **sporttherapeutisches Assessment:**<br>– Funktions- und Leistungsdiagnostik<br>– Koordinationstests<br>– Testung der ADL<br>– Befindlichkeitsmessung |
| med. Maßnahmen | psycho-soziale (handicaps): | psycho-soziale und edukative | psycho-soziale und edukative | | | |
| – medikamentöse Therapie (Dopamin)<br>– stereotaktisch operative Therapie | – Melancholie<br>– Stimmungslabilität<br>– Öffentlichkeitsscheu<br>– Vereinsamungstendenzen<br>– Einschränkung der ADL<br>– Einschränkung der Selbständigkeit<br>– Berufseinschränkungen | – Verbesserung der Handlungskompetenz<br>– Verbesserung des Selbstwertgefühls<br>– Verbesserung der ADL<br>– Vermeidung des sozialen Rückzugs | – Aktivierung<br>– Motivation<br>– Kommunikationstraining | | | |
| | | | **Partizipation** | | | |
| | | | berufsfördernde: | ergänzende Leistungen: | | |
| | | | – stufenweise Wiedereingliederung<br>– Arbeitsplatzwechsel<br>– Arbeitsplatzwiederaufnahme | Überleitung in eine wohnortnahe, indikationsspezifische Reha-Sport-/Selbsthilfegruppe) | | |

**IV Neurologie**

Traumatischer Hirnschaden (Schädel-Hirn-Trauma)

| Konzeption | | | Realisation | | | Evaluation |
|---|---|---|---|---|---|---|
| **Impairment** | **Funktionelle/Soziale Einschränkungen (Disabilities/Handicaps)** | **Sporttherapeutische Zielsetzungen** | **Sporttherapeutische Maßnahmen** | **(Wiederholungs-) Verordnung** | **Vernetzung** | **Evaluation** |
| | physische (disabilities): | physische: | physische: | | | |
| – Bewußtseinsstörungen<br>– Hirnnervenstörungen<br>– Aphasie<br>– Trauma<br>– vaso-vegetative Regulationsstörungen<br>– hirnorganische Anfälle | – motorische Lähmungen<br>– Koordinationsstörungen<br>– sensorische Störungen<br>– Wesensveränderungen<br>– Epilepsien | – neuromuskuläre Bahnung<br>– Steigerung des Leistungsvermögens<br>– Verbesserung der Körperwahrnehmung<br>– Ausdauerschulung | – Koordinationstraining<br>– Entspannungsverfahren<br>– Herz-Kreislauftraining<br>  – Walking<br>  – Ergometertraining<br>– Gang- und Haltungsschulung | **trainingswissenschaftlich begründet:**<br>2 bis 3 mal wöchentlich à 30 bis 60 Min. über einen Zeitraum von mind. 2 bis 3 Monaten<br>Gruppentherapie 2 bis max. 10 Patienten | – Arzt<br>– Physiotherapeut<br>– Psychologe<br>– Sozialarbeiter<br>– Ergotherapeut<br>– Sprachtherapeut<br>– Selbsthilfegruppe | **sporttherapeutisches Assessment:**<br>– Koordinationstests<br>– Befindlichkeitsmessung<br>– Funktions- und Leistungsdiagnostik<br>– Testung der ADL |
| med. Maßnahmen | psycho-soziale (handicaps): | psycho-soziale und edukative | psycho-soziale und edukative | | | |
| – operative Maßnahmen<br>– medikamentöse Maßnahmen:<br>  – Anti-Depressiva<br>  – Antiepileptikum | – geistig-seelische Auffälligkeit<br>– gestörte Konzentration<br>– gestörte Körperwahrnehmung<br>– soziale Isolation<br>– gestörtes Kommunikations- und Sozialverhalten<br>– Störung der ADL<br>– eingeschränkte Berufsfähigkeit | – Verbesserung der Handlungskompetenz<br>– Verbesserung der ADL<br>– Schulung der Konzentration<br>– Krankheitsverarbeitung | – Aktivierung<br>– Motivation<br>– Bewegungspsychotherapie | | | |
| | | | **Partizipation** | | | |
| | | | berufsfördernde: | ergänzende Leistungen: | | |
| | | | – stufenweise Wiedereingliederung | Überleitung in eine wohnortnahe, indikationsspezifische Reha-Sport-/Selbsthilfegruppe | | |

# Sachwortverzeichnis

## A



## B

## C



## D



## E



## F

## G



## H



## I

## J



## K



## L



## M

## U



## V



## W



## Z